介入治疗护理学

主　编：王晓燕　王雪梅　徐　阳

副主编：薛幼华　冯英璞　黄旭芳　王　琴

东南大学出版社
SOUTHEAST UNIVERSITY PRESS

·南京·

图书在版编目（CIP）数据

介入治疗护理学 / 王晓燕，王雪梅，徐阳主编 . —
南京：东南大学出版社，2023.9（2025.1 重印）
　ISBN 978-7-5766-0819-9

　Ⅰ . ①介… 　Ⅱ . ①王… ②王… ③徐… 　Ⅲ . ①介入性
治疗 　Ⅳ . ①R459.9

　中国国家版本馆 CIP 数据核字（2023）第 141131 号

责任编辑：张　慧　　　　　　责任校对：张万莹
封面设计：企图书装　　　　　责任印制：周荣虎

介入治疗护理学
Jieru Zhiliao Hulixue

主　　编：王晓燕　王雪梅　徐阳
出版发行：东南大学出版社
出 版 人：白云飞
社　　址：南京市四牌楼 2 号　邮编：210096　电话：025-83793330
网　　址：http://www.seupress.com
经　　销：全国各地新华书店
印　　刷：南京凯德印刷有限公司
开　　本：787 mm × 1092 mm　1/16
印　　张：23.25
字　　数：545 千字
版　　次：2023 年 9 月第 1 版
印　　次：2025 年 1 月第 2 次印刷
书　　号：ISBN 978-7-5766-0819-9
定　　价：80.00 元

编委名单

王晓燕　　东南大学附属中大医院

冯英璞　　河南省人民医院

薛幼华　　东南大学附属中大医院

徐　阳　　中国医科大学附属第一医院

王雪梅　　江苏省人民医院

万红燕　　东南大学附属中大医院

赵文利　　河南省人民医院

李伟航　　哈尔滨医科大学附属肿瘤医院

汪正艳　　大连医科大学附属第一医院

赵　娜　　中国医科大学附属第一医院

陶　惠　　哈尔滨医科大学附属第二医院

王　琴　　江苏省人民医院

何　英　　江苏省人民医院

朱蓓蓓　　浙江大学医学院附属第二医院

温红梅　　厦门大学附属心血管病医院

杨　昱　　中国医科大学附属第一医院

龚漪娜　　复旦大学附属中山医院

莫　伟　　湖南省人民医院 / 湖南师范大学附属第一医院

郑玉婷　　哈尔滨医科大学附属第四医院

李　燕　　南京医科大学附属南京医院 / 南京市第一医院

范本芳　　南通市第一人民医院

陈黎明　　浙江大学医学院附属第一医院

李俊梅　　北京大学第一医院

黄旭芳　　温州医科大学附属第五医院 / 丽水市中心医院

沈静慧　　苏州大学附属第一医院

高　岚　　东南大学附属中大医院

季学丽　　江苏省人民医院

张桂芳　　河南省人民医院

赵东红　首都医科大学附属北京天坛医院

行　君　河南省人民医院

孙晓祯　郑州大学第一附属医院

鲍婉茹　江苏省人民医院

郑　雯　徐州医科大学附属医院

黄　静　河南省人民医院

尤国美　浙江省肿瘤医院

肖书萍　华中科技大学同济医学院附属协和医院

周　静　海军军医大学第三附属医院

闻利红　北京大学肿瘤医院

包建英　江苏省人民医院

徐　寅　上海交通大学医学院附属瑞金医院卢湾分院

李卫峰　山东第一医科大学附属省立医院（山东省立医院）

李红杰　河南省肿瘤医院

李春霞　郑州大学第一附属医院

邢孟艳　河南省人民医院

庄　欢　辽宁省肿瘤医院

陈　珂　河南省肿瘤医院

徐　苗　郑州大学第一附属医院

巩晓雪　大连医科大学附属第二医院

仪　娜　中国医科大学附属盛京医院

陈秀梅　南方医科大学附属广东省人民医院／广东省医学科学院

王　洋　郑州大学第一附属医院

王小琳　重庆医科大学附属第二医院

张　娇　中国医科大学附属第一医院

李　伟　四川大学华西医院

沈　燕　江苏省人民医院

主编、副主编简介 ♥

Editors-in-chief and Associate Editors-in-chief

王晓燕，主任护师，硕士生导师，现任东南大学附属中大医院护理部副主任、东南大学医学院护理学系副主任。中国医师协会介入医师分会第三届委员会委员，中国医师协会介入医师分会介入围手术专委会主任委员，中华护理学会放射介入护理专委会秘书，江苏省护理学会介入护理专委会副主任委员，江苏省医师协会心身医学专业委员会平衡心理治疗学组委员，江苏省预防医学会康复医学专业委员会常务委员，南京护理学会外科护理专委会副主任委员。

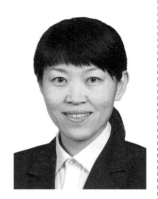

从事护理学临床、教学、研究工作，研究方向为介入护理、心理护理。担任多部著作副主编，作为第一或通信作者发表学术论文 30 余篇，其中护理专家共识 3 篇、SCI 收录论文 10 篇。江苏省第六期"333 高层次人才培养工程"第三层次培养对象。

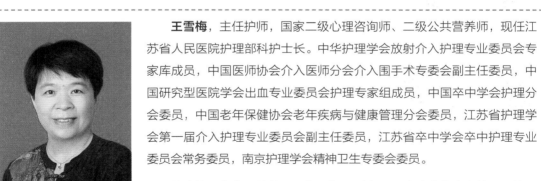

王雪梅，主任护师，国家二级心理咨询师、二级公共营养师，现任江苏省人民医院护理部科护士长。中华护理学会放射介入护理专业委员会专家库成员，中国医师协会介入医师分会介入围手术专委会副主任委员，中国研究型医院学会出血专业委员会护理专家组成员，中国卒中学会护理分会委员，中国老年保健协会老年疾病与健康管理分会委员，江苏省护理学会第一届介入护理专业委员会副主任委员，江苏省卒中学会卒中护理专业委员会常务委员，南京护理学会精神卫生专委会委员。

从事护理临床、教学、研究工作 30 余年，研究方向为介入护理、护理管理和护理心理。作为第一或通信作者发表论文 30 余篇，主编《急诊介入护理学》，参编《外周血管病介入护理》《介入护理学》等专著 8 部，参与制定指南、共识等 8 项。曾获市科技进步奖 2 项，南京地区"人民满意的卫生健康工作者""十佳护士"荣誉称号，南京市五一劳动奖章。

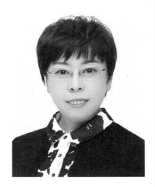

徐阳，教授，主任护师，现任中国医科大学附属第一医院影像科科护士长、介入治疗科护士长。中华护理学会放射介入护理专委会委员，中国医师协会介入医师分会介入围手术专委会副主任委员，中国医师协会腔内血管学专委会第一届护理专委会副主任委员，中华医学会第十四届放射学分会放射护理专委会副主任委员，中华医学会第八届影像技术分会医学影像护理学组副主任委员，中国抗癌协会肿瘤介入专委会第三届护理专业委员会副主任委员，中国抗癌协会肿瘤微创治疗专委会粒子治疗分会护理学组第三届委员会副主委，中国研究型医院学会第一届出血专业委员会护理专家委员会委员，辽宁省护理学会第一届介入护理专委会主任委员，辽宁省护理学会第一届安宁疗护专委会副主任委员，辽宁省护理学会第一届影像护理专委会副主任委员。*Journal of Interventional Medicine* 编委会通信编委，《介入放射学杂志》编辑委员会通信编委。

从事护理管理及临床教学工作近 30 年，研究方向为护理管理、肿瘤和血管病介入护理及医务工作者心理减压和患者身心并护等。作为第一或通信作者发表论文 40 余篇，主编《介入护理学》《中华医学影像案例解析宝典护理分册》《急诊介入护理案例解析》《急诊介入护理学》，参编专著 15 部，主持完成省院级课题 3 项，参与专家共识编写 10 余篇，获得实用新型专利 10 项。

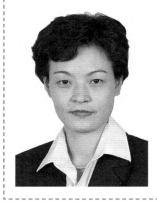

薛幼华，副主任护师，现任东南大学附属中大医院介入与血管外科护士长。中国医师协会介入医师分会介入围手术专委会委员兼秘书，中国研究型医院学会出血专业委员会护理专家委员会委员，江苏省护理学会静脉输液护理专业委员会委员，南京护理学会静脉治疗专业委员会副主任委员。

从事介入护理、护理管理及临床教学工作 30 余年，研究方向为介入护理、静疗护理。发表论文数篇，其中 SCI 收录论文 1 篇。参编著作 5 部，参与制定指南、共识等 5 项，获得实用新型专利 1 项。

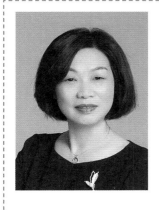

冯英璞，主任护师，硕士生导师，现任河南省人民医院脑血管病医院总护士长、河南省神经疾病护理学科带头人、河南省卒中护理专科培训基地负责人、河南省首席科普专家。中华护理学会放射介入护理专业委员会专家库成员，中国医师协会介入医师分会介入围手术专委会副主任委员，中国研究型医院学会出血专业委员会护理学组委员，中国卒中学会护理分会常务委员，中国老年保健协会老年疾病与健康管理分会常务委员，河南省护理学会第三届介入护理专科分会主任委员，河南省脑血管病专科联盟卒中护理专业委员会主任委员，河南省科普学会护理专业委员会副主任委员，河南省卒中学会健康管理分会副主任委员。

从事护理学临床、教学、研究工作，研究方向为介入护理、卒中护理、健康管理。近5年获批科研项目6项，作为第一或通信作者发表论文40篇，近5年撰写代表性著作7部，参与制定指南、共识等10项。曾获河南省医学科学技术进步奖一等奖，2017"河南最美护士""河南省卫生系统先进个人""优秀共产党员""河南省人民医院护理科研工作先进个人"荣誉称号。

黄旭芳，主任护师，硕士生导师，现任温州医科大学附属第五医院／丽水市中心医院护理部副主任（主持工作）。中华护理学会肿瘤护理专业委员会委员，中国医师协会介入医师分会介入围手术专委会委员，中国抗癌协会肿瘤介入护理专业委员会委员，浙江省护理学会循证护理专业委员会常务委员，浙江省抗癌协会肿瘤护理专业委员会介入护理学组副主任委员，丽水市护理学会常务理事，丽水市抗癌协会常务理事。

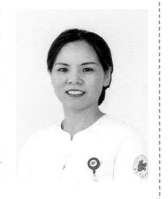

研究方向为介入护理、护理管理。主持及主要参与省市级科研项目13项，作为第一或通信作者发表学术论文16篇，参编护理专家共识5篇，主持国家、省市级继续教育项目6项。曾获"绿谷名护士"称号。

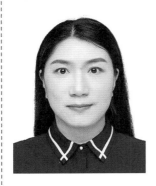

王琴，主任护师，护理学硕士，现任江苏省人民医院心血管内科护士长。中国康复医学会心肺康复护理专业委员会第一届委员会委员，中国心血管健康联盟心血管病护理及技术培训中心委员，江苏省护理学会心血管护理专业委员会秘书，南京护理学会内科护理专业委员会秘书。

从事护理学临床、教学、研究工作，研究方向为急性心肌梗死患者院内康复、急性冠脉综合征患者住院期间血糖管理。主持课题1项，参与课题3项，作为第一或通信作者发表论文10余篇、SCI收录论文1篇，参编教材2部。获江苏省医学新技术引进奖一等奖1项、二等奖1项。担任全国大学生临床技能大赛命题老师，曾获全国护理本科院校教师技能竞赛"单人心肺复苏"赛项二等奖。

序 ● Preface

　　介入医学已走过了半个世纪，改变了许多传统临床治疗模式，成为现代医学中最有生机和最有发展前景的学科之一。近年来，介入新技术仍不断涌现，临床应用的适应证不断拓展，技术日益成熟。一方面，介入治疗为许多不治或者难治之症开辟了新的有效治疗途径；另一方面，介入治疗通过化繁为简，采用微创手段，创伤更小，见效更快，疗效更好。迄今，介入治疗已成为心脑血管疾病、肝癌等实体肿瘤、门静脉高压症、出血性疾病等的首选或主要治疗手段。随着介入医学自身理论体系和学科建设的不断完善，介入医学有望成为与内科、外科并列的三大临床支柱性学科之一。

　　"三分治疗，七分护理"，护理工作在保证介入治疗顺利进行和病人围术期管理等方面起着至关重要的作用。随着介入医学的系统化发展，介入护理学应运而生。因此，介入护理学的学科建设迫在眉睫，介入护理技术的建立和规范、介入护理学专业人才培养及介入护理学学科体系建设已成为迫切的任务。

　　《介入治疗护理学》这本书对心血管疾病、大血管及外周血管疾病、脑血管疾病、恶性肿瘤及综合介入治疗护理做了详尽阐述，旨在让护士全面了解各疾病介入治疗围术期护理的知识，提高介入专科护士的专业知识与技能，增强护士分析问题和解决问题的临床能力。在高水平介入护理学专著稀缺的现状下，该书对从事介入护理工作的护士无疑是一本非常实用的参考书，对从事介入医学相关工作的人员也有较大的参考价值。因此，我谨代表中国医师协会介入医师分会，对主编及参编该书的各位专家的辛勤付出表示由衷的敬意和感谢！

中国科学院院士

2023年5月

前言 ● Foreword

　　介入医学是一门新兴学科，起源于 20 世纪 70 年代，并得到了迅猛发展，已逐步成为与内科、外科相并列的三大临床支柱性学科之一。当前，介入医学的诊疗范围几乎涵盖了全身所有的器官和组织。心血管系统、冠状动脉及其他部位的血管狭窄或闭塞可以利用介入医学成形术进行治疗；神经系统血管畸形可以通过栓塞术进行治疗；以肝细胞癌为代表的肿瘤可以利用灌注（栓塞）术治疗，在改善生存质量、延长生存时间方面取得了明显的疗效；用介入医学方法治疗脓肿、囊肿类病变更是简便、快捷，并能得到良好的疗效；通过组合多种介入医学方法，能够对一些复杂疾病及内、外科治疗难以取得较好疗效的疾病如肝硬化、肝内胆管细胞癌等进行有效治疗。由此可见，介入医学在临床疾病诊疗全流程中有着不可忽视的地位和重要的作用。

　　近年来，国家卫健委与各地方卫生行政管理部门提出了卒中中心、胸痛中心、创伤中心、危重孕产妇救治中心及危重新生儿救治中心建设，中国研究型医院学会出血专委会提出了建设出血中心的理念。在这些中心的建设过程中，介入医学的地位和作用同样不容忽视。

　　《介入治疗护理学》是一本专业指导书，它由中国医师协会介入医师分会介入围手术专委会主导，编写团队汇聚了我国各个介入治疗领域的护理专家。本书系统、全面地阐述了介入护理学的概念、内涵及各专科疾病介入治疗护理技术，以期为介入临床护理人员提供护理策略参考。本书包括两篇，共 7 章，内容涵盖介入治疗护理学概述、介入围手术期护理、心血管疾病介入治疗护理、大血管及外周血管疾病介入治疗护理、脑血管疾病介入治疗护理、恶性肿瘤介入治疗护理及综合介入治疗护理。章节设置与当前中国医师协会介入医师分会亚专业委员会的设置相匹配，更有利于发挥各亚专业组护理专家的专长，集中各亚专业组的知识点。本书的编写思路基于循证理论和实践经验，阐述各部分护理最新方法和理念。本书编写历时一年，其间经历了反复的讨论、修改，体现了介入护理的"稳"和"准"，同时彰显了介入护理的技术性和人文性，对介入专科护士临床实践能够起到直接的指导作用，是一本实用的介入护理实践工具书。

　　护理学发展日新月异，介入医学发展更是迅猛。本书中难免存在不足之处，敬请业内同仁批评指正，便于再版时更新完善，使本书更好地起到引领临床实践的作用。

王晓燕　　王雪梅　　徐阳

2023年5月

目录 ♥ Contents

第一篇
总论

第一章 介入治疗护理学概述

第一节 介入医学发展简介

介入医学指在医学影像设备导引下，应用穿刺针、导丝、导管等进行疾病诊断及治疗的学科，是影像医学与临床医学相结合的一门新兴学科。介入医学已发展为与内科学、外科学并列的三大临床支柱性学科之一。

【介入医学发展史】

介入医学是在探索、创新和完善中形成并发展起来的。1953 年，瑞典医生 Seldinger 使用套管、导丝经皮动脉穿刺置管动脉造影。该首创技术操作简便、创伤小、无须缝合血管，大大提高了介入操作的安全性，为介入医学奠定了操作基础。Seldinger 技术的出现使得血管造影术这一介入医学基本操作技术迅速发展起来，并应用于经皮肝胆管造影与引流、经皮脓肿引流等。随着生物技术和材料学的发展，介入器材得到了迅速发展，并促进了 Seldinger 技术的应用和发展。

1964 年 Dotter 医生首次使用同轴导管系统的经皮腔内血管成形术，治愈了一位 82 岁女病人的下肢动脉狭窄，使病人免于承受截肢的痛苦。在此基础上，出现了球囊导管扩张术和金属支架置入术。Dotter 在 1969 年完成了血管内支架置入术的动物实验，1983 年 Dotter 首创的镍钛记忆合金螺旋管状支架克服了球囊扩张成形术后早期出现再狭窄的缺陷，在临床上得到了迅速推广应用，并在应用中不断完善。Dotter 因此被国际医学界公认为"介入医学之父"。

1930 年，Brooks 首次应用肌肉片栓塞创伤性颈动脉 – 海绵窦瘘获得成功，从而开创了栓塞治疗的历史。70 年代初期，吸收性明胶海绵、聚乙烯醇、组织黏合剂、可脱球囊等栓塞剂的出现及导管技术的改进推动了栓塞治疗在临床上的应用。70 年代中期，Gianturco 发明并以其名字命名的栓塞钢丝圈，目前仍被广泛应用。日本医生打田日出夫、山田龙作等将栓塞术引入肿瘤治疗领域，率先开展了肝细胞癌的经动脉导管化疗栓塞术，目前被各国学者广泛接受和推广。

介入医学的发展离不开影像设备的发展。20 世纪 80 年代，影像增强器、自动注射器，尤其是数字减影血管造影（digital subtraction angiography，DSA）技术（它使用少量浓度低的对比剂即可获得清晰的减影后血管造影图像，同时降低了医患的辐射剂量）等的应用，使全身各部位的血管造影及血管腔内介入治疗在世界范围内广泛开展起来。早期使用高渗离子型对比剂，引起的过敏反应、对比剂使用后急性肾损伤等不良反应多，非离子等渗和低渗对比剂的问世使得介入治

介入治疗
护理学

疗的安全性得到了很大提升。超声和 CT 引导穿刺方法的应用显著提高了非血管介入技术的成功率和安全性。

我国介入医学虽然起步较发达国家迟了十余年，但发展迅速。林贵教授于 1974 年开展了关于原发性肝癌的选择性动脉造影以及其他器官的选择性动脉造影研究，并于 1979 年在《介入放射学杂志》发表了《选择性血管造影诊断原发性肝癌》论文，这标志着我国介入医学事业的起步。其后，经股动脉插管脑血管造影、肝动脉化疗栓塞术及食管球囊扩张术等早期介入诊疗技术逐渐增加。在我国介入医学发展的早期阶段，介入医学人才和技术培训稀缺。80 年代初期，国内通过举办介入放射学学习班，培养介入放射医生。当时介入医学参考书籍奇缺，李麟荪教授主译的《介入放射学》对当时中国介入放射学的发展起到了巨大的推动和促进作用。随着海外留学的医学工作者们陆续学成回国，以及各种形式的介入放射学习班及研讨会不断举办，我国的介入医学事业逐步走向理性，走向成熟。1990 年，中华医学会放射学分会介入放射学组（CSIR）成立，并在杭州召开了首届全国性学术年会，这是我国介入医学发展史上的里程碑事件。1990 年原卫生部下发文件决定将开展介入放射学的放射科改为临床科室，推动了介入医学的开展与普及。2014 年，中国医师协会介入医师分会（CCI）成立，CCI 是一个服务所有从事介入诊疗的医师的学术平台，为我国介入医学事业可持续发展奠定了基础。

【介入医学现状及进展】

经过几代人的不懈努力，我国介入医学已形成自身的特点和优势，在诊疗技术应用、提高临床疗效和专业学科建设等方面已走在国际前列。

"复合手术"一词来源于英文"hybrid operation"，是一种能够降低手术创伤、提高手术成功率及安全性的新型手术方式。1996 年，Angelini 等首次提出复合手术的概念，并将其用于冠状动脉成形术联合冠状动脉旁路移植术治疗冠状动脉疾病，取得了满意的疗效。20 世纪 90 年代后期，复合手术开始应用于主动脉及颅内血管疾病的治疗。随着医疗设备和器械的不断更新以及复合手术室的推广，复合手术越来越多地应用于神经系统血管性疾病、外周血管疾病、妇产科出血性疾病等心脏以外的多个领域。

恶性肿瘤的治疗越来越强调多学科综合治疗。临床实践中应注重整体思维及一体化的诊疗模式，根据肿瘤的分期及病人的耐受程度，综合应用多种治疗手段（如 TACE 联合消融或放化疗、不同消融技术联合运用、消融联合放化疗，以及介入治疗与靶向药物、免疫药物的联合等），选择个性化的最优治疗方案。以病人为中心，进行多学科协作（MDT）综合诊疗，以提升肿瘤治疗的精准性和安全性。

随着介入诊疗技术日益成熟，介入亚专业学科建设显得尤为重要。目前介入医学按照诊疗技术和系统疾病划分为心脏介入、神经血管介入、外周血管介入、肿瘤介入等。介入亚专业的建立和发展是介入医学发展的必经之路。介入医学的发展在国内外胸痛中心、卒中中心、出血中心的建设中发挥了重要作用。

2015 年我国卒中中心建设正式启动，分为融合型、组合型和嵌合型三种模式。卒中中心建立后，我国介入取栓率、颈动脉支架置入术及动脉瘤介入栓塞术开展率等均有突破性的上升，急性缺血性卒中静脉溶栓和血管内介入再通治疗（包括动脉溶栓、机械取栓、导管吸栓、支架置入等）得到蓬勃发展。胸痛中心建设旨在为急性胸痛病人提供快速诊疗通道，以缩短包括急性冠脉综合征、主动脉夹层、肺动脉栓塞等致死性急性胸痛病人的诊疗时间，提高救治成功率。介入技术的飞速发展改变了传统出血性疾病的救治体系，使得对过去无法控制和治疗的致命性大出血进行控制与治疗成为可能。国内出血中心的成立开启了介入科、急诊科等多学科团队快速、微创、精准、协作、高效的出血急救新模式，介入医学在出血性疾病多学科临床救治中起到了关键作用。

近年来我国介入医师完成了大量的基础和临床研究，不断涌现的科技成果令国际医学界瞩目。我国学者先后获得了代表国际介入医学最高荣誉的多个奖项，意味着中国介入医学事业走在了世界前列。

介入医学是临床医学中最为年轻的一门学科，也是发展最为迅速的一门学科，它的出现使很多疾病的治疗模式发生了翻天覆地的变化，但介入医学作为一门新兴学科，还有很多人对其较为陌生。作为介入医学工作者，应努力向全社会推广介入医学的相关知识，造福广大病人。

（薛幼华）

第二节 介入护理学发展现状

随着介入医学的发展，介入护理也逐步形成了独立的知识体系，成为护理学中的一个新的重要分支。在介入诊疗过程中，介入护士承担着护理评估、健康指导、围术期病情观察及护理、并发症预防以及病人突发急危重症救治等工作。

【中国介入护理的起源】

国内介入医学前辈认为，介入病房的建立标志着中国介入诊疗技术的进步和成熟，介入病房作为介入医学发展的重要阵地，促进了中国介入医学的飞速发展。因此，介入病房的建立也是中国介入护理诞生的摇篮。20 世纪 80 年代，很多医院经历了在其他临床科室"借床"看护介入术后病人的过程，当时是没有"介入护理"一词的。1986 年刘子江教授在浙江省人民医院利用急诊观察室的 3～5 张床位开展介入护理。1988 年复旦大学中山医院、上海市第八人民医院、吉林大学第三医院相继组建了介入病房，之后国内开展介入诊疗较早的医院也都相继成立了介入病房。这类介入病房一般只有 10～20 张床，但正是这仅有不到 20 张床的介入病房的建立，促进了介入医学和护理向纵深发展。

【介入护理向专业化迈进】

随着介入医学的迅猛发展，介入护理的内涵越来越丰富。介入护士通过认真观察、积极学

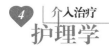

习、不断探索和总结，逐步形成了与介入诊疗工作相匹配的介入护理知识体系。

1. 介入护理论文和介入护理专著

20世纪90年代已经有介入治疗围手术期的常规护理、并发症护理、个案报道等内容的文章在护理期刊中发表。同期介入医学权威期刊《介入放射学杂志》也开设了《护理论坛》专栏，对介入护理的发展起到了非常大的促进作用。关于介入循证护理、程序化护理、预见性护理、延续性护理以及身心并护等科学研究、改革创新的文章不断涌现。

与此同时，介入护理的专业著作也陆续出现。2005年肖书萍教授等编写出版了《介入治疗与护理》，这是我国最早的介入护理专著。2007年毛燕君教授等编写了《介入治疗护理学》，2011年许秀芳教授等编写了《肿瘤介入护理学》，这两部专著在当时介入护理界具有较大的影响力。2015年，介入医学前辈李麟荪教授带领徐阳、林汉英等全国介入护理专家编写了比较全面、系统的《介入护理学》，该书曾作为当时很多介入护理工作者的必备参考书。之后，很多非常专业的血管介入、肿瘤介入、急诊介入等方面的护理著作、手册陆续出版。

2. 介入护理学术交流

在介入医学专家的鼎力支持下，介入护理学术交流日益增多。中国抗癌协会肿瘤介入学专业委员会护理学组于2004年在广州召开的第三届全国肿瘤介入学术大会上成立，这是全国第一个介入护理学组，由吴美琪教授担任第一届组长。从此中国介入护士有了正式的学术组织，每年举办一次学术交流大会。之后，河北、江苏、北京、上海、辽宁、湖南等地也相继成立省、市介入护理学术组织。2009年在北京召开的世界肿瘤介入学术大会开启了介入护理的国际交流。中国介入护士也开始走出国门，走上国际交流的舞台。2015年在中华医学会放射学分会主任委员徐克教授的支持下，由秦月兰教授担任主任委员的放射护理专委会成立，这是介入护理飞速发展的第一个里程碑。此次会议学术氛围空前高涨，有超过2 000名介入护士参加学术专场，开幕式上千人同唱《铅衣玫瑰》，鼓舞士气、振奋人心。2018年，中国医师协会介入医师分会会长滕皋军院士为介入护士量身定制了"介入围手术学组"，李国宏教授任主任委员。各级、各类介入医学专委会积极为介入护士搭建学术交流平台，对介入护理的发展起到了巨大的推动作用。2023年，中华护理学会放射介入护理专委会应运而生，由张素教授担任第一届专委会主任委员，这是中国介入护理发展的又一个里程碑。

【介入护理的高质量发展】

《全国护理事业发展规划（2021—2025年）》提出了"十四五"时期护理事业发展指导思想：以人民健康为中心，以群众需求为导向，以高质量发展为主题，以改革创新为动力，进一步加强护士队伍建设，丰富护理服务内涵与外延，提升护理管理水平，推动护理高质量发展，努力让人民群众享有全方位、全周期的护理服务。这也为介入护理发展指明了方向。

1. 介入专科护士培养

随着介入医学专业的发展成熟，各医院介入护理人力资源匹配也得到了稳定的保障。介入护理专业化队伍的建设是高质量发展的基础。目前，对介入专科护士的培养研究集中于对培训模式的探讨、理论指标与模型的构建、核心能力指标的挖掘、介入专科胜任力模型的评价及构建等。目前，在介入专科护士的培养方面，湖南、河南、广东走在全国的前列。随着介入专科护士培养体系的不断完善，我国将建立符合国情、有统一评价标准的介入专科护士资格认证体系，这定会促进介入护理的良性、优质、持续的发展。

2. 介入诊疗中的加速康复

加速康复外科（enhanced recovery after surgery，ERAS）理念自 1997 年问世后，在诸多专科领域得到高质量发展。ERAS 理念在介入护理方面也得到了广泛推广及应用。很多医院相继开展了与快速康复相关的介入护理工作。ERAS 贯穿了介入治疗的住院前、手术前、手术中、手术后、出院后的整体护理流程，其理念中的早期恢复摄食、多模式镇痛等可为介入术后恢复打下良好的基础，有效缩短病人的康复进程，降低术后并发症的发生率。这一理念尤其适用于心脑血管介入术后的康复。在恶性肿瘤介入方面，采用 ERAS 理念护理气管恶性肿瘤、结直肠癌、肝癌等病人，可提高化疗及栓塞术的治疗效果，减轻疼痛，减少不良反应和术后并发症。

3. 无痛介入护理

疼痛是继体温、血压、呼吸、脉搏后的第五大生命体征，免除疼痛是病人的基本权利。无痛介入护理可以减轻病人焦虑情绪，增加病人舒适感，增强病人配合度与治疗依从性，对于减少并发症发生、提高护理满意度相当有益。无痛介入护理理念正逐步渗透于介入围术期护理中。2021年，"中国医师协会介入医师分会介入无痛示范中心"的启动仪式在中国医师协会介入医师年会上举行，与会者就无痛介入有关的话题进行探讨和交流。多家医院介入科成立了疼痛护理小组，进行标准化的疼痛评估和记录，积极镇痛，实施疼痛的规范化管理。

4. "互联网+"介入延续护理

在互联网信息时代的背景下，"互联网+"介入护理模式应运而生。介入护士借助即时通信软件、网站等网络媒介展开介入术后的延续护理实践。利用互联网、手机 APP 对肝癌介入病人进行出院后的延续性护理，可有效提升病人自护能力及生活质量。基于微信公众平台的延续护理模式也广泛应用于原发性肝癌介入治疗、经皮肝穿刺胆道引流介入术后、经颈静脉肝内门体静脉分流术后及脑卒中等病人的延续性护理。

5. 护理质量指标的建立

为了提升介入护理管理水平，推动介入护理高质量发展，在借鉴《护理专业医疗质量控制指标（2020 年版）》的基础上，介入护理质量控制指标的设计和研究也在逐步进行。在现任中国医师协会介入医师分会介入围手术学组组长王晓燕教授的倡导下，委员专家共同努力，在 2023年的全国介入学术年会上发布《介入护理质量指标实践手册》一书，以推进临床护士科学评价，提升介入护理质量，促进介入护理高质量发展。

（徐阳）

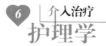

第三节　介入医学分类

介入医学适应证广泛。正如介入医学概念中所述，介入医学的诊疗范围几乎涵盖全身所有器官和组织。目前常用的分类方法有两种，即根据介入诊疗操作技术分类和根据介入诊疗领域分类。

在中华医学会放射医学分会及中国医师协会介入医师分会的组织架构中，专委会的设置融合了介入诊疗领域和介入诊疗技术两大分类方法。以中国医师协会介入医师分会的组织架构为例，其下设的专委会包括肿瘤介入专委会、神经介入专委会、综合介入专委会、大血管介入专委会、外周血管介入专委会、消化内镜介入专委会、放射粒子介入专委会、肿瘤消融专委会、介入医学工程与生物技术专委会、急诊介入专委会、心脏介入专委会、超声介入专委会、疼痛与生物氧化治疗专委会、磁共振介入专委会、介入围手术专委会、数字智能化介入专委会等。这种为反映学科发展前沿、促进学科发展而设计的组织架构和介入医学的大体分类并不矛盾，且起着更好地推进学科发展的作用。

本节简单介绍按照传统的介入操作技术和介入诊疗领域进行分类的介入医学分类方法。

【按操作技术分类】

（一）穿刺 / 引流术（percutaneous puncture/drainage technique）

1. 血管穿刺，如动静脉或门静脉穿刺。例如，肝硬化门静脉高压症病人，可以经颈静脉穿刺，到达肝静脉，建立肝静脉和门静脉间通路，置入支架，使门静脉血流经肝静脉回流至体循环，从而降低门静脉压力，缓解门静脉高压导致的腹水、食道胃底静脉曲张及破裂出血等并发症。

2. 囊肿、脓肿、血肿、积液的穿刺治疗。如肝囊肿的穿刺治疗，是在影像设备引导下，用特制的囊肿穿刺套件进行经皮肝穿刺，到达囊肿腔内，抽吸、引流出囊肿腔内液体，同时可注入硬化剂，促进囊腔硬化闭合。

3. 实质脏器肿瘤的穿刺治疗（消融术）。如肝细胞癌的穿刺治疗，是通过超声或 CT 引导，将微波或者射频电极穿刺到实质性肿瘤组织内，通过局部高温效应使肿瘤细胞蛋白质变性坏死，从而杀死肿瘤细胞的一种治疗手段。

4. 采取组织学标本。如经皮肝穿刺活检，取得肿瘤实质组织，进行病理学检查从而进行疾病诊断，并进行组织学检查，指导治疗方法的选择。

5. 阻断、破坏神经传导，从而止痛。如腹后壁神经丛阻滞治疗晚期胰腺癌的腹痛。

（二）灌注 / 栓塞术（infusion/embolization）

1. 各种原因出血的治疗。如消化道出血，通过股动脉插管，导管进入相应部位供血动脉，通过造影确认出血责任血管，进行超选择性栓塞，达到止血目的。

2. 实质脏器肿瘤的治疗。如肝细胞癌的化疗栓塞术是最经典的肿瘤介入栓塞技术，通过造影确认肿瘤供血动脉，进行超选择性精准栓塞，同时注入化疗药物，通过缺血和细胞毒的双重作用杀死肿瘤细胞。

3. 消除或减少器官功能。如部分性脾栓塞治疗脾功能亢进、前列腺动脉栓塞治疗良性前列腺增生症等。

4. 非特异性炎症。如非特异性结肠炎的治疗。

（三）成形术（plasty）

1. 恢复管腔脏器的形态。如对于颈动脉狭窄病人，将支架置入狭窄部位，恢复动脉畅通，改善脑部血流；对于颅内动脉瘤病人，采用弹簧圈栓塞瘤腔；对于主动脉夹层病人，采用覆膜支架隔绝血管夹层等。

2. 建立新的通道。如经颈内静脉肝内门腔静脉分流术。

3. 消除异常通道。如闭塞气管食管瘘。

（四）其他

未包含在以上三项内的内容。如医源性的血管内异物取出术，常见的有经外周静脉置入中心静脉导管（peripherauy inserted central catheter，PICC）断管、中心静脉导管（central venous catheter，CVC）断管等。再如凶险性前置胎盘产妇分娩过程中应用腹主动脉球囊阻断减少术中出血。

【按治疗领域分类】

（一）血管系统介入医学（vascular interventional radiology，VIR）

1. 利用成形术及灌注（栓塞）术治疗血管本身的病变，如血管狭窄、血管畸形、动静脉瘘及血管破裂出血，比较常见的病变有主动脉夹层、腹主动脉瘤、肠系膜上动脉夹层、内脏动脉瘤、肾动脉狭窄、颈动脉狭窄等。

2. 利用灌注（栓塞）术对肿瘤性疾病进行治疗，如化疗药物混合碘油加吸收性明胶海绵栓塞肝动脉治疗肝细胞癌、子宫动脉栓塞治疗子宫肌瘤/子宫腺肌病。

3. 利用动脉栓塞术消除器官功能，如部分性脾栓塞治疗脾功能亢进、前列腺动脉栓塞治疗良性前列腺增生症。

4. 利用灌注术治疗非特异性炎症，如非特异性结肠炎。

5. 血管造影及血管造影与其他影像设备结合的侵袭性影像诊断，如全脑血管造影术诊断烟雾病。

（二）非血管系统介入医学（non-vascular interventional radiology）

1. 利用成形术治疗各种原因造成的管腔狭窄，如食管狭窄、气管狭窄、输尿管狭窄、胆道梗阻等。

2. 利用穿刺（引流）术治疗囊肿、脓肿、血肿、积液和梗阻性黄疸、肾盂积水等。

3. 利用穿刺术采取组织、病理学标本。如肝脏结节穿刺、肺结节穿刺等。

4. 利用穿刺术通过穿刺针注入药物或施加物理、化学因素治疗肿瘤或治疗疼痛。如对骨质疏松症椎体压缩性骨折病人注入骨水泥进行治疗等。

（王雪梅）

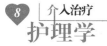

第四节　介入治疗常用药物和栓塞物质

介入治疗属于一类结合影像诊断和临床治疗的新兴治疗方法，即在 X 线、B 超或 CT 的引导下将导丝或导管送入血管，再利用相关的器械或药物进行相应的治疗。在治疗的过程中，必须或经常使用各种药物和栓塞物质。本节将介绍介入治疗过程中常使用的药物及栓塞物质，其中介入治疗过程中常使用的药物分为术中常用药和术中可能发生并发症的辅助常用药两类进行描述。

【介入治疗中常使用的药物】

（一）介入治疗术中的常用药

1. 对比剂　又称造影剂，是指在临床检查和治疗中，为了增加某一内脏组织和腔道对比度，能更加清晰地显示器官或腔道的形态、轮廓及病变特征而常要应用的某些特殊物质。对比剂是介入治疗中应用最为广泛的药物之一，应根据不同的手术选择不同类型的对比剂，主要不良反应是肾损害，使用后应嘱咐病人多饮水，注意观察尿量。

2. 肝素钠注射液　该药能干扰血凝过程的许多环节，在体内外都有抗凝血作用。常用于防治血栓形成或栓塞性疾病、各种原因引起的弥漫性血管内凝血（disseminated or diffuse intravascular coagulation，DIC）、血液透析或微血管手术等操作中及某些血液标本或器械的抗凝处理。肝素钠注射液在介入治疗中应用最为广泛，主要不良反应是用药过多致自发性出血。

3. 维拉帕米注射液　该药为钙通道阻滞剂，可降低体循环的血管阻力。介入治疗中该药常与硝酸甘油注射液合用，以在经桡动脉路径穿刺中减少或降低桡动脉痉挛的发生；该药亦可用于手术操作过程中器械的抗凝处理。不良反应：因两药都有降压作用，用药过多易导致低血压，故低血压的病人慎用，使用过程中注意血压的变化。

4. 盐酸利多卡因　为酰胺类局麻药，具有通透性及弥散性强、起效快、作用强而持久的特点，安全范围较大。该药在介入治疗中应用比较广泛，主要用于介入治疗手术的局部麻醉。

5. 盐酸达克罗宁胶浆　局部麻醉用药，主要用于上消化道造影及食道支架置入术的喉头麻醉和湿润，同时可祛除腔道内泡沫。用前振摇，于术前含 8～10 ml 于咽喉部，片刻后缓慢吞下，10～15 min 后行上消化道造影及食道支架置入术。对于消化道黏膜严重损伤病人应酌情减小剂量。

6. 盐酸罂粟碱　阿片中异喹啉类生物碱之一。对血管、支气管、胃肠道等平滑肌有松弛作用。常用于防止脑血栓形成、肺梗死、下肢远端动脉痉挛及动脉血栓性疼痛。介入治疗中常用于扩张血管，增加血流量，改善血管造影效果。亦可用于术中缓解伴有动脉痉挛的大脑及外周血管疾病。

7. 注射用尿激酶　为高效的血栓溶解剂，是治疗血栓最常用的药物。作用机制是直接促使无活性的纤溶酶原变为有活性的纤溶酶，使组成血栓的纤维蛋白水解，从而发挥溶栓作用。该药常用于血栓栓塞性疾病术中的溶栓治疗，包括急性脑血栓形成和急性脑血管栓塞、肢体周围动静脉血栓、中央视网膜动静脉血栓及其他新鲜血栓性闭塞性疾病。主要不良反应是出血，应注意观察病人有无皮下出血点及其他部位的出血。

8. 盐酸替罗非班氯化钠注射液　该药的作用原理是竞争性抑制纤维蛋白原和血小板GP Ⅱ b/ Ⅲ a 受体的结合，抑制血小板聚集，延长出血时间，抑制血栓形成。该药对各种刺激因素诱发的血小板聚集都有效，对患急性冠脉综合征（不稳定型心绞痛、心肌梗死）和行冠状动脉内介入治疗的病人均有抑制血小板聚集的作用。介入治疗常用于缺血性卒中、颅内动脉瘤等动脉粥样硬化的溶栓治疗。在使用该药物时，应监测病人有无潜在的出血。

9. 阿替普酶（rt-PA）　为一种血栓溶解药，主要成分是糖蛋白，通过其赖氨酸残基与纤维蛋白结合，激活与纤维蛋白结合的纤溶酶原转变为纤溶酶。介入治疗中，该药常用于肺栓塞、急性缺血性脑卒中、深静脉血栓及其他血管疾病、动静脉瘘血栓的溶栓治疗。需注意用药期间应监测病人的心电图。不良反应以出血最常见，与溶栓治疗相关的出血类型有胃肠道、泌尿生殖道、腹膜后或颅内出血，浅层或表面的出血主要出现在侵入性操作部位（如静脉切口、动脉穿刺点、近期做了外科手术的部位），还会出现心律失常、中枢神经系统并发症等。出血性疾病、颅内肿瘤、动静脉畸形或动脉瘤病人、急性缺血性脑卒中可能伴有蛛网膜下腔出血或癫痫发作者禁用该药。

10. 氟尿嘧啶　该药可导致 DNA 的生物合成受阻。常用于乳腺癌、消化道癌和原发性支气管肺腺癌、头颈部恶性肿瘤和肝癌的动脉内灌注化疗等。使用该药时不宜饮酒或同时使用阿司匹林类药物，以减少消化道出血的可能。

11. 吉西他滨　为一种新的胞嘧啶核苷衍生物，进入人体内后由脱氧胞嘧啶激酶活化，由胞嘧啶核苷脱氨酶代谢。该药常用于膀胱肿瘤的动脉内灌注化疗。不良反应为会引起中性粒细胞和血小板下降，灌注后应注意观察病人这两项指标情况。

12. 丝裂霉素　具有两个烷化中心，即乙烯亚氨基和氨甲酰基，可使细胞的 DNA 解聚，同时阻碍 DNA 的复制，从而抑制肿瘤细胞分裂。该药抗肿瘤谱较广，但毒性较大，常用于消化道肿瘤，如胃癌、肠癌、肝癌及胰腺癌等的动脉内灌注化疗。不良反应为会引起白细胞和血小板的下降，灌注后应注意观察病人这两项指标情况。

13. 铂类药物　介入治疗中常使用的铂类药物主要有顺铂、卡铂及奥沙利铂。

（1）顺铂：属于周期非特异性药，主要作用靶点为 DNA，干扰 DNA 复制或与核蛋白及胞浆蛋白结合。该药具有较强的广谱抗癌作用，为当前联合化疗药中最常见的药物之一，常用于卵巢癌、乳腺癌和膀胱癌等肿瘤的动脉内灌注化疗。不良反应为恶心、呕吐，用药后应注意观察。

（2）卡铂：为第二代铂类抗肿瘤药，其抗癌作用与顺铂相似。该药常用于非小细胞肺癌、卵巢及肝癌等肿瘤的动脉内灌注化疗。不良反应为骨髓抑制，一般发生在用药后的 14～21 d，停药 3～4 周后恢复。

（3）奥沙利铂注射液：抗肿瘤药，可单独或者联合氟尿嘧啶行动脉内灌注化疗，用于经氟尿嘧啶治疗失败的结直肠癌转移的病人。不良反应为以末梢神经炎为特征的周围性感觉神经病变。静滴该药时应避免寒冷刺激，如避免病人接触冷的物体、吹冷风，提醒病人戴手套及使用床护栏套。

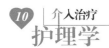

14. 平阳霉素、博来霉素 两者药物成分相近，主要抑制胸腺嘧啶核苷掺入 DNA，与 DNA 结合使之破坏。另外也能使 DNA 单链断裂，释放出部分游离碱基，因此破坏 DNA 模板，阻止 DNA 复制。介入治疗中主要用于子宫肌瘤、肝血管瘤的栓塞，通过阻断血管达到栓塞目的。平阳霉素与博来霉素相比，引起化学性肺炎或肺纤维变的机会较小，但用药期间应注意检查病人肺部。

（二）术中可能发生并发症的辅助常用药

因病人的个体情况不同、对术中用药或栓塞物质的敏感性有差异，在介入治疗过程中可能会出现一些并发症。常见的并发症有过敏、出血、恶心、呕吐、疼痛、心率下降、血压升高等。下面对术中可能出现的并发症的常用药进行相关的介绍。

1. 地塞米松注射液 是一种肾上腺皮质激素类药物，具有抗过敏、抗炎、抗毒性及抗休克等非常好的作用，为临床常用药。介入治疗中常用于对对比剂或其他药物过敏的病人。

2. 凝血酶 促使纤维蛋白原转化为纤维蛋白，使血液凝固而止血。一般用于止血困难的小血管、毛细血管以及实质性脏器出血的止血。介入治疗中常用于穿刺局部的出血及其他各种出血等。

3. 盐酸帕洛诺司琼注射液 为止吐药。在肿瘤介入治疗过程中，动脉内灌注的某些化疗药会引起急性恶心、呕吐，故在灌注化疗药之前使用该药，以起到预防作用。

4. 盐酸吗啡注射液 为强效镇痛药。该药为纯粹的阿片类受体激动剂，有强大的镇痛作用。介入治疗中常用于疼痛的缓解，例如肝脏射频消融、椎体成形等手术。因该药对呼吸中枢有抑制作用，使其对二氧化碳张力的反应性降低，因此使用该药后需密切观察病人的呼吸。

5. 盐酸布桂嗪注射液 为速效镇痛药，镇痛作用为吗啡的三分之一。对皮肤、黏膜、运动器官（包括关节、肌肉、肌腱等）的疼痛有明显的抑制作用，对内脏器官疼痛的镇痛效果较差。介入治疗中常用于疼痛的缓解。

6. 氟比洛芬酯注射液 该药为氟比洛芬的前体药物，是非甾体类抗炎镇痛药，脂微球制剂具有靶向、控释、缩短起效时间的作用。介入治疗中常用于疼痛的缓解，例如肝脏射频消融、椎体成形等手术。

7. 阿托品注射液 为典型的 M 胆碱受体阻滞剂。除一般的抗 M 胆碱作用，如解除胃肠平滑肌痉挛、抑制腺体分泌、扩大瞳孔、升高眼压、麻痹视力调节、加快心率、扩张支气管等外，大剂量时能作用于血管平滑肌，扩张血管，解除痉挛性收缩，改善微循环。介入治疗中常用于治疗胆道造影、胆道支架置入过程中迷走神经过度兴奋所导致的心率减慢。不良反应为会导致瞳孔扩大，应密切观察病人瞳孔变化。有时会导致视物模糊，青光眼病人禁用。

8. 盐酸乌拉地尔注射液 盐酸乌拉地尔具有中枢和外周双重的作用机制。在外周，它可阻断突触后 α1 受体，抑制儿茶酚胺的缩血管作用，从而降低外周血管阻力和心脏负荷；在中枢，它通过兴奋 5 - 羟色胺 1A 受体，调节循环中枢的活性，防止交感反射引起的血压升高及心率加快。介入治疗中常用于腹主动脉瘤、出血性脑卒中等围术期高血压的治疗，使用过程中应不断监测病人血压变化。

【介入常用栓塞物质】

栓塞物质是指使血管闭塞的物质或因素。理想的栓塞材料应符合相关要求：无毒、无抗原性，具有良好的生物相容性；能按需求闭塞不同口径、不同流量的血管；易经导管传送，不粘管，易取得，易消毒；无致畸和致癌性。下面根据栓塞材料物理性质的不同，将相关的栓塞物质分为固体和液体两类来介绍。

（一）固体栓塞物质

固体栓塞物质如弹簧圈、明胶海绵等进入靶向血管后，在与其直径相仿的血管中停留下来，形成机械性栓塞。

1. 自体血凝块　自体血凝块是最早应用于临床的栓塞物质之一。它容易取得，弹性好，便于从导管中注入，不存在生物适应性问题。在没有脏器远端梗死时，被栓的动脉并没有急性或慢性炎症改变。在 6～24 h 内分裂消散。

2. 聚乙烯醇（polyvinyl alcohol，PVA）颗粒　是一种海绵样物质，有大小不等的孔，具有良好的生物安全性，不溶于水。因此，它在体内不降解，可机械栓塞病变部位血管。PVA 颗粒有多重直径可供选择，从 150～10 000 μm 不等。主要适应证为出血性疾病和肿瘤性病变，此外也可用于甲状腺功能亢进的治疗和为减少手术中出血的肿瘤术前栓塞等。

3. 明胶海绵　是一种无毒、无抗原性的蛋白胶类物质，根据需要可切割成任意大小的碎块。它制备方便，价格低廉，栓塞可靠，安全有效，有优良的可压缩性和遇水再膨胀性。它于血管栓塞后 14～19 d 开始吸收，3 个月后组织病理学检查可见其完全吸收。常用于直径 2 mm 以下的小动脉栓塞。

4. 弹簧圈（steel coil）　弹簧圈包括不锈钢弹簧圈和可脱离弹簧圈。不锈钢弹簧圈用以阻滞血流并构成血凝块，为永久性栓塞物质。弹簧圈栓塞定位准确，能通过较细的导管完成较大直径的血管栓塞。适用于脑动脉瘤、脑动脉栓塞的治疗。

5. 可脱性球囊　为乳胶或硅胶制品，注入稀释的对比剂可膨胀，其尾端为弹性良好的小胶圈，与直径 3 F 的微导管相连。通常用于动脉瘘及大静脉动脉瘤样畸形的栓塞治疗。

6. 载药微球　是一种加载化疗药物的新型栓塞剂。它能精准栓塞肿瘤血管并且不断释放化疗药物，达到长期对肿瘤癌细胞进行堵塞和毒杀的作用。主要用于化疗性栓塞治疗肝恶性肿瘤。

（二）液体栓塞物质

液体栓塞物质可以作为栓塞材料起到栓塞作用；还可以作为载体携带化疗药物等物质，在肿瘤内缓慢释放，起到延长治疗时间的作用。

1. 碘油　油性液体。通过栓塞肿瘤供血动脉使肿瘤组织缺血坏死，同时抗肿瘤药物在肿瘤局部缓慢释放，起到长时间化疗作用。但碘化油呈黏液状，栓塞肿瘤血管、阻断血流后容易被排除。多用于肝癌栓塞治疗，可与化疗药物混合使用。

2. 无水乙醇　是一种良好的血管内组织坏死剂。它容易取得，本身是灭菌制剂，容易注射，

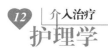

并可通过最细的导管释放，且具有强烈的局部作用而没有严重的全身性反应，安全可靠，栓塞后侧支循环不易建立，因而被广泛应用。临床多用于恶性肿瘤姑息性治疗、动静脉畸形的治疗。

3. ONYX 栓塞剂　由次乙烯醇异分子聚合物（EVOH）、二甲基亚砜（DMSO）及钽粉微粒按一定比例组成的混悬液，是一种新型血管内非黏附性液体栓塞剂。EVOH 为非水溶性，但可溶于 DMSO 中，当与水性溶液（如血液）接触时，DMSO 快速弥散到水性溶液中，EVOH 则沉淀为固体而起到栓塞作用。临床多用于脑动脉瘤及脑动静畸形的治疗。

4. 聚桂醇栓塞剂　聚桂醇注入血管后，可增大血管内皮的接触面，延长接触时间，在很大程度上克服了液体硬化剂的局限性。它具有高效、安全、快捷的特点。临床主要用于治疗静脉曲张。

5. NBCA 胶　主要成分为 α- 氰基丙烯酸丁酯。可用于介入放射治疗时的动静脉栓塞。优点在于弥散性好，可根据病变特点将其与碘化油按不同比例配合使用。

（万红燕）

第五节　介入手术室管理

【组织管理】

（一）介入手术室布局

1. 位置　介入手术室可单独设置，也可设在介入科或放射科内。

2. 布局　其内应严格分为三区：限制区、半限制区、非限制区。三区应以门隔开。设置时，无菌区（限制区）设在内侧，清洁区（半限制区）设在中间，一般工作区（非限制区）设在外侧。有条件的医院可设置隔离介入手术室。

（二）一般制度

1. 介入手术室一般管理制度

（1）凡进入手术室者，应着手术室专用洗手衣、裤、鞋套，进入无菌区应戴好帽子、口罩。手术人员暂时离开手术室外出时，应更换外出衣、鞋。

（2）手术室内不得带入任何食品，室内禁止吸烟，手术期间应关闭手机铃声。

（3）急诊手术与常规手术发生冲突时，优先安排急诊手术。

（4）所有手术病人必须行 HIV、乙肝六项等病毒检查，获知检查结果后方可实施手术。

（5）如有严重或特殊感染病人，应提前通知，以便做出相应的准备，防止交叉感染。

（6）非手术相关工作人员严禁入内。参观人员需持相关证明方可入内。

2. 介入诊疗技术工作制度

（1）严格遵守介入诊疗技术管理规范、操作规范和诊疗指南，严格掌握介入诊疗技术的适应证。

（2）介入诊疗医师、技师和护士经介入诊疗专业技术培训合格后方可上岗。

（3）介入诊断、治疗报告随住院病历保存。介入诊疗光盘一式两份：一份存医院，保存期限不短于15年；一份给病人。

（4）建立介入诊疗登记制度，设"介入材料标签粘贴本"，在使用科室保存不短于15年，以备产品质量追溯。术后将手术病人的介入诊疗器材条形码（或其他合格证明文件）粘贴在住院病历的介入手术记录中。

（5）加强介入诊疗技术管理，定期进行临床应用能力评价。主管部门定期进行检查，对存在的问题进行整改。

（6）建立健全数字减影血管造影室等相关管理制度及介入诊疗技术操作流程。

（7）介入诊疗场所符合放射防护条件，急救设备配备完善，能够进行心肺脑复苏抢救。

（8）医院必须使用符合招标采购有关规定、证照齐全、合法、合格的介入诊疗器材。

（9）建立医疗器械不良反应报告制度。

【人员管理】

（一）岗位职责

1. 介入手术室护士长职责

（1）在护理部、科主任和科护士长领导下，负责介入手术室日常行政管理和护理业务工作，是介入手术室护理质量、安全管理和持续改进的第一责任人。

（2）有计划地安排工作，密切医护技配合。

（3）督促介入手术室工作人员严格执行各项规章制度和技术操作流程。

（4）负责工作人员教育培训。

（5）监督工作人员做好院内感染监测。

（6）负责各类物资的管理，包括各种介入耗材、器械、药品、敷料、被服等的领取和保管工作，出入账目的管理工作。

（7）定期总结反馈，有针对性地制订下一步工作计划。

2. 介入手术室护士职责

（1）认真贯彻执行病人身份识别制度、查对制度、交接班制度、医院感染管理制度等各项规章制度，遵守护理技术操作规程、护理服务规范。

（2）负责介入手术术前准备、术中配合和术后整理工作。

（3）负责介入术中病情观察，发生特殊情况时及时处理及抢救。

（4）登记病人术中所用耗材名称、数量及生产厂家，术后及时填写介入术前、术中和术后护理记录单。

（二）人员培训管理

1. 优化人岗匹配，达到人事相宜、人适其事、事得其人。

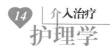

2. 按照人才选拔、绩效管理以及岗位测评的客观标准筛选介入手术室护士胜任特征，指导介入手术室护士的合理选拔，稳定护理队伍，减少人才流失和浪费。

3. 定期进行专科知识及技能培训，提升介入专科护理能力。

4. 进行培训后上岗能力评价。

（三）绩效管理

1. 制订合理的绩效管理方案，成立绩效管理小组并每月进行绩效确认签字。

2. 坚持"多劳多得、优劳优酬"的原则，体现合理差距。

3. 绩效需根据岗位工作量、手术时间、放射补助、成本控制情况、医用耗材费用控制情况、临床满意度、医护质量与医疗安全控制情况制订。

【 医院感染和消毒隔离管理 】

（一）医院感染管理

1. 成立医院感染管理小组，定期对科室进行医院感染监测，并对防控工作落实情况进行自查，发现问题及时分析整改，并做好记录。

2. 科室工作人员应积极参加医院感染管理相关知识和技能培训。

3. 介入手术室洁污分区明确，标识清楚；手术室内布局合理，物品摆放有序。

4. 每季度进行手术室空气、物品表面和医务人员手卫生培训一次，及时发现隐患，对存在的问题进行分析整改并做好记录。

5. 做好医疗废弃物的分类、回收与处理，医疗废弃物管理应遵循《医疗废物管理条例》及配套文件的要求。

6. 医务人员在工作中要做好职业防护，应遵循标准预防原则并执行标准预防措施。

（二）消毒隔离管理

1. 非限制区、半限制区、限制区划分明确并有实际隔断，区域内房间设置及人、物和洁、污流向符合功能流程合理和洁污区域分开的基本原则。

2. 进入手术室人员按要求洗手或进行手消毒。严格限制患有急性传染病的人员及非手术人员进入。

3. 连台手术需对手术室进行空气、物体表面、地面的清洁消毒。当日手术结束后，对手术室进行彻底清洁、消毒处理。

4. 医务人员实施手术过程中，严格遵守无菌操作技术原则，限制手术室内人员数量，术中尽量避免频繁出入手术室。

5. 传染性疾病及特殊感染病人应安排在隔离手术室。为该类病人施行手术时，在遵循标准预防的基础上，应根据病原菌传播途径给予相应隔离措施，急诊手术按感染手术对待。

6. 每月进行环境卫生监测，对监测超标的项目及时查找原因，进行有效整改。

7. 按照《医疗废物管理条例》及相关法律法规对医疗废物进行分类处置，医疗废物禁止与生活垃圾混放。

【物品药品管理】

（一）急救物品管理

1. 急救物品齐全、性能良好，处于备用状态；无菌物品标签清晰，均在有效期内。

2. 各种抢救药品、器材及物品应做到"五定"：定品种数量、定点放置、定专人管理、定期消毒灭菌、定期检查维修。

（二）药品管理

1. 每天核查药物基数。药品不得混放，使用后及时补充。

2. 每周整理备用药物和液体，对当月失效的药物、液体，及时按要求处理。

3. 术前核对医嘱，确保术中用药正确。

4. 高危药品需设置专用药柜或专区贮存，药品贮存处应有高危药品专用标识。

5. 毒麻药品实行专柜存放、双人双锁管理，凭专用处方领取，固定基数，护士班班交接。

（三）耗材管理

1. 耗材管理规范

（1）二级库管理：结合医院的设施条件合理设置库房，统筹医疗材料的供应和储备。建立科室二级库管理流程，对医疗材料的流通采用全过程跟踪管理，系统自动生成科室物资汇总及明细，与财务及供应商对账。科室、库房、采购、供应商之间形成闭合信息网络。

（2）耗材规范采购：严格执行介入诊疗器材准入制度，不得使用未经注册、过期失效或已淘汰的医疗器械。介入诊疗器材购进后必须严格验收、登记。依据采购计划核对物品和送货单，对物品有效期、灭菌日期、生产批号、序列号、灭菌方式、中文标示、产品注册证号、合格证要逐一认真核对；检查外包装有无破损，是否整件包装，有无中文标识。验收合格后在送货单上签字，将入库单、送货单等相关材料备案。合理安排储存，有序调整、安全使用。

（3）有效追溯管理："一物一码"，为植入性材料全程化溯源奠定基础。

（4）耗材相关不良事件管理：医院组成"医疗器械临床使用安全管理委员会"，由采购部指定专人负责医疗器械不良事件监管报告工作。使用科室一旦发现由医疗器械引起的不良事件，应立即停止使用相关医疗器械，再由经手人填写"产品跟踪反馈单"或"可疑医疗器械不良事件报告表"，经科室负责人签字后于48 h内上报采购部；造成严重伤害的，于8 h内上报采购部；造成死亡事件的，于4 h内上报采购部。采购部接到通知后，由专人及时报告总办公室，立即处理，并通过网络上报省市食品药品监督管理局。

（5）耗材销毁：根据国务院《医疗器械监督管理条例》和《植入性医疗器械监督管理规定》，医院在使用高风险医疗器械时发现不合格产品的，应立即停止使用，进行封存。已经使用过的一

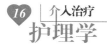

次性介入诊疗材料不能重复使用，应按照有关规定进行销毁，并做好销毁记录。

2. 耗材使用管理

（1）围术期耗材流动：护士应根据每日手术种类及手术量准备和领用相关医疗物资，如遇特殊手术，可根据实际情况进行备用物资的申领。使用的特殊诊疗器械应由手术医生提前向二级库管理员报备。

（2）术中使用的管理：手术室护士领用耗材后必须做好物品登记。护士和医生双人核对器械名称、型号、有效期和灭菌效果。

（3）使用后信息的录入和费用管理：确认耗材使用后，护士进入护理信息系统，扫描手术耗材唯一条码，同时自动计价收费，自动冲销耗材二级库存。

（4）耗材使用的质控：介入诊疗耗材使用过程中出现质量问题要查明原因，认真登记。每月进行一次质量分析，重点讨论耗材使用流程中出现的问题及不良事件，并进行持续质量改进。

【安全管理】

1. 安全核查

（1）严格执行查对制度，准确识别病人身份。

（2）住院及急诊抢救病人需佩戴腕带，腕带损坏或更换填入信息时应及时更换，经两名医务人员重新核对后佩戴新腕带，确保信息准确无误。

（3）术日晨，手术室转运人员持手术通知单到病区，与病房护士及预手术病人再次核对各项信息无误，由病房护士在接送卡片上签字后，方可接手术病人入手术室。对于昏迷及神志不清者，应通过腕带及病历与其陪伴亲属进行查对。

（4）病人入室后，由医生、护士、技师共同根据病历、腕带核对手术病人姓名、住院号、年龄、术前诊断、手术部位是否正确，确认无误后方可进行下一步诊疗操作。

（5）麻醉前，由手术医生与麻醉师共同与清醒的病人交谈查对，进行病人姓名、性别、年龄、手术名称、手术部位的再次确认，无误后方可进行全麻诱导及插管、手术体位摆放工作。

（6）手术室护理质量安全管理小组应定期检查病人信息核对的执行情况，发现问题应及时改正。

2. 安全转运管理

（1）转运人员应经过专业培训，符合上岗条件。

（2）交接病人时，应确保病人身份正确，严格执行有效查对，确认病人身份（床号、姓名、住院号、年龄、诊断及腕带），并嘱病人尽量不携带贵重物品，无法取下的物品应做好交接。

（3）转运前应确认病人病情适合且耐受转运。

（4）转运前应确认转运所需携带的医疗设备及物品齐全，并保证其功能完好。

（5）转运人员应在病人头侧，保持病人头部处于高位，推车勿速度过快、转弯过急，以防意外伤害。

（6）急诊和危重症病人必须由急诊或病房护士和医生共同转运，转运过程中注意观察病人生命体征，做好随时抢救的准备。

3. 质量控制管理

（1）建立完善的介入手术室质量管理体系，加强医护工作人员质量管理意识。

（2）建立健全介入手术室各项规章制度，成立科室护理质量管理小组，优化介入手术室护理质量管理组织结构。

（3）围绕介入手术室护理质量管理目标应用管理工具，坚持将护理质量管理工具融入介入手术室护理质量管理体系，推动护理质量管理体系高效运行。

【技术管理】

（一）仪器设备管理

1. 健全管理体系，完善管理制度

健全医疗器械管理体系，完善医疗器械使用维护培训制度。引入新型仪器设备时，设备管理部门应有针对性地按照技术特性制订相适应的管理计划，组织相关工作人员与临床工程师参与设备使用及维护的统一培训和考核。

2. 合理排班，专人管理

建立专人专管、专人负责、责任追究、落实到人的制度，建立分级管理体系。

3. 加强临床工程师培养，提升维修保养技能

加强介入手术室专职临床工程师的引进与培养，提高仪器设备管理能力，降低仪器设备故障率和维修成本。

【辐射防护管理】

1. 基本制度和规范

参照《中华人民共和国职业病防治法》《放射性同位素与射线装置安全和防护条例》《放射诊疗管理规定》及《放射工作人员职业健康管理办法》等相关法律法规。

2. 手术室设置规范

介入手术室的面积、周围环境、墙壁厚度均要符合国家《医用诊断 X 线卫生防护标准》。

3. 辐射防护管理

（1）定期对数字减影血管造影（DSA）设备及防护设备进行放射防护检测，确保辐射水平符合有关规定。

（2）严格把控放射工作执业条件，做好在岗人员执业技术、放射防护知识和有关法制法规培训工作，所有放射工作人员必须持"放射工作人员证"上岗，DSA 工作人员必须熟练掌握业务技术和放射防护知识。

（3）相关人员必须参加放射人员防护年度培训，组织应急演练并定期进行考核。

（4）严格按照 DSA 机器操作规程工作，DSA 必须由专业技术人员操作。

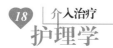

（5）DSA工作人员每年进行一次健康体检，做好个人防护，佩戴计量夹，建立职业健康个人剂量档案，进行X线相关检查时必须穿戴个人防护用品，按照要求做好个人剂量监测工作。

（6）放射工作场所应设立明显的警示标志。

（7）所有设备的操作人员遵照维护日程对设备进行维护。在经培训授权的维修人员解除故障之前，不得使用该设备。

4. 工作人员和病人防护

（1）工作人员防护：应配置铅防护服、铅围脖以及眼镜、防护帽。同时学会应用距离防护。

（2）介入手术病人防护：严格遵守操作规程，控制医疗照射剂量和范围，避免不必要的照射。积极利用屏蔽防护，遮盖受检者的非受检部位，特别注意保护对射线敏感的组织和器官并做好对儿童、孕妇及患有相关疾病的病人的防护。

（赵文利）

第六节　介入护理技术

介入护理技术包括但不限于经皮穿刺肝胆管引流（percutaneous transhepatic biliary drainage，PTBD）护理技术、经足背浅静脉顺行溶栓护理技术、经导管接触溶栓（catheter directed thrombolysis，CDT）护理技术、肿胀肢体周径测量护理技术、经导管动脉泵药护理技术、胃造瘘管护理技术、腹围测量护理技术、输液港护理技术等。基于除输液港外的其他护理技术将在各章节中进行阐述，本节重点介绍输液港护理技术。

完全植入式静脉给药装置（totally implantable venous access devices，TIVAD）是一种埋植于皮下、可长期留置的中心静脉通路装置。它由供穿刺的注射座和导管组成，也称为静脉输液港（port）。J. E. Niederhuber博士是第一个应用静脉输液港的外科医生，他于1982年首次报道了完全植入式静脉输液港的临床应用。

【TIVAD适应证和禁忌证】

1. 适应证　需要输注刺激性、细胞毒性药物如化疗药的恶性肿瘤病人，需要长期肠外营养的病人，需要长期或间断静脉输液治疗者，需要反复输注血液制品或进行血样采集者。

2. 禁忌证　严重的凝血功能障碍病人，已知对输液港座或导管材质过敏者，穿刺部位存在回流障碍如上腔静脉综合征或穿刺路径有血栓形成者，拟置港部位有感染性病灶、开放性伤口或曾接受过放疗者等。

【置管部位的选择】

TIVAD导管较粗，对置入TIVAD导管的静脉血管的内径有一定要求。需考虑以下因素：所选静脉有无解剖变异，是否便于置管，有无感染风险，对病人生活质量的影响是否最小等。

1. 置管血管　有颈内静脉、锁骨下静脉、腋静脉、贵要静脉、肱静脉、股静脉等。置入胸壁输液港首选右侧颈内静脉及右侧锁骨下静脉；置入手臂输液港首选贵要静脉，其次肱静脉；股静脉途径适合上腔静脉阻塞病人。

（1）颈内静脉位置表浅，便于操作，是临床上广泛选用的穿刺静脉。左侧颈内静脉与左锁骨下静脉汇合形成左侧头臂静脉与左侧颈内静脉形成接近 90° 的夹角。左侧头臂静脉与上腔静脉也有夹角，因此经左侧颈内静脉穿刺置管发生导管异位的概率高，故优先选择右侧颈内静脉置管。

（2）锁骨下静脉穿刺成功率较颈内静脉低，气胸的发生率高。此外，导管经锁骨下静脉进入头臂静脉和上腔静脉时穿过锁骨与第一肋骨之间，有发生导管夹闭综合征（pinch-off synd rome）的风险，因此其穿刺受到一定限制。腋静脉穿刺可有效避免发生导管夹闭综合征的风险，临床上应用逐渐增多。

（3）股静脉穿刺易发生静脉血栓、导管相关感染，只有上腔静脉阻塞而不宜行颈内静脉、锁骨下静脉及腋静脉穿刺者才选择股静脉穿刺，囊袋可建于腹壁或大腿前侧。

（4）贵要静脉粗、直、静脉瓣少，是置入手臂输液港的首选静脉。

选择部位时应考虑胸壁输液港和手臂输液港相关静脉血栓风险的比较。一项荟萃分析显示，在恶性肿瘤病人中，置入手臂输液港者和置入胸壁输液港者发生导管相关性血栓的概率无明显差异。有研究发现，在乳腺癌病人中，置入手臂输液港和置入胸壁输液港相比，有症状的、经影像学资料证实的上肢深静脉血栓（DVT）的发生率显著增高。故推荐首选胸壁输液港。无法置入胸壁输液港的病人可在超声引导下置入手臂输液港作为替代。

2. 置港方式　包括经皮静脉穿刺置管术和静脉切开置管术。经皮静脉穿刺置管较静脉切开置管损伤小，临床上最常用。静脉输液港置入与取出属于外科手术，需要经过培训的医生进行操作。经皮静脉穿刺置入上臂港可由经过培训的医护人员合作进行，护士进行穿刺置管，医生负责建立囊袋，在各自的执业范畴内操作，以防不安全操作，实现病人安全有效进行静脉治疗的目标。

选择置管部位时需避开动静脉瘘/移植侧肢体，拟行放疗或已放疗侧肢体，脑血管意外后患肢，起搏器放置侧肢体，透析导管放置侧肢体，肿瘤侵犯置港相关区域侧以及乳腺手术清扫腋窝淋巴结侧、淋巴水肿侧肢体。

【手术操作要点】

1. 术前评估　评估有无中心静脉置管史，是否对输液港座或导管材质过敏，预穿刺部位有无手术史、放疗史及皮肤感染，有无凝血功能异常，预穿刺血管内有无血栓，心理状况等。

2. 体位　颈内静脉穿刺、锁骨下静脉穿刺采用去枕仰卧位，头偏向穿刺部位对侧，拟穿刺侧肩胛下适当垫高；贵要静脉穿刺采用平卧位，手臂外展与躯干成 90°。

3. 操作要点　皮肤消毒，建立无菌区，局部麻醉；生理盐水冲洗导管、注射座及无损伤针；在超声引导下穿刺静脉，穿刺成功后沿穿刺针送入导丝，撤出穿刺针，扩大穿刺点，置入可撕脱鞘，撤出内芯，经可撕脱鞘置入导管；制作囊袋，利用皮下隧道针将导管从穿刺处经皮下引入皮

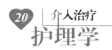

囊切口处，连接导管和注射座，将港体放置于囊袋内，妥善固定，避免导管成角；无损伤针试穿港体，回抽血液确认通路通畅，脉冲式冲管正压封管；缝合囊袋切口，无菌敷料覆盖。

【TIVAD 并发症的预防与护理】

TIVAD 可出现术中并发症和术后并发症。术后 1～30 d 发生的并发症为早期并发症，30 d 以后发生的并发症为后期并发症。术中、早期并发症与手术操作密切相关，后期并发症多与使用维护及病人疾病进展等有关。

（一）术中并发症

1. 气胸、血胸　与经颈内静脉或锁骨下静脉置管穿刺途径损伤肺尖有关，可有胸痛、呼吸困难，甚至出现低血压。处理原则为停止置管，观察生命体征变化，必要时行胸腔闭式引流、止血等治疗。在超声引导下穿刺可最大限度降低此风险。

2. 动脉损伤　较少发生，与盲穿有关。临床表现为穿刺时有鲜血喷出，可出现血肿。应立即拔出穿刺针，压迫止血。

3. 空气栓塞　罕见，与操作过程中进入气体量有关。临床表现为突发呼吸急促、发绀、低血压和濒死感等。应予以左侧卧位，高流量氧气吸入。

4. 心律失常　在置管过程中，导管进入过深，机械刺激心脏引起。临床表现为呼吸急促、心悸、胸部不适等。及时撤出心脏内导管，症状可缓解。

5. 神经损伤　表现为穿刺过程中病人出现剧烈的疼痛。一旦病人出现剧烈疼痛，应仔细检查穿刺部位。使用肌电图可以明确神经或肌肉的受累情况，评估伤情。

（二）术后早期并发症

1. 囊袋血肿　局部胀痛，囊袋部位肿胀，皮肤青紫，按压囊袋部位有张力感。应予局部加压包扎；对保守治疗无效者，应打开切口，手术清创止血。

2. 切口裂开　缝合线松开致切口裂开，或拆线后切口处有血性渗液伴有切口裂开。早期切口裂开多与缝合技术欠佳有关，延迟性裂开多与病人愈合能力差有关。处理的关键是评估切口裂开是否有引起导管相关感染的风险。如已有感染，必须取出输液港并进行抗感染治疗。如切口在置港 6 h 内裂开，可重新清创缝合；延迟性裂开大多需要取出输液港。

3. 港体翻转　输液港注射座部分原本触诊圆滑的表面变得平坦，穿刺困难，无法将穿刺针插入注射座。通过手法复位可恢复，失败者需手术处理。

（三）术后远期并发症

1. 感染　是输液港置入最严重的并发症之一，以局部皮肤囊袋感染多见。临床表现为局部红肿、渗液、疼痛。应予以消毒，局部使用抗生素。出现不明原因的发热或败血症等全身症状，怀疑导管相关性血流感染时，应分别从导管和外周静脉中取血标本培养以明确诊断，满足以下至少 1 项可确诊：从导管和外周静脉同时抽血做定量血培养，两者菌落计数比（导管血:外周血）≥3:1；

从中心静脉导管和外周静脉同时抽血做定性血培养，中心静脉血培养阳性出现时间比外周血培养阳性出现时间至少早 2 h；定量或半定量血培养从静脉输液港节段和外周血节段培养出相同的微生物。若仅有发热，不伴有低血压、全身炎症反应综合征，无脏器功能衰竭，可考虑保留静脉输液港。明确导管感染后，根据药敏结果选用抗生素进行全身抗感染治疗。长期置管病人多次发生血管导管相关血流感染时，可预防性使用抗菌药物溶液封管，通过综合评估决定是否需要移除输液港装置。不推荐常规使用抗生素预防感染，包括局部抗生素封管和全身抗生素治疗。

2. 导管相关性血栓形成　大多数病人无明显临床症状，少数病人可出现静脉输液港所在侧的肩部、颈部疼痛，上肢可出现肿胀、疼痛、皮肤颜色改变和肢端麻木。首选抗凝治疗，一般不推荐溶栓治疗。对于有抗凝禁忌的病人，需拔管；若无抗凝禁忌，且临床需要保留导管，可保留导管并长期行抗凝治疗；若无抗凝禁忌，临床认为需要拔管，需抗凝至拔管后至少 3 个月。不推荐输液港植入病人预防性抗凝。

3. 导管堵塞　与病人血液高凝状态、导管尖端纤维蛋白鞘形成、输注肠外营养液或含不相容物质的溶液及导管冲洗不当等有关。临床表现为输液滴速减慢或不滴，抽回血不畅，推注有阻力。发生静脉输液港不畅时，首先应检查无损伤针位置，以及输液管路有无折叠；若怀疑静脉输液港堵塞，通过 X 线胸片确认输液港位置，根据结果及时调整，必要时取港。单纯纤维蛋白鞘堵塞，可用尿激酶溶栓。

4. 导管移位　导管移位的首发症状是港功能异常，尝试使用输液港时疼痛、有阻力。当导管片段移到肺动脉、右心房和右心室时，出现相应症状。移位的导管必须通过介入技术处理，以避免血栓栓塞。可通过 X 线检查发现导管和静脉输液港的分离，早期进行干预，以降低导管移位的发生率。

5. 导管破裂、断裂　与导管材质、机械损伤、导管夹闭综合征、小于 10 ml 注射器冲管有关，以血管外导管断裂最为常见。主要表现为回抽无回血，输液后外渗，局部肿胀、疼痛等。行 X 线摄片了解导管内部损伤的程度，停止输液，必要时采用介入方式取出导管。

6. 液体外渗　与导管锁松脱、无损伤针与注射座不匹配、导管移位等有关。普通液体渗漏可引起局部肿胀、疼痛；如刺激性的抗肿瘤化疗药渗漏，短时间内可导致局部红肿热痛，局部皮肤组织坏死，甚至导致功能障碍。一旦出现药物外渗，应立即停止输液并回抽药液，予以对症处理。

【TIVAD 使用与维护】

TIVAD 使用与维护应由取得护士执业资格并经过相关专业知识和技能培训的护士进行操作，相关护理人员应熟练掌握相关操作技术和规程，并对病人及家属进行相关知识宣教。

（一）无损伤针插入技术

1. 用物准备。

2. 核对病人姓名、住院号及腕带信息。告知病人操作目的及配合事项。病人应衣着合适、戴口罩，取平卧位，头偏向非置港侧。

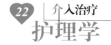

3. 评估周围皮肤情况及皮下脂肪厚度，有无压痛、肿胀、血肿、感染，有无消毒液及敷料过敏。

4. 皮肤消毒：选用 2% 葡萄糖酸氯己定溶液（年龄＜2 个月的婴儿慎用）或有效碘浓度不低于 0.5% 的碘伏、75% 的酒精。以穿刺点为中心，先酒精后碘伏擦拭消毒皮肤至少 2 遍，消毒范围为 15 cm×15 cm，自然待干。

5. 洗手，戴无菌手套，铺洞巾，预冲无损伤针、输液接头。

6. 插针：触诊，确认注射座位置及其边缘，非主力手拇指、食指、中指呈三角形固定注射座，将注射座拱起；主力手持无损伤针，自三指中心处垂直刺入硅胶隔膜，直达储液槽底部，调整无损伤针的斜面使其背对注射座出口方向，以达到最佳冲管效果。

7. 抽回血确认针头位置无误。治疗间歇期维护时宜弃血 2～3 ml，用浓度大于 10 ml 的 0.9% 生理盐水脉冲式冲管，正压封管。

8. 固定：针翼下方垫适宜厚度的纱布，勿盖住穿刺点，使用 10 cm×12 cm 的透明敷料，中心对准穿刺点无张力粘贴。

9. 填写标识：分别注明无损伤针、贴膜和输液接头有效期和操作者姓名，无损伤针最长留置时间为 7 d。

（二）无损伤针拔除技术

1. 洗手，用物准备。

2. 核对病人姓名、住院号及腕带信息，向病人解释操作目的。

3. 封管：用 0.9% 生理盐水≥10 ml 脉冲式冲管，正压封管。

4. 皮肤消毒：从四周以拉伸法松解贴膜，消毒方法同无损伤针插入技术。

5. 戴无菌手套。

6. 拔针：非主力手固定注射座，主力手垂直向上拔出无损伤针，检查针头完整性。

7. 用无菌敷料覆盖，按压穿刺点 5 min，透明贴膜固定 24 h。

（三）敷料的使用

使用无菌透明敷料或无菌纱布。根据敷料的种类确定敷料及固定装置更换的频率，无菌透明敷料每 5～7 d 更换一次，无菌纱布敷料每 2 d 更换一次；纱布垫于无损伤针的翼下，且在透明敷料之下，未妨碍穿刺点观察，可以视作透明敷料，每 7 d 更换一次；穿刺部位发生渗液、渗血时应及时更换敷料；穿刺部位的敷料松动、污染等完整性受损时应立即更换。

（四）输液接头的使用

输液接头包括无针接头、肝素帽和三通等。应以螺口设计保证血管通路装置与输液接头紧密连接；宜选择结构简单、外观透明的无针接头；导管相关性血流感染高危病人可使用抗菌涂层接头；为降低感染风险，应减少三通的使用。每次连接输液装置前，应对输液接头进行消毒，使用葡萄糖酸氯己定乙醇、75% 酒精或碘伏全方位擦拭接口 15 s。对有抗菌作用的无针接头进行消毒时，也要用机械法强力擦拭。

更换频率：更换输液接头的频率不应过于频繁，一般 5～7 d 更换一次。

更换时机：无针输液接头中有血液或残留物时，无针输液接头被污染时，任何原因从原输液装置上移除时，从导管里抽取血培养之前，更换血管通路装置时。

（五）冲管和封管

1. 目的　评估和保持导管通畅性，防止因溶液 / 药物不相容而出现沉淀，减少不相容药物相互接触的风险，减少内腔堵塞和导管相关性血流感染（catheter-related blood stream infection，CRBSI）的风险。

2. 冲、封管时机和方法　给药前后宜用生理盐水脉冲式冲管。输注血液制品、静脉高营养液后以及从静脉输液港采集血标本后，应立即冲洗导管。治疗间歇期每 4 周冲洗导管一次；但有观察性研究显示，成人肿瘤置入输液港病人每 3 个月冲管维护一次也是安全的。因此，目前尚无足够的证据来推荐维持间歇期 TIVAD 通畅的最佳冲管频率及封管液。使用脉冲式冲管技术有利于固体沉积物的清除，使用正压技术封管可减少血液回流至血管通路腔内，冲管、夹闭和断开连接的正确的操作顺序可预防断开连接时血液回流。

3. 封管液及封管量　单独使用 0.9% 生理盐水封管与肝素的效果相同。一般情况下使用 10 ml 以上的 0.9% 生理盐水冲、封管即可；如使用肝素，每 4～12 周使用 10～100 U/ml 肝素液 3～5 ml 封管；输注药物与生理盐水不相容时，先使用 5% 葡萄糖注射液冲洗，再使用生理盐水；有多次中央导管相关血流感染（CLABSI）史、存在感染高风险的病人可考虑使用抗菌溶液来治疗相关感染，封管期结束后应将输液港内腔的所有抗菌封管液吸出，不可将抗生素冲入血管内，不推荐抗菌溶液作为常规预防用药。冲管和封管应该使用单剂量系统，避免使用多剂量药瓶，如必须使用，则一个药瓶只用于一个病人。封管液量为血管通路及附加装置的内部容积的 1.2 倍，最小冲管液量为管腔系统内容积的 2 倍。

【健康教育】

留置静脉输液港的病人应保持局部皮肤清洁干燥，若输液港周围皮肤发红、肿胀、有灼热感、疼痛等须及时就医；可从事一般性日常工作、家务劳动，进行轻松的运动；避免使用同侧手臂提过重的物品或进行举哑铃等过度的体育锻炼；避免重力撞击输液港注射座部位，避免内衣肩带、背包肩带在输液港注射座周围区域摩擦，防止皮肤破溃；耐高压输液港必须配耐高压无损伤针才能用于高压注射泵推注对比剂；妥善保管维护记录手册；建议每年拍摄胸片 1 次以评估输液港的位置和完整性。

（薛幼华）

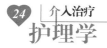

第二章　介入围手术期护理

第一节　介入术前护理

【病人评估】

（一）一般资料

评估病人的一般情况、既往健康状况、病因、主诉，症状和体征以及伴随疾病、自理能力，初步判断病人状态及其对手术的耐受性。

（二）营养状态

病人的营养状态不仅与手术的耐受性直接相关，对病人预后意义也十分重大。根据病人身高、体重、三头肌皮褶厚度（triceps skinfold thickness，TSF）、上臂围（arm circumference，AC）、握力及小腿围（calf circumference，CC）、体重指数 [body mass index，BMI；BMI＝体重（kg）/ 身高（m）^{2}]、上臂肌围 [arm muscle circumference，AMC；AMC（cm）＝AC（cm）−3.14×TSF（cm）]（其中 AC、TSF、握力均测量非利手，CC 取左右小腿平均值），结合病人病情、精神状况、饮食情况、劳动能力和实验室检查结果如血红蛋白含量、白蛋白水平及氮平衡等，可全面评估病人的营养状况。

（三）手术耐受性

病人对手术的耐受性可归纳为两类。

1. 耐受良好　全身情况较好，疾病对全身影响较小，重要脏器无器质性病变或其功能处于代偿阶段，稍做准备便可接受任何手术。

2. 耐受不良　全身情况欠佳，疾病对全身影响明显，或重要脏器有器质病变、功能濒临缺失或失代偿，需经积极、全面的特殊准备后方可进行手术。

（四）风险评估

包括跌倒 / 坠床风险评估、压力性损伤风险评估及深静脉血栓形成（deep venous thrombosis，DVT）风险评估等。

【观察与护理】

（一）常见症状护理

1. 疼痛　常规对病人进行量化、全面和动态的疼痛评估。评估的内容主要为疼痛的部位、性质、时间、发作规律和相关因素、伴随症状等。临床常用的疼痛评估量表包括视觉模拟量表（visual analogue scale，VAS）、数字评定量表（numerical rating scale，NRS）和 Wong-Baker 面部表情疼痛评估法（faces pain scale revision，FPS-R）等。

不同程度的疼痛处理原则不同。以 NRS 为例：轻度疼痛（1～3分）予以心理放松疗法和物理疗法，安慰鼓励病人，分散其注意力等，遵医嘱给予非甾体抗炎药（nonsteroidal antiinflammatory drugs，NSAIDs）治疗；中度疼痛（4～6分）遵医嘱予以弱阿片类药物，可合用非甾体抗炎药；重度疼痛（7～10分）遵医嘱予以强阿片类药，可合用非甾体抗炎药。

2. 发热　发热可分为感染性发热和非感染性发热两大类。感染性发热常见于肝脓肿、梗阻性黄疸病人。病人一般表现为 39 ℃以上的发热，且体温波动大，一天中体温波动可超过 2 ℃。出血性疾病病人及溶栓病人有时也可伴随体温升高，体温波动一般不大。

监测体温，观察发热规律及伴随症状，必要时给予物理降温或药物降温。病人大量出汗时，密切观察有无虚脱现象，及时更换汗湿的衣服，注意保持皮肤清洁、干燥，指导病人补充营养和水分，给予高热量、高蛋白、高维生素、易消化的流质或半流质食物，适当休息以减少能量的消耗，保持口腔清洁。开窗通风，保持室内空气新鲜。

3. 呕血、便血　反复呕血、黑便导致病人心理压力大，应予以心理护理，消除病人紧张情绪。评估病人呕血、便血的原因、诱因，出血次数、颜色、量、性状及伴随症状；评估病人生命体征、意识状态、腹部体征等。及时清除呕吐物，床头抬高 10°～15°或使病人头偏向一侧，防止误吸。建立静脉通道，遵医嘱输血、补液及止血治疗等，记录出入液量；急性出血期病人禁食禁水，避免诱发呕血和黑便。

4. 排泄异常　评估病人病史、用药情况及尿、便常规检查结果；观察并记录尿、便的颜色、量、性质及排泄时伴随症状（有无腹痛、腹胀、尿道疼痛等）；评估膀胱充盈度及会阴部、肛周皮肤情况，做好皮肤护理，预防压力性损伤和失禁性皮炎；指导病人排尿、排便，必要时遵医嘱应用利尿剂和缓泻剂等药物；指导病人进行膀胱功能锻炼及肛门括约肌和基底部肌肉收缩训练等。

5. 肢体血运异常　评估病人肢体血运情况，重点关注皮温、皮色、动脉搏动、疼痛程度等；观察病人有无肢体缺血性改变和静脉回流障碍，区分障碍部位为动脉还是静脉；分析病因，遵医嘱给予对症处理；关注缺血处皮肤情况，做好消毒处理和肢体保暖工作，保持皮肤完整性。

6. 血压异常　评估、判断病人血压异常的类型：高血压、低血压或者脉压异常。根据病人状态和用药情况进行处置。

血压过高者，应卧床休息，避免情绪紧张、焦虑，注意休息，避免熬夜、劳累及剧烈活动；遵医嘱给予降压药物，以防止因血压过高而并发脑血管意外或穿刺点出血等，避免降压幅度过大。血压过低者，遵医嘱给予升压、补液等措施。

7. 呼吸困难　评估病人面容与表情、口唇、指（趾）端皮肤颜色，呼吸的频率、节律、深浅度，体位、胸部体征等。

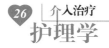

对呼吸困难者，予以半卧位以改善通气，协助排痰；遵医嘱予以氧疗或机械通气，应用支气管舒张剂、抗菌药物、呼吸兴奋剂等，观察药物疗效和副作用；指导病人戒烟限酒，减少对呼吸道黏膜的刺激；指导病人有计划地进行休息和活动，循序渐进地增加活动量和改变运动方式；教会病人呼吸训练的方法，如缩唇呼吸、腹式呼吸等。

8. 心率／心律异常　评估心率／心律异常发作的诱因和症状、病人既往病史和用药情况，了解心电图和心功能检查结果等，伴呼吸困难时遵医嘱予以氧气吸入，取高枕卧位或半卧位。遵医嘱予以营养心肌、改善心肌缺血等药物，以减轻心脏负荷，降低心血管意外事件发生率。

9. 低蛋白血症和贫血　指导病人少食多餐，鼓励病人进食；遵医嘱输注人血清白蛋白和全血以纠正低蛋白血症和贫血；输注氨基酸类、电解质和离子等，维持水、电解质平衡；对不能进食的病人给予胃肠外营养，改善病人机体状态。

10. 血糖异常　糖尿病病人并发症多，糖尿病及围手术期高血糖是导致介入病人术后预后不良的重要因素。尤其对于下肢动脉粥样硬化闭塞症病人和肝脓肿病人，控制血糖水平至关重要。积极改善病人的血糖水平和存在的异常指标，加强用药护理；根据病情嘱其适当活动，选择舒适的鞋子，加强足部护理，关注皮肤情况。

11. 肝肾功能不全　了解病人肝功能并进行肝炎病毒标记物测定，遵医嘱应用保肝药物。肝癌病人术前采用蔡尔德－皮尤（Child-Pugh）改良分级评分进行分级评估，总分在 5 分以下提示肝功能正常，随着总分增加，介入危险性增加。术前要充分评估病人的肾脏功能，排除其他泌尿系统疾病，改善肾功能，防止术后肾功能损害加重。

（二）营养支持

根据营养风险筛查评分简表（nutritional risk screening 2002，NRS2002）对病人进行营养风险筛查，结合临床和病人实际情况，遵医嘱制订个体化营养支持方案，有助于降低病人营养不良的发生率，改善预后。

对于因疾病无法进食或暂时需要禁食、禁饮的病人，应评估病人的营养状况，针对性进行肠内营养或肠外营养，维持水电解质平衡。

【术前检查】

1. 实验室检查　了解血尿便三大常规、出凝血时间、生化全套、病毒八项、心肌损伤标志物等实验室检查结果。重度贫血（Hb＜60 g/L）者接受介入治疗应慎重；严重血小板减少（PLT＜50×10^9/L）为介入治疗禁忌证。评估病人有无出血倾向，是否接受抗凝治疗。血清白蛋白＜30 g/L 者，手术后发生并发症的危险性大且愈合差，术前须予以纠正；血清谷丙转氨酶、直接或间接胆红素升高者，予以保肝治疗。

2. 心肺功能检查　术前应进行心电图检查，了解心脏的活动情况；有肺部疾病或肿物的病人必要时行肺功能检查，了解肺功能水平。

3. 影像学检查　包含超声、增强电子计算机断层扫描（computed tomography，CT）、磁共振、正电子发射型计算机断层显像（positron emission tomography/computed tomography，PET/CT）等。超声检查易受消化道气体干扰的深部器官如肝、胆、上腹部肿块时，需空腹；经腹部做膀胱、子宫附件、下腹包块检查者，需充盈膀胱。磁共振检查不可应用于体内有心脏起搏器等顺磁性异物的受检者；腹腔、盆腔磁共振检查前需空腹，并保证膀胱充盈。行增强检查后，嘱病人多饮水，以利于对比剂快速从肾脏排出，减轻肾脏损害。

【 术前健康教育 】

1. 健康教育方式　根据病人性别、年龄、职业、文化程度、性格、宗教信仰等个体特点，结合病情，利用通俗易懂的语言、图片资料、宣传手册、小讲课等多种形式进行术前宣教。

2. 健康教育内容　介绍手术目的、手术方式、手术过程中注意事项和配合要点，减轻病人恐惧及焦虑。介绍麻醉方式及配合事项、麻醉后可能出现的反应及配合方法。介绍术前和术后需准备的用物，如尿垫、便器、尿盆、吸水管等。嘱病人做好个人清洁，修剪指甲，保持皮肤清洁。指导病人进行术前训练，包括呼吸功能锻炼、术中体位、床上活动、床上排便排尿等。指导术前禁食禁水时间和术前用药注意事项。嘱病人保持心情愉快，术前晚保证充足睡眠。

【 术前准备 】

（一）常规术前准备

1. 术前饮食　为了防止病人在麻醉或手术过程中呕吐引起窒息或吸入性肺炎，全麻病人术前禁食 8 h、禁饮 4 h；局麻病人术前不常规禁食，特殊情况遵医嘱。

2. 皮肤准备　病情允许者，手术前 1 日洗澡、剪指甲、更换清洁病员服；病情较重者，给予床上擦浴。剪去穿刺部位区域毛发，用温肥皂水洗净后以 75% 酒精涂擦。

3. 膀胱准备　进手术室前排空膀胱。手术时间较长者术前应留置导尿管。

4. 水化治疗　水化治疗是一种简单、有效且经济的预防使用对比剂后急性肾损伤的方法。水化治疗预防对比剂后急性肾损伤的方式主要有口服水化、静脉水化、口服联合静脉水化。

（1）口服水化：即饮水，是指使用对比剂前后，在病人病情允许的情况下尽量多饮水，24 h 不少于 2 000 ml。一般为术前 3 h 持续到术后 24 h，鼓励病人术后 3 h 内饮水 800～1 200 ml，以促进对比剂排出，使病人术后 4 h 尿量＞1 000 ml。

（2）静脉水化：临床上多选用 0.9% 氯化钠溶液作为水化液，水化时间从注射对比剂前 4 h 开始至造影后 24 h，速度为 1 ml/（h·kg），该方法适用于心、肾功能不全及糖尿病病人等住院高危人群。

（3）口服联合静脉水化：对于老年病人和慢性肾病病人，短时间大量补液易出现水钠潴留，导致心力衰竭，加重肾脏负担。

（4）健康教育：护士在介入诊疗术前需评估病人使用对比剂后发生急性肾损伤的风险，并进行水化治疗的健康教育。水化过程中进行病人血压、血糖以及心、肾功能的监测，记录 24 h 出入液量。

5. 术前用药　术前应根据病人情况应用助眠、止痛及心脑血管系统药物。

（1）止痛药物：如病人因疼痛无法入睡，可遵医嘱应用镇痛药物；如疼痛影响病人手术配合，可遵医嘱在术前给予镇痛药物。

（2）抗凝药物：部分介入手术如穿刺活检术等，术前需要停用抗凝药物，因此正在使用肝素或华法林等抗凝药物的病人应遵医嘱按时停药，以保证手术安全。

（3）降压药物：术前应使用降压药物，使血压控制在 160/100 mmHg 以下，以防止血压过高引发脑血管意外或穿刺点止血困难等危险，但需要避免降压幅度过大。

6. 配血与补液　根据病情需要，术前进行血型鉴定和交叉配血试验；根据病人状态和营养情况进行术前补液。

7. 病人准备　更换清洁病员服，取下活动义齿、饰品；携带好术中用物及个人资料。

（二）特殊病人术前准备

1. 病人发热和女病人月经来潮等情况应延期手术。

2. 妊娠期妇女早期要保胎，需注意药物对胎儿的影响，尽可能进行适当处理。

3. 老年人的重要脏器功能与细胞均有退化，机体免疫功能低下，抗感染力差，营养状态不佳，术后并发症多，因此应针对老年人的上述特点进行相应处理。

4. 伴发心血管、肺和肾的病变及肝功能异常的病人，要特别注意对并存的各脏器疾病及功能状况进行评估，进行相应保护，尽可能减少治疗对各脏器功能的影响。

5. 低血容量者可能因使用对比剂发生术后肾损伤；而高血容量者则可能不能仰卧，甚至产生肺水肿。明确病人血容量过高或过低时，应提前予以纠正。

6. 对长期静脉营养支持治疗的病人，应监测电解质水平，预防电解质失衡；部分病人术前需留置胃肠减压管，排空胃内容物，减轻食物对肠道黏膜的刺激，消除水肿，预防感染。

（三）手术转运交接

1. 评估　评估病人当前病情状态是否适合手术且能耐受转运，评估术前药物使用情况和禁食、禁水情况。

2. 交接前核对　病区护士确认病人身份，依照"手术病人转运交接记录单"内容逐项进行交接、记录，包括病人的姓名、床号、住院号、血型、手术名称、方式、手术部位，并记录病人生命体征。

3. 交接时检查　应与转运人员共同核对静脉通路情况、导管情况、皮肤情况，检查术中带药、病历等是否齐全，并确保病人假牙、金属饰品等已取下。

4. 转运安全　注意保护病人隐私和保暖；妥善固定各种管路；观察病人意识状态，保证病人安全。

5. 手术室交接　病人至手术室后，与手术室护士进行交接。利用 PDA 扫码、双核对再次核查病人身份，查看病人手术部位皮肤情况、各种导管情况、病区携带用物及静脉通路是否通畅等。

6. 病情观察　转运危重病人时，应由主管医生陪同，转运过程中密切观察病人病情变化、各种仪器运转情况；做好突发情况的应急预案，备好相应的急救物品。

（李伟航）

第二节　介入术中护理

【物品、器材准备】

介入手术室要建立规范的物品和器材使用和管理流程，提高工作效率，确保工作质量和病人安全。

（一）物品准备

近年来，随着科技的发展和进步，介入手术使用的布类敷料包逐渐被一次性介入手术包取代。包内物品有方盘、弯盘、药杯、换药碗、消毒刷子、透明机套、纱布、一次性手术衣、一次性外科手套、铺单、洞巾等。手术包经环氧乙烷消毒灭菌，有明确的灭菌有效期。介入手术所需物品有常规导管器械包、一次性无菌敷料包、一次性手术衣、永久起搏器植入器械包、外周血管显微器械包等。

（二）仪器准备

检查各种医疗仪器的放置情况，确保电源插座板数量充足，防止麻醉机、心电监护仪、除颤仪、活化凝血时间（ACT）测定仪、血糖监测仪、高频电刀、射频消融仪等仪器的电缆、导线扭曲、打结或受重物挤压而发生漏电或使用故障。

【病人评估】

1. 病史评估　明确病人有无心脏病史（如心肌梗死史、心衰史、心律失常史、心脏瓣膜疾病病史以及既往心导管手术史或经皮介入手术史），有无活动性感染、外周或中枢性血管疾病、肾功能不全、慢性阻塞性肺疾病（chronic obstructive pulmonary disease，COPD）、高血压、糖尿病、妊娠、肝功能不全、出血性倾向、溶栓治疗或血小板糖蛋白 II b/ III a 受体拮抗剂应用的相对或绝对禁忌证（如胃肠道或尿道出血、近期大手术史、脑卒中）。

2. 了解检验、检查结果　实验室检查项目包括血常规、电解质、肝肾功能、部分凝血酶原活化时间（partial thromboplastin time，PTT）、凝血酶原时间（prothrombin time，PT）等。

3. 心理评估　关注病人的情绪、心理状况。及时发现引起情绪或心理变化的诱因，实施心理疏导，缓解和消除病人的焦虑与恐惧。做好解释、安慰工作，使病人积极配合治疗。

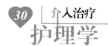

4. 并发症风险评估　根据术前风险评估结果，确定病人是否存在压力性损伤风险、跌倒风险、非计划拔管风险、误吸风险、下肢深静脉血栓形成风险等，并根据风险评估的结果给予相应的预防、护理措施。对压力性损伤高风险人群应用保护性用具，如软垫、透明敷料等。对过敏体质病人，术中使用药物时需警惕发生过敏反应的危险。

【安全核查】

1. 身份和手术部位核查　介入手术核查是指由具有介入手术执业资质的手术医师、麻醉医师和介入手术室护士三方在手术开始前对病人身份和手术部位等内容进行的核查。三方分项填写"手术安全核查表"并共同确认。无麻醉医师参加的手术，由手术医师、配台护士填写相应内容。

2. 术中用药核查　由手术医师或麻醉医师根据情况下达医嘱并做好相应记录，配台护士核查无误后方可使用。

【手术体位】

介入手术通常采用平卧位。协助病人平卧于手术床上，双手自然放置于床边，用支架承托手臂，告知病人术中制动的重要性，防止导管脱出、影响图像监视而影响手术的进展。对术中躁动不能配合者予以约束，根据介入手术的要求指导病人调整呼吸，保持呼吸道通畅。

【术中配合与护理】

（一）手术配合

术中准确传递术者所需物品。使用前再次检查耗材的名称、规格型号、有效期，确保其完好无损。术中所用药物必须再复述一遍药名、剂量、用法，正确无误后方可使用，并将安瓿保存以便再次核对。手术配合过程中须严格执行无菌技术操作。

（二）病情观察

1. 病情观察　密切观察病人的病情变化，及时预防和处理并发症。予以心电监护，监测生命体征、尿量以及病人的症状体征有无变化。观察病人有无胸闷、憋气、呼吸困难，警惕心血管并发症的发生。一旦发生并发症，立即遵医嘱对症处理。

2. 体温管理　围手术期病人的体温应不低于 36.0 ℃。手术持续 2 h 以上，病人都会出现体温降低。复温过程中交感－肾上腺系统兴奋导致儿茶酚胺及肾上腺素释放，加剧机体对手术的应激反应，损害凝血机制以及白细胞功能，术后切口感染率升高 3 倍。维持术中体温正常是减轻手术应激和降低术后器官功能障碍的重要措施，应保持适宜的室温，加强供氧及体温监测。

（三）并发症预防与护理

1. 低氧血症　对接受全麻者、小儿、有肺部疾病及脑血管意外者，术中应注意保持呼吸道通畅，预防舌后坠与分泌物、呕吐物堵塞呼吸道而影响肺通气量。给予病人面罩吸氧，监测血氧饱和度，预防低氧血症的发生。

2. 脑血管痉挛　术中由于导管、导丝的刺激与病人高度紧张等，易发生血管痉挛；处于高凝状态与未达到肝素化的病人易发生血栓形成或栓子脱落。术中应定时触摸病人足背动脉的搏动情况，观察穿刺侧肢体的皮肤颜色、温度、感觉、活动等，发现异常应及时汇报医师进行处理。

3. 恶心、呕吐　肿瘤病人行动脉栓塞化疗术时，由于短时间内注入大剂量的化疗药，可致恶心、呕吐。应及时去除呕吐物，保持病人口腔清洁。尤其年老者、体弱者、接受全麻者、小儿等病人，咳嗽反射差，一旦发生呕吐，应及时将病人头偏向一侧，防止呕吐物误吸进入气管，必要时使用吸引器吸出呕吐物以防发生窒息，给予病人心理安抚。

4. 疼痛　术中疼痛包括穿刺点及切口的疼痛、心肌缺血引起的疼痛、球囊扩张引起的疼痛、肝脏穿刺引起的疼痛等。对轻微疼痛者予以安慰、鼓励；对预测疼痛程度较重的病人，术前或术中应遵医嘱使用止痛药，以减轻病人痛苦。

5. 对比剂过敏反应　观察病人有无对比剂过敏反应。一旦发生过敏反应，应立即停止注入对比剂，并给予急救措施，包括：静脉注射地塞米松磷酸钠注射液 5～10 mg、0.1% 盐酸肾上腺素注射液 0.5～1 mg，必要时 15 min 后重复 1 次；迅速建立静脉通路；予吸氧；盐酸异丙嗪注射液 25 mg 肌内注射；给予呼吸困难、憋喘者氨茶碱注射液 0.5 g 静脉注射；密切监测病人生命体征及瞳孔的变化，并做好记录。

（四）安全转运

1. 评估病人　评估病人呼吸道情况、管道情况、转运途中可能出现的安全隐患。根据评估情况做好相应的准备。

2. 转运安全

向清醒病人及其家属解释转运的目的与必要性，取得病人与家属的配合。对意识不清或躁动不配合的病人适当约束，防止坠床或自行拔管等意外的发生。保持各种管道通畅、连接紧密并妥善固定，防止管路扭曲、受压和脱出。

转运中保持输液通畅、药物输入匀速，静脉泵入血管活性药等特殊药物时选择备用电充足的注射泵，以便转运时不间断治疗。责任护士根据病人病情准备好相应的抢救物品、药品、急救仪器。留置有尿管、胸腔闭式引流管者，先清空引流液，必要时将引流管夹闭。加强有效沟通与协调，保证"绿色通道"畅通无阻。

3. 转运交接　介入手术室与病房交接时，依次核对病人身份、生命体征、手术名称、手术部位、麻醉方式、手术情况、术中用药情况以及皮肤情况。

（汪正艳）

第三节　介入术后护理

【病人评估】

1. **术中情况**　了解手术方式和麻醉类型、手术过程、术中用药及留置管道情况。

2. **生命体征**　评估病人体温、脉搏、呼吸、血压、疼痛。呼吸系统疾病及全麻病人需观察血氧饱和度。

3. **穿刺点和术侧肢体**　观察穿刺点有无渗血、渗液，敷料包扎情况。评估术侧肢体能否平伸制动、有无弯曲，术侧足背动脉搏动情况，术侧皮肤颜色、温度、感觉、运动功能等。

4. **心理**　评估病人的心理情况，及时予以心理护理。

【体位与活动】

（一）全麻病人

全麻未清醒者予以平卧位，头偏向一侧。全麻苏醒后意识清楚的病人，生命体征平稳后，无恶心、呕吐症状，即可采取舒适的体位。

（二）局麻病人

1. **股动脉/股静脉穿刺**　术毕压迫穿刺点 15～30 min 后予以加压包扎，术侧肢体伸直，无出血风险者术后 2 h 后可轴线翻身。指导病人卧床期间行踝泵运动、肌泵运动。术后 6～8 h 待压迫装置解除后可在护士指导下离床，避免长时间深蹲及术肢负重。术后 12 h 鼓励病人离床活动，预防深静脉血栓形成。若使用血管缝合器，术后 2～4 h 可下床行走。留置溶栓导管的病人，卧床期间应每 2 h 轴线翻身一次，待溶栓导管拔除、止血装置拆除后可在护士指导下离床活动。

2. **颈部动静脉穿刺**　术后生命体征平稳、无不适主诉者，床头抬高 30°～45°。注意保持头颈中立位，避免颈部大幅度活动。

3. **桡动脉或肱动脉穿刺**　病人术后无体位限制，可取舒适体位，避免扭曲腕关节及肘关节至压迫解除。

4. **胆道穿刺**　留置引流管的病人生命体征平稳后可由平卧位改为半卧位，以利于胆汁引流。术后穿刺点无出血、体力允许即可离床活动。

5. **椎体穿刺**　术后卧床休息 2～4 h，可在床上轴线翻身。指导病人活动双下肢各关节，预防深静脉血栓形成。

【营养管理】

大部分介入病人术后回病房即可进食进水，但不同系统、疾病对饮食要求各不相同，进食进水的时间也不相同。应根据病人的麻醉方式、病情、年龄、饮食喜好等，实施个性化的饮食指导。充足的营养摄入是保证病人术后尽快恢复的重要前提。指导病人以高热量、含适宜的优质蛋白质、维生素丰富且清淡、易消化的饮食为主，忌辛辣、生冷和烟酒；多食新鲜蔬菜与水果，保持大便通畅；保证饮水充足，以减轻对比剂及化疗药物对肾脏的损害。门静脉高压症病人经颈静脉肝内门体分流术后应给予低蛋白饮食；动脉粥样硬化病人应给予低盐低脂饮食；全麻以及消化道狭窄等术后需要禁食禁水或自身营养状态差的病人，遵医嘱予以静脉补液供给水、电解质和营养成分。

【导管护理】

1. 查看管路标识，了解病人的置管时间、引流方式、置管部位及导管外露长度等。

2. 妥善固定导管，避免管路打折、扭曲。协助病人翻身时，防止导管脱出。

3. 观察引流液颜色、性状和量。若引流量剧减或剧增、引流液颜色改变，检查导管是否脱落、堵塞，以及出血等情况。

4. 保持敷料清洁干燥，定期更换引流袋，操作时动作要轻柔，避免管路牵拉。

5. 观察病人局部有无不适，有无皮肤损伤。向病人讲解留置导管期间注意事项，引流袋应低于穿刺处，防止逆行感染。

【并发症预防与护理】

1. 发热　监测体温，遵医嘱给予物理降温或药物降温。发热期间指导病人进食高热量、高蛋白、高维生素、易消化的流质或半流质食物。鼓励病人少食多餐，每日液体入量保持在 3 000 ml 以上。

2. 疼痛　减少或消除引起病人疼痛的原因，避免引起疼痛的诱因。根据疼痛的部位协助病人采取舒适体位。给予病人安静、舒适环境。遵医嘱给予治疗或药物，并观察效果和副作用。恰当地运用心理护理方法分散病人注意力，使其放松，减轻其心理压力。做好病人的健康教育，指导其正确用药，合理饮食。

3. 恶心、呕吐　嘱病人呕吐时头偏向一侧，防止误吸，及时清除呕吐物。遵医嘱予以止吐药物。使用镇痛泵者应暂停使用。

4. 穿刺点出血　进行心理护理，消除病人的顾虑以及紧张情绪。根据出血的部位及程度给予对症处理。及时更换敷料，保持清洁。压迫止血病人卧床时注意预防下肢深静脉血栓的发生。嘱病人翻身活动时注意压迫绷带或止血器，避免其移位。保持大便通畅，避免大便干燥时排便引起腹压增高，增加出血风险；避免剧烈咳嗽，在咳嗽时用手压住穿刺处的压迫装置，防止其移位，同时可以降低咳嗽引起血压增高而导致穿刺点出血的概率。

5. 肢体血运异常　分析肢体血运异常的原因，协助医生给予对应处理。进行心理护理，消除病人焦虑紧张的情绪。观察患肢的血运及运动功能的变化情况，并详细记录。对患肢疼痛者，遵医嘱予以对症处理。加强基础护理，协助病人定时翻身，防止发生压力性损伤。

【辐射防护】

近年来，放射性碘粒子（^{125}I 粒子）在临床得到广泛使用，在肿瘤多学科综合治疗中的地位和作用日益凸显。2022 年，钇 – 90（^{90}Y）内放射治疗应用于临床。辐射防护三原则为屏蔽防护、时间防护、距离防护。

（赵娜）

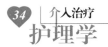

第二篇
介入治疗护理

第三章　心血管疾病介入治疗护理

第一节　冠状动脉粥样硬化性心脏病

冠状动脉粥样硬化性心脏病指冠状动脉粥样硬化使血管腔狭窄或阻塞，导致心肌缺血、缺氧或坏死而引起的心脏病，简称冠心病（coronary heart disease，CHD）。本病多发于 40 岁以上人群，男性多于女性，城市发病率高于农村。近年来我国冠心病发病率及死亡率均呈上升态势，《中国卫生和计划生育统计年鉴 2021》显示 2020 年我国城市居民冠心病死亡率为 126.91/10 万，自 2006 年以来农村居民冠心病死亡率保持上升趋势，在 2020 年上升至 135.88/10 万，2016 年已超过城市死亡率水平。

【临床分型】

根据冠状动脉病变的部位、供血范围、血管阻塞程度以及供血不足的发展速度，本病可有不同的临床特点。1979 年 WHO 曾将冠心病分为 5 型：隐匿型或无症状型冠心病、心绞痛、心肌梗死、缺血性心肌病、猝死。近年，学界提出了急性冠脉综合征（acute coronary syndrome，ACS）的概念，并趋于根据发病特点和治疗原则将冠心病分为 ACS 与慢性冠状动脉疾病（chronic coronary artery disease，CAD）或称慢性心肌缺血综合征（chronic ischemic syndrome，CIS）两大类。ACS 包括不稳定型心绞痛（unstable angina，UA）、非 ST 段抬高型心肌梗死（non-ST-segment elevation myocardial infarction，NSTEMI）、ST 段抬高型心肌梗死（ST-segment elevation myocardial infarction，STEMI），也有将冠心病猝死包括在内的；慢性心肌缺血综合征包括稳定型心绞痛、冠状动脉正常的心绞痛（如心脏 X 综合征）、无症状型冠心病和缺血性心肌病（或缺血性心力衰竭）。

【发病机制】

心肌细胞摄取大量（60%～75%）的血液氧以产生心肌能量，氧需量增加时主要靠增加冠状动脉的血流量来增加血液氧。正常情况下，冠状动脉循环有很大的储备，通过神经和体液调节，其血流量可随身体生理情况发生显著变化，使冠状动脉供血与心肌需血之间保持动态平衡；在剧烈活动时，冠状动脉适当地扩张可使血流量增加到休息时的 6～7 倍。当冠状动脉管腔存在显著的固定狭窄（狭窄程度＞50%～75%），安静时尚能代偿，而运动、心动过速、情绪激动造成需氧量增加时，可导致短暂的心肌供氧和需氧间的不平衡，称为需氧增加性心肌缺血，这是大多数慢性稳定型心绞痛发作的机制。ACS 的发生机制主要是不稳定性粥样硬化斑块发生破裂、糜烂或出血，继发血小板聚集或血栓形成，导致管腔狭窄程度急剧加重或冠状动脉发生痉挛，均可使心肌氧供应减少，代谢产物的清除也发生障碍，称为供氧减少性心肌缺血。但在许多情况下，心肌缺氧是需氧量增加和供氧量减少两者共同作用的结果。

心肌缺血后产生疼痛感觉的直接因素可能是缺血缺氧导致体内积聚过多的代谢产物（如乳酸、丙酮酸、磷酸等酸性物质，或类似激肽类的多肽类物质），刺激心脏内自主神经传入纤维末梢，经 1～5 胸交感神经节和相应的脊髓段传至大脑，产生疼痛感觉。这种痛觉多不会直接反映在心脏部位，而是反映在与自主神经进入相同水平脊髓节段的脊神经所分布的区域，即胸骨后及两臂的前内侧与小指，尤其是在左侧。

【危险因素】

本病病因尚未明确，目前认为本病是多病因的疾病，即多种因素作用于不同环节所致的冠状动脉粥样硬化。这些因素称为危险因素。主要的危险因素有年龄、性别、血脂异常、高血压、吸烟、糖尿病和糖耐量异常。其他危险因素如：肥胖，尤其是以腹部脂肪过多为特征的腹型肥胖；缺少体力活动，脑力活动紧张；进食含较高热量、过多动物脂肪、胆固醇、糖和钠盐的食物；遗传因素；A 型性格；血中同型半胱氨酸增高；血中纤维蛋白原及一些凝血因子增高；病毒或衣原体感染；对微量元素铬、锰、锌、硒等的摄取减少，对铅、镉、钴的摄取增加。

一、稳定型心绞痛

稳定型心绞痛（stable angina pectoris，SAP）亦称劳力性心绞痛，是在冠状动脉固定性严重狭窄的基础上，由心肌负荷增加引起的心肌急剧的、暂时的缺血与缺氧的临床综合征。

【临床表现】

1. 症状　以发作性胸痛为主要临床表现，也可表现为胸部压迫样不适感，可伴有呼吸困难、全身软弱、疲乏、嗳气等。典型胸痛特点为：

（1）部位：主要发生在胸骨体上段或中段后方，可波及心前区，范围有手掌大小，甚至横贯前胸，界限不清楚，常放射至左肩、左臂内侧达无名指和小指，也可至牙床、颈、咽、下颌部。

（2）性质：胸痛多为压迫感、发闷感、紧缩感、烧灼感、钳夹样、挤榨样、喝辣椒水样，但不尖锐，不像针刺或刀割样痛，偶伴濒死恐惧感。有的病人仅感觉轻度压迫样不适或不舒服的麻木样而不觉有疼痛，甚至很难说清楚。发作时病人常不自觉地停止原来的活动，直至症状缓解。

（3）诱因：体力劳动（如走路、上楼、爬坡、顶风骑车等）最为常见，其次为情绪激动（如急躁、兴奋、愤怒等），饱餐、寒冷、吸烟、心动过速、休克等亦可诱发。典型心绞痛多发生于劳累或情绪激动的当时，并且可在相似的条件下重复发生。受昼夜节律变化的影响，晨间人体交感神经兴奋性增高，故相同的劳累程度在晨间更易诱发心绞痛。

（4）持续时间：疼痛出现后常逐渐加重，3～5 min 内逐渐消失，可数天或数周发作一次，亦可一日内多次发作。

（5）缓解方式：去除诱发因素、停止活动并休息后症状可很快缓解，含服硝酸甘油也可迅速缓解。

2. 体征　心绞痛不发作时病人一般无异常体征，发作时常见病人面色苍白、皮肤湿冷、心率增快、血压升高、表情痛苦。听诊有时会出现第三或第四心音奔马律，乳头肌缺血致功能失调引起二尖瓣关闭不全时可有暂时性心尖部收缩期杂音。

3. 分级　1972 年，加拿大心血管病学会（CCS）制定了心绞痛分级标准。此分级类似于纽约心脏病协会（NYHA）提出的心功能分级：Ⅰ级，一般日常活动（如步行和爬楼等）不引起心绞痛，但心绞痛可发生于费力或长时间用力后；Ⅱ级，日常体力活动稍受限制；Ⅲ级，日常体力活动明显受限；Ⅳ级，轻微活动时易引起心绞痛，甚至休息时亦出现心绞痛。

【辅助检查】

1. 心电图　是发现病人心肌缺血与诊断心绞痛最常用的检查方法。

2. 心电图负荷试验　最常用的是运动负荷试验，以平板运动较为常见。

3. 动态心电图（Holter ECG monitoring）检查　可发现心电图 ST-T 改变与各种心律失常，出现时间可与病人的活动和症状相对照。胸痛发作相应时间的缺血性 ST-T 改变有助于确定心绞痛的诊断。

4. 多层螺旋 CT 冠状动脉成像　不仅可以显示病变段血管腔的充盈和边缘情况、狭窄的程度和长度，还可以显示血管壁的形态、厚度、钙化斑块、纤维软化斑块和混合斑块的部位、大小、形态、CT 密度值和血管的受累情况等。

5. 心脏超声心动图　可测定左心室功能，射血分数降低者预后差。此外，还有助于发现其他需与冠状动脉狭窄导致的心绞痛相鉴别的疾病（如梗阻性肥厚型心肌病、主动脉瓣狭窄等）。

6. 冠状动脉造影（coronary arterial angiography，CAG）　可使左、右冠状动脉及其主要分支清楚地显影，具有确诊价值。

7. 冠状动脉内光学相干断层成像（optical coherence tomography，OCT）　是一种新型的光学成像技术，可对预先选择的冠状动脉节段斑块进行精确细致的结构分析，识别易损斑块，是目前用于冠状动脉介入治疗及评价冠状动脉支架置入术后疗效的重要影像技术。

8. 其他检查　胸部 X 线检查对稳定型心绞痛并无特异性的诊断意义，但有助于了解其他心肺疾病的情况。冠状动脉内血管镜检查、冠状动脉内超声显像（intravascular ultrasound imaging，IVUS）及冠状动脉血流储备分数测定（fractional flow reserve，FFR）等也可用于冠心病的诊断，并有助于指导介入或药物治疗。

【处理原则】

改善冠状动脉血供和降低心肌耗氧，同时治疗动脉粥样硬化，避免诱发因素。

1. 发作时的治疗

（1）休息：发作时病人应立即休息，一般停止活动后症状即可消除。

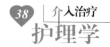

（2）药物治疗：宜选用作用较快的硝酸酯制剂，扩张冠状动脉，增加冠状动脉血流量，同时扩张周围血管，减少静脉回流，减轻心脏前、后负荷并降低心肌耗氧量，从而缓解心绞痛。① 硝酸甘油：0.3～0.6 mg 舌下含服，1～2 min 内显效，约 30 min 后作用消失，其副作用包括头晕、头痛、面红、心悸等，偶有血压下降。② 硝酸异山梨酯：5～10 mg，2～5 min 显效，作用维持 2～3 h。

2. 缓解期的治疗　药物治疗以改善预后药物和改善缺血药物为主，非药物治疗包括运动锻炼疗法、血管重建治疗、增强型体外反搏等。

（1）药物治疗

① β 受体拮抗药：是稳定型心绞痛病人的首选药物，通过抑制心脏 β 肾上腺素能受体，从而降低血压、减慢心率，降低心肌收缩力和心肌耗氧量，减少心绞痛发作和增加运动耐量，降低病人死亡和心肌梗死的风险。

② 硝酸酯制剂：能够扩张冠状动脉，增加缺血区心肌的供血。

③ 钙通道阻滞药：抑制钙离子进入细胞内，抑制心肌细胞兴奋－收缩耦联中钙离子的作用，进而抑制心肌收缩，减少氧耗；通过扩张冠状动脉，解除冠状动脉痉挛，改善心内膜下心肌的供血；扩张周围血管，减轻心脏负荷，从而缓解心绞痛；还可以降低血黏度，抗血小板聚集，改善心肌的微循环。

④ 抗血小板药物：常用药物包括阿司匹林和氯吡格雷。前者通过抑制血小板环氧化酶使血栓素 A2（TXA2）的合成减少而达到抗血小板聚集的作用，其主要不良反应为胃肠道出血或过敏反应；后者通过选择性地不可逆抑制血小板二磷酸腺苷（adenosine diphosphate，ADP）受体而阻断 ADP 对 GP Ⅱ b/ Ⅲ a 复合物的激活作用，有效减少 ADP 介导的血小板激活和聚集。其不良反应有皮疹、腹泻、腹痛、消化不良和消化道出血，颅内出血及严重粒细胞减少等不良反应罕见。

⑤ 调整血脂药物：a. 他汀类。能有效降低总胆固醇（total cholesterol，TC）和低密度脂蛋白胆固醇（low-density lipoprotein cholesterol，LDL-C），延缓斑块进展，促进斑块稳定，常用药物有阿伐他汀、辛伐他汀，不良反应主要是轻度胃肠反应、头痛。b. 贝特类。其主要适应证为高甘油三酯血症或以甘油三酯升高为主的混合型高脂血症，常用药物有环丙贝特、苯扎贝特、非诺贝特等，不良反应为胃肠反应、恶心、腹泻，严重者可导致肝损害。

⑥ 血管紧张素转换酶抑制剂（angiotensin-converting enzyme inhibitor，ACEI）：合并有糖尿病、心力衰竭、左心室收缩功能不全的心绞痛病人应使用该类药物。常用药物有卡托普利、依那普利等。不能耐受 ACEI 类药物的病人可使用血管紧张素 Ⅱ 受体阻滞剂（angiotensin Ⅱ receptor blockers，ARB）类药物。

⑦ 代谢性药物：常用药物为曲美他嗪，通过调节心肌能源底物，抑制脂肪酸氧化，优化心肌能量代谢，改善心肌缺血及左心功能，缓解心绞痛。可与 β 受体拮抗药等抗心肌缺血药物联用。

（2）运动锻炼疗法：目前以活血化瘀、芳香温通、祛痰通络法最为常用，针灸或穴位按摩治疗也有一定疗效。

（3）冠状动脉血管重建治疗：稳定型心绞痛病人的血管重建常通过经皮冠状动脉介入治疗（percutaneous coronary intervention，PCI）和冠状动脉旁路移植术完成。

二、急性冠脉综合征

ACS 是一组由急性心肌缺血引起的临床综合征，主要包括 UA、NSTEMI 及 STEMI。

（一）不稳定型心绞痛和非 ST 段抬高型心肌梗死

UA/NSTEMI 是由动脉粥样斑块破裂或糜烂，伴有不同程度的表面血栓形成、血管痉挛及远端血管栓塞所导致的一组临床症状，合称为非 ST 段抬高型急性冠脉综合征（non-ST-segment elevation acute coronary syndrome，NSTEACS）。UA 和 NSTEMI 有着相似的病因和临床表现，但程度不同，主要不同表现在缺血严重程度及是否导致心肌损害。本节主要以 UA 为例进行介绍。

【临床表现】

1. 症状　UA 的胸痛性质与稳定型心绞痛相似，但相较稳定型心绞痛，UA 具有以下特点之一（至少符合其中一条）：① 原有稳定型心绞痛在 1 个月内疼痛发作的频率增加、程度加重、时限延长、诱因发生改变，硝酸酯类药物的缓解作用减弱。② 1 个月之内新发生的较轻负荷所诱发的心绞痛。③ 休息状态下发作的心绞痛、较轻微活动即可诱发的心绞痛，以及发作时表现有 ST 段抬高的变异型心绞痛。

由于基础的冠状动脉粥样病变的严重程度和病变累及范围不同，同时形成急性血栓（进展至急性 STEMI）的危险性也不同，UA/NSTEMI 病人临床表现的严重程度不同。

2. 体征　可暂时性出现第三、第四心音，缺血发作时或发作后有时可闻及心尖区收缩期杂音（二尖瓣反流所致）。

【辅助检查】

1. 心电图　多数病人胸痛发作时有一过性 ST 段（抬高或压低）和 T 波（低平或倒置）改变，随着心绞痛缓解，上述心电图改变可完全或部分消失。若心电图改变持续>12 h，则提示 NSTEMI 可能。NSTEMI 心电图特点为：① 无病理性 Q 波，ST 段普遍压低≥0.1 mV，但 aVR 导联 ST 段抬高，或有对称性 T 波倒置，为心内膜下心肌梗死所致。② 无病理性 Q 波，也无 ST 段变化，仅有 T 波倒置。NSTEMI 的心电图动态演变过程为：首先 ST 段普遍压低（aVR 导联除外，有时 V1 导联除外），继而 T 波倒置加深呈对称型，ST 段和 T 波的改变持续数日或数周后恢复。

2. 动态心电图检查　可发现无症状或心绞痛发作时 ST 段改变，因为有些病人在出现胸痛症状前就可发生心肌缺血。连续 24 h 心电监测发现 85%～90% 的心肌缺血可不伴有心绞痛症状。

3. 心肌损伤标志物检查　心肌肌钙蛋白（cardiac troponin，cTn）T 较传统的肌酸激酶（creatine kinase，CK）和肌酸激酶同工酶（creatine kinase-MB，CK-MB）更为敏感和可靠。在症状发生后 24 h 内，cTn 的峰值超过正常对照值上限的第 99 百分位数需考虑 NSTEMI 的诊断。cTn 阳性意味着该病人已经发生少量心肌损伤，较 cTn 阴性者预后差。

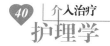

4. 其他检查　包括冠状动脉造影、冠状动脉内光学相干断层成像、多层螺旋 CT 冠状动脉成像等相关检查。胸部 X 线、心脏超声和放射性核素检查的结果和稳定型心绞痛病人的结果相似，但阳性发现率会更高。

【处理原则】

UA/NSTEMI 是严重、具有潜在危险的疾病，病情发展常难以预料，故大部分病人应入院治疗；进行性缺血且对初始药物治疗反应差者以及血流动力学不稳定者均应入心脏病重症监护病房（cardiovascular care unit，CCU）加强监测和治疗。对 UA/NSTEMI 进行治疗主要有两个目的：即刻缓解缺血和预防严重不良反应后果（即死亡或心肌梗死或再梗死）。方法包括抗缺血治疗、抗血栓治疗和根据危险度分层进行有创治疗。

1. 一般处理　病人确诊后应住院治疗，卧床休息 1～3 d，行床边 24 h 心电监护，严密监测血压、脉搏、呼吸、心率、心律变化。有呼吸困难、发绀者给予吸氧，维持血氧饱和度在 90% 以上。保持环境安静，消除病人紧张情绪，仍有烦躁不安、剧烈疼痛者可予吗啡 5～10 mg 皮下注射。同时积极处理可能引起心肌耗氧量增加的疾病，如感染、发热、心力衰竭和各种心律失常等。

2. 缓解疼痛　首选硝酸酯类药物。对于疗效不佳者，可根据病人有无并发症及低血压等禁忌证的具体情况选用 β 受体拮抗药或钙通道阻滞药。

3. 抗心肌缺血治疗　处理原则同稳定型心绞痛，可选用硝酸酯类药物、β 受体拮抗药和钙通道阻滞药等。

4. 抗血小板治疗　处理原则同稳定型心绞痛，常用药物为阿司匹林和氯吡格雷。

5. 抗凝治疗　抗凝治疗常规应用于中危和高危的 UA/NSTEMI 病人。①普通肝素：静脉应用肝素 2～5 d 为宜，后可改为皮下注射肝素。由于存在发生肝素诱导的血小板减少症的可能，在肝素使用过程中需监测血小板。②低分子量肝素：与普通肝素相比，低分子量肝素疗效肯定、使用更方便。临床常用依诺肝素、那曲肝素、达肝素等。③磺达肝癸钠：是选择性 Xa 因子间接抑制剂，用于 UA/NSTEMI 的抗凝治疗不仅能有效减少心血管事件，而且可以大大降低出血风险。④比伐卢定：可预防接触性血栓形成，主要用于 UA/NSTEMI 病人介入治疗术中的抗凝。

6. 调整血脂治疗　处理原则同稳定型心绞痛。

7. ACEI 或 ARB 药物治疗　对 UA/NSTEMI 病人长期应用 ACEI 能降低心血管事件发生率。只要不存在低血压（收缩压＜100 mmHg 或较基线下降 30 mmHg 以上）或其他已知的禁忌证（如肾衰竭、双侧肾动脉狭窄和已知的过敏），应该在第一个 24 h 内给予病人口服 ACEI。不能耐受 ACEI 者可用 ARB 替代。

8. 冠状动脉血运重建术　即可根据病人实际情况选用经皮冠状动脉介入治疗或冠状动脉旁路搭桥术。

（二）急性 ST 段抬高型心肌梗死

急性心肌梗死（acute myocardial infarction，AMI）是在冠状动脉病变的基础上，冠状动脉血供急剧减少或中断，相应心肌严重而持久地缺血，导致部分心肌细胞急性坏死。临床上表现为持久的胸骨后剧烈疼痛、发热、白细胞计数增加及反映心肌缺血、损伤和坏死的一系列特征性心电图进行性改变和血清心肌损伤标志物增高。可发生恶性心律失常、心源性休克或心力衰竭，属ACS 的严重类型。其中 NSTEMI 前面已述及，以下主要阐述急性 ST 段抬高型心肌梗死（STEMI）。

【临床表现】

1. 诱因和前驱症状　约 1/2 的 AMI 病人有诱因和前驱症状，而任何可诱发冠状动脉粥样斑块破裂的原因都可成为急性心肌梗死的诱因。任何提示斑块已破裂的 UA 发作，如初发或自发的一过性憋气、胸闷、胸痛、咽部堵塞感或胃部不适等症状，均可视为急性心肌梗死的前驱症状。心电图可出现 ST 段一过性显著抬高（变异型心绞痛）/压低，T 波倒置/增高，即前述 UA 表现。及时处理先兆症状可使部分病人免于发生心肌梗死。

2. 症状

（1）疼痛：是最先出现、最突出的症状，多发生于清晨，疼痛部位和性质与心绞痛相似，但诱因多不明显，且常发生在安静时。AMI 典型症状是持续性心前区、胸骨后或剑突下难以忍受的压榨样剧烈疼痛超过 30 min（可达数小时或更长），口含硝酸甘油 1～3 片仍不能缓解。病人常烦躁不安、面色苍白、出汗、恐惧、胸闷或有濒死感。胸痛可放射至左上肢尺侧，也可向双肩、双上肢、颈部、颏部或双肩胛间区放射。不典型症状表现为部分病人疼痛部位位于上腹部，被误认为胃穿孔、急性胰腺炎等急腹症；也有病人疼痛放射至下颌、颈部、背部上方，被误认为骨关节痛。少数病人无疼痛，仅有背部、左上肢酸胀和不适，周身乏力或不适等；也有一开始即表现为休克或急性心力衰竭者。

（2）胃肠道症状：心肌坏死致心排血量降低与组织灌注不足，加之坏死心肌刺激迷走神经，使病人在疼痛剧烈时常伴恶心、呕吐、上腹胀痛等。肠胀气亦不少见，重者可发生呃逆。

（3）心律失常：见于 75%～95% 的病人，多发生在起病后 1～2 d，以起病 24 h 内最多见，可伴乏力、头晕、晕厥等症状。其中室性心律失常最常见，尤其是室性期前收缩，如频发、成对、多源性室性期前收缩，呈 R 在 T 上（R-on-T）现象或短阵室性心动过速，常为室颤的先兆。室颤是 AMI 早期特别是入院前主要死因。房室传导阻滞和束支传导阻滞也较多见。

（4）全身症状：一般在疼痛发生后 24～48 h 出现，主要为坏死物质吸收所引起，常表现为发热、心动过速、白细胞数量增高和红细胞沉降率增快等。

（5）低血压与休克：多在起病后数小时至 1 周内发生。主要是心源性休克，为心肌广泛（40% 以上）坏死、心排血量急剧下降所致。

（6）心力衰竭：主要为急性左心衰竭，为梗死后心脏舒缩力显著减弱或不协调所致，发生率约为 32%～48%。可在起病最初几天内发生，也可在疼痛、休克好转阶段出现。

3. 体征　心脏浊音界可正常，也可轻度至中度增大；心率多增快，少数也可减慢，心律不齐；心尖区第一心音减弱，可闻及第三或第四心音奔马律；10%～20% 病人在起病后 2～3 d 出现心包摩擦音，为反应性纤维性心包炎所致；部分病人在心前区可闻及收缩期杂音或喀喇音，为二尖瓣乳头肌功能失调或断裂所致；可有各种心律失常、休克或心力衰竭相关的其他体征。除极早期血压可增高外，几乎所有病人都有血压降低。

【辅助检查】

1. 心电图　常有典型进行性变化。

（1）特征性改变：STEMI 有 Q 波者，在面向透壁心肌坏死区的导联上出现：① ST 段抬高呈弓背向上型。② 宽而深的 Q 波（病理性 Q 波）。③ T 波倒置，宽而深，双支对称。在背向心肌梗死区的导联则出现相反的改变，即 R 波增高、ST 段压低和 T 波直立并增高。

（2）动态性改变：STEMI 的心电图演变过程为：① 超急性期改变。在起病数小时内可无异常，或出现异常高大、双支不对称的 T 波。② 急性期改变。数小时后，ST 段明显抬高，弓背向上，与直立的 T 波形成单向曲线；数小时至 2 d 内出现病理性 Q 波，同时 R 波减低。③ 亚急性期改变。如早期不进行治疗干预，抬高的 ST 段可在数日至 2 周内逐渐回到基线水平，T 波逐渐平坦或倒置。④ 慢性期改变。数周至数月后，T 波呈"V"形倒置，两肢对称，波谷尖锐；T 波倒置可永久存在，也可在数月至数年内逐渐恢复。

（3）定位诊断：STEMI 的定位和范围可根据出现特征性改变的导联来判断：V1～V3 导联示前间壁心肌梗死，V3～V5 导联示局限前壁心肌梗死，V1～V5 导联示广泛前壁心肌梗死，Ⅱ、Ⅲ、aVF 导联示下壁心肌梗死，Ⅰ、aVL 导联示高侧壁心肌梗死，V7～V9 导联示正后壁心肌梗死，Ⅱ、Ⅲ、aVF 导联伴右胸导联（尤其是 V4R）ST 段抬高可作为下壁心肌梗死扩展到右室的参考指标。

2. 胸部 X 线检查　能准确评价肺淤血和肺水肿的存在、消退及心影大小，对诊断合并左心衰肺水肿有不可替代的价值。

3. 心脏超声心动图　能检出梗死区室壁阶段运动减弱、消失、矛盾运动甚至膨出，还能评价整体收缩功能和心内结构及心包情况，对 AMI 及其并发症的诊断和鉴别诊断有重要价值。

4. 其他　包括冠状动脉造影、冠状动脉内光学相干断层成像、多层螺旋 CT 冠状动脉成像等相关检查。

5. 实验室检查

（1）血液检查：起病 24～48 h 后白细胞数量可增高，中性粒细胞增多，嗜酸性粒细胞减少或消失；红细胞沉降率增快；CRP 增高均可持续 1～3 周。

（2）血清心肌损伤标志物：心肌损伤标志物增高水平与心肌梗死范围及预后密切相关。① 心肌肌钙蛋白 I（cTnI）或 T（cTnT）。在起病 3～4 h 后升高。cTnI 于起病后 11～24 h 达高峰，7～10 d 降至正常；cTnT 于起病后 24～48 h 达高峰，10～14 d 降至正常。这些心肌结构蛋白含量的增高是诊断心肌梗死的敏感指标。② 肌酸激酶同工酶（CK-MB）。在起病后 4 h 内增高，16～24 h 达高峰，3～4 d 恢复正常，其增高的程度能较准确地反映梗死的范围，其高峰出现时间是否提前有助于判断溶栓治疗是否成功。

对心肌损伤标志物的测定应进行综合评价，如：肌红蛋白在 AMI 后出现最早，也十分敏感，但特异性不高；cTnT 和 cTnI 出现稍延迟，但特异性很高，在症状出现后 6 h 内测定为阴性则 6 h 后应再复查，其缺点是持续时间可长达 10～14 d，对判断在此期间是否有新的梗死不利；CK-MB 虽不如 cTnT、cTnI 敏感，但对早期（起病后 4 h 内）AMI 的诊断有较重要价值。

【处理原则】

尽早使心肌血液再灌注（到达医院后 30 min 内开始溶栓或 90 min 内开始介入治疗）以挽救濒死的心肌，防止梗死面积扩大或缩小心肌缺血范围，保护和维持心脏功能，及时处理严重心律失常、泵衰竭和各种并发症，防止猝死，并使病人康复后能保持尽可能多的有功能心肌。

1. 一般治疗

（1）休息与病情监测：急性期应卧床休息，进行心电、血压、心律、心率和心功能监测。

（2）饮食和通便：流质、半流质饮食逐步过渡到普通饮食，防止便秘和用力排便导致心脏破裂或心力衰竭。

（3）给予吸氧。

（4）口服给药：及时服用阿司匹林等药物。

（5）静脉给药：给予硝酸甘油、阿托品等药物。

2. 解除疼痛　心肌再灌注疗法可极有效地解除疼痛；也可选用药物尽快解除疼痛，如哌替啶（杜冷丁）、可待因或罂粟碱等。

3. 再灌注心肌治疗　恢复心肌灌注是 AMI 的首要急救措施，越早开始越好。再灌注心肌治疗包括溶栓、急诊冠状动脉介入治疗和冠状动脉搭桥术。在起病后 3～6 h，最多 12 h 内，使闭塞的冠状动脉再通，心肌得到再灌注，濒临坏死的心肌可能得以存活或坏死范围缩小，可减轻梗死后心肌重塑，改善预后，是一种积极的治疗措施。2015 年我国《急性 ST 段抬高型心肌梗死诊断和治疗指南》指出，首次医疗接触（first medical contact，FMC）后优先将发病 12 h 内的病人送至可直接行 PCI 的医院（尤其是 FMC 后 90 min 内能实施直接 PCI 者）。同时更进一步提出，尽可能绕过急诊室和冠心病监护病房等直接将病人送入心导管室行直接 PCI。对于到达不具备行直接 PCI 条件医院的病人，若能在 FMC 后 120 min 内转运至 PCI 中心并完成再灌注治疗，则应将病人转运至可行 PCI 的医院实施直接 PCI。也可请有资质的医生至有 PCI 设备但不能独立进行 PCI 的医院行直接 PCI。

【护理措施】

一、冠状动脉造影术（CAG）的护理

（一）术前护理

1. 体位与活动　根据病人病情及心功能情况指导病人活动。

2. 饮食护理　术前一般不需禁食禁水，前一餐进食不宜过饱。

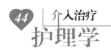

3. 专科护理

（1）术前评估：① 育龄女性月经史；② 体温、血压、心率 / 脉搏、足背动脉搏动情况、末梢循环状态；③ 病人对手术的了解程度、心理状态；④ 必要的实验室及其他检查（如血常规、尿常规、血型、凝血功能、超声心动图等）完成情况；⑤ 药物过敏史和术前用药情况。

（2）术前指导：根据患者接受程度，向患者及其家属介绍手术目的、手术过程及配合注意事项，进行呼吸、屏气、咳嗽训练以便术中顺利配合手术。

（3）术前准备：① 皮肤准备。对拟行桡动脉穿刺者，保持局部清洁；对拟行股动脉穿刺者，根据会阴部、腹股沟处毛发情况，按需备皮。② 准备好术中用药，开通静脉通路，留置浅静脉留置针（以左侧肢体为宜）。③ 协助患者更换病员服，注意保暖，术前排空大小便。

（4）术前交接：检查术中药物是否备齐；嘱病人取下手表、首饰等贵重物品交给家属保管；测血压、脉搏；填写术前转运交接单；核对病人身份，交接病历与术中用药。

4. 心理护理　告知病人该检查属于微创检查，用时少，创口小，避免病人产生过度紧张及焦虑的情绪。关注病人的心理状态和睡眠情况，必要时遵医嘱用药。

（二）术中护理

1. 手术配合

（1）安置体位：目前动脉穿刺常选取桡动脉、股动脉，也可选取肱动脉，以下重点介绍桡动脉路径。穿刺右侧桡动脉，病人右侧手臂外展，腕部垫高，掌心朝上。

（2）消毒铺巾：协助消毒，桡动脉穿刺路径消毒范围为指尖至肘上 15～20 cm，分别分 3 段开始消毒。第一段是手掌重点至前臂中点，第二段是臂中点至肘上 15～20 cm，第三段是手掌中点至指尖。由掌侧擦向背侧，每段消毒 3 遍。

（3）穿刺配合及肝素化：确定穿刺点，皮下注射 1%～2% 利多卡因麻醉，采用 2 cm 长 21 号针头，针头与皮肤成 30°～60° 角进针，一旦有搏动性回血，向前送入 30～50 cm 软头 0.025 英寸直角或成角导丝至肱动脉；随后通过导丝置入 6 F 动脉鞘管，通过鞘管动脉内使用硝酸甘油可以减轻痉挛，再给予稀释肝素 2 000 U。如穿刺不顺利，协助医生更换穿刺部位或鞘管，如出现原穿刺部位渗血、血肿，应先行压迫止血或包扎，并协助医生更换部位重新穿刺。

（4）连接测压装置：连接三联三通、对比剂及测压各管道，压力传感器校零后打开测压通道（压力传感器位置与病人心脏位于同一水平）。

（5）配合冠脉造影：① 观察影像。了解软头"J"形导丝走向及造影导管位置，观察有无气泡等注入。② 观察冠脉压力。及时了解造影管口的动脉压力数值与波形的改变，判断导管有无误入心室、有无嵌顿等情况出现。③ 配合多体位造影。左冠脉插管和造影常采用右前斜位 5°～20° 和左前斜位 45° 加头位 30°，或左前斜位 45° 加足位 25°～50°；右冠脉插管和造影常采用较大角度的左前斜位或右前斜位加头位；右冠状动脉远端血管造影采用左前斜位或右前斜位加头位。

2. 病情观察与监测　密切观察病人生命体征，尤其在导管通过瓣口时极易发生各种心律失常，应密切观察，若发现异常及时报告术者对症处理。配合医生供给术中所需物品，确保检查顺畅、安全地进行，测定各部位的压力。注射对比剂时病人可出现全身发热、恶心、心悸等症状，应提前告知和安抚病人。

3. 并发症预防与护理

（1）冠状动脉痉挛、冠状动脉急性闭塞、支架内血栓：观察血压、心律、心率，若病人出现明显胸痛且使用硝酸甘油不能缓解，心电图出现 ST-T 变化，心肌损伤标志物升高，应立即配合医生做好再次介入治疗的准备工作。

（2）冠状动脉穿孔、心脏压塞：需严密监测病人生命体征，尤其是血压、心率的变化，病人如胸闷、面色苍白、出现血压下降趋势、心率增快或减慢，应警惕心脏压塞的发生，立即汇报医生，听诊心音，及早行床边心脏超声确诊。一旦发生心脏压塞，需加快补液、遵医嘱输血、升压等，必要时配合心包穿刺引流或送外科手术。

（3）心律失常：术中及术后都应进行严密心电监护，观察和识别各种心律失常；注意观察是否有室性期前收缩、非持续性室性心动过速发生及发生的频率，如果出现频发、多源性、成对室性期前收缩及 R-on-T 现象，应立即告知医生，配合给予相应处理。监测电解质，注意血钾变化，观察药物疗效及不良反应，观察心电图变化，备好急救药品和除颤仪。

（4）除此之外，术中也应严密观察对比剂过敏反应、迷走神经反射、消化道出血等术中、术后都容易发生的并发症的表现，一旦发生，及时提醒手术医生并遵医嘱给予处置。

（三）术后护理

1. 体位与活动

（1）行桡动脉穿刺者

① 在导管室拔除鞘管后回室，即刻评估穿刺点压迫情况，保持松紧适宜。如穿刺处无渗血、血肿，术后 2 h 开始逐步减压。使用气囊压迫器者每 2 h 控制性放气 2 ml，使用螺旋压迫器者每 2 h 缓慢松解 1 圈。边缓慢减压边观察，若发现渗血，及时还原压力，直至止血。如病人主诉手腕部疼痛明显，压迫肢体末梢循环障碍如明显肿胀、发绀等，应及时适当放气；如发生出血、血肿，应适当延长压迫止血时间。若压力完全解除后病人仍感觉肿胀不适应，应适当放松压迫带。

② 适当抬高术侧上肢，按需放置介入上肢垫，指导手部活动，限制术侧腕关节活动，解除压迫后观察局部皮肤有无发红、皮疹、水疱。

③ 如无并发症，鼓励病人尽早下床活动，嘱其如有不适及时告知医护人员。

④ 嘱病人术后 1 周内避免术侧上肢用力、负重等。

（2）行股动脉穿刺者：同射频消融术术后的体位及活动要求。拔管前遵医嘱监测活化凝血时间（activated clotting time，ACT），若 ACT 短于 150 s，协助医生拔管；按压前备好阿托品、多巴胺；按压中注意观察病人心率、血压，警惕迷走反射。

2. 饮食护理　病人术后如无恶心、呕吐症状即可进清淡、易消化饮食。鼓励病人术后适当

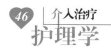

饮水以促进对比剂排泄，一般入量达到 1 500～2 000 ml 即可。关注病人排尿情况。心、肾功能不全的病人水化治疗要进行个体化评估，减少摄入量和控制摄入速度。

3. 专科护理

（1）病情观察与监测：观察穿刺处有无出血、渗血、肿胀，比较病人两侧肢端颜色、温度、感觉与运动有无异常。监测病人心率、心律和血压的变化，必要时遵医嘱进行心电监护。观察病人术后有无胸痛、胸闷，行股动脉穿刺者有无腰酸、腹胀、尿潴留等。观察病人术后饮水、进食和排尿情况，警惕低血压、对比剂反应（如过敏）等。

（2）导管护理：安置病人至病床，交接静脉通路和用药情况。对留置鞘管病人应查看穿刺处伤口及远端末梢循环情况。了解造影结果、对比剂用量及有无特殊用药，询问病人有无不适等。指导股动脉留置鞘管病人勿抬起术侧肢体，避免鞘管打折，严密观察足背动脉搏动情况。

（3）并发症预防与护理

① 穿刺局部损伤：观察穿刺点有无渗血、动脉压迫器的松紧度；监测病人生命体征；观察病人面色、神志等情况，桡动脉、足背动脉搏动情况，皮肤颜色、温度，以及术侧肢体有无肿胀、血肿、皮肤损伤等。根据桡动脉或足背动脉搏动强弱、肢体末梢循环状况、病人主诉等，及时调整动脉压迫器或弹性绷带的松紧度。避免在术肢输液或做测血压等加压操作。如皮肤发生水疱，评估水疱的部位、大小，有无破溃，伴随症状等，视水疱大小采取不同的处理措施。

② 假性动脉瘤与动静脉瘘：观察穿刺局部情况，触诊伤口部位有无硬结、波动感，听诊有无杂音，询问病人有无疼痛、麻木感及严重程度。怀疑假性动脉瘤或动静脉瘘时及时行血管超声检查确诊，配合医生加压包扎，做好病人及家属的思想工作，指导加压包扎期间健侧肢体活动以预防血栓形成，观察患肢末梢循环状况，适当翻身、按摩以减轻腰酸不适，预防皮肤压力性损伤。

③ 腹膜后血肿：了解病人有无腹痛、腹胀、腰背部疼痛，密切观察病人心率、心律、血压、面色、神志、尿量、血红蛋白等变化。如高度怀疑腹膜后血肿，行腹部 B 超和 CT 检查，吸氧，配血，建立 2 条静脉通路快速补液，静脉输血治疗，停用所有抗凝药，必要时配合外科手术治疗。

④ 迷走神经反射：术中及术后都应随时观察病人心率、心律、血压、面色、神志及出汗情况，如病人出现下列表现，尤其是在压迫伤口过程中出现，应考虑为血管迷走神经反射症状。a. 心率减慢至＜60 次 /min，通常下降到 40～50 次 /min；b. 面色苍白；c. 血压下降至低于 90/60 mmHg；d. 恶心、呕吐，呕吐物为胃内容物；e. 大汗淋漓，皮肤湿冷；f. 严重者意识丧失，大小便失禁。诊断一旦明确，立即遵医嘱静脉推注阿托品；给予吸氧，快速补液，多巴胺升压等处理，床旁备负压吸引器。

⑤ 脑卒中（栓塞和出血）：观察病人意识、瞳孔、呼吸、血压、心率、心律、血氧饱和度、体温等变化。病人抗栓、抗凝治疗期间如出现头晕、头疼，伴或不伴出血征象，应警惕脑出血的发生；如病人出现一侧肢体乏力、偏瘫、意识障碍等，应高度怀疑脑栓塞。立即配合医生进行头颅 CT 等检查，确诊后给予相应处理。如发生脑出血，应立即将病人置于平卧位，头偏向一侧，

予吸氧，床旁备负压吸引器，备好急救药品，令病人卧床休息，避免其情绪激动，避免搬动病人，控制病人血压，遵医嘱停用抗凝剂。如病人发生脑栓塞，遵医嘱及早给予溶栓治疗等。

⑥ 消化道出血：密切观察病人心率、心律、血压、血氧饱和度、面色、意识等变化，以及病人大便颜色；监测血红蛋白、出凝血指标。一旦病人发生呕血或便血，保持呼吸道通畅，必要时床旁备负压吸引器，备好急救药品。遵医嘱予补液、止血、保护胃黏膜、输血、升压等处理。

⑦ 对比剂肾病：病人在术后出现血清肌酐值升高、尿量减少等要考虑对比剂急性肾损伤。因此，术后要注意监测病人出入量、血压、心率、肾功能情况。对于患有肾病、糖尿病、心功能不全的病人，术后 48～72 h 尤其要关注。

⑧ 对比剂过敏反应：对比剂可引发迟发过敏反应，如出现皮疹、瘙痒等。应遵医嘱使用抗过敏药物如开瑞坦，必要时使用激素。指导病人避免用力搔抓，防止皮肤破损。

（四）出院指导

出院后保持穿刺处清洁、干燥，行桡动脉穿刺者术后 1 周内避免术侧上肢负重。嘱病人如发现穿刺处有疼痛、肿胀、出血、发冷或发麻等症状，应立即来院复诊；定期门诊随访，遵医嘱服药，注意不良反应的自我监测；如出现胸闷、胸痛不缓解，应及时就诊。

二、经皮冠状动脉介入治疗

（一）术前护理

1. 同冠状动脉造影术术前护理。

2. 术前遵医嘱及时服用抗凝、抗血小板药物，如阿司匹林、氯吡格雷等。

（二）术中护理

1. 手术配合

（1）配合肝素化：准备接受介入治疗的病人，根据体重给予肝素钠注射液 100 μg/kg，后每小时静脉追加 1 000～2 000 U 肝素。必要时监测 ACT，根据 ACT 数值给予肝素钠注射液。

（2）配合支架置入：① 按需提供耗材。遵医嘱选择合适尺寸的指引导管、导引导丝、压力泵、球囊、支架等耗材。② 观察影像。了解导引导管、导引导丝位置及走向，经皮冠状动脉成形术（percutaneous transluminal coronary angioplasty，PTCA）后，观察有无夹层、血管丢失、冠脉穿孔等情况出现。③ 观察病人心电图变化。支架置入过程中，需密切观察 ST-T 的变化，谨防并发症。④ 了解病人主诉，告知病人介入时可能出现的症状及体征，同时观察病人面色、神志、生命体征变化并记录，如发现异常情况及时通知医生，并迅速准确配合抢救。

（3）余同冠状动脉造影术手术配合。

2. 病情观察与监测　采取冠状动脉造影术术中护理的病情观察和监测措施，同时密切监测病人的影像特征、心电图、血压、心率、心律、动脉压波形的变化，准确记录压力数据。若压力曲线不正常，要及时提醒手术医生，必要时停止操作，待压力恢复后再进行。尤其导管定位时、

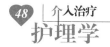

造影时、球囊扩张时和有可能出现再灌注心律失常时要注意心电图及血压的变化，如发现异常，及时报告医生并采取有效措施。

3. 并发症预防与护理

（1）冠脉穿孔和心脏压塞：冠脉穿孔是指对比剂或者血液经冠脉撕裂口流出血管外，可发生于靶血管的 PCI 处理部位，也可发生于血管分支及末梢血管处，是 PCI 术少见而严重的并发症。除冠脉穿孔外，急性心肌梗死或医源性损伤（如临时起搏导管置入过程中的粗暴操作）所引起的心脏游离壁穿孔是心脏压塞的另一个重要原因。心脏压塞临床常表现为胸闷、烦躁、心动过速或心动过缓、低血压状态、脉压减小，心脏听诊心音减弱。X 线透视显示心脏边界增大，心影搏动减弱或消失，在导管室中可见对比剂积聚于心包腔中。超声检查可提示心包存在液性暗区。心脏压塞发生的时间取决于穿孔大小、出血速度和出血总量。大的穿孔可迅速引起心脏压塞，在术中容易为术者所发现并得到及时处置。但小的穿孔，尤其是导丝所致的血管末梢穿孔，有时难以被术者发现，持续缓慢的血液外渗使心脏压塞征象出现较晚，往往在病人返回病房后的数小时甚至是数天后才发生。这种迟发的心脏压塞，如未能得到及时诊断和处置，常可造成病人死亡的严重后果。因此，病房的医护人员主观上也应高度重视这一严重并发症，决不能由于所谓的"术中过程顺利"而放松警惕。

心脏压塞的处理和护理：对于明确诊断为心脏压塞的病人，应立即行心包穿刺引流。病房应常规准备心包穿刺包。导管室则可直接利用动脉穿刺器械进行穿刺并置入猪尾导管引流。病房或导管室护士在协助术者成功进行心包穿刺引流后，应准确记录引流量及病人的血压情况。引流管留置期间，护士应密切观察病人血压、心率等体征，并注意引流管是否有新鲜血液持续流出。对于紧急外科治疗的病人，其心包引流出的新鲜血液可考虑自体回输。

（2）无复流现象：冠脉无复流是指冠脉行球囊扩张或支架置入后狭窄解除，且无血管痉挛、夹层、血栓形成等机械性阻塞因素存在，但即刻造影却显示冠脉前向血流急性减少［即心肌梗死溶栓治疗（thrombolysis in myocardial infarction，TIMI）血流＜2 级］的现象。冠脉无复流现象直接反映了冠脉所支配的区域心肌灌注不足，其后果与受累心肌范围、基础左心室功能密切相关，病人可无任何症状，也可表现为胸闷、胸痛、心律失常、心肌梗死、心源性休克，甚至死亡。对急性冠脉综合征病人的罪犯血管、冠状动脉旁路移植术（CABG）后病人的静脉桥血管行介入治疗易发生无复流现象，另外旋磨和旋切术后无复流的发生率也较高。处理与护理配合要点如下：

① 高危病人无复流现象的器械预防：远端保护装置对静脉桥病变介入治疗和急性心肌梗死直接 PCI 的冠脉无复流具有预防作用。血栓抽吸导管对急性心肌梗死直接 PCI 无复流也具有预防和治疗作用。

② 药物预防：硝酸甘油、肝素、维拉帕米、腺苷、血小板 GP Ⅱ b/ Ⅲ a 受体拮抗剂可以预防冠脉无复流现象发生。对于血栓负荷较重的 ACS 病人，我们的经验是冠脉内推国内唯一的血小板 GP Ⅱ b/ Ⅲ a 受体拮抗剂替罗非班治疗。斑块旋磨术中持续经旋磨导管滴注肝素盐水也有助于

减少无复流现象的发生。

③ 药物治疗：冠脉内注射钙通道阻滞药是目前主要的治疗方法，如冠脉内给予地尔硫䓬（每次 0.5～2.5 mg，总量为 5～10 mg）。其他的血管扩张剂如腺苷、罂粟碱、硝普钠等也可解除微循环痉挛，对抗无复流。血小板 GP Ⅱ b/ Ⅲ a 受体拮抗剂也可用来治疗 ACS 无复流现象。

④ 循环支持：对于低血压者，可立即静脉注射多巴胺 2～3 mg 以迅速升高血压，同时给予多巴胺持续静脉滴注。对于心电不稳定者，尤其是出现缓慢性心律失常的病人，可静脉给予阿托品 1～2 mg 维持有效心率，必要时行临时心脏起搏。对于采用上述方法仍无法维持血压稳定者，推荐主动脉内球囊反搏（intra-aortic balloon pumping，IABP）辅助。

（3）冠脉气体栓塞：冠脉气体栓塞是指 PCI 过程中不慎将空气注入冠脉内而引起远端血管的血流阻断，是 PCI 严重并发症之一。如注入气体量较少，病人对缺血耐受性尚可，则多无临床症状。当注入 1 ml 以上气栓时，多可导致病人血压降低、胸痛、意识丧失甚至死亡，心电图可表现为 ST-T 改变和心律失常。处理与护理配合要点如下：

① 冠脉气体栓塞的发生主要与导管－三联三通－注射器系统未充分回吸、排气有关，因此是可预防的。术前护士应协助术者将连接系统中的气体完全排出，术中应及时更换对比剂，以避免将空气吸入注射器中。

② 冠脉气体栓塞发生后，护士应协助观察病人的临床表现和心电图、监测压力的变化，可嘱病人连续做咳嗽动作以加速气体和对比剂的排空。

③ 对有临床症状的病人，给予氧气吸入，同时准备好急救药品和相应仪器。对有低血压者和（或）心率减慢者，可遵医嘱给予血管活性药物（多巴胺、阿托品）静脉注射。对有心搏骤停者，可进行心肺复苏和主动脉内球囊反搏以维持血流动力学稳定。

（4）支架脱载：是指在 PCI 过程中，支架在尚未成功释放到靶病变部位之前从支架输送系统上脱落下来，随血流掉落在冠脉内或外周血管中。支架脱载可能导致冠脉血栓形成和心肌梗死、脑栓塞，甚至死亡。处理与护理配合要点如下：

① 特殊器械的准备：支架脱载后，术者及护士均不应惊慌。导管室护士可根据医院条件快速准备好直径较小的球囊，多采用 1.5 mm 直径球囊，因其通过外径较小。导管室应常规准备 300 cm 的长冠脉交换导丝，有条件的单位也应准备诸如活检钳、胆道钳或异物抓取器等抓取器械。

② 协助术者回收脱载支架：可采用小球囊穿过支架后扩张，然后将扩张的球囊和支架回撤至鞘管内或撤出体外。如小球囊回收支架失败，且导管室也缺乏现成的抓取器械，则可利用长冠脉交换导丝和 5 F 多功能造影导管自制一个圈套器。

③ 如无法回收支架，则可将支架原位压扁并置入另一支架加以覆盖。

④ 在处理支架脱载的同时，护士应密切观察病人血压和心电图变化，并适时追加肝素抗凝。

（三）术后护理

1. 体位与活动　同冠状动脉造影术术后护理的体位与活动要求。

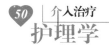

2. 饮食护理　同冠状动脉造影术术后饮食护理。

3. 专科护理

安置病人至病床，取舒适体位，交接静脉通路和用药情况。查看穿刺处伤口及远端末梢循环情况，询问穿刺是否顺利及有无血管损伤。了解介入治疗经过、对比剂用量、肝素用量及有无特殊用药（如替罗非班或血管活性药物），询问病人有无不适等。

（1）病情观察与监测：观察穿刺处有无出血、渗血、肿胀，比较两侧肢端颜色、温度、感觉与运动有无异常。PCI术后行床边心电图检查，遵医嘱行心电监护，密切观察心率、心律、血压和ST-T变化。观察病人术后有无胸痛、胸闷，行股动脉穿刺者有无腰酸、腹胀、尿潴留等。观察病人术后饮水、进食和排尿情况，警惕低血压、对比剂反应（如过敏）等。

（2）用药护理：遵医嘱用药，注意观察药物不良反应。使用抗凝、抗血小板药物时观察病人有无皮肤、黏膜出血点，血尿、血便等；如果病人出现头痛或一侧肢体乏力等症状，要警惕脑出血的发生；口服β受体拮抗药时注意观察病人心率及血压的变化，静息心率≤50次/min或收缩压≤90 mmHg时要告知医生；使用硝酸酯类药物注意观察病人有无头痛、面色潮红等不适症状；同时使用β受体拮抗药、ACEI/ARB类等有降压作用的药物时要注意监测病人血压，防止低血压导致晕厥、跌倒等情况。

（3）并发症预防与护理：密切观察病人病情，发现异常及时告知医生并协助处理。同冠状动脉造影术术后并发症预防与护理。

（四）出院指导

嘱病人出院后保持穿刺处清洁、干燥；如有疼痛、肿胀、出血、发冷或发麻等症状，立即来院复诊；坚持冠心病二级预防策略；遵医嘱按时、按量服药，不要擅自停药，自我监测药物不良反应，定时门诊随访；如出现胸闷、胸痛等症状及时就诊。评估病人活动耐力，指导病人做康复运动。

三、血栓抽吸术

1. 体位与活动　同冠状动脉造影术术后护理的体位与活动要求。

2. 饮食护理　同冠状动脉造影术术后饮食护理。

3. 专科护理

（1）配合血栓抽吸：冠脉造影检查后，建议对闭塞罪犯血管进行血栓抽吸，使TIMI血流恢复3级。

（2）配合提供相关耗材：配合提供导引导管、导引导丝、一次性使用血管内抽吸导管，并配合予以肝素盐水冲洗抽吸导管管腔，连接抽吸导管阀门延长管并使其处于关闭状态，连接负压注射器并使其负压最大化。

（3）观察影像特征：观察抽吸导管的影像位置及抽吸前后冠脉造影情况，了解血栓抽吸效果。

（4）配合多次抽吸，并观察抽吸导管抽吸血栓的情况，观察其是否保持持续负压吸引状态，以免抽吸导管尖端附着较大体积血栓，失去吸引力而在回撤抽吸导管过程中脱落至指引导管中甚至冠脉中。

（5）观察病人情况：观察病人心电图变化、生命体征变化，了解病人主诉，及时与病人沟通交流，给予病人心理护理。

（6）余同经皮冠状动脉介入治疗术后专科护理。

四、冠状动脉内旋磨术

冠状动脉内旋磨术（rotational atherectomy，RA）主要是使用带钻石颗粒的旋磨头，根据差异切割或选择性切割的原理选择性地去除钙化或纤维化的斑块，将其磨成极其细小的微粒，经由巨噬细胞的吞噬而清除，从而使粥样斑块体积缩小，冠状动脉血管狭窄腔扩大，血流改善，减少并发症的发生，增大冠状动脉介入治疗的成功率。冠状动脉内旋磨术是治疗冠状动脉纤维化、严重狭窄病变行 PCI 的重要辅助方法。

（一）术前护理

同冠状动脉造影术术前护理。

（二）术中护理

1. 手术配合

（1）配合旋磨仪及氮气瓶的检查及组装：先检查氮气，正常氮气压为 6.2～7.6 Bar（620～760 kPa）；将气体转换阀与高速旋磨仪、旋磨头、推进器连接好，通过气体转换阀将氮气瓶内转换的气压保持在 6.2～7.6 Bar（620～760 kPa）；在体外测试转速，高转速为 17 万～20万 r/min，低速为 5 万～8 万 r/min，根据体外转速大小来调节旋磨仪，以达到理想转速。

（2）配制旋磨液：生理盐水 500 ml 中加入肝素 5 000 U、硝酸甘油 5 mg 和（或）钙通道阻滞药 5 mg。

（3）配合冠脉内旋磨：① 递送合适的推进器、旋磨头并进行旋磨液的连接与冲洗。② 根据医嘱适时调整旋磨头的转速，开动旋磨机马达让旋磨头低速（50 000 r/min）旋转接近狭窄近端，到达近端后调高转速达 170 000～200 000 r/min 通过狭窄处，再低转速缓慢撤回导管。③ 每次持续旋磨的时间不要超过 10～15 s，一次持续旋磨后应间隔 10～20 s 再重复旋磨。旋磨后血管狭窄率＜50% 后辅以 PTCA 及 PCI 以获得良好的血运重建。④ 密切观察影像特征及病人生命体征，了解旋磨前后冠脉造影情况，了解病人主诉，如有低氧血症和恶性心律失常等并发症应及时处理。

（4）余同经皮冠状动脉介入治疗。

2. 病情观察与监测　同冠状动脉造影术术中病情观察及监测。

3. 并发症预防与护理　同冠状动脉造影术术中并发症预防及护理。

（三）术后护理

1. 同经皮冠状动脉介入治疗术后护理。

2. 病情观察与监测　持续行心电血压监测 24 h，严密监测心律、心率、血压、尿量及心电

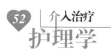

图变化，监测凝血酶原时间，密切观察病人有无心绞痛复发、术区出血、足动脉搏动情况。

3. 严格抗凝血治疗　旋磨支架置入术最重要的并发症是急性和亚急性血栓形成，术后注意合理进行抗凝血治疗。

（四）出院指导

同经皮冠状动脉介入治疗出院指导。

（陶惠）

第二节　先天性心脏病（结构性心脏疾病）

一、房间隔缺损

房间隔缺损（atrial septal defect，ASD）是指在胚胎发育过程中，房间隔的发生、吸收和融合出现异常，导致左、右心房之间存在血流交通的一种心脏畸形。本病约占所有先天性心脏病的 6%～10%，占成人先天性心脏病的 20%～30%，于女性中多见，男女发病率之比为 1∶1.5～1∶3。

根据胚胎学发病机制和解剖学特点，ASD 可分为继发孔型 ASD（约占 80%）、原发孔型 ASD（约占 15%）、静脉窦型 ASD（约占 5%）和冠状静脉窦型 ASD（占比<1%）4 种类型。ASD 均可以通过外科手术闭合，其中约 80% 的继发孔型 ASD 可以通过经皮介入封堵术治疗。

【临床表现】

1. 症状　多数患有继发孔型 ASD 的儿童除易患感冒等呼吸道感染外可无症状，活动亦不受限制，一般到青年时期才出现气急、心悸、乏力等。40 岁以后绝大多数病人症状加重，并常出现心房颤动、心房扑动等心律失常和充血性心力衰竭表现，这也是导致死亡的重要原因。

2. 体征　体格检查发现多数患儿体形瘦弱，并常表现出左侧前胸壁稍有隆起，心脏搏动增强，并可触及右心室抬举感等。其典型表现为胸骨左缘第 2、3 肋间闻及 Ⅱ～Ⅲ 级收缩期喷射性杂音，伴有第二心音亢进并呈固定性分裂，收缩期杂音为肺动脉瓣血流速度增快所致，少数病人还可扪及收缩期震颤。分流量大者三尖瓣区可听到三尖瓣相对狭窄产生的舒张期隆隆样杂音。

【辅助检查】

1. 经胸超声心动图（transthoracic echocardiography，TTE）　是目前房间隔缺损最常用也是最重要的辅助检查，可以准确判断有无房间隔缺损，同时还可以判断房间隔缺损的大小，以及是否可以进行微创的封堵手术治疗。

2. 经食管超声心动图（transesophageal echocardiography，TEE）　可以更准确地测量房间隔缺损大小和部位。

3. 胸部 X 线检查　对于分流比较大的房间隔缺损来说具有很大的诊断价值。病人的心脏外形会有轻度至中度增大的现象，肺动脉段明显突出，透视状态下有可能会看到肺门舞蹈征。原发孔型房间隔缺损伴随二尖瓣裂缺者，左心房和左心室也会有增大现象。

4. 磁共振检查　年龄较大的房间隔缺损病人剑突下超声透声窗会受到一定程度的限制，从而导致图像不清晰，难以对病情做出更为明确的诊断，这个时候就需要做磁共振检查。磁共振检查可以清楚地显示缺损的大小及位置，同时也可以显示肺静脉回流的情况。

5. 心导管检查　适用于房间隔缺损合并肺动脉高压或肺静脉异位引流等情况的病人。右心导管检查时，导管通过缺损部位从右心房进入左心房，右心房的血氧含量比腔静脉的血氧含量高，右心室和肺动脉的压力通常都是正常或者轻度增高的，可根据得出来的数据计算出肺动脉的阻力和分流大小。

6. 心血管造影检查　将对比剂注入右上肺静脉，会看到它通过缺损的部位迅速从左心房进入右心房。

【处理原则】

1. 一般治疗　1岁以上病人的继发孔型ASD罕有自发性闭合者。对于无症状的患儿，如缺损直径<5 mm可以观察。

2. 介入治疗　部分继发孔型ASD如位置合适，可行微创的经心导管介入治疗。

3. 手术治疗　开胸手术修补或缝合ASD，部分病人合并其他畸形，需要同时手术。

二、室间隔缺损

室间隔缺损（ventricular septal defect，VSD）指心脏室间隔先天或获得性缺损造成左右心室间异常交通，在心室水平产生左向右分流，是最常见的先天性心脏病。VSD可单独存在，也可与其他畸形并存。成活新生儿中本病的发生率为0.3%，先天性心血管疾病中，本病占20%～30%。由于VSD有比较高的自然闭合率，成人先天性心血管疾病中，本病约占10%。

根据缺损部位的不同，可将VSD分为3类：膜部缺损，最常见；漏斗部缺损，又可分为干下型和嵴内型；肌部缺损。根据血流动力学受影响的程度、症状轻重等，临床上VSD可分为3类：小型、中型及大型VSD。小型VSD也称Roger病，缺损直径<5 mm或缺损面积<0.5 cm²/m²体表面积；中型VSD，缺损直径5～10 mm或缺损面积<0.5～1 cm²/m²体表面积；大型VSD，缺损直径>10 mm或缺损面积>1 cm²/m²体表面积。

【临床表现】

1. 症状　在心室水平产生左至右分流，分流量多少取决于缺损大小：① 缺损大者，肺循环血流量明显增多，回流入左心房室，使左心负荷增加，左心房室增大，右心室可增大，出现肺动脉高压，双向或右至左分流。缺损大者症状出现早且明显，以致影响发育，有气促、呼吸困难、多汗、喂养困难、乏力和反复肺部感染，严重时可发生心力衰竭。有明显肺动脉高压时可出现发绀。② 缺损小者，可无症状。本病易罹患感染性心内膜炎。

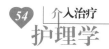

2. 体征　心尖冲动增强并向左下移位，心界向左下扩大，典型体征为胸骨左缘 3～4 肋间有响亮而粗糙的全收缩期反流性杂音，可伴有收缩期细震颤。

【辅助检查】

1. 经胸超声心动图　评价 VSD 的位置、大小、数目与瓣膜的关系，膜部 VSD 需测量缺损边缘距主动脉瓣距离，VSD 伴有室间隔膜部瘤者需检测基底部缺损直径、出口数目及大小等。

2. 心电图　室间隔缺损比较小时，心电图可出现正常或电轴左偏；缺损较大时，可出现左室或双室肥大，部分病人可出现传导阻滞。

3. 胸部 X 线检查　小型 VSD 可无异常表现；中型 VSD 可出现肺血增加，心影略向左增大；大型 VSD 主要表现为肺动脉及其主要分支明显扩张，但在肺野外 1/3 血管影突然减少，心影形态因疾病进展程度不同而异。

4. 心导管检查　可测量心室水平的分流量，评估肺动脉压力、肺循环阻力等参数，评估肺血管损害程度等。通常仅用于上述检查不足，医生需要获取更多信息以全面评估病情，以及评估和实施进一步有创治疗方案时。

5. 心血管造影检查　左心室造影取左前斜 45°～60° 加头位 20°～25°，必要时增加右前斜位造影，以清晰显示缺损的形态和大小。同时应行升主动脉造影，观察有无主动脉窦脱垂及返流。

【处理原则】

1. 药物治疗　防治感染性心内膜炎、肺部感染和心力衰竭。

2. 介入治疗　多数可行介入治疗，但如果并发肺动脉高压或心内膜炎就不宜进行介入治疗。

3. 手术治疗　开胸手术修补或缝合 VSD，部分病人合并其他畸形，需要同时手术。

三、动脉导管未闭

动脉导管原本系胎儿时期肺动脉与主动脉间的正常血流通道，由于此时肺呼吸功能未形成，来自右心室的肺动脉血经导管进入降主动脉，而左心室的血液则进入升主动脉，故动脉导管为胚胎时期特殊循环方式所必需。出生后，肺膨胀并承担气体交换功能，肺循环和体循环各司其职，不久导管因失用而自行闭合。如持续不闭合而形成动脉导管未闭（patent ductus arteriosus，PDA），应施行手术，中断其血流。动脉导管未闭是一种较常见的先天性心血管畸形，病例数占先天性心脏病总病例数的 12%～15%，多见于女性。

根据未闭导管的形态，可将导管分为以下 5 类。① 管型：导管两端直径相等，外形如圆管或圆柱；② 漏斗型：较多见。导管的主动脉端往往粗大，而肺动脉端则较狭细，呈漏斗状，或先为喇叭口状，以后为圆管状入肺动脉。③ 窗型：较少见。导管极短，两端开口几乎吻合，管腔较粗大，管壁却很薄。④ 哑铃型：较少见。导管中段细，主、肺动脉两侧扩大，外形像哑铃。⑤ 动脉瘤型：极少见。导管两端细，中间呈动脉瘤样扩张，壁薄而脆，张力高，容易破裂，有时肺动脉端已闭成盲管。

【临床表现】

1. 症状　PDA 的临床表现取决于主动脉至肺动脉分流血量的多少，以及是否产生继发肺动脉高压和其程度。轻者可无明显症状，重者可发生心力衰竭。常见症状有劳累后心悸、气急、乏力，易患呼吸道感染和生长发育迟缓。晚期肺动脉高压严重，产生逆向分流时可出现下半身发绀。

2. 体征　PDA 的典型体征是胸骨左缘第 2 肋间听到响亮的连续性机器样杂音，伴有震颤。肺动脉瓣第二心音亢进，但常被响亮的杂音所掩盖。分流量较大者，在心尖区尚可听到二尖瓣相对性狭窄产生的舒张期杂音。测血压时，收缩压多在正常范围而舒张压降低，因而脉压增宽，四肢血管有水冲脉和枪击音。

婴幼儿可仅听到收缩期杂音。晚期出现肺动脉高压时杂音变异较大，可仅有收缩期杂音，或收缩期杂音亦消失而代之以肺动脉瓣关闭不全的舒张期杂音。

【辅助检查】

1. 心电图检查　常见的有左室大、左房大的改变，肺动脉高压明显者左、右心室均肥大。

2. 胸部 X 线检查　X 线检查下见肺门搏动是本病的特征性变化。X 线胸片可根据分流量和累及的心脏房室的不同显示相应部位增大等征象，可用于排除其他心脏相关疾病。

3. 心脏超声心动图　可显示未闭的动脉导管，是目前最常用的无创诊断技术。

4. 升主动脉造影检查　左侧位连续摄片示升主动脉和主动脉弓部增宽，峡部内缘突出，对比剂经此处分流入肺动脉内，并可显示导管的外形、内径和长度。

5. 心导管检查　有助于了解肺血管阻力、分流情况，排除其他复杂畸形。

【处理原则】

1. 药物治疗　防治感染性心内膜炎、呼吸道感染及心力衰竭。

2. 介入治疗　动脉导管未闭封堵术为 PDA 的首选治疗方法。介入治疗创伤小，安全性高，操作简便，并发症少，住院时间短。

3. 手术治疗　开胸手术结扎与切断缝合动脉导管。单纯 PDA 已几乎不再使用有创治疗方法。

四、卵圆孔未闭

卵圆孔是胚胎时期心脏房间隔的一个生理性通道。出生后，随着左心房压力（left atrial pressure，LAP）升高和肺动脉阻力降低，房间隔原发隔和继发隔相互靠近、融合，大多数人的卵圆孔在出生后一年内自行闭合，未能闭合者的房间隔中部形成一个潜在的通道，即卵圆孔未闭（patent foramen ovale，PFO）。约有 25%～30% 的成年人卵圆孔不完全闭合。

根据卵圆孔大小，一般可将 PFO 分为 3 类：① 大 PFO，未闭卵圆孔直径≥4 mm；② 中 PFO，未闭卵圆孔直径为 2～3.9 mm；③ 小 PFO，未闭卵圆孔直径<2 mm。根据 PFO 的结构特征，可将其分为简单型 PFO 和复杂型 PFO 两种类型。简单型 PFO 的特征为：管道长度短（<8 mm），无房间隔瘤，无过长的下腔静脉瓣或希阿里氏网，无肥厚的继发间隔（肌性厚度≤6 mm）

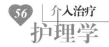

及不合并 ASD。不能满足上述条件的 PFO 为复杂型 PFO。对 PFO 进行分类有助于指导 PFO 封堵治疗。大多数 PFO 病人无症状，但 PFO 的存在对健康或寿命有潜在威胁。PFO 与不明原因脑卒中有关，在降低脑卒中复发风险方面，经导管封堵 PFO 优于单纯药物治疗。

【临床表现】

1. 症状　卵圆孔未闭病人在左心房、右心房间血液流动无分流，或分流量小的时候，多无明显临床症状。当血液发生明显分流时，或者来源于全身静脉系统的栓子（包括血栓、空气栓、脂肪栓等）通过未闭的卵圆孔进入体循环时，可导致一系列临床症状，包括偏头痛、缺血性脑卒中、心肌梗死、外周血管栓塞、减压综合征等。

2. 体征　一般无异常体征。

【辅助检查】

1. 经胸超声心动图（TTE）　成人因受各种因素如肥胖、肺气过多等影响，经胸超声心动图对 PFO 检出率较低，难以准确测量 PFO 的大小。TTE 一般应用于儿童。

2. 经胸超声心动图右心声学造影（contrast transthoracic echocardiography，cTTE）　可以提高 PFO 的检出率，了解病人有无心脏内血液异常分流。操作时需要静脉注射声学对比剂。一般选择心尖四腔心切面，分别在静息状态及瓦尔萨尔瓦动作后注射激活生理盐水，通过观察左心腔微泡显影的多少来判断右向左分流（right-to-left shunt，RLS）量。按静止的单帧图像上左心腔内出现的微泡数量将 RLS 分级。0 级：左心腔内没有微泡，无 RLS；Ⅰ 级：左心腔内 1～10 个微泡 / 帧，为少量 RLS；Ⅱ 级：左心腔内 10～30 个微泡 / 帧，为中量 RLS；Ⅲ 级：左心腔内可见 >30 个微泡 / 帧，或左心腔几乎充满微泡、心腔浑浊，为大量 RLS。根据左心腔微泡显影的时间，可判断 RLS 来源于心脏内或肺动静脉畸形通道：显影时间在 3～5 个心动周期内，RLS 多来源于 PFO；显影时间超过 5 个心动周期多考虑 RLS 来源于肺动静脉畸形通道。

3. 经食管超声心动图（TEE）　可清楚观察房间隔解剖结构，TEE 联合右心学造影被认为是诊断 PFO 的金标准。该检查可以指导医生对 PFO 进行分类，从而指导治疗。该检查属于半创伤性检查，操作过程中病人比较痛苦，类似于胃镜检查插管，会造成病人恶心、呕吐等不适。

4. 经食管超声心动图右心声学造影（contrast transesophageal echocardiography，cTEE）　亦可用于判断 RLS 的多少。但经食管超声心动图为半创伤性检查，操作过程中病人比较痛苦，难以配合瓦尔萨尔瓦动作，会影响检测 RLS 的敏感性，其 PFO-RLS 检出率低于 cTTE。

5. 对比增强经颅多普勒超声（contrast transcranial doppler，cTCD）　通过在静息状态及瓦尔萨尔瓦动作后注射激活生理盐水，观察颅脑循环出现气泡的多少判断 RLS。cTCD 微泡数量分级双侧标准为：0 级。没有微栓子信号，无 RLS。Ⅰ 级。1～20 个微泡信号（单侧 1～10 个），为少量 RLS。Ⅱ 级。>20 个微泡信号（单侧 >10 个）、非帘状，为中量 RLS。Ⅲ 级。栓子信号呈帘状或淋雨形，为大量 RLS。cTCD 缺点在于难以区分 RLS 的来源。cTCD 诊断 RLS 敏感性为 68%～100%，特异性为 65%～100%，而 cTTE 特异性为 97%～100%。

6. 其他 心导管检查、对比分析冠状动脉 CT、冠状动脉成像和心脏磁共振成像（MRI）可以发现 PFO，但费用较高、敏感性相对较差，临床较为少用。

【处理原则】

1. 一般治疗 注意休息，避免过度劳累。避免快速放松呼气、尖叫、咳嗽、用力排便等可导致胸腔压力增加的动作。

2. 药物治疗 目前药物主要用于预防 PFO 病人不明原因脑卒中或一过性脑缺血发作的复发。

3. 介入治疗 介入封堵术是一种在局麻下进行的微创手术，手术过程中病人是清醒的，具有痛苦小、恢复快的特点。

4. 手术治疗 外科手术治疗创伤大，并发症多。目前大部分外科修补 PFO 的手术已被介入封堵治疗所替代，现在多应用于特殊情况下，如在其他心脏疾病的外科治疗中发现存在 PFO。

【护理措施】

一、心导管检查术

（一）术前护理

1. 体位与活动 根据病人病情及心功能情况活动。

2. 饮食护理 术前清淡饮食，正常服药。全麻病人术前禁食 6 h、禁水 2 h（服用糖尿病药物或使用胰岛素的病人根据医嘱执行）。

3. 专科护理

（1）术前评估

① 育龄女性月经史。

② 术前体温、血压、心脏杂音、足背动脉搏动、末梢循环状态。

③ 病人对手术的了解程度、心理状态。

（2）术前指导：介绍手术目的、手术大致过程及配合注意事项、手术安全性。

（3）术前准备：根据需要，双侧腹股沟及会阴部或上肢、锁骨下静脉穿刺术区备皮及清洁皮肤。准备好术中带药，开通静脉通路，留置静脉针。

（4）术前交接：测血压，填写术前交接单；核对病人身份，携带病历与术中带药，将病人护送至导管室，嘱其取下假牙及贵重物品交由家属保管。

4. 心理护理 关注手术前晚病人睡眠状态，必要时遵医嘱使用镇静催眠药。

（二）术中护理

1. 手术配合

（1）安置体位：① 穿刺股静脉病人取双下肢外展位；② 穿刺右侧颈内静脉，病人头偏向左侧，嘱病人肩膀放松，双手臂紧靠身体两侧，避免深呼吸、咳嗽等动作。③ 做好病人放射防护。给予铅防护垫垫于病人头颈部及臀下。必要时给予骨隆突处皮肤减压保护。

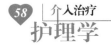

（2）消毒铺巾：协助消毒，消毒范围为以穿刺点为中心，向外至少 15 cm 的区域。

（3）穿刺配合：关注穿刺过程，如穿刺部位渗血、血肿，应先行压迫止血或包扎，并协助医生重新定位穿刺。穿刺过程中指导病人保持呼吸平稳，密切观察病人心电图及生命体征。

（4）右心导管检查：① 配合进行血流分析仪数据的输入；② 配合进行测压通道排气校零（压力传感器位置与病人心脏同一水平）；③ 配合各心腔内压力、氧合等数据的监测及记录，如上腔静脉、右房、右室、肺动脉、肺毛细血管楔压等，必要时进行各心腔的血气分析。

2. 病情观察与监测　术中密切观察病人病情变化，严防并发症，重视病人主诉，观察病人面色、神志、生命体征、各心腔压力曲线等变化。如病人出现急性心衰症状，需立即停止手术，配合抢救。生命体征不稳定者经过恢复室观察 30 min 后方可安全转运。

3. 其他　妥善包扎伤口及安置病人，交代术后注意事项，安全转运，安排手术医生和护理员共同护送病人回病房。处理用物，登记病人资料。

（三）术后护理

1. 体位与活动

（1）术后平卧，术侧肢体伸直制动 2 h。2 h 后床头可摇高至 30°，指导病人床上翻身、弯曲术肢。术后 4 h 经护士评估穿刺部位无异常后，协助病人床边活动。病人初次下床应遵循"床上活动 — 坐床边 — 下床"三步原则，并在护士观察指导下进行。

（2）如果在制动或活动过程中穿刺点发生出血，需重新加压包扎，制动时间重新计时。病人卧床期间做好生活护理。

（3）病人下床活动后指导病人学会自我观察伤口，发现疼痛、肿胀等异常情况及时汇报医护人员。

2. 饮食护理

（1）非全麻病人术后即可进食清淡易消化的食物，避免进食易导致产气腹胀的食物或生冷食物。鼓励病人适当多饮水或遵医嘱补液，观察病人排尿情况。

（2）全麻病人待完全清醒、吞咽反射恢复正常后方可进食（先予 3～5 ml 温开水，观察无呛咳，再给予 30 ml 温开水缓慢饮入，如无呛咳，可以少量多次进易消化食物。病人饮水或饮食时将床头抬高 30°以上）。

3. 专科护理

（1）术后交接：安置病人至病床。检查输液情况，如输入药物名称、速度、局部固定情况及有无渗出等。检查穿刺处伤口及末梢循环状态。了解手术情况，如手术方式，术中有无特殊病情及处理，术中特殊用药、对比剂、抗凝药物用量等。

（2）病情观察与监测

① 生命体征监测：测量病人心率、心律、血压、血氧饱和度，观察病人心电图，监测病人体温变化。全麻病人术后去枕平卧 4～6 h，头偏向一侧，遵医嘱吸氧，保持呼吸道通畅；判断

病人神志，观察病人呼吸频率，有无恶心、呕吐、喉部痰鸣音等。

②观察穿刺处有无出血、疼痛、血肿；病人足背动脉搏动变化；病人末梢循环状态，皮肤温度、颜色。

（3）并发症预防与护理：密切观察病人病情，发现异常及时告知医生。

①出血和血肿：观察伤口敷料及腹股沟有无渗血，尽量避免病人用力咳嗽、打喷嚏等使腹内压增高的因素。一旦发现活动性出血，立即按压伤口至不出血，重新包扎。观察局部是否有疼痛、硬结、青紫等血肿发生的表现，一旦发生，汇报医生，局部加压包扎。

②假性动脉瘤与动静脉瘘：观察穿刺局部情况，触诊伤口部位有无硬结、波动感，听诊有无杂音，询问病人有无疼痛、麻木及其严重程度。怀疑假性动脉瘤或动静脉瘘时及时行血管超声检查确诊，配合医生加压包扎，做好病人及其家属思想工作，指导病人加压包扎期间健侧肢体活动以预防血栓形成，观察患肢末梢循环状况。

③心律失常：监测病人心率、心律变化，注意房室传导阻滞、室性心律失常的发生。一旦发生房室传导阻滞，做好安置临时起搏器的准备工作，遵医嘱使用激素类药物。

（四）出院指导

嘱病人出院后继续观察穿刺部位情况，如有新发生血肿立即前往医院就诊。出院 15 d 内避免剧烈活动。

二、先天性心脏病介入封堵术

（一）术前护理　同心导管检查术术前护理。

（二）术中护理

1. 同心导管检查术术中护理。

2. 介入封堵时护理配合

（1）调节各造影参数，配合心腔内高压造影，告知病人造影时可能出现的症状，并观察有无过敏等不良反应。

（2）遵医嘱提供合适的传输系统及封堵器等耗材。

（3）配合建立各输送轨道。ASD/PFO：穿刺股静脉，建立股静脉 — 下腔静脉 — 右心房 — ASD/PFO — 左心房轨道。VSD：穿刺股动脉、股静脉，建立股静脉 — 下腔静脉 — 右心房 — 右心室 — VSD — 左心室 — 主动脉 — 股动脉轨道。PDA：穿刺股动脉、股静脉，建立股静脉 — 下腔静脉 — 右心房 — 右心室 — 肺动脉 — PDA — 主动脉 — 股动脉轨道。

（4）配合封堵器的释放及床旁超声的监测。

3. 病情观察与监测　术中密切观察病人病情变化，严防并发症，重视病人主诉，观察病人面色、神志、生命体征及影像特征的变化，谨防封堵器脱落、传导阻滞、心律失常、心脏压塞等并发症的发生。

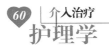

（三）术后护理

1. 同心导管检查术术后护理。

2. 用药护理　遵医嘱行抗凝、抗血小板治疗，注意观察有无出血倾向，如伤口渗血、牙龈出血、鼻出血、皮肤瘀斑、血尿、黑便等，同时还应教会病人或患儿家属掌握监测的方法。

3. 并发症预防与护理

（1）溶血：观察病人全身皮肤、尿液颜色；有无出现黄疸，尿液呈褐色、酱油色、洗肉水样改变等。如发生溶血，遵医嘱予激素、碳酸氢钠治疗；密切观察尿液颜色、量的变化；必要时配合再次介入治疗。

（2）封堵器移位或脱落：嘱病人避免剧烈运动，观察病人有无突发的胸闷、呼吸困难、严重心律失常及昏迷状况发生。如发生封堵器脱落，立即做好急诊取封堵器、急诊外科手术补救治疗的术前准备，配合医生做好病人及其家属的安抚工作，减轻其焦虑。

（3）下肢动脉栓塞：观察穿刺部位包扎情况，松紧是否适宜。定时感知穿刺侧足背动脉搏动的强弱，并与未穿刺侧进行比较。若出现足背动脉搏动减弱或消失、肢体皮肤颜色发绀或苍白、两侧肢体温度不一致、感觉麻木或疼痛，提示下肢动脉栓塞，立即通知医生及时处理。

（4）心脏压塞：严密监测病人生命体征，尤其是血压、心率的变化，当发现血压下降、心率增快趋势时，应立即汇报医生，听诊心音，及早床边心脏超声确诊。一旦发生心脏压塞，需加快补液、遵医嘱输血、升压等，必要时配合心包穿刺引流或送外科手术。

（四）出院指导

1. 活动与锻炼　术后 3 个月内避免剧烈运动。

2. 饮食指导　饮食上给予高热量、维生素丰富、易消化的食物，心功能不全者应控制水分和钠盐摄入。保持大便通畅，避免屏气排便，必要时使用缓泻剂。注意保暖，减少上呼吸道感染。

3. 专科指导　术后服用阿司匹林 6 个月，若封堵器≥28 mm，遵医嘱使用双联抗血小板药物，告知病人抗血小板治疗重要性及进行药物反应的监测和观察。

4. 复诊指导　术后 1、3、6、12 个月定期复查心脏超声、心电图、胸部 X 线，如有不适随时就诊。

（王琴）

第三节　心律失常

心律失常（cardiac arrhythmia，CA）是指心脏冲动的频率、节律、起源部位、传导速度或激动次序的异常。按其发生原理，心律失常可分为冲动形成异常和冲动传导异常两大类。按照心律失常发生时的心率快慢，心律失常可分为快速性和缓慢性心律失常两大类。心律失常流行病学特征较难统计。2020 年国家卫生健康委员会网上注册系统资料显示：2020 年导管射频消融治疗（radio frequency current ablation，RFCA）手术量为 102 864 例，其中室上性心动过速消融比例为 40.7%，房颤射频消融比例为 32.2%；2020 年全国心脏起搏器植入手术量为 86 181 例，其中有病态窦房结综合征（55.0%）、房室传导阻滞（41.5%）和其他适应证（3.5%）。本章主要依据心律失常发生部位和发生机制，同时参照心律失常时心率快慢进行分类。

（一）冲动形成异常

1. 窦性心律失常　①窦性心动过速；②窦性心动过缓；③窦性心律不齐；④窦性停搏。

2. 异位心律失常

（1）被动型异位心律：①房性逸搏及房性逸搏心律；②交界区逸搏及交界区逸搏心律；③室性逸搏及室性逸搏心律。

（2）主动型异位心律：①期前收缩（房性、房室交界区性、室性）；②阵发性心动过速（房性、房室交界区性、房室折返性、室性）；③心房扑动、心房颤动；④心室扑动、心室颤动。

3. 冲动形成异常机制

（1）异常自律性：窦房结、结间束、冠状窦口附近、房室结远端和希氏－浦肯野系统等处的心肌细胞具有自律性。自主神经系统兴奋性改变或其内在病变均可导致不适当的冲动发放。此外，原来无自律性的心肌细胞，如心房、心室肌细胞，亦可在病理状态下出现异常自律性，如心肌缺血、药物、电解质紊乱、儿茶酚胺增多等均可导致自律性异常增高而形成各种快速型心律失常。

（2）触发活动：是指心房、心室与希氏束－浦肯野组织在动作电位后产生除极活动，被称为后除极。正常情况下，后除极振荡电位振幅较小，达不到阈电位，因而不引起触发活动。若后除极振荡电位的振幅增大并达到阈值，便可引起反复激动，持续的反复激动导致快速性心律失常。多见于局部出现儿茶酚胺浓度增高、心肌缺血再灌注、低血钾、高血钙及洋地黄中毒时。

（二）冲动传导异常

1. 生理性　干扰及干扰性房室分离。

2. 病理性

（1）心脏传导阻滞：①窦房传导阻滞；②房内传导阻滞；③房室传导阻滞（一度、二度和三度）；④束支或分支阻滞（左、右束支及左束支分支传导阻滞）或室内阻滞。

（2）折返性心律：阵发性心动过速（常见房室结折返、房室折返和心室内折返）。

（3）房室间传导途径异常：预激综合征。

3. 冲动传导异常机制　折返是快速性心律失常最常见的发病机制。产生折返需要以下基本条件：①心脏两个或多个部位的传导性与不应期各不相同，相互连接形成一个闭合环；②其中一条通道发生单向传导阻滞；③另一通道传导缓慢，使原先发生阻滞的通道有足够时间恢复兴奋性；④原先阻滞的通道再次激动，从而完成一次折返激动。冲动在环内反复循环，产生持续而快速的心律失常。

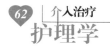

【临床表现】

心律失常血流动力学改变的临床表现主要取决于心律失常的性质、类型、心功能及影响血流动力学的程度，如：轻度的窦性心动过缓、窦性心律不齐、偶发的房性期前收缩、一度房室传导阻滞等对血流动力学影响甚小，故无明显的临床表现；较严重的心律失常，如病态窦房结综合征、快速心房颤动、阵发性室上性心动过速、持续性室性心动过速等，可引起心悸、胸闷、头晕、低血压、出汗，严重者可出现晕厥、阿－斯综合征，甚至猝死。由于心律失常的类型不同，临床表现各异，主要有以下几种表现。

1. 心悸　是一种自觉心脏搏动的不适感或心慌感。当心率加快时感到心脏搏动不适，心率缓慢时则感到搏动有力。心悸时，心率可快、可慢，也可有心律失常，心率和心律正常者亦可有心悸。其常见病因有心脏搏动增强、心律失常和心脏神经症。此外，生理性因素如健康人剧烈运动，精神紧张或情绪激动，过量吸烟、饮酒、饮浓茶或咖啡，应用某些药物如肾上腺素、阿托品、氨茶碱等可引起心率加快、心肌收缩力增强而致心悸。心悸严重程度并不一定与病情呈成相关。初次、突发的心律失常，心悸多较明显；慢性心律失常者，因逐渐适应可无明显心悸；紧张、焦虑及注意力集中时心悸更明显。心悸一般无危险性，但少数由严重心律失常所致者可导致猝死，因此需要对其原因和潜在危险性做出判断。

引起心悸的常见心律失常包括：① 心动过速。见于各种原因引起的窦性心动过速、阵发性室上性或室性心动过速等。② 心动过缓。高度房室传导阻滞、窦性心动过缓、病态窦房结综合征。③ 心律不规则。期前收缩、心房扑动、心房颤动等。

2. 心源性晕厥　系心排血量骤减、中断或严重低血压引起脑供血骤然减少或停止而引发的短暂意识丧失，伴有肌张力丧失而跌倒的临床征象。近乎晕厥是指一过性黑矇，肌张力降低或丧失，但不伴意识丧失。一般心脏供血暂停 3 s 以上即可发生近乎晕厥，5 s 以上可发生晕厥，超过 10 s 可出现抽搐，称阿－斯综合征。导致心源性晕厥的常见原因包括严重心律失常（如病态窦房结综合征、房室传导阻滞、室性心动过速）和器质性心脏病（如严重主动脉瓣狭窄、梗阻性肥厚型心肌病、急性心肌梗死、急性主动脉夹层、心脏压塞、左房黏液瘤）。晕厥发作时先兆症状常不明显，持续时间甚短。大部分晕厥病人预后良好，反复发作的晕厥系病情严重和危险的征兆。

心源性晕厥病因分类如下。① 心律失常：引起血流动力学变化的快速或缓慢心律失常。② 心动过缓：窦房结功能失调、房室传导功能失调、植入型起搏器功能紊乱。③ 心动过速：室上性心动过速、室性心动过速（原发性或继发于结构性心脏病及离子通道病）、药物导致的快速或缓慢心律失常。④ 器质性心脏病：心脏瓣膜病、急性心肌梗死/缺血、肥厚型心肌病、心脏肿瘤（心房黏液瘤、肿瘤）、心包疾病/填塞、先天冠状动脉异常、异体瓣膜病。⑤ 其他：肺栓塞、主动脉夹层、肺动脉高压。

3. 冠状动脉供血不足的表现　各种心律失常均可引起冠状动脉血流量降低，但较少引起心肌缺血。然而，对于冠心病病人，各种心律失常都可以诱发或加重心肌缺血，主要表现为心绞痛、气短、周围血管衰竭、急性心力衰竭、急性心肌梗死等。

【辅助检查】

1. 心电图检查　是诊断心律失常最重要的一项无创性检查技术。应记录 12 导联心电图，并记录清楚显示 P 波导联的心电图长条以备分析，通常选择 V1 或 II 导联。

2. 长时间心电图记录

（1）动态心电图检查：使用一种小型便携式记录器连续记录病人 24 h 心电图，病人日常工作与活动均不受限制。这项检查便于了解心悸与晕厥等症状的发生是否与心律失常有关，明确心律失常或心肌缺血发作与日常活动的关系以及昼夜分布特征，协助评价抗心律失常药物疗效、起搏器或植入性心律转复除颤器的疗效以及是否出现功能障碍。

（2）事件记录器：可应用于病人心律失常间歇发作且不频繁、难以用动态心电图检查发现时，可记录发生心律失常及其前后的心电图。

（3）植入式循环心电记录仪（implantable loop records，ILRs）：埋植于病人皮下，可自行启动、检测和记录心律失常，其电池寿命达 36 个月，可用于发作不频繁、原因未明而可能系心律失常所致的晕厥病人。

3. 运动试验　病人在运动时出现心悸症状，可做运动试验协助诊断。但应注意，正常人进行运动试验亦可发生室性期前收缩。运动试验诊断心律失常的敏感性不如动态心电图。

4. 食管心电图　食管心电图结合电刺激技术为常见室上性心动过速发生机制的判断提供帮助，能够清晰地识别心房与心室电活动。

5. 心腔内电生理检查　是将几根多电极导管经静脉和（或）动脉插入，放置在心腔内的不同部位，辅以 8～12 通道以上多导生理仪同步记录各部位电活动，包括右心房、右心室、希氏束、冠状静脉窦（反应左心房、心室电活动）。

6. 三维心脏电生理标测及导航系统　是近年来出现的新的标测技术，用于复杂心律失常的心腔内电生理标测，能够实现确切的空间定位，减少 X 线曝光时间，提高消融成功率，加深对心律失常机制的理解。

【处理原则】

1. 抗心律失常药物的合理应用

正确合理使用抗心律失常药物的原则包括：① 首先注意基础心脏病的治疗以及病因和诱因的纠正。② 注意掌握抗心律失常药物的适应证。并非所有的心律失常均需应用抗心律失常药物，只有直接导致明显的症状或血流动力学障碍或具有引起致命危险的恶性心律失常时才需要针对心律失常的治疗，包括选择抗心律失常的药物。众多无明显症状、无明显预后意义的心律失常，如期前收缩、短阵的非持续性心动过速、心室率不快的心房颤动、一度或二度 I 型（文氏型）房室传导阻滞，一般不需要抗心律失常药物治疗。③ 注意抗心律失常药物的不良反应，包括对心功能的影响、致心律失常作用和对其他全身脏器与系统的不良作用。

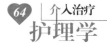

2. 心脏电复律与电除颤

电复律和电除颤是将一定强度的电流通过心脏，使全部或大部分心肌在瞬间除极，然后心脏自律性最高的起搏点（通常是窦房结）重新主导心脏节律。心室颤动时已无心动周期，可在任何时间放电。电复律不同于电除颤，任何异位快速心率只要有心动周期、心电图上有 R 波，放电时就需要和心电图 R 波同步，以避免在心室的易损期进行电复律时可能导致的心室颤动。

3. 临时心脏起搏（temporary cardiac pacing，TCP）

临时心脏起搏是用低能量电脉冲刺激心脏，模拟心脏冲动发生和传导电生理功能，使心脏维持跳动，以维持心脏节律，改善心功能。在临床上主要应用于各种原因引起的缓慢性恶性心律失常，如心脏停搏、有症状的心动过缓、双束支传导阻滞、二度房室传导阻滞或三度房室传导阻滞等伴有血流动力学改变者，也应用于预防性或保护性临时起搏。

4. 心脏植入性电子装置（cardiac implantable electronic devices，CIED）

CIED 包括心脏起搏器（pace maker，PM）、植入型心律转复除颤器（implantable cardioverter defibrillator，ICD）、心脏再同步治疗起搏器（cardiac resynchronization therapy pacemaker，CRT-P）、心脏再同步治疗除颤器（cardiac resynchronization therapy defibrillator，CRT-D）以及植入式心电事件监测器（implantable cardiac monitor，ICM）等。上述器械主要用于心动过缓、心动过速和心力衰竭的诊断、治疗与监测。

（1）心脏起搏治疗：心脏起搏技术是心律失常介入性治疗的重要方法之一，通过发放一定形式的电脉冲，刺激心脏使之激动和收缩，即模拟正常心脏的冲动形成和传导，以治疗由于某些心律失常所致的心脏功能障碍。

（2）植入型心律转复除颤器（ICD）：ICD 的明确适应证包括：① 非可逆性原因引起的室颤或血流动力学不稳定的持续室速导致的心搏骤停；② 器质性心脏病的自发持续性室速，无论血流动力学是否稳定；③ 原因不明的晕厥，在心电生理检查时能诱发有显著血流动力学改变的持续室速或室颤；④ 心肌梗死所致 LVEF＜35%，且心肌梗死后 40 d 以上，NYHA 心功能 Ⅱ 或 Ⅲ 级；⑤ NYHA 心功能 Ⅱ 或 Ⅲ 级，LVEF≤35% 的非缺血性心肌病病人；⑥ 心肌梗死所致 LVEF＜30%，且心肌梗死 40 d 以上，NYHA 心功能 Ⅰ 级；⑦ 心肌梗死后非持续室速，LVEF＜40%，且心电生理检查能诱发出室颤或持续室速。

植入 ICD 的病人必须经常随诊，术后第一年每 2～3 个月随诊 1 次，此后可每半年随诊 1 次。随诊时，有关 ICD 工作状态的测试及有关功能及参数的设置应由相关的专科医生接诊。

5. 导管射频消融治疗（RFCA）

射频能量是一种低电压高频（30 kHz～1.5 MHz）电能。射频消融仪通过导管头端的电极释放射频电能，在导管头端与局部心肌内膜之间电能转化为热能，达到一定温度（46～90 ℃）后，使特定的局部心肌细胞脱水、变性、坏死（损伤直径为 7～8 mm，深度为 3～5 mm），自律性和传导性均能发生改变，从而使心律失常得以根治。

6. 外科治疗

外科治疗快速性心律失常的目的在于切除、隔置、离断参与心动过速生成、维持与传播的组织，保存或改善心脏功能。外科治疗方法包括直接针对心律失常本身以及各种间接的手术方法，后者包括室壁瘤切除术、冠状动脉旁路移植术、矫正瓣膜关闭不全或狭窄的手术和左颈胸交感神经切断术等。

【护理措施】

一、电生理检查术（electrophysiological，EPS）

（一）术前护理

1. 体位与活动　根据病人的病情及心功能情况活动。

2. 饮食护理　①非全麻病人：术前遵医嘱禁食 2～4 h，可少量饮水，不禁药（降糖药除外）；②全麻病人：禁食 6～8 h，禁水及清流质食物 2～4 h，原来的常规用药于术前 2 h 服用（降糖药除外）。

3. 专科护理

（1）术前评估：①育龄女性月经史。②体温、血压、心率/脉搏、足背动脉搏动、末梢循环状态。③病人对手术的了解程度、心理状态。④必要的实验室及其他检查完成情况，如血常规、尿常规、血型、凝血功能、超声心动图等。

（2）术前指导：介绍手术目的、手术过程及配合注意事项、手术安全性。

（3）术前准备：①皮肤准备。备皮范围为会阴部和双侧腹股沟，如经腋静脉或锁骨下静脉放置电极需准备左或右上胸部，包括颈部和腋下。②准备好术中用药，开通静脉通路，留置浅静脉留置针（以左侧肢体为宜）。

（4）术前交接：测血压，填写术前转运交接单；核对病人身份，携带病历与术中用药，护送病人至导管室，全麻手术病人取下假牙及贵重物品交由家属保管。

4. 心理护理　关注手术前晚睡眠状态，必要时遵医嘱使用镇静催眠药。

（二）术中护理

1. 手术配合

（1）安置体位：①穿刺股静脉、股动脉病人取双下肢外展位。②穿刺锁骨下静脉病人应去枕，头偏向穿刺对侧，嘱其肩膀放松，双手臂紧靠身体两侧，避免做深呼吸、咳嗽等动作。③做好病人放射防护，给予铅防护垫垫于其头颈部及臀下。④必要时给予骨隆突处皮肤减压保护。

（2）消毒铺巾：协助消毒，穿刺锁骨下静脉消毒范围为上至颈部上缘，下至上臂上 1/3 和乳头上缘，两侧过腋中线；穿刺股静脉消毒范围以穿刺点为中心，消毒半径＞15 cm，即双侧腹股沟，上至平脐部水平，下至膝关节上 10 cm。

（3）穿刺配合：关注穿刺过程。如出现穿刺不顺利，协助医生更换穿刺部位或鞘管；如出现

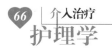

原穿刺部位渗血、血肿，应先行压迫止血或包扎，并协助医生重新穿刺。

（4）电极放置配合：提供合适尺寸的电生理标测导管，关注透视影像。

（5）程序刺激时的护理：记录程序刺激的参数，重视病人主诉，并告知病人可能出现的症状，多巡视，给予病人心理支持。

（6）药物诱发时的护理：遵医嘱给予药物诱发（异丙肾上腺素、阿托品等），注意病人个体差异及药物使用禁忌。并告知病人可能出现的症状，给予心理支持，有支气管哮喘者禁用三磷酸腺苷，有高血压者慎用异丙肾上腺素，有青光眼、前列腺肥大者禁用阿托品，遵医嘱调节药物剂量。

2. 病情观察与监测　术中密切观察病人病情变化，严防并发症。重视病人主诉，观察病人面色、神志、生命体征、X 线影像特征变化（诱发出室速、室颤等影响血流动力学者立即快速非同步电除颤，发现其他异常情况及时通知医生，并迅速、及时、准确配合抢救）。

（三）术后护理

1. 体位与活动　术后平卧，穿刺侧肢体伸直制动 2～4 h，床头可摇高 30°，指导病人床上翻身，股静脉穿刺术后 4～6 h 内遵循"半卧 — 坐床边 — 下床（如厕）"三步原则，改变体位动作宜缓慢。卧床期间做好病人的生活护理。病人下床活动后指导病人学会自我观察伤口，发现疼痛、肿胀、出血等异常情况及时告知医护人员。

2. 饮食护理　可进食清淡易消化的食物，避免进食易导致产气腹胀的食物或生冷食物。

3. 专科护理

（1）术后交接：① 安置病人至病床，穿刺侧肢体平移。② 检查输液情况，如输入药物名称、速度、局部固定情况及有无渗出等。③ 检查穿刺处伤口及末梢循环状态。④ 了解手术情况，如穿刺血管、手术方式、术中有无特殊病情及处理。

（2）病情观察与监测：① 遵医嘱心电监护，观察病人有无胸闷等临床表现。② 全麻病人术后去枕平卧 4～6 h，头偏向一侧，遵医嘱吸氧，保持病人呼吸道通畅，观察病人是否清醒，有无恶心、呕吐、喉部痰鸣音等。③ 观察术侧肢体有无出血、疼痛、血肿等，足背动脉搏动变化及皮肤温度、颜色等。④ 观察病人体温的变化。

（四）出院指导

嘱病人出院后继续观察穿刺部位情况，如有新发生血肿须到当地医院就诊。出院 15 d 内避免剧烈活动，如跑步、足球、篮球等运动。

二、经导管射频消融术（RFCA）

（一）术前护理

1. 同电生理检查术术前护理。

2. 心房颤动病人需了解经食道超声心动图或者多排 CT 左房扫描检查结果，排除心房内血栓形成的情况。

3. 接受心房颤动消融术者术前服用华法林，维持国际标准化比值（INR）在 2.0～3.0，或者服用新型口服抗凝药物至少 3 周。

（二）术中护理

1. 手术配合

（1）安置体位及消毒铺巾。同电生理检查术中护理。

（2）全麻配合。铺设保温毯，温度设置为 38～43 ℃，术中监测中心体温（食道温度），并调节体温在 36～37 ℃；骶尾部粘贴减压敷料，整理各种连接线，避免压迫局部皮肤；必要时留置导尿。

（3）穿刺配合。① 关注穿刺过程。如出现穿刺不顺利，协助医生更换穿刺部位或鞘管；如出现原穿刺部位渗血、血肿，应先行压迫止血或包扎，并协助医生重新穿刺部位。② 行心外膜穿刺时，观察穿刺回抽液体的颜色，如为红色应立即停止穿刺。穿刺后应推注少量混合穿刺液，如 X 线下对比剂沿心脏边缘迅速弥散，表明穿刺针在心包内，进导丝后见导丝盘绕在心影内、走行顺畅，结合多体位影像确定导丝在心包腔内，可送入导管鞘。穿刺过程中指导病人保持呼吸平稳及勿咳嗽，密切观察病人心电图及生命体征，一旦发现非临床室性早搏立即提醒手术医生暂停穿刺，严防发生急性心脏压塞。

（4）合理肝素化。① 穿刺股静脉，给予静脉注射肝素钠注射液 2 000 U。② 穿刺股动脉，给予静脉注射肝素钠注射液 50～70 U/kg。③ 导管进入左房操作时，需监测术中 ACT，每 15～30 min 抽取静脉血检测，术中维持 ACT 为 250～350 s。ACT 不达标时根据数值与病人体重给予静脉注射肝素钠注射液 50～100 U/kg。

（5）电生理检查。电极放置及电生理检查同电生理检查术中护理。

（6）房间隔穿刺时的护理。护理人员需了解影像特征，熟悉房间隔穿刺的每一个步骤。① 穿刺前需告知病人不可深呼吸及咳嗽。② 放置并确认导丝已置入左上肺静脉后再推进 8 F/8.5 F 导管鞘进入左心房。③ 导管鞘进入左房后立即肝素化。

（7）导管消融护理。① 消融前需要提前告知病人配合注意事项：避免深呼吸及咳嗽等动作，若感知疼痛及不适无法忍受，需及时呼叫。② 消融时护理人员重点巡视内容：病人生命体征变化，病人的面色及主诉，消融参数的变化，术前 X 线影像特征及术中 X 线影像的变化，术中出入量等。③ 心外膜消融时的护理要点：消融前协助完成冠脉造影，明确靶点与冠状动脉的距离并做好标记，关注心电图的变化，避免损伤冠状动脉；保持心包内灌注的冷盐水引流通畅，如消融阻抗下降 20 Ω 以上、收缩压下降 20 mmHg 以上，需及时查找原因，必要时抽取心包内灌注盐水；如消融靶点临近膈神经，消融过程中应起搏监测，警惕膈神经损伤；观察心包引流量和颜色，谨防心脏压塞等并发症。④ 冷冻球囊消融时护理：消融前需要提前告知病人配合注意事项：冷冻消融是冷损伤，病人会伴有头痛、面部麻木、胸部不适、咳嗽等症状，若感知不适无法忍受时，需及时呼叫；冷冻消融右上肺静脉时注意膈肌起搏，监测膈神经功能，避免冷冻消融损伤膈神经。

（8）疼痛护理。消融时需告知病人疼痛部位及可能出现的疼痛程度，如消融左肺静脉后壁疼痛会比较剧烈，消融三尖瓣峡部时会有肩颈放射痛等；遵医嘱给予镇痛药物如芬太尼、帕瑞西布纳、吗啡等药物，使用中密切观察病人生命体征的变化，警惕呼吸抑制等并发症；可使用减压球、冥想、音乐等转移病人注意力，减轻其疼痛。

2. 病情观察与监测　了解手术进程，密切观察病人生命体征、影像特征及心电图等变化，警惕房室传导阻滞、急性心脏穿孔、血栓栓塞、膈神经损伤等并发症的发生。如在消融时出现 PR 间期延长、房室分离、交界性心律频率过快（≥150 次 /min）等，应立即停止消融，并观察有无永久性三度房室传导阻滞发生；如在冷盐水灌注消融时闻及爆裂声，应警惕心脏穿孔的发生，需密切观察病人生命体征的改变，同时做好急性心脏压塞的急救准备工作；如发现病人言语不清、口角歪斜、肢体活动受限，应警惕脑卒中的发生；冷冻消融时护理人员应重点观察冷冻温度、电位掉落时间、冷冻时间和次数、复温时间，冷冻 30 s 时温度低于 −40 ℃，可视为温度下降过快，食道及膈神经损伤的风险可能增加；温度低到 −55 ℃，应停止冷冻消融，避免邻近组织损伤；复温过程中，需提醒术者球囊一定要复温至 35 ℃以上再操作导管，避免组织黏附。

（三）术后护理

1. 体位与活动　股动脉穿刺术后 6～8 h 遵循"半卧 — 坐床边 — 下床（如厕）"三步原则，改变体位动作宜缓慢。卧床期间做好病人的生活护理。

2. 饮食护理　心房颤动射频消融术后病人予以温凉软食为宜。

3. 专科护理

（1）同电生理检查术后护理。

（2）用药护理：遵医嘱用药（抗心律失常药、抗生素、抗血小板药物等），心房颤动消融术后遵医嘱使用抗凝药及保护胃黏膜、抑制胃酸分泌的药物。

（3）并发症预防与护理：密切观察病人病情，如发现异常及时告知医生并协助处理。

① 血管相关并发症：观察伤口敷料（尤其注意观察最底层纱布有无新出现的血迹），观察是否有沿着腹股沟或大腿内侧的渗血，观察穿刺局部情况，触诊伤口部位有无硬结、波动感，听诊有无杂音，及时发现有无出血、血肿、假性动脉瘤及动静脉瘘等血管相关并发症发生。

② 血栓形成与栓塞：观察病人有无下肢栓塞及肺栓塞的征象。下肢血栓表现为足背动脉搏动减弱或消失、肢体皮肤颜色青紫、皮温下降或下肢肿胀等，肺栓塞表现为胸闷、胸痛、呼吸困难、D－二聚体升高、血气分析异常等，可通过血管超声或肺部 CTA 确诊。下肢栓塞者抬高患肢，禁止按摩；肺栓塞者取半卧位，避免用力，遵医嘱给予吸氧、溶栓、抗凝等治疗。

③ 心脏压塞：是射频消融术后最严重而紧急的并发症，最常见于房颤消融术后。需严密监测病人生命体征，尤其是血压、心率的变化，当发现有血压下降时应立即汇报医生，听诊心音，及早行床边心脏超声确诊。一旦发生心脏压塞，需立即启动导管室抢救应急预案。

（四）出院指导

1. 活动与锻炼　嘱病人出院后继续观察穿刺部位，如新发生血肿须到当地医院就诊。出院15 d内避免剧烈活动（快走、打球、爬山等）。

2. 用药指导　射频消融术后继续遵医嘱口服阿司匹林1～3个月。告知病人抗血小板药物治疗重要性及进行药物反应的监测和观察。

3. 心房颤动消融术后指导　① 需定期复诊，房颤导管消融后应继续应用华法林或新型口服抗凝药2个月，2个月后是否抗凝取决于血栓风险而非消融是否成功，需遵医嘱服药。② 出院2～4周内饮食以温软易消化软食为主，如烂面条、稀饭、软饭等，忌进食辛辣刺激食物。③ 出院6周内感觉胸痛及时至门诊检查，如患胃炎、食管炎，按医嘱用药和饮食；如出现进食后胸部不适伴发热，立即至医院就诊。

4. 复诊指导　一般术后3、12个月各复查1次超声心动图；术后1、3、6、12个月各复查1次动态心电图，之后每半年复查1次。若无并发症可恢复普通饮食，有心力衰竭者应低盐饮食。

三、临时起搏植入术护理（TCP）

（一）术前护理　同电生理检查术前护理。

（二）术中护理

1. 手术配合

（1）心理护理：告知病人可能出现的疼痛及肿胀感觉等，给予心理疏导。

（2）安置体位：① 穿刺锁骨下静脉时嘱病人平卧，肩膀放松，双上臂紧贴身体两侧，避免深呼吸、咳嗽等动作，勿随意移动躯体。② 做好病人放射防护，给予铅防护垫垫于病人头颈部及臀下。

（3）消毒铺巾：协助医生消毒铺巾建立无菌区域。穿刺锁骨下静脉消毒范围为上至颈部上缘，下至上臂上1/3和乳头上缘，两侧过腋中线；穿刺股静脉消毒范围以穿刺点为中心，消毒半径>15 cm，即双侧腹股沟，上至平脐部水平，下至膝关节上10 cm。

（4）置入电极并测试：DSA引导下，将临时起搏电极置于右心室心尖部，测试起搏感知、阈值、阻抗等参数。

（5）妥善包扎固定：用纱布和透明贴膜包扎伤口，电极近端用宽胶带固定于大腿部或胸部位置，临时起搏器用弹力绷带固定于手术肢体，注意松紧合适且不易滑脱。

2. 病情观察与监测　重视病人主诉，观察病人面色、神志、生命体征、心电图、X线影像特征变化，如发现起搏不良、短阵室速起搏等恶性心律失常应立即汇报手术医生，必要时暂停置管或除颤贴片体外起搏。

（三）术后护理

1. 体位与活动　采用股静脉穿刺的病人，术后需卧床休息，以平卧位和左侧卧位为主，术

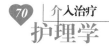

侧肢体避免屈曲和活动过度，侧卧时术侧肢体须保持伸直，防止电极移位等。穿刺侧肢体每日进行踝泵运动，预防静脉血栓的发生。采用颈静脉或锁骨下静脉穿刺的病人，24 h 内以取平卧位为主，可以活动下肢和抬臂，如无伤口渗血、血肿，可床边活动。指导病人避免术侧肩部过度活动，颈部可小范围转动，勿用力咳嗽或打喷嚏，以免肩部或颈部不自主运动造成电极移位。

2. 饮食指导　指导病人进食富含粗纤维和维生素、营养丰富、清淡易消化的食物，避免进食高蛋白、刺激性、易产气、生冷食物，少食多餐，减少卧床胃肠蠕动减慢引起的胃胀、胃部不适等，保持大便通畅。

3. 专科护理

（1）术后交接：① 检查输液情况，如输入药物名称、速度、局部固定情况及有无渗出等。② 检查临时起搏器固定情况，观察穿刺局部有无渗血情况、脉冲发生器与电极导线连接是否可靠。③ 了解手术情况，如手术方式、起搏参数、术中有无特殊病情及处理。

（2）病情观察与监测：持续心电监护，开启监护仪起搏监测功能，观察病人心率、心律、血压，密切观察起搏器起搏与感知功能，观察病人体温变化。

（3）并发症预防与护理：① 导管移位。为最常见的并发症，应严密心电监测，一旦发现起搏功能或感知功能异常立即通知医生，记录心电图，配合调整体位、电极位置、起搏参数等。② 穿刺并发症。包括皮下血肿、气胸、血胸、出血、感染、血栓形成、肺动脉栓塞等。

（4）放置时间：临时起搏器放置时间不能太久，一般不超过 1 个月。其间应评估病人是否有植入永久起搏器的指征，尽早更换，以免发生感染。

四、植入心血管电子器械术（CIED）

（一）术前护理

1. 同电生理检查术前护理。

2. 植入式起搏备皮范围是左上胸部，包括颈部和腋下，备皮后注意局部皮肤清洁；无导线起搏植入备皮范围同电生理检查术。

（二）术中护理

1. 手术配合

（1）术前用药：抗生素需在切开手术切口的 1 h 内全部输注至病人体内，以达到足够的血药浓度。

（2）安置体位：① 嘱病人平卧，肩膀放松，双上臂紧贴身体两侧，避免深呼吸、咳嗽等动作，勿随意移动躯体。② 做好病人放射防护，给予铅防护垫垫于病人头颈部及臀下。

（3）消毒铺巾：铺设无菌台，协助医生消毒铺巾建立无菌区域，消毒范围为上至颈部上缘，下至上臂上 1/3 和乳头上缘，两侧过腋中线；无导线起搏植入同电生理检查术。

（4）穿刺配合：关注穿刺过程，嘱病人勿咳嗽及深呼吸，确定导丝进入腋静脉 / 锁骨下静脉 /

股静脉血管方可推进血管鞘；无导线起搏植入病人需交换 8～23 F 鞘管，必要时配合股静脉造影确定股静脉血管穿刺成功。

（5）电极放置配合：根据手术性质提供合适的耗材，密切关注透视影像，配合医生行起搏测试，主要测试感知、阈值、阻抗。

（6）囊袋制作的护理：了解术中出血情况，并予以疼痛护理。

2. **病情观察与监测**　重视病人主诉，观察病人面色、神志、生命体征、心电图、X 线影像特征变化。对心功能不全病人需加强巡视，必要时给予高枕；如病人心衰急性发作需停止手术，纠正心衰症状；若发现长间歇、心动过缓、室性心动过速、室颤等恶性心律失常应立即汇报手术医生，及时处理，如采取电除颤、植入临时起搏器、除颤贴片体外起搏等急救措施。

（三）术后护理

1. **体位与活动**　术后病人取平卧或稍偏左侧卧位，床头可适当抬高 20°；6 h 后可改半卧位或下床，改变体位动作宜缓慢，遵循"侧卧或半卧 — 坐床边 — 下床（如厕）"三步原则；初次活动应在护士观察指导下进行，2 周内避免肩关节上举过肩或剧烈活动。对接受无导线起搏器植入术的病人执行股静脉置管拔除护理措施。

2. **饮食护理**　病人卧床期间可进食清淡易消化的食物，避免进食易导致产气腹胀的食物或生冷食物。

3. **专科护理**

（1）术后交接：同临时起搏器植入术术后交接。

（2）病情观察与监测：监测病人生命体征，了解病人主诉，并注意观察囊袋 / 股静脉有无出血、血肿、感染等情况，观察病人有无膈肌跳动等异常情况，观察起搏系统功能及有无电极移位，观察病人心功能改善情况。

（3）心理护理：加强病人心理护理及健康教育，特别是植入 ICD 的病人，可能的电击会导致病人出现焦虑、抑郁的情况，应早期评估、早期发现抑郁、焦虑，并积极干预。护理人员需加强病人的认知及行为疗法，减轻其抑郁、焦虑程度，预防抑郁引起病人自杀。

（4）并发症预防与护理：密切观察病人病情，如发现异常及时报告医生并协助处理。

① 切口出血或血肿：关注病人有无切口处疼痛、胀感，观察伤口局部情况，尤其注意有无局部饱满、红肿、渗血、张力增大，触诊有无波动感等，一旦发现异常立即汇报医生，配合弹力绷带加压包扎、沙袋压迫等。

② 囊袋感染：观察伤口有无红肿热痛，病人体温有无升高，遵医嘱使用抗生素。

③ 电极脱位：术后行严密心电监测，及时复查 X 线胸片。观察起搏信号发放是否正常、起搏信号后有无心电激动波的脱落、有无异常波形等；CRT 植入术后注意观察心室起搏图形，是否出现 QRS 波图形变宽及异常现象，有无新发的室性心律失常，病人有无自觉膈肌跳动等现象；ICD 植入术后注意观察有无快速性室性心律失常发生及 ICD 放电情况。如有异常及时告知医生。

④血胸或血气胸：术后观察病人有无胸痛、呼吸困难、呼吸音减弱或消失，必要时予以血氧饱和度监测、血气分析、氧气吸入等，如有血胸或血气胸，做好胸腔抽气或胸腔闭式引流准备和配合。

⑤血管血栓栓塞症：观察病人术侧肢体有无疼痛、肿胀，观察病人动脉搏动及末梢循环状态。

（四）出院指导

1. 活动与锻炼　嘱病人劳逸结合，生活规律，保证充足的睡眠和休息，术后 1 周可抬术侧手臂至肩，术后 1 个月可上举术侧手臂过头部，设备植入后的 4～6 周内不推荐阻力训练，进行有胸部创伤风险的体育活动和手臂运动幅度大的运动（例如橄榄球、拳击、攀岩等）可能会引起伤口感染及电极损坏，运动强度需根据心率和心率储备确定。

2. 饮食指导　嘱病人摄取清淡、易消化、营养丰富的饮食，避免低钾血症，保持排便通畅。

3. 用药指导　告知病人所服药物的名称、剂量、用法、作用与副作用，说明服药的重要性。嘱病人不可自行减量、停药或擅自改用其他药物。

4. 专科指导

（1）告知病人起搏器的设置频率及平均使用年限，指导其妥善保存起搏器卡。

（2）告知病人避免接近强磁场和高电压的场所。

（3）病情监测：教会病人自测脉搏，指导其每天自测脉搏 2 次，若出现脉率比预设频率低 10% 或再次出现安装起搏器前的症状应及时就诊。

（4）观察伤口有无红、肿、热、痛等炎症表现及有无异常分泌物、出血等，若出现上述情况应立即就诊。

5. 复诊指导　嘱病人术后第 1、3、6、12 个月至医院行起搏器程控检测，以后每半年随访 1 次。接近起搏器使用年限时，应缩短随访间隔时间或遵医嘱随访。

6. 重返工作岗位与驾驶安全　起搏器暴露于电场环境中，会有电磁干扰相关的风险。对不确定电、磁或电磁干扰等工作场所，应由起搏器制造商的专业技术人员进行准确的分析以识别潜在的风险。ICD 植入病人驾驶建议见表 3-3-1。

表 3-3-1　ICD 植入病人驾驶建议

项目	私人驾驶限制	职业驾驶限制
ICD 植入用于二级预防	3 个月	永久
ICD 植入用于一级预防	4 周	永久
更换 ICD 后	1 周	永久
更换导联系统后	4 周	永久
正常的 ICD 电击治疗后	3 个月	永久
非正常的 ICD 电击治疗后	采取预防 ICD 非正常电击措施后	永久

（何英）

第四节　心脏瓣膜疾病

心脏瓣膜病是由多种原因引起的心脏瓣膜狭窄或（和）关闭不全所致的心脏疾病。风湿性因素在我国很常见，但近年来由退行性改变引起的心脏瓣膜病有逐年增多的趋势。风湿性心脏病以二尖瓣受累最为常见，其次为二尖瓣合并主动脉瓣病变，单纯主动脉瓣、三尖瓣和肺动脉瓣病变者少见。根据临床症状、体征并结合病史，诊断心脏瓣膜病多无困难。超声心动图检查有助于明确病变部位并评价病变严重程度。外科手术是治疗心脏瓣膜病的重要方法，心脏瓣膜病手术治疗应注意选择手术时机。随着介入技术的快速发展和临床证据的不断积累，经导管心脏瓣膜置换或修复技术在心脏瓣膜病的治疗中前景广阔。

一、二尖瓣狭窄

二尖瓣狭窄（mitral stenosis，MS）的主要病因是风湿热，多见于 20～40 岁青壮年，约 70% 的病人为女性，约 50% 的病人无急性风湿热史，但多有反复链球菌感染所致的上呼吸道感染病史。急性风湿热后，至少需要 2 年或更长的时间才可能形成明显的二尖瓣狭窄，多次反复发作急性风湿热者较仅有一次发作者要早出现瓣口狭窄的病理改变。单纯二尖瓣狭窄者约占风湿性心脏病的 25%，二尖瓣狭窄伴有二尖瓣关闭不全者约占风湿性心脏病的 40%，主动脉瓣常常同时受累。二尖瓣狭窄的少见病因有先天性发育异常、瓣环钙化，如常见于老年人的退行性变、结缔组织病（如类风湿关节炎、系统性红斑狼疮、硬皮病）等。

正常成人的二尖瓣口面积（mitral valve area，MVA）为 4.0～6.0 cm^2，MVA≤2 cm^2 时为轻度狭窄，MVA≤1.5 cm^2 时为中度狭窄，MVA≤1 cm^2 时为重度狭窄。随着二尖瓣狭窄加重，跨瓣压差亦相应增加才能使血流通过狭窄的瓣口充盈左室，以维持正常的心排血量。

【临床表现】

二尖瓣狭窄的发展呈渐进性发展，早期为 20～40 年的缓慢发展期，临床症状隐匿或不明显，晚期进展迅速，一旦症状出现，10 年左右即可丧失活动能力。重度二尖瓣狭窄病人常常伴有特殊的"二尖瓣面容"，双颧呈绀红色。

1. 呼吸困难　发生较早，早期表现为劳力性呼吸困难，晚期静息状态下亦出现呼吸困难，以致端坐呼吸和阵发性夜间呼吸困难。若有快心室率房颤、感染、发热、妊娠或分娩、运动、输液过多过快等因素，可以诱发急性肺水肿。

2. 咯血　有以下几种情况：①扩张的支气管静脉破裂致突然咯大量鲜血，见于早期肺血管弹性功能尚好时；②阵发性夜间呼吸困难或咳嗽时，可出现痰中带血或血痰；③急性肺水肿时，咳出大量粉红色泡沫样痰；④体静脉血栓或右房内血栓脱落致肺梗死而咯血，是二尖瓣狭窄伴有心衰的少见并发症。

3. 咳嗽　常常发生，可能为支气管黏膜淤血、水肿造成支气管炎或左心房增大压迫左主支

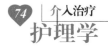

气管所致。

4. 声嘶 严重扩张的左心房和肺动脉压迫左侧喉返神经，可导致声音嘶哑。

【辅助检查】

1. 胸部 X 线检查 后前位见左心缘变直，右心缘见双心房影，左心房增大，肺动脉段隆起，主动脉结缩小，间质性肺水肿（如克利 B 线）；左前斜位可见左心房增大使左主支气管上抬，右前斜位见左房压迫使食管下段后移。严重者左房、右室扩张明显，心影呈梨形心。

2. 心电图 重度二尖瓣狭窄病人可出现二尖瓣 P 波，P 波宽度>0.12 s，伴有切迹，PV1 终末负性向量增大；QRS 波群示电轴右偏和右心室肥厚表现。

3. 心脏超声心动图 对评估二尖瓣的病理改变及狭窄的严重程度极有价值。多普勒超声心动图能较准确地测定舒张期二尖瓣跨瓣压差和二尖瓣口面积，其结果与心导管法测定结果具有良好相关性，可较准确地判断狭窄严重程度。经食管超声心动图能准确判断二尖瓣形态，检出左心耳及左心房附壁血栓，观察房室腔形态及功能改变。血栓诊断的敏感性及特异性均在 98% 以上。

4. 心导管检查 在考虑介入或手术治疗时，可经心导管检查同步测定肺毛细血管压和左心室压，以确定跨瓣压差和计算瓣口面积，正确判断狭窄程度。

【处理原则】

1. 一般治疗 避免过度体力劳动和剧烈运动，定期随访。无症状的重度二尖瓣狭窄病人和成功实施经皮球囊二尖瓣成形术（percutaneous balloon mitral valvuloplasty，PBMV）的病人应每年进行临床随访和超声心动图检查，一旦出现症状应尽早考虑介入或外科手术治疗。轻、中度二尖瓣狭窄的病人，随访间隔时间可延长到每 2~3 年一次。

2. 药物治疗 有风湿活动者应给予抗风湿治疗，预防风湿热复发，应长期甚至终生应用苄星青霉素；利尿剂、β 受体拮抗药、地高辛、非二氢吡啶类钙通道阻滞药和伊伐布雷定可改善症状；房颤病人需要使用维生素 K 拮抗剂（VKA）华法林抗凝，INR 目标值为 2~3；合并房颤的中至重度二尖瓣狭窄病人应使用华法林抗凝而不是非维生素 K 拮抗剂口服抗凝药（NOAC）；窦性心律病人，如既往有血栓栓塞病史、左房存在血栓、左房内径>50 mm 或容积>60 ml/m²、经食管超声心动图提示左房有自发显影，也建议抗凝治疗。

3. 介入治疗 PBMV 的适应证为：中、重度单纯二尖瓣狭窄（MVA≤1.5 cm²）；瓣叶柔软活动度好，无明显钙化且瓣下结构无明显增厚（Wilkins 超声评分≤8 分）；心腔内无血栓；不合并二尖瓣反流及其他瓣膜病变；无风湿活动；有明确临床症状，心功能 Ⅱ、Ⅲ 级。如伴有二尖瓣反流，仅限于轻度且无左室增大者。高龄，伴有严重冠心病，因其他严重的肺、肾、肿瘤等疾病不宜手术或拒绝手术，妊娠伴严重呼吸困难，以及外科分离术后再狭窄的病人，也可选择该疗法。对于有血栓或慢性房颤的病人，应在术前充分用华法林抗凝。PBMV 的禁忌证为：MVA>1.5 cm²，近期（3 个月内）有血栓栓塞史，伴中至重度二尖瓣反流、严重或双侧交界钙化、交界无粘连，合并严重的主动脉瓣或三尖瓣病变，合并冠心病需要行旁路移植术，右心房明显扩大等。对于左房内存在血栓的病人，如非紧急手术，可给予抗凝治疗 2～6 个月后复查经食道心脏超声，如血栓消失仍可行 PBMV；如血栓仍存在考虑外科手术。PBMV 手术成功率为95.2%～99.3%，术后症状和血流动力学可立即改善。

4. 外科手术治疗

（1）直视分离术：适用于伴有中、重度二尖瓣狭窄（MVA≤1.5 cm²），瓣膜严重钙化或腱索重度融合缩短，以及左房内有血栓或 PBMV 治疗后再狭窄者。在体外循环下，直视分离融合的交界处、腱索和乳头肌，去除瓣叶的钙化斑，清除左心房内血栓。由于手术复发率高，这项手术已逐步淘汰。

（2）人工瓣膜置换术：对严重的二尖瓣狭窄不适合行瓣膜分离术和 PBMV 的病人，可以行二尖瓣置换术。手术应在有症状而无肺动脉高压时考虑。严重肺动脉高压使手术风险增加，但非手术禁忌，术后多有肺动脉高压减轻。人工瓣膜置换术手术死亡率和术后并发症发生率均高于分离术。术后存活者心功能可恢复较好。

【护理措施】

● 经皮二尖瓣球囊成形术

（一）术前护理

1. 同心导管检查术术前护理。

2. 评估风湿活动指标，注意有无风湿活动。

3. 心房颤动患者术前需行食道超声心动图检查，心房有血栓者需行华法林抗凝治疗 1 个月，同时监测凝血功能中 INR，维持 INR 在 2～3 之间；同时观察有无出血倾向。术前三天停用华法林，改用低分子量肝素，至术前一天停用。

4. 评估病人的心功能，心脏功能较差者应进行强心利尿治疗，心功能得以改善后方可进行。

（二）术中护理

1. 手术配合

（1）安置体位：① 病人取平卧双下肢外展位，嘱其肩膀放松，双手臂紧靠身体两侧，避免呼吸、咳嗽等动作。② 做好病人放射防护，给予铅防护垫垫于病人头颈部。③ 铺设臀垫，避免压迫病人骶尾部皮肤。

（2）消毒范围：上至脐水平，下至两侧膝关节上 1/3 处（包括会阴部），两侧至腋中线水平。

（3）手术过程及配合要点：① 在股静脉穿刺处行局部浸润麻醉。② 穿刺右侧股静脉，置入 7 F 鞘，鞘内给予肝素（按体重给药，50 U/kg）。③ 取出合适型号的球囊，检查球囊的形态及密闭性并排气备用。④ 在 7 F 鞘内置入 8.5 F 导引鞘管的导丝，在 X 线引导下将导丝送入右心房，沿着导丝将导引鞘管头端置入右心房，房间隔穿刺针沿着鞘管进入右心房，调整角度选择合适的

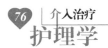

房间隔穿刺点穿刺进入左房，造影确认并给予肝素（按体重给药，50 U/kg）。⑤ 将加硬导丝沿着导引鞘管送入左心房，并将球囊送入二尖瓣狭窄部位进行扩张。

2. 病情观察与监测　了解手术进程，密切观察生命体征、影像特征及心电图等变化，警惕房室传导阻滞、室颤、急性心脏压塞等并发症的发生。监测术中 ACT，维持 ACT 为 250～350 s。ACT 不达标时根据数值与病人体重给予静脉注射肝素钠注射液 50～100 U/kg。

3. 并发症预防与护理

（1）急性心脏压塞：是经皮二尖瓣球囊成形术最严重的并发症之一，其发生率为 0.2%～2.2%。当房间隔穿刺针进入左房时，密切观察左房压力曲线及心电监护的变化。在手术过程中或手术后，病人若出现胸闷、面色苍白、憋气、血压下降、心率减慢等，应结合胸片、心脏超声情况做诊断，一旦明确诊断，迅速行心包穿刺术，必要时行紧急开胸心脏破口修补术。

（2）重度二尖瓣关闭不全：瓣膜条件不理想、选择的球囊直径过大、扩张次数过多、操作不当等原因导致的二尖瓣关闭不全，其发生率为 1.16%～12.4%。重度二尖瓣关闭不全导致难以控制的左心衰竭、亚急性心内膜炎，甚至死亡。一旦发生严重二尖瓣关闭不全，应注意保护病人心脏功能，给予减轻心脏负荷药物，减少二尖瓣反流，必要时行外科换瓣手术。

（3）体循环栓塞：导管的刺激使血管内膜破损及心腔内壁血栓脱落，引起体循环栓塞，多数为脑梗死。护士在术中、术后应密切观察病人的神志、意识、四肢活动情况，同时观察术后病人足背动脉搏动情况和肢体远端皮肤的颜色、温度、运动和感觉等。

（4）心律失常：由于导管的刺激作用，大部分经皮二尖瓣球囊成形术过程中会出现心律失常。一般调整导管或停止操作可自行消失，无须处理。如出现缓慢心律持续时间较长合并低血压，常需静脉注射阿托品；若发生室颤，应尽快撤回球囊，及时进行电除颤或心脏按压。

（5）急性肺水肿：二尖瓣球囊导管对心脏的刺激、高龄、心脏功能基础差、球囊扩张时间长等原因，造成心率加快、心排血量减少，从而诱发急性肺水肿。如病人出现呼吸急促、大汗淋漓、心率增快、双肺布满湿啰音等情况，立即停止手术，并给予高流量吸氧、强心、利尿、解痉、扩血管等治疗。

（三）术后护理

1. 体位与活动　术后病人平卧 24 h，穿刺处伤口予沙袋压迫 4～6 h，术侧肢体制动 12 h，指导病人进行床上肢体活动，以免下肢深静脉血栓形成。

2. 饮食护理　饮食上给予高热量、维生素丰富、易消化的食物，心功能不全者应控制水分和钠盐摄入。保持大便通畅，避免屏气排便，必要时使用缓泻剂。

3. 专科护理

（1）病情观察与监测：术后行 24 h 心电监护，监测心律、心率、呼吸、血压等情况，密切观察有无恶性心律失常，一旦发生，及时汇报医生处理。

（2）监测心功能：常规给予 3 L/min 氧气吸入，注意观察尿量、双下肢有无浮肿、心音、心脏杂音、肺部有无湿啰音等情况，同时监测脑纳肽（BNP）、电解质、肾功能等。

（3）伤口护理：严密观察穿刺处伤口有无出血、血肿，保持穿刺部位清洁干燥，如有出血情况，必要时予重新加压包扎。

（4）药物指导：遵医嘱予使用抗凝药，防止创面发生血栓和粘连；心房纤颤者需长期服用华法林或新型抗凝药物，防止血栓栓塞发生。

（5）并发症预防及护理　同术中护理。

（四）出院指导

1. 活动与锻炼　卧床休息 1～2 d；心功能允许的情况下，术后 3～5 d 可室内活动；出院后避免剧烈体育运动和重体力活动，症状轻者可参加轻体力工作，避免劳累。指导病人增强抵抗力，避免去人多的场所，防止交叉感染。保持室内空气流通，每日开窗通风 2 次。

2. 饮食指导　饮食上给予高热量、维生素丰富、易消化的食物，心功能不全者应控制水分和钠盐摄入。保持大便通畅，避免屏气排便，必要时使用缓泻剂。

3. 专科指导　出院后继续服用抗凝剂，告知病人有出血等并发症，需定期监测凝血功能。

4. 复诊指导　PBMV 术后 48 h 复查心脏超声心动图、胸部 X 线，若无症状应于术后 3 个月、1 年进行复查，此后每年复查 1 次。出院后如胸闷、气短等症状频繁出现，应立即就医。

二、二尖瓣关闭不全

二尖瓣结构包括瓣叶、瓣环、腱索和乳头肌四部分，正常的二尖瓣功能有赖于此四部分及左心室的结构和功能完整性，其中任何一个或多个部分发生结构异常或功能失调均可导致二尖瓣关闭不全（mitral incompetence or mitral regurgitation，MI 或 MR）。根据病程，MR 可分为急性 MR 和慢性 MR。慢性 MR 分为原发性 MR 和继发性 MR。原发性 MR 由瓣叶、瓣环、腱索和乳头肌中的一项及以上发生病理学改变引起；继发性 MR 继发于左室、左房结构功能异常。

【临床表现】

1. 急性 MR　轻度 MR 病人仅有轻微劳力性呼吸困难；严重 MR 病人（如腱索乳头肌断裂）则很快发生急性左心衰，甚至出现急性肺水肿或心源性休克。

2. 慢性 MR　病人的临床症状轻重取决于二尖瓣反流的严重程度及进展速度、左心房和肺静脉压的高低、肺动脉压力水平及是否合并有其他瓣膜损害和冠状动脉疾病。轻度二尖瓣反流者可以终身没有症状；较重的二尖瓣反流，从罹患风湿热至出现症状一般超过 20 年，但一旦发生心力衰竭，则进展常较迅速。

程度较重的二尖瓣反流病人由于心排血量减少，可表现为疲乏无力、活动耐力下降；同时，肺静脉淤血导致程度不等的呼吸困难，包括劳力性呼吸困难、静息性呼吸困难、夜间阵发性呼吸困难及端坐呼吸等。发展至晚期则出现右心衰竭的体循环淤血表现。在右心衰竭出现后，左心衰竭的症状反而有所减轻。另外，合并冠状动脉疾病的 MR 病人因心排血量减少，可出现心绞痛的临床症状。

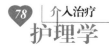

【辅助检查】

1. 胸部 X 线检查　急性 MR 病人心影正常，或左心房轻度增大伴明显肺淤血，甚至肺水肿征。慢性重度 MR 病人可见左心房、左心室增大，左心衰时可见肺淤血和间质性肺水肿征。二尖瓣环钙化在左侧位或右前斜位可见致密而粗的"C"形阴影。

2. 心电图　急性 MR 病人正常，多表现为窦性心动过速。慢性重度 MR 病人可见 P 波增宽且呈双峰，提示左心房增大；部分病人有左心室肥厚和非特异性 ST-T 改变；少数病人有右心室肥厚征；常有房颤。

3. 心脏超声心动图　多普勒超声和彩色多普勒血流显像可于二尖瓣心房侧和左心房内探及收缩期反流束及反流频谱，其诊断 MR 的敏感性近 100%。根据反流束可半定量反流程度：反流血流束局限于二尖瓣环附近为轻度，达左房腔中部为中度，直达心房顶部、贯通整个心房为重度。

【处理原则】

（一）急性 MR

治疗目的是降低肺静脉压，增加心排血量和纠正病因。内科治疗一般为术前过渡措施，尽可能在床旁漂浮导管（Swan-Ganz 导管）血流动力学监测指导下进行。硝酸酯类药物和利尿剂可降低充盈压；静滴硝普钠可扩张小动静脉，降低心脏前后负荷，减轻肺淤血，减少反流，增加心排血量。低血压和血流动力学不稳定时可使用正性肌力药物和 IABP。外科治疗为根本措施，应视病因、病变性质、反流程度和对药物治疗的反应，进行紧急、择期人工瓣膜置换术或修复术。部分病人经药物治疗后症状完全控制，进入慢性代偿期。

（二）慢性 MR

1. 一般治疗　慢性 MR 病人在很长时间内可无症状，无须特殊治疗，主要是预防风湿热和感染性心内膜炎发生，需定期随访。无症状、心功能正常的轻度 MR 病人不需常规随访超声心动图；心功能正常的无症状中度 MR 病人可每年临床随访 1 次，每 1～2 年复查超声心动图；心功能正常的无症状重度 MR 病人应每 6 个月临床随访 1 次，每年复查超声心动图；若病情出现明显变化、新发房颤、肺动脉压力升高、左室射血分数降低，应避免剧烈运动，并根据需要增高随访频率，必要时给予药物、介入或外科手术治疗。

2. 药物治疗　药物治疗对原发性 MR 的作用有限，因为不能治疗原发性病变。对于患有慢性原发性 MR、左室收缩功能正常且血压正常的无症状病人，不推荐使用血管扩张剂。对于慢性原发性 MR 合并高血压的病人可予标准降压治疗。对于有症状的慢性原发性 MR 且左室收缩功能<60% 的病人，在等待进行瓣膜手术或不适合瓣膜手术时，可予指南指导的药物治疗（guideline determined medication therapy，GDMT）。对于继发性 MR 病人，首先应予以 GDMT 治疗，包括给予 ACEI、ARB 或血管紧张素受体 - 脑啡肽酶抑制剂（angiotensin receptor-neprilysin inhibitor，ARNI）、β 受体拮抗药、葡萄糖共转运蛋白 2 抑制剂（sodium-glucose cotransporter 2

inhibitor，SGLT2i）、盐皮质激素受体拮抗剂，必要时还可使用利尿治疗来减轻容量超负荷。慢性房颤、有体循环栓塞史、左心房有血栓者，应长期行抗凝治疗。

3. 心脏再同步化治疗（cardiac resynchronization therapy，CRT） CRT通常可改善心室收缩不同步病人的继发性MR，推荐符合CRT条件的继发性MR病人行CRT治疗。目前CRT最佳适应证有以下两类：① 窦性心律、左束支传导阻滞、心电图QRS波时限≥150 ms，尽管接受GDMT治疗，但左室收缩功能≤35%的症状性心衰病人；② 符合常规起搏器适应证，预计心室起搏比例＞40%，左室收缩功能＜40%的心衰病人。

4. 介入治疗 二尖瓣介入技术是近年来迅猛发展的新技术，主要包括经导管二尖瓣缘对缘修复术（transcatheter edge-to-edge repair，TEER）、经导管二尖瓣人工腱索植入术、经导管二尖瓣环成形术、经导管二尖瓣置换术等，其中TEER是目前唯一被《2020 ACC/AHA心脏瓣膜病患者管理指南》和国内《经导管二尖瓣缘对缘修复术的中国专家共识》推荐用于治疗MR的介入治疗。对于有症状的原发性MR，若外科手术禁忌或高危，解剖结构合适，可考虑行TEER。对于有症状重度继发性MR病人，若在行最佳循证治疗（GDMT+根据需要使用CRT）后仍有心衰症状，外科手术禁忌或高危，解剖结构合适，可考虑行TEER。

5. 外科手术治疗 外科治疗是恢复瓣膜功能的根本措施。手术前应行心导管检查和心血管造影检查，以了解血流动力学情况、二尖瓣反流的程度及冠状动脉病变，便于指导手术治疗。手术方法包括人工瓣膜置换术和二尖瓣修复术。后者用于非风湿性、非感染性和非缺血性病因者，如二尖瓣脱垂、腱索断裂和瓣环扩张等。

【护理措施】

● 经导管二尖瓣修复

（一）术前护理 同经皮二尖瓣球囊成形术术前护理。

（二）术中护理

1. 手术配合

（1）安置体位：① 病人取平卧双下肢外展位，嘱其肩膀放松，双手臂紧靠身体两侧并妥善约束。② 做好病人放射防护，给予铅防护垫垫于病人头颈部。

（2）全麻护理：做好体温管理及皮肤护理。铺设保温毯，温度设置为38～43 ℃，术中监测病人核心体温，并维持体温在36～37 ℃；病人骶尾部垫臀垫，足跟部垫脚踝垫，协助麻醉医生完成深静脉及有创动脉监测，整理呼吸回路和各种连接线，避免压迫局部皮肤；留置导尿。配合超声医生经口放置食道超声探头。

（3）固定架精准定位：从胸骨柄开始到固定架前沿的距离为85～95 cm（按二尖瓣夹厂家推荐距离）。

（4）消毒铺巾：消毒范围上至颈部上缘，下至大腿上1/3处，两侧至腋中线的区域。

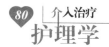

（5）手术过程及配合要点：① 连接测压装置。测压管路 1 条（测量左心房压力），压力传感器校零后打开测压通道（压力传感器位置与病人心脏位于同一水平）。② 连接加压灌注装置。配制 0.9% 氯化钠 1 000 ml＋1 000 U 肝素钠注射液两袋，加压袋加压至 300 mmHg，连接无菌台上输血器备用。③ 穿刺配合。穿刺右侧股静脉时应在超声引导下进行，防止血管并发症发生。④ 房间隔穿刺配合。股静脉穿刺后植入 SL1 鞘和房间隔穿刺针，在食道超声的引导及定位下穿刺房间隔，并造影确认，按病人体重给予肝素（100 U/kg），并将超硬导丝沿着鞘管置入左心房。⑤ 合理肝素化。监测术中 ACT，首次注射肝素后每 30 min 应抽取静脉血检测，维持 ACT 为 250～350 s。ACT 不达标时根据数值与病人体重给予静脉注射肝素钠注射液 50～100 U/kg。⑥ 二尖瓣夹装配护理。选择合适尺寸的二尖瓣夹，使用两袋加压的肝素水排气并测试各部件功能及夹子的性能备用；将配套鞘管充分排气并测试功能后沿超硬导丝置入左心房。⑦ 二尖瓣夹闭护理。将准备好的二尖瓣夹沿鞘管送入左房，并连接测压管路监测左心房压力，时刻关注加压肝素溶液的流速及残余量，防止不滴及空气进入。在食道超声的引导评估下试夹二尖瓣瓣叶，超声评估二尖瓣反流量，效果确认后释放二尖瓣夹子。

2. 病情观察与监测　了解手术进程，密切观察病人生命体征、影像特征及心电图等变化，警惕房室传导阻滞、急性心脏压塞、室颤、空气栓塞等并发症发生。术中加压灌注时应设专人管理，防止空气进入引起空气栓塞。

（三）术后护理

1. 体位与活动　拔除相关导管后，鼓励病人早期下床活动，先进行床边活动，随后可在病房内步行，最后在病区内步行。

2. 饮食护理　饮食上给予高热量、维生素丰富、易消化的食物，心功能不全者应控制水分和钠盐摄入。保持大便通畅，避免屏气排便，必要时使用缓泻剂。

3. 专科护理

（1）血流动力学监测：术后转入重症监护病房，接受持续 24 h 心电监护和有创血压监测。

（2）伤口护理：经导管二尖瓣修复术后主要有 3 处穿刺伤口，分别位于右颈深静脉、右手桡动脉和心尖部。严密观察右颈深静脉和右手桡动脉伤口处有无渗血、导管滑脱等，穿刺处透明贴膜每周更换 2 次，有渗血、渗液时及时更换。心尖部重点观察有无出血及血肿，一旦纱布被血液渗透、穿刺处周围皮肤有肿块、瘀斑等，及时汇报医生；观察伤口有无红、肿、热、痛等感染征象；术后协助医生进行心尖部伤口换药，消毒后予无菌纱布覆盖，直至伤口愈合。

（3）管道护理：妥善固定所有导管，防止发生牵拉、弯折，同时外露导管需要保留足够长度，方便病人翻身、拍背和接受治疗，保持导管穿刺部位皮肤清洁干燥，定期消毒、更换敷料、每班交接。胸腔引流管需持续观察引流液的量和性质，协助判断有无心脏荷包缝合处出血，及时提醒医生换药及冲管，避免堵管，引流量＜100 ml 后告知医生予拔除引流管。

（4）疼痛护理：心脏手术后疼痛原因主要包括管道刺激和手术切口疼痛。术后每日运用数字评定量表进行疼痛评估，疼痛评分在 4 分以下予以心理安慰，4 分以上给予药物镇痛治疗。

（5）用药护理：密切观察病人有无出血征兆，如大小便颜色，有无皮下出血点、皮肤瘀斑，有无牙龈、球结膜、鼻腔出血，向病人及其家属讲明使用抗血小板或抗凝药物的重要性和可能出现的副作用，取得病人及其家属的理解和配合。经导管行二尖瓣修复术可能损伤咽喉部或者食道，术后双联抗血小板或抗凝可导致出血，一旦发生出血应及时通知医生，同时请口腔科、耳鼻喉科等相关科室协同处理。

（6）并发症预防与护理：手术相关并发症主要包括人工腱索脱落、二尖瓣损伤、心脏压塞、血栓栓塞、气胸、感染、心律失常等。人工腱索脱落及二尖瓣损伤可能导致二尖瓣反流加重或二尖瓣狭窄，进而出现急性血流动力学改变。术后应重视病人主诉，密切观察病人血压、心率、心律等，当病人主诉胸闷、心悸、头晕等症状或生命体征发生变化时及时通知医生。手术穿刺心尖部置入人工腱索，通过荷包缝合止血，由于左心室心肌收缩力强，血流速度快，存在心尖部伤口破裂出血的风险，大量出血可造成心脏压塞。术后应严密观察心包引流液的量和性状，严密监测病人血压、心率，倾听病人主诉，观察病人有无胸闷气促、颈静脉怒张、心音低钝、血压下降、心率增快、心包血性引流液增多等症状和体征。术后血栓的发生风险主要与术后血液高凝状态、卧床制动和植入人工腱索有关。术后应积极采取预防血栓的措施，帮助病人进行下肢的主动和被动活动，做好肢体保暖，鼓励病人下床活动，遵医嘱给予抗栓药物等。密切观察病人是否伴有突发性胸痛、胸闷、呼吸困难、刺激性咳嗽等症状。

（四）出院指导

1. 活动与锻炼　指导家属在病人出院后为其创造有利于术后恢复的良好环境，做好病人的心理疏导，合理安排病人生活作息，避免感冒、劳累、便秘等诱发心力衰竭的因素。

2. 饮食指导　以少盐、易消化清淡饮食为宜，选择富有维生素、钾、镁和适量纤维素的食物。

3. 专科指导　注意观察病人有无胸闷气促、水肿等症状，监测体温、脉搏、呼吸、血压，体重的变化，若连续 3 d 空腹测体重增加 2 kg 以上应考虑水钠潴留，需要及时就诊。

4. 复诊指导　不可擅自增减药量，告知病人药物的疗效和不良反应观察方法，嘱病人出院后 1、3、6、12 个月至心内科门诊复查。术后 1 个月门诊随访。

三、主动脉瓣狭窄

主动脉瓣狭窄（aortic stenosis，AS）最常见的病因是风湿性主动脉瓣狭窄、先天性主动脉瓣畸形和老年性主动脉瓣钙化。如合并多瓣膜损害，多为风湿性心脏病。单纯主动脉瓣狭窄，年龄<15 岁者以单叶式主动脉瓣畸形多见，16～65 岁者风湿性及先天性二叶瓣钙化可能性大，>65 岁者以退行性老年钙化病变多见。

正常成人主动脉瓣口面积为 3.0～4.0 cm^2，当主动脉瓣口面积降到正常的 1/4 以下时，才会出现血流动力学异常。当主动脉瓣口面积≤1.0 cm^2 时，左心室收缩压明显升高，主要通过进行性室壁向心性肥厚代偿，从而产生并保持一个高的跨瓣压力阶差，以维持正常收缩期室壁应力和左心室心排血量。严重 AS 可致心肌缺血。

【临床表现】

AS 可经历相当长的无症状期，一旦出现症状则进展迅速，若不及时手术干预，2 年生存率仅为 20%～50%，典型的症状为劳力性呼吸困难、心绞痛和晕厥的三联征。早期症状多不典型，易被忽视。

1. 呼吸困难　劳力性呼吸困难为病变晚期肺淤血引起的常见首发症状，可见于约 90% 的有症状病人，进而可发生阵发性夜间呼吸困难、端坐呼吸和急性肺水肿。

2. 心绞痛　可见于约 60% 的有症状病人。常由运动诱发，休息后可缓解。主要是左心室壁肥厚造成需氧量增加，左心室舒张期压力增高造成冠状动脉血流减少，致使心肌缺血所致；极少数可由瓣膜的钙质栓塞冠状动脉引起。部分病人同时患冠心病，进一步加重心肌缺血。

3. 晕厥或接近晕厥　见于约 30% 的有症状病人。大多发生于突然直立时、运动中或运动后即刻，亦有少数病人在休息时发生。运动时外周血管扩张，狭窄的主动脉瓣口输出的血流不足以维持动脉血压；休息时晕厥可由心律失常（房颤、房室传导阻滞或室颤等）导致心排出量骤减所致。以上情形均引起体循环动脉压下降、脑循环灌注压降低，发生脑缺血。

【辅助检查】

1. 胸部 X 线检查　轻度 AS 病人心影可正常；中、重度 AS 病人左心室向左下扩大，左心房轻度增大，狭窄后的升主动脉根部扩张。侧位透视下可见主动脉瓣钙化。晚期可有肺淤血征象。

2. 心电图　可见左心室肥厚、劳损，常有左心房增大。可有房室传导阻滞、室内传导阻滞（左束支传导阻滞或左前分支阻滞）、房颤或室性心律失常。

3. 心脏超声心动图　是 AS 首选的评价手段。应用超声心动图可定量评估 AS 的程度，但应结合瓣膜钙化程度和活动度进行综合判断，并考虑心功能、高动力状态、心腔大小、高血压、主动脉瓣反流、二尖瓣疾病、升主动脉内径等。

4. 心电门控增强 CT　进行增强 CT 检查可以清楚地显示主动脉根部的结构，包括是否存在主动脉瓣先天性畸形、主动脉瓣瓣环的大小、主动脉瓣钙化的程度以及钙化分布、是否存在瓣叶增厚。除此以外，增强 CT 还可以明确升主动脉是否存在扩张以及扩张的程度，股动脉至主动脉血管通路的内径以及扭曲程度，可以为病人治疗方案的选择提供重要的参考依据。

5. 心导管检查　左心导管检查和造影可测到主动脉与左心室之间的压力阶差，反映 AS 的程度。心血管造影还可判断 AS 类型，即瓣下、瓣膜部和瓣上狭窄。对年龄较大者，应于换瓣术前行冠状动脉造影检查，确定是否并存冠状动脉病变，以决定手术策略。

【处理原则】

1. 一般治疗　避免过度的体力劳动和剧烈运动。定期随访对决定介入或外科手术干预的时机至关重要，应教育病人一旦出现症状立即就诊。对于症状可疑者，运动负荷超声心动图有助于判断。无症状的重度 AS 病人应至少每 6 个月重新评估一次；中度 AS 病人应每 1～2 年评估一次，如存在瓣叶显著钙化，随访频率应增加至少 1 年评估一次；对轻度狭窄病人，如存在明显钙化的每年评估一次，如无明显钙化的可延长到 2～3 年一次。

2. 药物治疗　无特异性药物治疗，主要为对症支持治疗。包括：预防感染性心内膜炎；风湿性心脏病病人应预防风湿热；积极控制血压；心衰病人应限制钠盐摄入，可用利尿剂以及 ACEI 等药物治疗，药物应从低剂量开始逐渐调整用量；积极治疗易导致血流动力学不稳定的心律失常，房颤病人可谨慎使用地高辛及 β 受体拮抗药控制心率；合并动脉粥样硬化的 AS 病人应对相关心血管危险因素进行评估和处理。需要注意的是，药物治疗可能会导致病人病情不稳定。利尿剂会降低心脏前负荷从而影响病人心排血量，β 受体拮抗药可降低心肌收缩力从而导致左心室超负荷风险，故上述两类药物需慎用。而血管扩张药物如硝酸酯类、硝苯地平等可降低体循环血压以及冠状动脉灌注压，故应避免使用此类药物。他汀类药物对 AS 的进展无明确的防治作用。

3. 手术治疗　手术治疗是治疗重度 AS 唯一有效的方案，目前方法包括介入治疗以及外科手术治疗。手术适应证包括以下两类。① 重度 AS 伴有症状。② 无症状的重度 AS 病人存在以下情况之一：伴有 LVEF＜50%，运动耐量降低或运动时体循环血压降低，极重度 AS（射流速度＞5 m/s 或平均跨瓣压差＞60 mmHg），AS 进展快（跨瓣流速年增加 0.3 m/s 以上）。

（1）介入治疗：经导管主动脉瓣置换术（transcatheter aortic valve replacement，TAVR）治疗 AS 是近年来心血管病介入诊疗领域的重大进展。PARTNER 系列研究、CoreValve US Pivotal 系列随机对照研究以及其他许多注册研究均证实了 TAVR 的安全性和有效性。TAVR 目前已成为治疗重度 AS 的有效方案，其适应证也在不断拓宽，从最初应用于外科手术禁忌的病人，逐步推广至外科手术高危、中危甚至低危的病人。年龄＞65 岁的老龄重度 AS 病人若适应证明确、解剖学结构合适，可考虑行 TAVR 治疗。

（2）经皮球囊主动脉瓣成形术（percutaneous balloon aortic valvuloplasty，PBAV）：适用于单纯先天性非钙化性 AS 的婴儿、青少年病人。因该治疗方法再狭窄的发生率高，且不能降低死亡率，不适用于有严重钙化的老年病人。对于血流动力学不稳定、外科手术风险高或需要紧急行非心脏手术的症状性重度 AS 病人，PBAV 可作为手术或 TAVR 的过渡治疗。

（3）外科手术治疗：外科人工瓣膜置换术仍然是治疗成人 AS 的主要方法，尤其对于低龄或手术低风险病人仍是首选方案。需要接受冠状动脉旁路移植术、升主动脉或其他瓣膜外科手术的中度及以上 AS 病人应优先考虑行人工瓣膜置换术治疗。

【护理措施】

● 经导管主动脉瓣置换术

（一）术前护理

1. 同经皮二尖瓣球囊成形术术前护理。

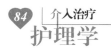

2. 完善心超、动脉造影、CT 等评估检查，协助医生顺利完成术前评价及筛选。

3. 术前禁食 8 h，禁饮 4 h。

4. 按医嘱配血。

（二）术中护理

1. 手术配合

（1）安置体位：①病人取平卧双下肢外展位，嘱其肩膀放松，双手臂紧靠身体两侧，避免深呼吸、咳嗽等动作。②做好病人放射防护，给予铅防护垫垫于病人头颈部及臀下。

（2）全麻护理：做好病人体温管理及皮肤护理。铺保温毯，温度设置为 38～43 ℃，术中监测病人中心体温（食道温度），调节体温在 36～37 ℃；病人骶尾部、足跟部粘贴减压敷料，整理呼吸回路和各种连接线，避免压迫局部皮肤；留置导尿。配合超声技师经口放置食道超声导管。

（3）消毒铺巾：消毒范围上至颈部上缘，下至大腿上 1/3 处，两侧至腋中线的区域。

（4）手术过程与配合要点：①穿刺配合。颈内静脉穿刺前将病人头偏向左侧，稍向后仰；穿刺右侧股动脉时应在超声引导或对侧造影辅助下进行，防止血管夹层等并发症发生。穿刺成功后根据血管鞘的尺寸预埋 1～2 个血管缝合器。②接对比剂及测压装置。高压注射器抽吸 150 ml 含碘对比剂备用。连接对比剂和测压管路 2 条（分别测量主动脉瓣上及瓣下压力），压力传感器校零后打开测压通道（压力传感器位置与病人心脏处于同一水平）。③临时起搏器护理。由专人管理，妥善固定，安全放置在随时可以取用的固定地点。其余护理同临时起搏术。④合理肝素化。监测术中 ACT，首次动脉穿刺成功前及术中每 15～30 min 应抽取静脉血检测，维持 ACT 为 250～350 s。ACT 不达标时根据数值与病人体重给予静脉注射肝素钠注射液 50～100 U/kg。⑤瓣膜装配护理。选择合适尺寸的瓣膜，使用 0.9% 氯化钠溶液 2 000 ml 反复清洗瓣膜表面的福尔马林溶液，并在 500～1 000 ml 无菌冰盐水中装载人工瓣膜于输送系统中备用。⑥主动脉瓣膜置换护理。根据瓣膜尺寸选择对应鞘管，一般为 16～22 F，经左侧股动脉将猪尾造影管至主动脉根部，设置造影参数并调整 DSA 造影角度，行主动脉根部造影。沿右侧股动脉送入造影导管和造影导丝至左心室，测量左心室、主动脉压力并记录；交换加硬导丝，送入尺寸合适的球囊行主动脉瓣膜扩张，扩张时遵医嘱将临时起搏器调至 180 次/min 快速起搏，扩张后立即停止，观察血压是否恢复；沿鞘管送入人工瓣膜，在造影辅助定位下缓慢释放人工瓣膜，释放时将临时起搏器调至 130～180 次/min 快速起搏；瓣膜释放后，再次行主动脉根部造影，观察有无瓣膜反流等并发症，测定主动脉瓣上及瓣下压力，并配合行食道超声检查，评估瓣膜置入位置和反流情况。术毕拔除鞘管，使用预埋的血管缝合器封堵双侧股动脉，加压包扎后护送至监护室。

2. 病情观察与监测 了解手术进程，密切观察生命体征、影像特征及心电图等变化，警惕房室传导阻滞、急性心脏压塞、血管夹层、急性冠状动脉闭塞等并发症发生。术中临时起搏器应由专人管理，做到随时起搏随时停止。

（三）术后护理

1. 体位与活动 病人全麻术后去枕平卧 6 h，严密观察病人神志、生命体征的变化。嘱病人以卧床休息为主，完成力所能及的心肌低耗氧的活动。保持病房空气流通、温湿度适宜，注意保暖，预防感冒，减少探视，为病人营造安静、安全的休息环境。了解病人的心理需求，帮助其解决心理问题。

2. 饮食护理 给予低盐、低脂饮食，少量多餐，注意饮食均衡，保持大便通畅。

3. 专科护理

（1）病情观察与监测：持续行血流动力学监测 48 h，留置漂浮导管，每日 2 次行心排血指数、肺毛细血管楔压、肺动脉压监测。严密监测心电、血压、血氧饱和度，记录 24 h 尿量。

（2）导管护理：确保漂浮导管、临时起搏导管固定妥善，处于功能状态，确保各类引流管固定良好，引流通畅。

（3）伤口护理：穿刺侧肢体避免屈曲，制动 12 h，绷带加压包扎 24 h，观察肢体血运和渗血情况；每小时评估并记录下肢动脉搏动、皮温、肌力；预防血运障碍及穿刺血管斑块脱落导致的动脉栓塞；积极预防因穿刺和卧床引起的静脉栓塞。

（4）用药护理：根据医嘱使用抗凝药物，观察凝血指标及皮肤、黏膜、大便的出血倾向。

（5）吸氧：在氧饱和度监测指导下合理给氧，可选择鼻导管给氧、面罩给氧等。

（6）并发症预防与处理

① 房室传导阻滞：由于主动脉瓣环与房室传导系统解剖关系毗邻，术中操作和术后反应都有可能引起不同程度的房室传导阻滞和左束支阻滞，术中、术后应严密进行心电监护，观察病人心率、心律的变化，观察病人有无头晕、黑矇等低灌注症状。如有异常及时汇报医生，同时做好起搏器植入术前准备。

② 主动脉瓣反流：引起主动脉瓣反流的主要原因是瓣周漏，几乎见于所有 TAVR 术后病人，可能的原因是主动脉瓣环偏大、置入水平过低、外周血管疾病、严重主动脉瓣膜钙化及一些心脏解剖方面的问题。如发生严重瓣周漏（反流程度大于或等于 2 级），可采取支架内后扩张，在原支架瓣膜内再次置入支架瓣膜，或用套圈技术将支架瓣膜拉向近端等方法处理。术中、术后及时行超声心动图评估，严密观察病人的呼吸、胸痛、颈动脉搏动及心律、心率的变化，必要时做好再次行介入处理的准备。

③ 冠状动脉开口闭塞：冠状动脉开口闭塞虽然发生率低，但后果往往是严重的，必须及时采取 PCI 术。术中、术后应严密观察病人心电变化，注意病人有无胸闷、胸痛等急性冠状动脉事件，必要时做好急诊 PCI 术前准备。

④ 心包积液和心脏压塞：TAVR 病人均为老年人，心脏脆弱，容易合并穿孔，常见原因是输送鞘管、植入瓣膜、加硬导丝时在向前的冲力下刺破左心室。术中、术后应严密观察病人的心音、心律、心率、血压、呼吸、面色等的变化，关注病人的主诉，如有心前区不适、呼吸困难、

咳嗽等应及时汇报医生，必要时做好心包穿刺引流的准备。

⑤ 卒中：TAVR 术中脑的微栓塞相当常见，尤其在送入导丝、扩张自体瓣膜、释放支架瓣膜过程中均有微栓塞发生。术中、术后应严密观察病人的神志、意识、瞳孔、肌力、言语、肢体活动情况，及时记录并汇报，正确按医嘱行抗凝治疗，观察疗效和副作用。

⑥ 血管损伤：指穿刺时穿刺部位血管损伤和血管路径损伤。发生在穿刺部位的血管损伤并发症有腹膜后血肿、髂/股动脉夹层、假性动脉瘤形成。血管路径损伤包括主动脉夹层和穿孔。严密观察血肿形成区域的疼痛及病人的血压情况，必要时做好血管外科和介入干预前准备。

⑦ 肾功能损伤：TAVR 病人的慢性肾功能受损的发生率较高，其危险因素包括高龄、慢性阻塞性肺疾病、高血压、心肌梗死病史、围手术期输血、术中应用对比剂。术后应严密观察病人尿量、肌酐、尿素氮的变化，正确根据医嘱进行术前、术后水化治疗，必要时做好血透准备。

⑧ 出血：出血是 TAVR 常见的并发症，常见原因为介入过程中的血管损伤。术前备血，术中、术后观察病人血压、心率、头晕、出汗等失血症状和体征的变化。备输血通路并保持其通畅，及时与血库取得联系。

⑨ 支架脱落：常发生在支架释放后即刻，术中医护团队的密切配合是预防、处理支架脱落的有效措施。

⑩ 其他少见并发症：如乳头肌断裂。另外，经心尖途径 TAVR 则可能导致左心室假性室壁瘤。

（四）出院指导

1. 活动与锻炼　嘱病人出院后以休息为主，控制活动量，以活动后无不适出现为宜，根据自己的活动耐力循序渐进，避免活动量超负荷。

2. 饮食指导　给予低盐、低脂、易消化饮食，保证摄入适量纤维素，做到均衡饮食，预防便秘。

3. 专科指导　教会病人自测脉搏，每日监测脉搏的变化（起搏器植入术除外）。嘱病人如有脉搏减慢，或有头晕、黑矇等情况应及时来院就诊。根据医嘱按时定量服用抗凝药物，不可擅自增减药量，定时复查 INR。指导病人药物疗效和不良反应的观察。嘱病人注意有无皮肤、黏膜出血和大便颜色的变化。应用利尿剂等时观察尿量和体重的变化，限制水、钠摄入，早期发现水钠潴留，如 3 d 内体重增加 2 kg 以上，或可见双下肢有轻度水肿，应及时来院就诊。同时，注意电解质的变化，及时纠正电解质异常。

4. 复诊指导　嘱病人出院后 1 个月、3 个月、6 个月、12 个月门诊复查，如有不适和疑问，及时来门诊就诊。

四、主动脉瓣关闭不全

主动脉瓣关闭不全（aortic incompetence，AI）主要由主动脉瓣膜本身病变、主动脉根部疾病所致。根据发病情况，AI 又分为急性 AI 和慢性 AI 两种。

（一）急性 AI

病因主要包括：① 感染性心内膜炎致主动脉瓣瓣膜穿孔或瓣周脓肿。② 创伤致升主动脉根部、瓣叶支持结构和瓣叶破损或瓣叶急性脱垂。③ 主动脉夹层血肿使主动脉瓣环扩大，瓣环或瓣叶被夹层血肿撕裂而发生反流。④ 瓣膜置换术后瓣周漏及瓣膜损伤。

（二）慢性 AI

病因主要包括：① 主动脉瓣疾病，如风湿性心脏病、感染性心内膜炎、先天性畸形、主动脉瓣脱垂、强直性脊柱炎导致瓣叶基底部和远端边缘增厚伴瓣叶缩短、退行性主动脉瓣病变（已成为老年人主动脉瓣反流的主要原因之一）。② 主动脉根部扩张引起瓣环扩大、瓣叶舒张期不能对合，如梅毒性主动脉炎、马方综合征（marfan syndrome，MFS）、强直性脊柱炎导致升主动脉弥漫性扩张、严重高血压和（或）动脉粥样硬化导致升主动脉瘤。

【临床表现】

1. 急性 AI　主要与反流的严重程度有关，轻者可无症状，重者可出现急性左心衰或肺水肿、心源性休克，甚至猝死。

2. 慢性 AI　左心室的代偿性改变可使慢性严重的主动脉瓣反流病人在很长一段时间内没有症状。症状的产生主要和左心室充盈压的上升有关，主要为左心衰表现，包括活动后气促、端坐呼吸、夜间阵发性呼吸困难等。许多病人都有胸部或头部强烈的搏动感，是由高动力循环所造成。若有效心排血量降低，病人的主要症状为疲劳、乏力、体位性头晕，重度主动脉瓣反流可引起晕厥甚至猝死。心绞痛可发生于没有冠状动脉病变的主动脉瓣反流病人，这是由于左室充盈压升高以及冠状动脉灌注压降低。

【辅助检查】

1. 胸部 X 线检查　急性 AI 病人心脏大小正常，常有肺淤血或肺水肿征。慢性 AI 病人左心室增大，可有左房增大，升主动脉扩张较明显，并可累及整个主动脉弓。严重的瘤样扩张提示马方综合征或中层囊性坏死。左心衰时有肺淤血征。

2. 心电图　急性 AI 病人常有窦性心动过速和非特异性 ST-T 改变。慢性 AI 病人常有左心室肥厚及劳损。

3. 心脏超声心动图　是诊断与评估 AI 的关键检查，对于判断疾病病因、评估反流量、监测疾病进展、掌握手术时机具有极高价值。彩色多普勒血流显像可见左室流出道舒张期反流信号。

4. 心脏磁共振　如果中度或重度 AI 病人的超声心动图评估效果欠佳或评估结果不确定，可采用心脏磁共振成像来量化反流严重程度，测定左室收缩期和舒张期容积，以及评估左心室收缩功能。心脏磁共振可量化主动脉瓣反流量和反流口面积。

5. 心导管检查　当无创技术不能确定反流程度而考虑外科手术治疗以及需要评价冠状动脉情况时，可行心导管检查。

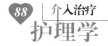

【处理原则】

（一）急性 AI

急性 AI 死亡率极高，外科治疗（人工瓣膜置换术或主动脉瓣修复术）为根本措施。内科治疗一般仅为术前准备的过渡措施，目的在于降低肺静脉压、增加心排出量、稳定血流动力学，应尽量在床旁漂浮导管血流动力学监测下进行。可以使用血管扩张剂以降低前后负荷，改善肺淤血，减少反流量和增加排出量。血流动力学不稳定者，酌情经静脉使用利尿剂、正性肌力药物和升压药物，尽快手术。IABP 为禁忌，因为球囊在舒张期膨胀将加重反流程度。左心室辅助装置也无法改善急性重度主动脉瓣反流病人病情，因血流会逆行穿过闭合不全的主动脉瓣继续充盈左心室，而前向心排血量或左心室舒张压不会改善。主动脉夹层即使仅伴轻度或中度反流，也需要紧急手术。创伤或人工瓣膜功能障碍者，根据病情采取紧急或择期手术。活动性感染性心内膜炎所致者尽可能争取在 7～10 d 强有力抗生素治疗后手术。真菌性心内膜炎所致者无论反流轻重，均需早日手术。极少数病人若药物可完全控制病情且心功能代偿良好，手术可延缓。

（二）慢性 AI

1. **一般治疗**　主要包括：① 慢性 AI 病人应避免重体力活动和剧烈运动；② 轻度反流者每 3～5 年随访一次评估超声心动图，中度反流者每 1～2 年随访一次，重度反流者每 6～12 个月随访一次，如有进行性左室扩张应提高随访频率。

2. **药物治疗**　主要包括：① 预防感染性心内膜炎，如患有风湿性心脏病应预防风湿热；② 梅毒性主动脉炎应予全疗程青霉素治疗；③ 合并高血压者应积极控制血压，推荐使用 ACEI、ARB 或二氢吡啶类钙通道阻滞药；④ ACEI、ARB 或二氢吡啶类钙通道阻滞药用于合并心衰但有手术禁忌的病人；⑤ 主动脉瓣术后仍有心功能不全者或高血压病人，可使用 β 受体拮抗药、ACEI 或 ARB 治疗；⑥ 马方综合征病人术前及术后均应使用 β 受体拮抗药治疗；⑦ 二叶式主动脉瓣畸形合并升主动脉或主动脉根部扩张病人，建议使用 ACEI、ARB 或 β 受体拮抗药治疗。

3. **外科治疗**　几乎所有存在主动脉瓣手术治疗指征的慢性 AI 病人均应行主动脉瓣置换术治疗。但一部分年轻的且瓣膜解剖结构合适（升主动脉扩张引起而无瓣膜增厚、变形和钙化）的慢性 AI 病人可考虑行主动脉瓣修补术治疗。

4. **介入治疗**　与主动脉瓣狭窄不同，经导管主动脉瓣置换术仍非重度 AI 的一线治疗方案。其原因主要为反流病人钙化少，介入瓣膜定位及固定较困难从而导致瓣中瓣及术后起搏器植入率较高。存在外科手术禁忌但解剖学结构合适的病人，可在介入治疗经验丰富的中心进行 TAVR 手术治疗。

【护理措施】

同经导管主动脉瓣置换术护理措施。

五、肺动脉瓣狭窄和反流

肺动脉瓣狭窄（pulmonary stenosis，PS）多由先天性疾病所致，风湿性 PS 极少见，通常不伴有严重的血流动力学梗阻。长期严重 PS 会导致呼吸困难和疲劳，这是由于活动时心排血量不能随之增加。PS 病人可有运动性晕厥和轻度头昏，猝死少见，晚期出现三尖瓣反流和右心衰。成人单纯性先天性 PS 的治疗方式主要是经导管球囊肺动脉瓣扩张成形术或直视下瓣膜切开术，合并漏斗部狭窄的 PS 病人可行跨瓣右室流出道补片，合并肺动脉瓣环及肺动脉主干发育不良的 PS 病人可行同种异体肺动脉移植术。

肺动脉瓣反流（pulmonary regurgitation，PR）病因可分为生理性、原发性和继发性 3 类。生理性微量或轻度 PR 是健康心脏多普勒心超的一种常见表现。原发性病因包括医源性、感染性（感染性心内膜炎）、免疫介导性（风湿性心脏病）、全身性（类癌）和先天性因素。继发性 PR 常由肺动脉高压引起的瓣环扩大导致，如风湿性二尖瓣狭窄、艾森门格综合征等。PR 可导致右心室容量负荷过重，进而引起右心室扩大、右心室功能障碍及功能性三尖瓣反流。心腔扩大还会造成房性及室性心律失常。查体可在胸骨左缘第 2 肋间扪及肺动脉收缩期搏动，可伴收缩或舒张期震颤。可在胸骨左下缘扪及右心室高动力性收缩期搏动。右心室每搏输出量增多，射血时间延长，第二心音呈宽分裂。胸骨左缘第 4 肋间可有第三和第四心音，吸气时增强。继发于肺动脉高压者，胸骨左缘第 2～4 肋间有第二心音后立即开始的舒张早期叹气样高调递减型杂音，吸气时增强，称为格雷厄姆·斯蒂尔（Graham Steell）杂音。若无肺动脉高压，杂音呈舒张晚期低调杂音。X 线检查示右心室和肺动脉干扩大，心电图可有右心室肥厚征。超声心动图可有效诊断 PR，并显示反流的机制，如瓣膜连枷或发育不良、瓣膜运动受限或瓣膜对合不良。治疗多针对引起肺动脉高压的潜在原因。原发性的重度 PR 或右心衰难以纠正时，可考虑外科人工瓣膜置换术。经导管肺动脉瓣置入术已有成功的报道，相关的临床试验正在进行中。

（朱蓓蓓）

第五节　心肌病

心肌病是一组异质性心肌疾病，由不同原因（遗传性病因较多见）引起的心肌病变导致心肌机械和（或）心电功能障碍，常表现为心室扩张或肥厚，并影响心脏的舒张和收缩功能。该病可局限于心脏本身，亦可表现为系统性疾病，最终可导致心脏性猝死或进行性心力衰竭。对于如心脏瓣膜病、高血压性心脏病、先天性心脏病、冠心病等其他心血管疾病继发所致的心肌病理性改变不属于心肌病范畴。目前心肌病常分为以下 3 类：遗传性心肌病，如肥厚型心肌病、右心室发育不良心肌病、左心室致密化不全、糖原贮积症、先天性传导阻滞、线粒体肌病、离子通道病；混合性心肌病，如扩张型心肌病、限制型心肌病；获得性心肌病，如感染性心肌病、心动过速心

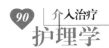

肌病、心脏气球样变、围生期心肌病。本节重点介绍扩张型心肌病和肥厚型心肌病。

一、扩张型心肌病

扩张型心肌病（dilated cardiomyopathy，DCM）是一类以左心室或双心室扩大伴收缩功能障碍为特征的心肌病。该病较为常见，我国发病率为13/10万～84/10万。本病病因多样，半数病例病因不详。本病预后差，确诊后5年生存率约为50%，10年生存率约为25%。

【临床表现】

1. 症状 本病临床表现为心脏扩大、心力衰竭、心律失常、血栓栓塞及猝死。早期可无症状，起病隐匿，主要表现为活动时呼吸困难和活动耐量下降。随着病情加重，出现夜间阵发性呼吸困难和端坐呼吸等左心功能不全症状，并逐渐出现食欲下降、腹胀及下肢水肿等右心功能不全症状。合并心律失常时可出现心悸、头晕、黑矇甚至猝死。发生栓塞时常出现相应脏器受累症状。持续顽固低血压往往是DCM终末期的表现。

2. 体征 主要体征为心界扩大，听诊心音减弱，常可闻及第三或第四心音，有时可闻及心尖部收缩期杂音，心率快时呈奔马律。两肺底可闻及湿啰音，急性左心衰时湿啰音可遍布两肺或伴哮鸣音。右心衰时可见颈静脉怒张、肝大及外周水肿等液体潴留体征。长期肝淤血可致肝硬化、胆汁淤积和黄疸。

【辅助检查】

1. 心脏超声心动图 为诊断和评估DCM最常用且重要的检查方法。疾病早期可仅表现为左心室轻度扩大；后期各心腔均扩大，以左心室扩大为主。室壁运动普遍减弱，心肌收缩功能下降，左心室射血分数显著降低。由于心腔明显扩大，导致瓣膜在收缩期不能退至瓣环水平，出现关闭不全。

2. 胸部X线检查 心影向左侧或双侧扩大，心胸比>50%，常伴有肺淤血、肺水肿及肺动脉高压的X线表现，有时可见胸腔积液。

3. 心电图 常用但缺乏诊断特异性。可表现为R波递增不良、室内传导阻滞及左束支传导阻滞。QRS波增宽常提示预后不良。严重的左心室纤维化还可出现病理性Q波，需排除心肌梗死。常见ST段压低和T波倒置。

4. 心脏磁共振 可以准确检测扩张型心肌病的心肌功能，并能清晰识别心肌组织学特征，对心肌病诊断、鉴别诊断及预后评估均有很高价值。

5. 心肌核素显像 运动或药物负荷心肌显像可用于排除冠状动脉疾病引起的缺血性心肌病。核素扫描可见舒张末期和收缩末期左心室容积增大，左心室射血分数降低。一般不用于心功能评价。

6. 冠状动脉CT检查（CTA）和冠状动脉造影 可以诊断冠状动脉狭窄等病变，协助排除冠状动脉狭窄造成心肌缺血、坏死的缺血性心肌病。

7. 血液和血清学检查　DCM 病人可出现 BNP 或 N 末端脑钠肽前体（NT-proBNP）升高，有助于鉴别呼吸困难的原因。部分病人可出现心肌肌钙蛋白 I 轻度升高，但缺乏诊断特异性。血常规、电解质、肝肾功能等常规检查有助于评价和判断病人总体情况及预后。

8. 心内膜心肌活检（endomyocardial biopsy，EMB）　有助于明确心肌病的病因诊断并指导治疗。主要适用于近期出现原因不明的突发严重心力衰竭、可伴有严重心律失常，对药物治疗反应差等的病人。

【处理原则】

治疗原则旨在阻止基础病因介导的心肌损害，去除心力衰竭加重的诱因，有效控制心力衰竭和心律失常，预防猝死及并发症发生，提高临床心功能、生活质量和延长生存期。DCM 的治疗主要包括针对病因及加重诱因的治疗、针对心力衰竭和抗凝的药物治疗、心脏再同步化治疗（CRT）以及可降低心源性猝死风险的植入式心脏心律转复除颤器（ICD）治疗。对于内科治疗无效的顽固性终末期心力衰竭，可考虑超滤治疗、左心室辅助装置治疗、心脏移植等治疗方案。目前使心力衰竭病人恢复心室再同步化的途径包括两种：第一，起搏左心室心外膜下心肌，即传统的 CRT，也称双室起搏（biventricular pacing，BVP）。通过植入带有左室电极的起搏器，同步起搏左右心室，使心室收缩同步化，减轻二尖瓣反流，增加心排血量。第二，起搏传导系统，纠正完全性左束支传导阻滞（complete left bundle-branch block，CLBBB），即希氏－浦肯野系统起搏（His-Purkinje-conduction system pacing，HPCSP）。通过脉冲刺激，沿正常传导系统激动双室或通过左束支及其分支的传导系统除极左心室，使双室电活动明显同步。扩张型心肌病的介入治疗主要以植入永久起搏器达到心脏再同步化及预防猝死为目的。护理措施详见本章第三节的"植入心血管电子器械术（CIED）"部分。

二、肥厚型心肌病

肥厚型心肌病（hypertrophic cardiomyopathy，HCM）是一种遗传性心肌病，解剖特点为心室非对称性肥厚，是青少年运动猝死的最主要原因之一。国外报道人群患病率为 200/10 万。我国患病率约为 180/10 万。本病预后差异很大，少数进展为终末期心衰，另有少部分病人出现心衰、房颤和栓塞。不少病人症状轻微，预期寿命接近常人。根据左室流出道压力阶差（left ventricular outflow tract gradient，LVOTG），HCM 可分为 3 类：梗阻性肥厚型心肌病（hypertrophic obstructive cardiomyopathy，HOCM）、非梗阻性肥厚型心肌病和隐匿梗阻性肥厚型心肌病。HOCM 指安静时 LVOTG≥30 mmHg（1 mmHg=0.133 3 kPa），以室间隔非对称性肥厚、二尖瓣前叶收缩期前向运动（systolic anterior motion，SAM）征、左室流出道梗阻（left ventricular outflow tract obstruction，LVOTO）和不同程度的二尖瓣反流为特征的遗传性心肌病。

【临床表现】

1. 症状　以劳力性呼吸困难和乏力最为常见，其中前者发生率可达 90% 以上，夜间阵发性

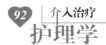

呼吸困难较少见。1/3 病人出现劳力性胸痛。部分病人可于运动时出现晕厥，与出现室性快速型心律失常有关。最常见的心律失常为房颤。

2. **体征**　体格检查可见心脏轻度增大，可闻及第四心音。流出道梗阻病人可于胸骨左缘第 3～4 肋间闻及较粗糙的喷射性收缩期杂音。

【辅助检查】

1. **心脏超声心动图**　是 HCM 最主要的临床诊断手段。以心室不对称肥厚而无心室腔增大为特征，舒张期室间隔厚度达 15 mm。伴有流出道梗阻时可见室间隔流出道部分向左心室内突出、SAM 征、左心室顺应性降低致舒张功能障碍等。静息状态无流出道梗阻需评估激发状态下的情况。部分病人心肌肥厚限于心尖部，尤以前侧壁心尖部为明显，易漏诊。

2. **胸部 X 线检查**　心影正常或左心室增大。

3. **心电图**　变化多端，主要表现为 QRS 波左心室高电压、T 波倒置和异常 Q 波。

4. **心脏磁共振**　显示心室壁局限性（室间隔多见）或普遍性增厚，同位素增强扫描可见心肌呈片状强化，梗阻性 HCM 可见左心室流出道狭窄、SAM 征、MR。

5. **心导管检查和冠状动脉造影**　心导管检查可显示左心室舒张末期压力增高。左心室流出道狭窄时心室腔与流出道之间存在收缩期压力阶差，心尖部肥厚时心室造影显示左心室变形，可呈香蕉状、犬舌状或纺锤状。冠状动脉造影对于除外疑似心绞痛和心电图 ST-T 改变病人有重要价值。

6. **心内膜心肌活检**　可见心肌细胞肥大、排列紊乱、局限性或弥散性间质纤维化。

【处理原则】

HCM 的治疗旨在改善病人症状、减少并发症和预防心源性猝死。主要通过减轻流出道梗阻，改善心室顺应性，防止血栓栓塞事件，识别猝死高危病人。HCM 治疗需个体化。目前尚无理想的治疗措施，药物治疗为首选。对于部分药物治疗效果不佳或不能耐受药物治疗的病人，需借助非药物治疗方法，主要包括外科的室间隔切除术，以及经皮室间隔心肌化学消融术（percutaneous transluminal septal myocardial ablation，PTSMA）、射频导管消融术、起搏治疗等介入方法。

1. **药物治疗**　药物治疗是基础。β 受体拮抗药作为梗阻性 HCM 的一线治疗用药，可改善心室松弛，增加心室舒张期充盈时间，减少室性和室上性心动过速。出现充血性心力衰竭时需采取针对性处理。房颤病人需要抗凝治疗。

2. **非药物治疗**　主要包括手术治疗和介入治疗。

（1）对有相应手术适应证的病人，外科行室间隔切除术是首选治疗。

（2）经皮室间隔心肌化学消融术：将无水酒精注入室间隔心肌相关供血血管（靶血管），造成人为的局部室间隔缺血坏死，增加左室流出道的宽度，从而减轻 LVOTO，改善临床症状，目前已成为 HOCM 病人较普遍的非手术替代疗法。

（3）射频导管消融术：包括心内膜射频消融术（endocardial radiofrequency ablation of septal hypertrophy，ERASH）和经皮心肌内室间隔射频消融术（Liwen 术式）。ERASH 是将射频电极置于左室或右室面的特定区域，通过释放高频电流使肥厚的心肌组织内温度升高，发生凝固性坏死，其在降低 LVOTG、改善病人心功能、提高运动耐量方面的安全性和有效性已得到初步证实。经皮心肌内室间隔射频消融术（Liwen 术式）是在全身麻醉下经胸超声心动图引导，将射频消融针经心尖直接穿刺至室间隔肥厚部位，利用射频高温造成肥厚心肌细胞凝固坏死，同时使周围血管凝固，切断异常心肌血供，达到肥厚室间隔减容、左心室流出道增宽的目的，从而改善 HOCM 病人临床症状。此技术目前尚处于临床研究阶段，本节暂不介绍。

（4）起搏治疗：对于药物治疗效果差又不适合手术或消融的病人可选择双腔起搏治疗。HCM 是青少年和运动员心脏猝死最常见的病因。ICD 能有效预防猝死发生。护理措施详见本章第三节"植入心血管电子器械术（CIED）"部分。

【护理措施】

● 经皮室间隔心肌化学消融术

（一）术前护理

1. 体位与活动　根据病人的病情及心功能情况指导其活动。

2. 饮食护理　非全麻病人术前遵医嘱禁食 2～4 h，可少量饮水，不禁药（降糖药除外）；全麻病人禁食 6～8 h、禁水及清流质食物 2～4 h，原来的常规用药术前 2 h 服用（降糖药除外）。

3. 专科护理

（1）术前宣教：向病人介绍疾病知识及手术配合事项。

（2）心理护理：评估病人心理状态及情绪，给予个体化的心理指导。

（3）协助医生签署知情同意：充分告知病人及其家属疾病情况、治疗目的、方法、风险及当前治疗现状等，签署知情同意书。

（4）病情观察与监测：协助病人完善术前实验室检查及各项影像功能学检查。监测评估病人心肾肝功能等身体状况。观察病人进餐、睡眠、排便等，一旦发现异常情况及时报告并协助处理。

（5）完善术前准备：术日完成病人皮肤清洁，去除穿刺部位毛发，嘱病人取下义齿，帮助病人更换清洁衣裤，训练病人在床上使用便器。

（6）建立静脉通路：术前遵医嘱行水化治疗，维持静脉通道顺畅。

（二）术中护理

1. 手术配合

（1）安置体位：穿刺股动静脉病人取双下肢外展位。规范病人放射防护，予铅防护垫垫于病人头颈部及臀下。必要时给予骨隆突处皮肤减压保护。

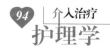

（2）配合消毒铺巾：穿刺股静脉消毒范围以穿刺点为中心，消毒半径＞15 cm，即双侧腹股沟，上至平脐部水平，下至膝关节上 10 cm。

（3）手术过程及配合要点：① 配合全麻。全麻病人予铺设保温毯，温度设置为 38～43 ℃，术中监测中心体温（食道温度），并调节体温在 36～37 ℃；病人骶尾部粘贴减压敷料，整理各种连接线，避免压迫局部皮肤；必要时留置导尿。② 配合穿刺。局部麻醉后穿刺桡/股动脉、股/颈内/锁骨下静脉，建立血管入路。根据病人体重予肝素（70～100 U/kg）鞘内注入，维持 ACT 为 250～350 s。③ 配合冠状动脉造影。协助连接三联三通、指环注射器、压力感受器，行冠状动脉造影，明确室间隔动脉情况，确定拟消融血管。④ 配合监测压差。导管至左心室腔和主动脉根部，同步测量静息状态下和负荷状态下（2% 异丙肾上腺素激发）两者的 LVOTG 压力曲线，计算 LVOTG。⑤ 配合临时起搏器植入。同临时起搏器植入术中护理。⑥ 确定靶血管。选择合适的 OTW 球囊（略大于间隔支血管直径），沿导丝将 OTW 球囊置于间隔支血管，扩张球囊后堵塞拟消融的间隔支动脉，快速注射碘对比剂 1～3 ml，行超选择性间隔支血管造影，了解局部血管供应区域，排除该间隔支至前降支或右冠状动脉的侧支循环。记录扩张球囊后 LVOTG，当 LVOTG 下降≥50% 时，提示该血管为靶血管。同时经心肌声学造影（myocardial contrast echocardiography，MCE），实时监测对比剂显影范围与梗阻相关心肌是否匹配，若吻合则判断该间隔支为靶血管（靶血管多为第一间隔支）。⑦ 配合无水酒精消融。依据血管供应区域选取适量的无水酒精，通常用量为 1～4 ml，注射速度为 1 ml/min，消融前 15 min 静脉注射吗啡 3～5 mg。完成无水酒精注射后，应继续维持球囊扩张 10 min 左右再撤出球囊，否则易造成无水酒精反流入前降支引起心肌梗死。

（4）效果评价：冠脉造影确认间隔支闭塞；心电监护示右束支传导阻滞通常为手术有效指征；持续记录 LVOTG 变化，通常认为 LVOTG 下降≥50% 或静息 LVOTG＜30 mmHg 为手术成功标志。

2. 病情观察与监测

（1）严密观察病人生命体征及心电图的变化，发现异常及时报告，术中心电图出现右束支传导阻滞常为手术有效的指征。

（2）症状观察护理：由于无水酒精注入间隔支会引起病人胸痛，术中应严密观察病人血压、LVOTG、心电图（心率、心律、ST-T 等）变化以及胸痛症状的严重程度。注射过程中如出现房室传导阻滞、严重室性心律失常或血流动力学变化，应及时提醒术者暂停注射。

（3）ACT 监测：术中维持 ACT 为 250～350 s。

3. 并发症预防与护理

（1）胸痛。无水酒精注入间隔支，病人会出现胸痛等症状。预防及护理：及时评估病人对胸痛的耐受性，并提前告知病人这是一种显效的正常反应，切勿紧张，深呼吸，尽量放松，予病人针对性心理护理。同时于注入酒精前 15 min 予静脉注射吗啡 3～5 mg 镇痛处理，予吸氧，密切观察病人病情动态变化。

（2）广泛前壁心肌梗死。主要为球囊选择过小或过早撤出球囊造成无水酒精误注入前降支内所致。预防及护理：选择合适的 OTW 球囊（直径略大于间隔支血管直径），酒精注射完成后不可即刻撤出球囊，应继续扩张球囊持续 10 min 左右。暂停注入无水酒精时应予生理盐水冲洗稀释管腔。一旦发生广泛前壁心肌梗死应立即予吸氧，严密监测心电图等动态改变，按照急性心肌梗死治疗原则予以解除疼痛、再灌注心肌治疗等紧急救治处理。

（3）心律失常。如房室传导阻滞、室速、室颤等。预防及护理：保证急救仪器设备完好备用；术中严密监护；提前植入临时起搏电极备用；规范手术操作；张贴除颤电极片，必要时予除颤等对症处理。

（三）术后护理

1. 体位与活动　穿刺部位为股动静脉时，保持术侧肢体制动 4～6 h。

2. 饮食护理　病情稳定时可进食高纤维、高蛋白、易消化清淡食物，避免食用刺激性食物。适当多饮水有助于碘对比剂快速排泄。

3. 专科护理

（1）病情观察与监测：行严密心电监护，定时监测病人生命体征，观察病人有无碘对比剂过敏等，一旦发现异常及时报告并处理。

（2）穿刺点护理：密切关注病人动静脉穿刺部位有无出血、血肿等。

（3）心肌梗死护理：术后应密切观察病人胸痛等症状，给予吸氧，监测心电图 ST 段、心肌酶学、肌钙蛋白、BNP 等，必要时及时报告并对症处理。

（4）出入液量监测：术后继续水化治疗，为促进碘对比剂代谢，术后 6 h 尿量宜＞600 ml。

（四）出院指导

1. 活动与锻炼　嘱病人保持生活规律，心情愉快。症状轻者可参加轻体力工作，应避免劳累、情绪激动、持重及激烈运动，减少晕厥和猝死的危险。

2. 饮食护理　鼓励病人进食高蛋白、高维生素、富含纤维素的清淡食物，以促进心肌代谢，增强机体抵抗力。心力衰竭时应低盐饮食，限制含钠高的食物。

3. 复诊指导　嘱病人坚持遵医嘱服药，定期门诊随访。

三、心内膜射频消融术

（一）术前护理

同射频消融术术前护理。

（二）术中护理

1. 安置体位　病人取平卧位，穿刺股动静脉时取双下肢外展位。规范病人放射防护，给予铅防护垫垫于病人头颈部及臀下。必要时给予病人骨隆突处皮肤减压保护。

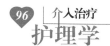

2. 配合消毒铺巾　穿刺股动静脉消毒范围以穿刺点为中心，消毒半径＞15 cm，即双侧腹股沟，上至平脐部水平，下至膝关节上 10 cm。

3. 配合全麻　全麻病人予铺设保温毯，温度设置为 38～43 ℃，术中监测中心体温（食道温度），并调节体温为 36～37 ℃；病人骶尾部粘贴减压敷料，整理各种连接线，避免压迫局部皮肤；必要时留置导尿。

4. 手术过程及配合要点

（1）配合穿刺：穿刺动静脉，根据病人体重予肝素（70～100 U/kg）鞘内注入，维持 ACT 为 250～350 s。

（2）配合消融前压力测定：沿股动脉置入猪尾导管，连接测压装置，监测 LOVT 压力阶差。

（3）配合腔内超声（ICE）应用：沿右股静脉鞘管送入 ICE，在 Carto Sound 三维标测下进行右室及左室建模，建立左侧室间隔区域模型。

（4）配合射频消融：送入射频消融导管，于左室及间隔面标测希氏－浦肯野系统电位区域，局部标测室间隔最厚区域部分，有效避开希氏束、左束支电位，依次行 LVOT 压力阶差过渡处、室间隔最肥厚处、SAM 征二尖瓣前瓣与室间隔贴合处等部位温控消融。记录消融时的心电图，消融的能量、阻抗。监护病人生命体征变化并关注病人主诉。

（5）配合消融后测压：监测 LOVT 压力阶差，压力阶差下降≥50% 或绝对值下降≥40 mmHg 判定手术成功，结束手术。

（三）术后护理

1. 体位与活动　鼓励和指导病人早期进行主动和被动运动。

2. 饮食护理　予高蛋白、高维生素、易消化饮食，避免食用刺激性食物。

3. 专科护理

（1）病情观察与监测：严密观察病人神志，生命体征，心电监护，有无胸闷、呼吸困难等表现，一旦出现异常及时报告并对症处理。

（2）穿刺点护理：密切观察穿刺点有无出血、渗血、血肿及肿胀情况；穿刺点予沙袋或弹力绷带压迫 4～6 h，穿刺侧肢体制动至拔管后 6～8 h。

（3）并发症预防与护理

① 心脏压塞。是心脏射频消融术最严重并发症之一，发生率为 0.1%～0.7%。临床表现为突发呼吸困难、血压下降、心率增快或减慢、意识丧失等。X 线表现为心影增大，心脏搏动减弱或消失。一旦发生应尽快明确诊断，密切观察病人影像、血压、心率、症状等心脏压塞早期表现，协助医生立即进行心包穿刺引流，予补液升压、鱼精蛋白中和肝素等，必要时输血或行外科开胸修补术。

② 迷走神经反射。最常见并发症之一，临床表现为心率减慢、血压下降、面色苍白、出冷汗、恶心呕吐等，严重者可出现短暂意识不清。术中应及时关心、安慰病人，尽量减轻其紧张情

绪。严密观察病人病情，关注病人主诉和感受。发生迷走神经反射时，应立即予加压补液，必要时静脉推注 0.5～1 mg 阿托品及使用升压药物治疗，严密监护血压与心率变化。

③ 房室传导阻滞（AVB）。主要发生在消融部位靠近希氏束时，临床表现为心电监护出现 PR 间期延长。处理：密切监测心电监护，术中规范消融操作，发现 PR 间期延长时及时终止消融，遵医嘱使用激素类药物，一般可自行恢复。

④ 气胸。为锁骨下静脉穿刺并发症，多与操作不熟练相关。病人可出现胸痛、胸闷和气促等症状。X 线下可见肺不同程度萎陷，胸膜腔积气。处理：予吸氧，少量气胸可自行吸收，气体量大时需要进行胸腔闭式引流。

⑤ 血管并发症。多由穿刺、拔管及止血不当引起。临床表现为穿刺处疼痛、肿胀等。处理：预防为主，规范操作。关注病人主诉和感受，合理宣教取得病人良好配合。及时给予压迫止血等对症处理。

（四）出院指导

同经皮室间隔心肌化学消融术出院指导。

（温红梅）

第四章　大血管及外周血管疾病介入治疗护理

第一节　主动脉夹层

主动脉夹层（aortic dissection，AD）是由于各种原因导致主动脉内膜、中膜撕裂和分离，血液由内膜破口流入中膜层致使主动脉腔被分隔为真腔和假腔，血液可以在真、假腔之间流动或形成血栓（图4-1-1）。

目前，国际传统 AD 分型方法中 DeBakey 分型和 Stanford 分型应用最为广泛。DeBakey 分型根据 AD 原发破口的位置及夹层累及范围将 AD 分为Ⅰ、Ⅱ、Ⅲ三型。Ⅰ型：原发内膜破口位于升主动脉或升主动脉弓，夹层累及大部或全部胸升主动脉、主动脉弓、胸降主动脉、腹主动脉。Ⅱ型：原发内膜破口位于升主动脉，

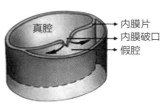

图 4-1-1　主动脉夹层示意图

夹层累及升主动脉，少数可累及主动脉弓。Ⅲ型：原发内膜破口位于左锁骨下动脉以远，夹层范围局限于胸降主动脉为Ⅲa型，向下同时累及腹主动脉为Ⅲb型。Stanford 分型将 AD 分为 A、B 两型。凡夹层累及升主动脉者为 Stanford A 型；夹层仅累及胸降主动脉及其远端为 Stanford B 型。

AD 发病因素主要有：① 使主动脉壁张力增加的各种因素，如高血压、主动脉缩窄、外伤等；② 导致主动脉壁结构异常的因素，如动脉粥样硬化、遗传性结缔组织疾病（如马方综合征）、家族性遗传性 AD 或主动脉瘤、大动脉炎等；③ 其他因素，如妊娠、医源性 AD 等。国内研究表明，高血压、马方综合征、吸烟、饮酒、主动脉瓣二叶畸形（BAV）、动脉粥样硬化等是我国 AD 发病的主要独立危险因素。

【临床表现】

1. 疼痛　疼痛是 Stanford B 型主动脉夹层最常见的初始症状，常为撕裂样或刀割样难以忍受的锐痛，疼痛有放射性。疼痛的部位可提示夹层累及的范围，包括胸部、背部、腹部或下肢。

2. 心脏并发症表现　可表现为胸痛、胸闷和呼吸困难，心电图 ST 段抬高和 T 波改变，心力衰竭甚至心源性休克。

3. 其他脏器灌注不良表现　夹层累及主动脉的分支血管可导致器官缺血或灌注不良，包括脊髓、大脑、心脏、肾脏、肠或四肢缺血而导致灌注不良的症状（中风、心肌梗死、肠梗阻、肾功能不全、肢体瘫痪）。

4. 神经系统并发症　包括脑卒中和脊髓缺血。

5. 破裂　病人可有失血性休克的表现，包括神志淡漠或昏迷、皮肤苍白、心动过速、呼吸急促、尿少、血压下降等。

6. 体征　四肢血压差异较大，有时相差＞30 mmHg；主动脉瓣反流的杂音。血液或炎症性浆液漏入左胸膜腔可导致胸腔积液的体征，肢体动脉闭塞可能会引起周围性缺血或神经病变，肾动脉阻塞可能引起少尿或无尿，心脏压塞可能引起奇脉和颈静脉扩张。

【辅助检查】

1. 胸部 X 线　纵隔阴影增宽，通常伴有起源部位明显局限性膨出。左侧胸腔积液常见。

2. CT/CTA　可作为可疑 AD 病人的首选术前检查手段。如图 4-1-2。

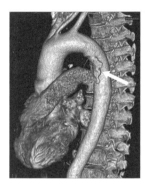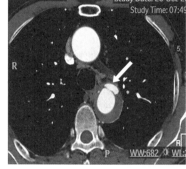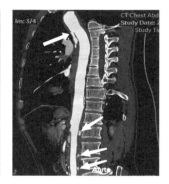

图 4-1-2　主动脉夹层 CTA 影像

3. 主动脉彩超　包括 TTE 和 TEE，可用于各种状态病人的术前、术中及术后评价。

4. MRI　可作为 CTA 首选的替代检查手段。但扫描时间较长，不适合紧急检查。

5. DSA　不作为常规诊断检查手段，仅作为 Stanford B 型 AD 行覆膜支架置入手术中的辅助检查。如图 4-1-3。

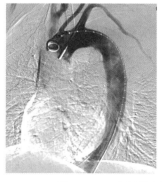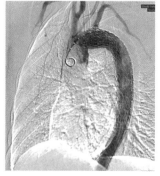

图 4-1-3　夹层腔内修复术中 DSA 影像

6. 实验室检查　包括血常规及血型、尿常规、肝肾功、血气分析、血糖、传染病筛查、心肌酶、肌红蛋白、凝血 5 项（包括 D - 二聚体）和血脂检查。这些检查有助于鉴别诊断、评估脏器功能及手术风险，缩短术前准备的时间。

【处理原则】

1. 初步治疗 有效镇痛，控制心率和血压，减轻主动脉剪应力，降低主动脉破裂的风险。

2. 保守治疗 适用于无并发症、局限于降主动脉的稳定夹层。

3. 外科手术治疗 是急、慢性 Stanford A 型 AD 最有效的治疗方法，手术方式通常包括开放性修补和人造血管置换。

4. 介入治疗 对于急性复杂性 Stanford B 型 AD，需尽早行手术干预。首选胸主动脉腔内修复术（thoracic endovascular aortic repair，TEVAR）。

【护理措施】

（一）术前护理

1. 体位与活动 予以舒适体位，绝对卧床休息。

2. 饮食护理 给予低盐、低脂、清淡、易消化饮食。一般为全麻下手术，术前禁食 6 h、禁饮 2 h。

3. 专科护理

（1）病情观察与监测：严密监测病人生命体征和重要脏器的功能；观察主动脉夹层是否累及重要脏器导致供血障碍；观察病人神志改变，肢体运动情况，有无腹痛、腹胀，监测病人尿量。如有主动脉夹层破裂的先兆，立即汇报医生并做好抢救准备。

（2）疼痛管理：评估疼痛的位置、性质、持续时间、诱因等；集中护理操作，减少环境刺激；指导病人放松，禁止用力；遵医嘱给予阿片类药物缓解疼痛。

（3）控制血压和心率：监测血压，测量血压时应同时测量四肢血压，以健侧肢体血压为真实血压，遵医嘱使用降压药严格控制血压，使收缩压控制在 100～130 mmHg，平均动脉压维持在 60～70 mmHg。心率控制在 60～80 次/min。

4. 心理护理 由于 AD 发病急、病死率高，病人及其家属会出现恐惧心理，应向病人及其家属介绍疾病和手术相关知识，理解病人的异常心理反应并耐心解答病人及其家属的问题，以缓解其对手术的恐惧和焦虑。

（二）术中护理

1. 手术配合 病人取仰卧位，全麻，穿刺股总动脉，置导管鞘，全身肝素化，进导丝导管，造影显示主动脉各区段供血、通畅情况及夹层破口位置，测量后选择合适支架置入，封闭原发破口，扩张真腔，造影显示夹层封堵良好、各分支无异常后，撤导丝导管，缝合穿刺点，术毕。术后予抗炎、止痛、补液等对症治疗。

2. 病情观察与监测 控制病人血压，尽量减少支架移位、脱落或主动脉破裂的风险。保护病人肾功能，准确记录每小时尿量，根据尿量和中心静脉压随时调整输液速度。术中注意监测病人心率、心律、血氧饱和度、无创血压、有创血压及中心静脉压变化，注意病人面色、呼吸、意识、麻醉的深度，如有异常及时报告医生并协助处理。

3. 并发症观察与护理　观察术中出血量，注意神经系统、循环系统症状，预防术中大出血和心律失常等并发症。

4. 做好术中体温及压力性损伤的管理。

（三）术后护理

1. 病情观察与监测

（1）观察病人生命体征，监测有创动脉压，及时了解血压变化。

（2）密切观察病人呼吸频率、节律、幅度和双肺呼吸音。

（3）观察病人主动脉主要分支供血情况，四肢动脉搏动情况，四肢皮肤温度、色泽；监测四肢血压，若与病人之前血压差距很大，通知医生查找原因。

（4）定期监测病人血清电解质和血气分析。

2. 专科护理

（1）维持血压稳定：病人术前常有高血压病史，紧张、手术低温、术后疼痛等因素可引起血压升高，导致吻合口渗血和缝线撕脱，因此术后需积极控制血压：① 遵医嘱合理使用利尿药和血管扩张剂等降压药，严格控制输液速度和量；② 适量应用镇静、镇痛药物，防止紧张、疼痛引起病人血压升高；③ 术后复温，注意保暖；④ 为防止吸痰刺激引起病人血压骤升，吸痰时应动作轻柔。

（2）纠正水、电解质、酸碱失衡：由于病人术中丢失大量液体，术后引流液多、组织灌注不足可引起代谢性酸中毒；呼吸机辅助呼吸参数调节不当，病人易出现呼吸性酸中毒或碱中毒；术中血液稀释会导致低钾血症等情况，因此术后应积极补液，适当补充钾、钙和镁。

（3）并发症预防与护理

① 逆行性夹层：可能与主动脉壁病变（如合并结缔组织病、急性期主动脉壁水肿等）、术中操作不当、覆膜支架选择不当等因素有关。应避免在急性期或对合并遗传性结缔组织病病人行TEVAR；术中覆膜支架直径选择不宜过大，避免反复球囊扩张支架或推拉调整支架位置。

② 内漏：锚定区过短、覆膜支架头端与主动脉内壁贴合不严导致血液从两者的间隙进入原发破口形成内漏。少量内漏可自行吸收，中、大量内漏需积极处理。

③ 卒中：可能与主动脉弓部或头臂血管开口处操作时斑块或附壁血栓脱落、左椎动脉优势的左锁骨下动脉被覆盖、迷走椎动脉、术中控制性低血压时间过长、空气栓塞等因素相关。术前应充分评估主动脉弓及头臂血管病变情况，术中尽量减少操作及控制性低血压时间，避免遮挡左锁骨下动脉开口（可附加烟囱技术或头臂血管间转流技术）。

④ 截瘫：与根最大动脉（Adamkiewicz动脉）或左锁骨下动脉覆盖、术中控制性低血压时间过长有关。术中、术后均需监测病人下肢活动，一旦出现运动障碍，尽快行脑脊液测压引流，维持脑脊液压力≤10 mmHg。其他治疗措施包括提高动脉压、适当抗凝、应用糖皮质激素等。术中应避免同时封闭锁骨下动脉及 Adamkiewicz 动脉，长段胸主动脉覆膜支架置入手术前可行预防性脑脊液测压引流。

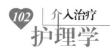

（四）出院指导

1. 活动与锻炼　指导病人避免剧烈活动，劳逸结合。预防感染，注意个人卫生；天气变化时注意防寒保暖，避免呼吸道感染；勿在人多、寒冷或湿热的地方活动，以免加重心脏负担。

2. 饮食指导　嘱病人戒烟忌酒，伴有糖尿病或高血脂的病人宜给予低胆固醇、低脂肪及低糖饮食。

3. 专科指导　指导病人正确服用抗高血压、降血糖和抗凝药物，定时、定位、定血压计测量血压。嘱病人出现心悸、胸背部疼痛等不适时应及时就诊，预防新发夹层、脏器缺血、动脉瘤形成或破裂等并发症。

4. 复诊指导　病人需要做到规律随访。规律随访有助于定期监测残余夹层的动态变化及主动脉重塑情况，评估脏器功能以及发现危险因素（如难以控制的高血压、持续或突发疼痛、动脉瘤压迫症状等），为调整治疗药物或再次手术干预提供依据。建议术后3、6、12个月随访，特殊病人术后应制订个体化随访计划。

（杨昱）

第二节　肝血管瘤

肝血管瘤是一种肝脏内大量的动静脉血管畸形构成的团状结构，是最常见的肝脏原发性良性肿瘤，包括硬化性血管瘤、血管内皮细胞瘤、毛细血管瘤和海绵状血管瘤，其中以肝海绵状血管瘤最为常见。肝血管瘤的病灶大小不一，大多为单发，也可多发。可根据肝血管瘤瘤体直径大小将其进行分类：直径<5 cm 的称为小血管瘤，直径为 5～10 cm 的称为大血管瘤，直径 10 cm 以上的则称为巨大血管瘤。此分类方法对制订肝血管瘤治疗方案具有一定指导意义。

肝血管瘤的病因不明，可发生于任何年龄段，通常发生在儿童期，诊断于成人期，故多数学者认为肝血管瘤的发生是先天性血管发育异常，血管内皮细胞和周围细胞增殖所致。肝血管瘤好发于 30～50 岁，较多见于女性，可能与女性的青春期、怀孕、口服避孕药等后天性内分泌因素的影响有关。肝血管瘤血供完全来自肝动脉，部分来自动静脉瘘。肝血管瘤主要是肝动脉、门静脉和肝静脉之间的血窦在发生阶段出现障碍所致。大体病理呈膨胀性生长，紫红色，边界清，有条索状纤维包膜包裹，切面呈海绵状或蜂窝状含血腔隙，其内可发生纤维化、钙化、血栓形成。

【临床表现】

肝血管瘤的临床表现与肿瘤的部位、大小、增长速度及肝实质受累程度有关。肝血管瘤生长缓慢，病程长，常无临床表现，多在体检或者因其他疾病做影像学检查时发现。随着病变部位的扩大，病人会出现肝区不适、腹部持续隐痛、餐后饱胀和邻近组织器官的压迫症状等。位于肝表面的血管瘤自发破裂或受外力撞击而破裂，会导致大出血而危及生命，是肝血管瘤的严重并发症。

肝血管瘤实验室检查多无明显异常，其诊断主要依靠影像学检查，如图4-2-1。

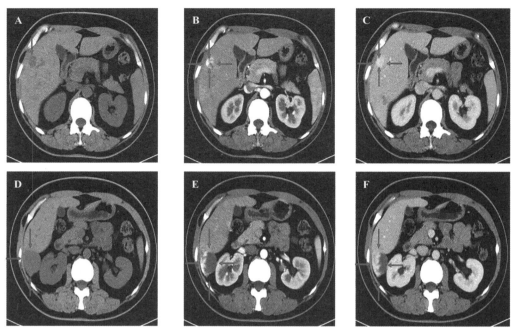

图 4-2-1　肝血管瘤 CT 增强造影图像

A—肝 S5 段血管瘤（平扫）；B—肝 S5 段血管瘤（动脉期）；C—肝 S5 段血管瘤（门脉期）；D—同一患者肝 S6 段血管瘤（平扫）；E—同一患者肝 S6 段血管瘤（动脉期）；F—同一患者肝 S6 段血管瘤（门脉期）

1. 超声检查　敏感性很高，表现为均质、强回声、边缘清晰及后壁声影增强的肝内回声区。彩色多普勒超声可显示病灶内血管、血流，敏感性及特异性较高。

2. CT 或 MRI　增强检查有较高的诊断价值。表现具有一定特征性：早期病灶边缘强化，随时间延长，强化区逐渐向病灶中心推进，呈典型的"慢进慢出，早出晚归"的特点。

3. 血管造影　不仅是诊断血管瘤的可靠方法，也是选择治疗技术的重要依据：① 肝血管瘤主要由肝动脉供血，供血动脉无明显增粗、无新生肿瘤血管，与肝癌明显不同。② 对比剂进入血窦后呈密度很高的染色，形似大小不等的"树上挂果征"或爆米花样改变，多分布于瘤体边缘。较大瘤体中心常为纤维组织取代，表现为无血管区，肿瘤染色形成环状或"C"形，这是海绵状血管瘤的一个特征性表现。③ 海绵状血管瘤的异常血管在注入对比剂后 1～2 s 即可被充盈显影，但排空慢、持续时间长，呈"早出晚归"征象，是海绵状血管瘤的又一个特征性表现。④ 传统认为肝血管瘤罕见并发动静脉瘘（arteriovenous fistula，AVF），随着影像检查设备的发展及对 AVF 认识的深入，目前认为，肝血管瘤并发 AVF 并不罕见，血管造影征象包括双轨征、门静脉或肝静脉及其属支显影，多出现于瘤旁或巨大瘤体中血管周围。

【处理原则】

对于有明显临床症状和（或）体积较大的肝血管瘤应积极治疗，控制其发展，传统治疗方法

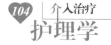

是外科手术切除，但当肝血管瘤瘤体巨大（直径＞5 cm）或近期明显增大，病人不能或不愿接受手术治疗时，经皮穿刺肝动脉硬化栓塞术是一种安全、有效的治疗方法。自 1977 年 Tegtmeyer 采用明胶海绵颗粒栓塞治疗婴儿巨大肝海绵状血管瘤获得成功后，介入栓塞治疗逐渐得到推广应用，目前已经成为临床常用治疗方法之一。

肝血管瘤介入治疗方式主要包括选择性肝动脉栓塞术、经皮穿刺瘤内药物注射。

（一）选择性肝动脉栓塞

首先行选择性肝动脉造影，以了解血管瘤的数目、大小、位置、染色特征及血供等情况，再超选插管到供血分支，将栓塞剂、药物经导管从肝动脉缓慢推入，达到破坏血窦内皮细胞和闭塞瘤体血窦的作用。

常用栓塞剂主要包括碘化油、聚乙烯醇（PVA）颗粒、无水乙醇、鱼肝油酸钠、明胶海绵、弹簧圈等。治疗药物主要是平阳霉素，它具有抑制和破坏血管内皮细胞的作用，因此，与碘化油混合并乳化后应用最广泛，可使异常血窦内形成血栓，血栓机化使瘤体缩小而达到治疗目的。应根据血管造影情况、医生经验、病人具体情况选择栓塞剂。对于巨大血管瘤，可分次栓塞治疗，以减少并发症的发生。合理使用不同性能的栓塞剂较使用单一栓塞剂栓塞疗效更显著。对于伴有动静脉瘘的海绵状血管瘤，需视动静脉瘘的分流量再调整栓塞剂。

（二）经皮穿刺硬化剂、药物注射治疗

经皮穿刺瘤内注射硬化剂或药物，是在 B 超或 CT 引导下开展的介入治疗技术，硬化剂直接注入肿瘤，使肿瘤组织脱水固定，细胞蛋白质凝固变性，局部血管血窦内皮坏死，血栓形成，导致肿瘤坏死，发生纤维化，从而达到治疗目的。硬化剂主要包括鱼肝油酸钠、无水乙醇。药物主要包括胶体磷（^{32}P）、平阳霉素、博来霉素等，其中平阳霉素的性价比最高。为了追求药物尽量充满所有血窦，需要采用多点、多次注射。重复治疗时应依据治疗后瘤体大小来调整用药量。目前，对于较大的肝海绵状血管瘤，多采用肝动脉栓塞联合经皮穿刺药物注射的治疗方法。

【护理措施】

（一）术前护理

同第一篇第二章第一节"介入术前护理"。

（二）术中护理

1. 术中准备

（1）器械准备：除一般敷料外，特殊器械主要包括穿刺针、肝动脉造影管、6 F 动脉鞘、0.035 英寸的黑泥鳅导丝、超液化碘油 10 ～ 40 ml 及一次性高压注射器。

（2）药物准备：化疗药、止吐药、对比剂、栓塞剂（碘油＋平阳霉素等）。

（3）病人准备：及时提供心理安慰，减轻病人紧张、恐惧心理。协助病人仰卧于导管床上，头偏向一侧，防止治疗过程中病人因恶心、呕吐引起窒息。

（4）监测、造影护理：建立静脉通路，安置监护及测压仪，调整好高压造影注射的剂量及流速，配合进行监测和注射。

（5）用药后观察病人反应，尤其心率、血压等，如有异常及时报告。

2. 操作配合及护理　常规铺巾、消毒；应用经皮穿刺技术（Seldinger 技术）穿刺股动脉。将导管放置于腹腔动脉造影，必要时行肠系膜上动脉造影，超选择插管寻找供血动脉。常用平阳霉素 8 mg 与 10 ml 碘油混合成乳剂栓塞瘤灶，或使用无水酒精、鱼肝油酸钠等实施栓塞。栓塞过程应在透视下进行，以免误栓非靶血管。栓塞完成后摄片留影。巨大肝血管瘤需分次治疗。

（三）术后护理

1. 体位与活动　病人术后平卧，穿刺部位加压包扎，穿刺侧肢体制动 6 h，观察穿刺点有无出血、血肿，穿刺肢体皮肤颜色、温度、活动度是否正常，以及病人足背动脉的波动情况。

2. 饮食护理　术后病人食欲缺乏，进食量减少，可按病人的喜好调整食物的烹饪方法，少量多餐。

3. 专科护理

（1）病情观察与监测

①肝区疼痛：栓塞剂进入肝血窦造成血窦内皮坏死和广泛血栓形成，病人常会出现不同程度的疼痛，应耐心倾听病人主诉，密切观察疼痛的部位、程度及持续时间，注意有无压痛、反跳痛及肌紧张，做好相应的护理指导。必要时按医嘱使用镇痛药物。

②发热：术后病人均有不同程度的发热，这与肝动脉栓塞后坏死组织吸收有关。可指导病人多饮水，必要时物理降温或遵医嘱给予降温药物。做好高热护理。

（2）并发症预防与护理

①肝功能损害：因栓塞物的浸润和异物分布致邻近组织肝损伤，一般栓塞后 3 d 内转氨酶均有一定程度的升高。术后应注意观察病人小便颜色，观察病人皮肤、巩膜有无黄染及腹围变化，同时注意观察病人神志情况，警惕肝性脑病发生。抽血检查病人肝功能情况，并根据医嘱予以保肝支持治疗。保证病人摄入足够的能量，减少肝糖原分解，减轻肝负担。对于有肝功能损害的病人，应嘱其卧床休息，保证充足的睡眠。

②胆囊损伤：常因术中导管未超越胆囊动脉，或灌注栓塞剂及硬化剂时压力过大反流入胆囊动脉使胆囊动脉硬化所致，一般有胆区疼痛，呈持续性，可间歇性缓解。术后应注意观察疼痛的部位、性质及持续时间，并根据医嘱予消炎、利胆及镇痛治疗。

③胃、十二指肠损伤：因硬化剂及栓塞剂反流入胃十二指肠动脉或胃右动脉引起胃和十二指肠球部损伤，甚至有穿孔的危险。术后应观察病人有无腹胀、胃痛等症状，并根据医嘱予以保护胃黏膜治疗，同时宜进食软烂、易消化的食物。

④胰腺炎：硬化剂及栓塞剂反流到胰腺供血动脉引起胰腺坏死和炎症，表现为术后上腹、背部剧痛，严重者可引起急腹症。轻者对症处理，严重病例按急性胰腺炎处理，必要时行外科手

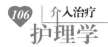

术治疗。

（四）出院指导

1. 活动与锻炼　嘱病人注意休息，保证充足睡眠，避免剧烈运动。

2. 饮食指导　嘱病人进食高蛋白、高热量、低脂饮食，鼓励病人多食新鲜的水果蔬菜，保持排便通畅。鼓励病人戒烟、戒酒。

3. 专科指导　鼓励病人积极治疗各类原发病，避免外力碰撞腹部等各种诱因。

4. 复诊指导　出院后 1 个月、半年和 1 年后来院复诊，术后 3 个月内避免过重的体力劳动，必要时行第 2 疗程治疗。

（龚漪娜）

第三节　肾动脉狭窄

肾动脉狭窄（renal artery stenosis，RAS）是指一侧或双侧肾动脉主干或主要分支狭窄≥50%，引起高血压和（或）肾功能不全的一种临床病症。肾动脉狭窄患病率在高血压人群中约为 1%～3%，在继发性高血压人群中可达 20%。如未经适当治疗，RAS 病情往往会加重。

根据病因，RAS 可分为两类：动脉粥样硬化性 RAS 和非动脉粥样硬化性 RAS。动脉粥样硬化是西方国家 RAS 常见的原因；随着我国人口平均寿命延长，也逐渐成为我国 RAS 的主要病因。非动脉粥样硬化性 RAS 由大动脉炎、肾动脉纤维肌性发育不良、先天性肾动脉异常、肾动脉栓塞或血栓形成、肾动脉瘤、肾动静脉瘘以及多种原因引起肾动脉外源性压迫的疾病导致。其中大动脉炎较为常见。

【临床表现】

由动脉粥样硬化或大动脉炎引起的 RAS 常有肾外系统表现。前者可出现脑卒中、冠心病及外周动脉硬化；后者可出现无脉症，即在上臂处血压测不出，桡动脉搏动未扪及。

临床上表现：高血压，且多以舒张压增高为主，呈恶性高血压型者起病急，进展快，病情重；呈良性高血压型者病程长，多无严重并发症。少数可表现为醛固酮增多型，有低血钾、高血压、红细胞增多表现，约半数病例在上腹或肾区闻及粗糙的持续性血管性杂音。老年 RAS 病人多存在高血压和肾脏损害。轻度狭窄可无症状，狭窄程度超过 70% 的重度病人才出现肾血管性高血压及缺血性肾脏病的临床表现，血压持续严重升高可出现相关并发症，如心力衰竭、肺水肿。

【辅助检查】

1. 无创影像检查　B 超（图 4-3-1）、CTA（图 4-3-2）和磁共振血管成像（magneitc resonance angiography，MRA）等，将腹部 B 超检查肾动脉和多普勒测定肾血流技术相结合是目前诊断 RAS 最常用的筛查方法。CTA 对诊断 RAS 敏感性及特异性均高，为无创性评估 RAS 的金标准。

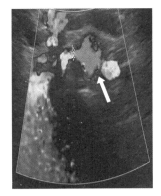 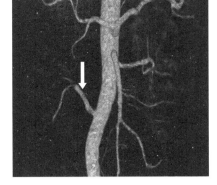

图 4-3-1　B 超可见肾动脉开口血流变窄　　　图 4-3-2　CTA 可见到肾动脉开口段管腔狭窄

2. DSA　在其他检查不能确定诊断或决定施行血管内介入治疗时应用。

3. 实验室检查　内容包括卡托普利试验、血浆肾素活性检查、尿液分析、肾功能检查、血脂及血管检查。

【处理原则】

包括病因治疗、血管内治疗及对症治疗等。

1. 病因治疗　不同病因其治疗方式不一。如动脉粥样硬化的病因治疗主要针对危险因素，包括戒烟、降脂、控制血压、抗血小板治疗和降糖治疗等，重点是降脂治疗。大动脉炎的初始病因至今尚不清楚，治疗主要针对血管壁非特异性炎症。

2. 血管内治疗　首选球囊血管扩张成形术及支架置入术。

3. 对症治疗　对无手术指征的病人应采用药物治疗控制血压，防止高血压的各种并发症。

【护理措施】

（一）术前护理

1. 体位与活动　适当进行低、中度的等张运动或根据年龄和身体状况选择运动方式，应量力而行，注意劳逸结合，不宜剧烈运动。早晨醒来后不要立即下床，可先仰卧片刻，活动一下头颈部和上肢，以适应起床时的体位变化。切忌屏气用力排便，对于患有肾性高血压的病人来说，宜采用坐便。

2. 饮食护理　根据病情予以低盐、优质低蛋白、低脂、高维生素及纤维素、高热量饮食，适量饮水。每日食盐的摄入量应少于 3 g。补充的蛋白质应以动物蛋白为主，少食或忌食植物蛋白。根据生化指标补充钙和钾。

3. 专科护理

（1）病情观察与监测：严密监测病人血压、尿量、血肌酐的变化。测量双侧大腿围 2 次 /d，方便与术后进行对比。准确记录病人 24 h 出入量，加强饮食指导，保持大便通畅。

（2）术前用药护理：病人手术当天口服负荷量硫酸氢氯吡格雷片 300 mg（术前 1 周已服

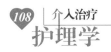

75 mg/d，可不用负荷量）。为预防糖尿病病人术中和术后出现低血糖现象，术前根据具体情况用降糖药或胰岛素。为预防使用对比剂发生急性肾损伤，应根据术前肾功能尽可能少用对比剂，至少不超过剂量上限，推荐最大对比剂用量 = 5 ml × 体质量（kg）/ 基础血清肌酐（mg/dl）。术前30 min 肌内注射地西泮（安定）10 mg。

4. 心理护理　向病人介绍疾病发生的原因、发展及预后，耐心说明手术的指征及必要性，介入术可恢复肾脏血流，并改善血压及肾功能，提高生活质量。告知术中扩张置入支架过程中出现短时间的疼痛属正常现象，会自行缓解，无须特殊处理。认真倾听病人的感受，认真解答病人的疑问，消除病人的思想顾虑和恐惧心理，使其树立良好的心态，积极主动配合治疗和护理。

（二）术中护理

1. 手术配合　病人取仰卧位，局麻或全麻，穿刺右股动脉，置导管鞘，在导丝引导下，将导引导管经股动脉插至肾动脉部，导管端在肾动脉开口处进行造影，造影可见肾动脉开口狭窄处（图 4-3-3），导丝通过狭窄段至肾动脉分支远端，固定导丝，循导丝送入球囊，使球囊上的金属标志位于狭窄段中心或两端，扩张 1～2 次，回抽球囊导管并撤出。置支架于狭窄部位扩张释放，肾动脉造影示狭窄消失、血流通畅（图 4-3-4）后结束手术，术毕拔除导管及鞘管。股动脉穿刺点无菌敷料加压包扎，送病人回病房。

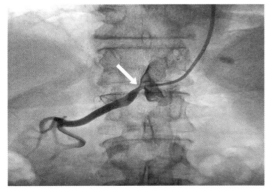

图 4-3-3　术前造影示右肾动脉开口狭窄　　　图 4-3-4　支架置入后造影显示右肾动脉血流恢复

2. 病情观察与监测　备好术中所需的药品和器械，严格执行无菌操作，防止并发感染。观察病人的意识、呼吸、心电图和动脉血压的动态变化，记录肝素用量等各项指标，配合医生做好应急处理。

3. 并发症预防与护理

（1）肾动脉穿孔：主要为导丝操作不当所致。造影可见肾实质内对比剂潴留，肾囊大量积液。如破口小、出血程度轻，可用球囊反复堵塞肾动脉几次（3～5 min/ 次），并注射鱼精蛋白中和肝素。如此方法无效，可行超选择性动脉栓塞术。

（2）肾动脉栓塞：介入操作可致动脉斑块破裂、脱落，如果斑块、胆固醇结晶栓塞较多分支，可引起肾功能损伤。表现为介入术后肾内血流明显减少，肾功能受损，目前尚无明确的诊断方法。临床上病人多仅为轻、中度肾功能受损，严重者发生急性肾功能衰竭则需依赖透析疗法。

（3）肾动脉主干夹层或闭塞：往往是操作中球囊或支架直径过大或扩张加压过高所致，如发现操作部位有撕裂的内膜片，并明显限制血流，需留置导丝在远端真腔内予以支架治疗，使内膜贴壁，恢复血流。

（4）肾动脉破裂：往往是操作中球囊或支架直径过大或扩张加压过高所致，如发现操作部位有对比剂大量外漏，病人腹痛明显，要立刻进行球囊压迫止血，反复几次（3～5 min/次）并注射鱼精蛋白中和肝素。如无效，要尽快用覆膜支架堵住破口。无法用覆膜支架处理的破口需尽快行血管外科直视手术。

4. 其他　RAS 合并冠心病或颈动脉狭窄在老年病人中并不少见。RAS 合并颈动脉狭窄病人如果先处理颈动脉狭窄，由于 RAS 导致的高血压未解除，可能诱发脑高灌注综合征；如果先处理 RAS，血压下降可能导致脑供血不足，诱发缺血性脑卒中。RAS 合并冠心病病人如果先处理冠状动脉病变，由于 RAS 未解除，可能诱发心力衰竭、肾功能不全等；如果先处理 RAS，血压过度下降可能诱发心绞痛和心肌梗死。另外，当不同靶病变涉及外科手术和介入手术杂交时，需要考虑处理的顺序，避免介入手术后抗血小板治疗带来外科手术出血风险或使外科手术被迫延迟。

（三）术后护理

1. 体位与活动　同第一篇第二章第三节"介入术后护理"。

2. 专科护理

（1）病情观察与监测：严密监测病人生命体征变化，尤其注意观察血压变化。记录病人 24 h 尿量及尿液颜色，正常情况下术后 24 h 尿量不少于 1 000 ml，如出现血尿或尿量减少应及时向医生汇报。对高龄、心功能不全病人注意严格控制输液总量及输液速度。

（2）用药护理：病人口服硫酸氢氯吡格雷 75 mg/d 或阿司匹林肠溶片 100 mg/d，部分病人采用双抗，注意病人有无鼻腔、牙龈出血，特别是病人的意识、神志等情况。糖尿病病人应该做好血糖监测，并及时调整降糖药物或胰岛素剂量。低密度脂蛋白和胆固醇增高的病人应服用降脂药物。大动脉炎病人要监测红细胞沉降率和 C 反应蛋白水平，在维持其正常的情况下逐步减少免疫抑制剂用量，直至停药。

（3）并发症预防与护理

① 穿刺处并发症：术中肝素化、抗凝和抗血小板治疗延长凝血时间均存在增加出血倾向的风险。应严密观察穿刺部位有无渗血、血肿形成及假性动脉瘤等并发症。嘱病人避免过早活动下肢，咳嗽、大小便时避免用力，定时做踝泵运动或腓肠肌被动按压，防止下肢深静脉血栓形成。

② 使用对比剂后急性肾损伤：直接向肾动脉注入对比剂，尤其对于有肾功能异常［肾小球滤过率<30 ml/（min·1.73 m²）］的病人，有增加使用对比剂后急性肾损伤的风险，需要严密防范。术后监测病人尿量、尿常规、肾功能 24～48 h。在病人心功能允许的情况下，术前 6～12 h 开始静脉补液（生理盐水 1～2 ml/min），保证充足的血容量，术后 4 h 保证尿量在 1 000 ml 以

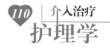

上，常规术后继续生理盐水水化 12～24 h。

（四）出院指导

1. 饮食指导　嘱病人进食高蛋白、高纤维素、低脂肪、低胆固醇、低盐饮食。

2. 专科指导

（1）用药指导：嘱病人遵医嘱服药，服用抗血小板药出现皮疹、出血倾向等副作用时应立即停药就医。

（2）预防复发：告知病人肾动脉支架置入术后有出现再狭窄或闭塞的可能，出院后应继续口服抗血小板聚集药物及抗凝药物，维持服用硫酸氢氯吡格雷 75 mg/d + 阿司匹林肠溶片 100 mg/d 至术后 3～6 个月，服药期间注意观察有无皮肤、黏膜出血倾向，并定期监测凝血常规。如术后血压先明显下降，随访中又回升至术前水平，则提示再狭窄，需行血管造影复查。

3. 复诊指导　定期随访，随访的内容有血常规、尿常规、肾功能、凝血功能、B 超等项目。嘱病人遵医嘱用药，不擅自停药和改药，做好生活保健、饮食、运动等注意事项。根据病人的病情，通常每 1～2 个月复诊一次，监测血压、肾功能的变化；每 6～12 个月行肾脏与肾动脉 B 超检查一次，了解肾脏的大小及血流通畅情况，必要时行同位素检查了解分肾功能。

（莫伟）

第四节　外周动脉疾病

一、下肢动脉硬化闭塞症

下肢动脉硬化闭塞症（arteriosclerosis obliterans，ASO）是指由于动脉硬化造成下肢供血动脉内膜增厚、管腔狭窄或闭塞，病变肢体血液供应不足，引起下肢间歇性跛行、皮温降低、疼痛，甚至发生溃疡或坏死等临床表现的慢性进展性疾病。

【临床表现】

根据症状的严重程度，可将 ASO 临床表现分为 4 期：

第 1 期：轻微主诉期。病人仅感觉患肢皮温降低、怕冷或轻度麻木。

第 2 期：间歇性跛行期。病人常在步行中出现小腿部位沉重、乏力、胀痛、钝痛、痉挛痛或锐痛，或肢端的明显麻木感，迫使病人止步，休息片刻后疼痛缓解，周而复始。

第 3 期：静息痛期。病人即使在休息时也感到疼痛、麻木和感觉异常，以平卧及夜间休息时为甚。

第 4 期：组织坏死期。随着病变的进展，感染、坏疽可逐渐向上发展至足部、踝部、小腿，严重者可出现全身中毒症状。

【辅助检查】

1. 彩色多普勒超声检查 具有高表浅组织分辨能力并能准确显示血流，可直观显示血管壁、管腔及周围组织及血流动力学改变。

2. 计算机断层动脉造影（CTA） 可阅读横断面原始图像，提高准确性。如图 4-4-1 和图 4-4-2。

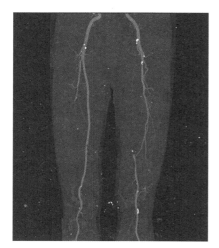

图 4-4-1　CTA 可见左侧股浅动脉长段闭塞　　　图 4-4-2　CTA 可见远端流出道股深动脉侧支供血

3. MRI 利用流空效应获得的血管成像清晰、逼真，在良好的解剖背景上显示病变的影像。

4. DSA 基于顺序图像的数字减影技术，通过把人体同一部位的两帧影像相减，得出差值部分，消除骨骼和软组织结构，使第二帧中被对比剂充盈的血管在减影图中显现，增强对比度。

【处理原则】

1. 内科治疗 减少危险因素，包括戒烟、肢体锻炼、改善生活习惯、积极治疗原发病。药物治疗以抗血小板聚集、扩张血管、改善侧支循环为主。

2. 外科治疗 包括动脉旁路术、动脉内膜剥脱术、动脉切开取栓术、截肢术。

3. 介入治疗 包括经皮腔内血管成形术、支架置入术、动脉置管溶栓及取栓术，其中经皮腔内血管成形术是目前治疗动脉硬化性闭塞症的首选治疗方案。

【护理措施】

（一）术前护理

1. 饮食护理 病人饮食以低盐低脂、高蛋白、高维生素、高纤维素的饮食为宜；严格禁烟，限制饮酒，不宜饮浓茶。

2. 专科护理

（1）用药护理：专科用药评估病人有无抗血小板聚集药物及溶栓药物用药史，是否规律服药，并重点关注病人凝血功能和血小板功能，询问观察有无出血倾向。

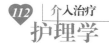

（2）患肢护理

① 患肢保护：予病人患肢保暖，修剪趾甲，穿宽松合体的裤子、棉袜和鞋。保持病人足部清洁和干燥及患肢皮肤的完整性。嘱病人皮肤瘙痒时避免用手抓痒；切勿赤足行走，避免外伤。

② 创面或溃疡的处理：创面及时换药，如有皮肤溃疡或坏死，保持溃疡部位清洁，避免受压及刺激，也可以请伤口造口专家进行处理。

（二）术中护理

具体的手术步骤和护理配合见表4-4-1。

表4-4-1　经皮腔内血管成形术的护理配合

手术步骤	护理配合
① 手术安全核查：核对病人信息、手术部位及名称	核对病人信息，做好心理护理及体位摆放；遵医嘱给予吸氧、心电监护，建立静脉通路
② 手术区域消毒、铺巾、麻醉	准备用物，暴露穿刺部位，严格执行无菌操作，协助麻醉
③ 采用Seldinger技术穿刺动脉，置入鞘管，行下肢动脉血管造影	递穿刺针、鞘管、导丝、导管
④ 经鞘管给予肝素全身化	遵医嘱实施肝素全身化，每隔1 h追加肝素；术中的腔内器具均需用配制的肝素稀释液冲洗
⑤ 送入超滑导丝，同时跟进导管，经造影确认导管位于真腔，交换超硬导丝，退出导管，沿导丝插入适宜规格的球囊行球囊扩张	根据造影结果，递送合适的导丝、球囊
⑥ 行患肢血管造影，观察血管狭窄程度及病变范围（如图4-4-3），再选择置入适宜长度和直径的支架	根据造影结果，递送合适规格型号的支架
⑦ 支架置入后（如图4-4-4）再行血管造影观察开通情况（如图4-4-5）	整个手术过程中需密切观察病人生命体征，填写介入手术护理记录单
⑧ 术毕拔管，压迫穿刺部位20 min，加压包扎	协助医生进行穿刺点加压包扎，护送病人回病房，与病房护士进行详细交接

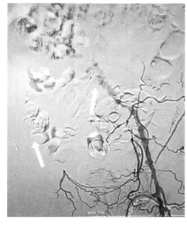

图4-4-3　逆行造影见左侧髂动脉多发狭窄

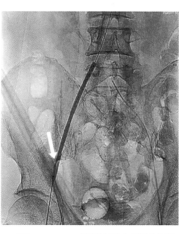

图4-4-4　球囊扩张右侧闭塞段

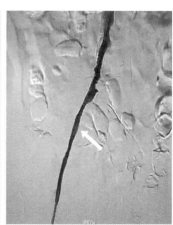

图4-4-5　成功释放双髂支架，造影示血流通畅

（三）术后护理

1. 体位与活动　病人术后卧床休息 12～24 h，若病情允许可下床活动，活动量须循序渐进。

2. 专科护理

（1）病情观察与监测：监测病人生命体征，必要时予以吸氧；严密观察股动脉穿刺处有无出血、渗血及血肿发生，病人足背动脉搏动情况、皮温及皮肤颜色。

（2）疼痛护理

① 观察疼痛的部位、性质与加重因素及疼痛时间，遵医嘱正确使用镇痛剂，用药后观察病人有无不良反应发生。

② 疼痛发作时病人应绝对卧床休息，使患肢下垂，增加血供，避免肢体剧烈活动。

（3）并发症预防与护理

① 出血：观察病人有无出血症状，若穿刺处有渗血，可予沙袋压迫，及时更换穿刺处的敷贴，并关注病人是否口服抗凝药。

② 感染：术中严格执行无菌操作，适当应用抗生素治疗。

③ 蓝趾综合征：加强对患肢溶栓后的观察，尤其是肢体颜色、温度、感觉、肿胀等情况。

④ 假性动脉瘤：表现为穿刺处局部疼痛，位置表浅者可触及动脉性搏动，造影显示动脉侧壁局限性突出于血管腔外的囊性瘤腔。一经确诊，应及时治疗。

（四）出院指导

1. 活动与锻炼　嘱病人做适当有规律的步行锻炼，起床、下蹲时动作要缓慢，注意安全，预防跌倒；术后早期避免抬重物和剧烈活动，以防穿刺点再度出血，避免意外的发生；注意生活规律，养成良好的睡眠习惯，避免过劳或情绪激动。

2. 饮食指导　糖尿病病人饮食要注意将餐前和餐后血糖控制在合理范围内。嘱病人控制体重，保持大便通畅；多摄取维生素，以维持血管平滑肌弹性。

3. 专科指导　嘱病人按医嘱服用口服药，不得擅自停药或减量，用药期间注意有无出血倾向，定期监测凝血指标；戒烟限酒，做好足部护理，保持生活规律和情绪稳定。

4. 复诊指导　嘱病人坚持治疗基础疾病（包括糖尿病、高血压等）；遵医嘱定期复查，术后 1、3、6、12 个月分别到门诊复查彩超，如果肢体出现发凉、发绀、苍白、疼痛等应及时就诊。

二、血栓闭塞性脉管炎

血栓闭塞性脉管炎（thromboangiitis obliterans，TAO）又称 Buerger 病，是血管的炎性、节段性和反复发作的慢性闭塞性疾病。多侵袭四肢中小动、静脉，以下肢多见，病变常由肢体远端向近端呈节段性发展。该病好发于男性青壮年。

【临床表现】

TAO 在 45 岁以下的吸烟者中常表现为肢体远端缺血症状，最常见的症状是前足、足底弓或

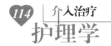

小腿低位跛行，足和手灼热痛，以及相关的表现，如皮肤发红、发绀、游走性浅表血栓静脉炎、雷诺现象和指甲营养改变。

【辅助检查】

1. 多普勒超声　评价缺血程度、动静脉是否狭窄或闭塞。

2. CTA　动脉的立体图像，显示患肢血管病变节段和狭窄程度。

3. DSA　常表现为肢体远端动脉的节段性累及，可伴有近端动脉的节段性病变。DSA还可显示闭塞血管周围有无侧支循环，能与动脉栓塞鉴别。

4. 肢体抬高试验（Buerger试验）　病人平卧，患肢抬高45°，持续60 s，若出现麻木、疼痛、足部特别是足趾和足掌部皮肤呈苍白或蜡黄色为阳性，提示动脉供血不足。再让病人坐起，下肢自然下垂于床沿，若超过10 s皮肤色泽仍不均匀，进一步提示患肢存在动脉供血障碍。

5. 多普勒超声检查　检查可以显示TAO的血栓形成情况，血栓通常表现为局部血管腔内回声增强的阴影。超声检查还可以显示病变血管的直径变窄、管壁变薄。

【处理原则】

包括内科治疗、外科治疗及介入治疗。

1. 内科治疗

（1）禁止吸烟，疼痛严重者可用止痛或镇静剂；锻炼患肢，促使侧支循环建立。

（2）可用中药、血管扩张剂和低分子右旋糖酐、抗生素等药物治疗。

（3）高压氧疗法可提高血氧含量，改善组织的缺氧程度。

（4）创面处理：干性坏疽应局部消毒包扎；湿性坏疽容易感染，应在给予及时换药的同时应用抗生素，预防或控制感染。

2. 外科治疗　包括腰交感神经切除术、动脉重建术、大网膜移植术、截肢术。

3. 介入治疗　应用导管灌注术，通过导管灌注药物，使药物直接作用于靶血管。

【护理措施】

（一）术前护理

1. 体位与活动　病人平卧，抬高患肢45°，坚持2～3 min，坐起并将双下肢下垂2～3 min，足部向上、向下、向内、向外3～5 min，再将患肢平放，屈膝蹬足2～3 min，如此反复锻炼15 min，每天3～4次。忌食辛辣、生冷油腻的食物，禁止吸烟。

2. 专科护理

（1）病情观察与监测：密切观察患肢远端的皮温、色泽、感觉和脉搏情况。对于特别行抗凝治疗的病人要注意出血倾向。

（2）疼痛护理：早期遵医嘱给予血管扩张药物及中医中药治疗；中、晚期需使用麻醉性镇痛药物，应注意成瘾性。疼痛难以解除者可实施自控镇痛（PCA）技术。

（二）术中护理

具体的手术步骤和护理配合见表 4-4-2。

表 4-4-2　下肢动脉造影术 + 局部药物灌注手术的护理配合

手术步骤	护理配合
① 手术安全核查：核对病人信息、手术部位及名称	核对病人信息，做好心理护理及体位摆放；遵医嘱给予吸氧、心电监护，建立静脉通路
② 手术区域消毒、铺巾、麻醉	准备用物，暴露穿刺部位，严格执行无菌操作，协助麻醉
③ 采用 Seldinger 技术穿刺动脉，置入鞘管，行下肢动脉血管造影	递穿刺针、鞘管、导丝、导管
④ 经鞘管给予肝素全身化	遵医嘱实施肝素全身化，每隔 1 h 追加肝素；术中的腔内器具均需用配制的肝素稀释液冲洗
⑤ 送入超滑导丝，同时跟进导管，经造影确认导管位于目标血管	根据造影结果，遵医嘱配制灌注药液
⑥ 行患肢血管造影，造影后经导管灌注前列腺素 E1（PGE1）100 μg，尿激酶（UK）20 万 U、脉络宁 20 ml	根据造影结果，遵医嘱配制灌注药液
⑦ 药物灌注完毕后肝素封管。	整个手术过程中需密切观察病人生命体征，填写介入手术护理记录单
⑧ 术毕拔管，压迫穿刺部位 20 min，加压包扎	协助医生进行穿刺点加压包扎；护送病人回病房，与病房护士进行详细交接

（三）术后护理

1. 同下肢动脉硬化闭塞症的术后护理。

2. 并发症预防与护理

再灌注损伤：闭塞动脉血流表现为局部皮肤呈现紫红色，皮温高，局部肿胀，严重者会发展为骨筋膜室综合征。护理时应严密观察术肢血运情况、小腿或足部有无缺血坏死征象，肿胀部位且皮肤完好处可给予硫酸镁湿敷，3 次 /d，疼痛难忍者遵医嘱给予止痛剂。

（四）出院指导

1. 专科指导　嘱病人患肢穿宽松鞋袜，经常更换，注意手足保暖，防止受冷、受潮和外伤，不做热疗，避免用冷水或温度过高的水洗脚。需长期服用华法林、阿司匹林等抗凝药物，且严格遵医嘱服用，不可自行改变药物种类、剂量和使用方法。

2. 复诊指导　嘱病人术后 1、3、6、12 个月分别到门诊复查 ABI 和彩超。若好转的患肢又出现皮温发凉、感觉异常、间歇性跛行、疼痛加重或全身出现感染症状，应及时到医院就诊。

三、糖尿病足

糖尿病足是指糖尿病病人出现的与下肢远端神经异常和不同程度的周围血管病变相关的足部

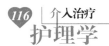

感染、溃疡和（或）深层组织破坏。

【临床表现】

1. 间歇性跛行、静息痛　主要出现在足趾或跖骨头部位，也可出现在跖骨头至足近端部位。

2. 溃疡和坏疽　典型溃疡外观可见无活性的边缘组织，苍白色坏的基底部可覆盖纤维组织。

3. 下肢感觉异常　最常见的症状是下肢的麻木感及不规则刺痛感。

4. 皮肤营养性改变　表现为下肢皮肤弹性减退，皮下脂肪层减少，皮肤色素沉积。

5. 足部畸形　表现为渐进性的负重关节破坏性沙尔科（Charcot）关节病变，以及爪形趾、锤状趾。

【辅助检查】

1. 踝肱指数　提供下肢动脉血流灌注的客观数据。

2. 塞姆斯－温斯坦（Semmes-Weinstein）单丝测验　评估神经的感觉阈值和量化周围神经病变的严重程度。

3. 彩色多普勒超声　提供狭窄、闭塞动脉的详细图像。

4. MRA　使下肢血管可视化。

5. CTA　了解血管壁结构及周围情况以反映疾病进展。

【处理原则】

（一）外科治疗

1. 外科血管重建手术　可促进溃疡愈合，改善下肢功能。

2. 远端旁路手术　从病变近段到腘动脉、腓动脉的旁路手术可以恢复足部动脉搏动，但不足以治愈糖尿病性足跟溃疡。

3. 糖尿病足的截肢　采用开放截肢截断术或闭合截肢，也可以采用膝上和膝下截肢术。其中闭合截肢是最常用的方法。

（二）介入治疗

经皮腔内血管成形术（percutaneoustransluminal angioplasty，PTA）能够给致残性间歇性跛行、肢体威胁性下肢缺血病人提供确定的治疗方法。对于不能耐受外科手术的病人以及虚弱、预期寿命更短的老年病人，采用介入治疗方法可降低手术风险并能使病人在短时间内恢复自理能力。

【护理措施】

（一）术前护理

1. 体位与活动　病人取平卧位，避免跷二郎腿或双腿交叉叠放，防止血管受压阻碍血流。指导病人训练在床上使用便器。

2. 饮食护理　合理调整病人饮食。均衡膳食既能保证每日所需能量，又能有效控制血糖。

3. 专科护理　糖尿病足溃疡合并的感染，大多是革兰阳性菌和阴性菌甚至合并有厌氧菌的混合感染。应观察伤口有无渗液，如有异常及时通知医生。

（二）术中护理

具体的手术步骤和护理配合见表 4-4-3。

表 4-4-3　下肢动脉扩张成形术 + 血管内支架置入术的护理配合

手术步骤	护理配合
① 手术安全核查：核对病人信息、手术部位及名称	核对病人信息，做好心理护理及体位摆放；遵医嘱给予吸氧、心电监护，建立静脉通路
② 手术区域消毒、铺巾、麻醉	准备用物，暴露穿刺部位，严格执行无菌操作，协助麻醉
③ 采用 Seldinger 技术穿刺动脉，置入鞘管，行下肢动脉血管造影	递穿刺针、鞘管、导丝、导管
④ 经鞘管给予肝素全身化	遵医嘱实施肝素全身化，每隔 1 h 追加肝素；术中的腔内器具均需用配制的肝素稀释液冲洗
⑤ 送入超滑导丝，同时跟进导管，经造影确认导管位于真腔，交换超硬导丝，退出导管，沿导丝插入适宜规格的球囊行球囊扩张	根据造影结果，递送合适的导丝、球囊
⑥ 行患肢血管造影，观察血管狭窄程度及病变范围（如图 4-4-6 和图 4-4-7），再选择置入适宜长度和直径的支架	根据造影结果，递送合适规格、型号的支架
⑦ 支架置入后再行血管造影观察开通情况（如图 4-4-8）	整个手术过程中需密切观察病人生命体征，填写介入手术护理记录单
⑧ 术毕拔管，压迫穿刺部位 20 min，加压包扎	协助医生进行穿刺点加压包扎；护送病人回病房，与病房护士进行详细交接

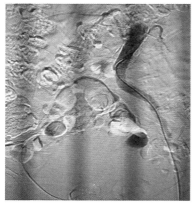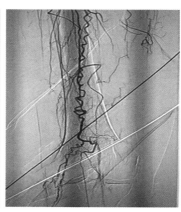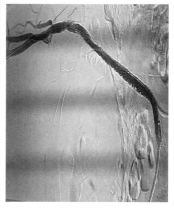

图 4-4-6　右侧髂外动脉长段闭塞　　图 4-4-7　右侧股动脉长段闭塞　　图 4-4-8　经导丝引入球囊扩张，置入支架，造影示血流通畅

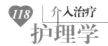

（三）术后护理

1. 同下肢动脉硬化闭塞症的术后护理。

2. 并发症预防与护理

（1）下肢过度灌注综合征：严密观察开通动脉的肢体血运情况，观察病人小腿或足部有无坏死征象，遵医嘱给予止痛药物缓解疼痛。

（2）心脑血管意外：应注意水化期间需每小时评估病人液体平衡，β受体阻滞剂的应用，病人血压、血脂和阿司匹林等药物的应用。

（四）出院指导

1. 活动与锻炼　下肢功能锻炼：① 指导病人进行 Buerger 运动：平卧，抬高患肢大于 45°，维持 2～3 min，然后坐起，双脚自然下垂 2～5 min，做足背伸屈及旋转运动；然后将患肢放平，休息 5 min；以上动作练习 5 次为 1 组，每天可练习数组。以中等强度运动为主，起到锻炼踝关节的作用。若腿部发生溃疡及坏死，有动脉或静脉血栓形成时，不宜做此运动，否则将加重组织缺血缺氧，或导致血栓脱落造成栓塞。② 应适度运动，运动量由小到大，改善肢体血液循环。

2. 饮食指导　指导糖尿病病人及其家属做好糖尿病相关监测，应定时定量进餐，饮食宜清淡、低脂、少盐、少糖，控制每日总能量摄入量，随身携带糖果或饼干，若呼吸有烂苹果味应考虑为糖尿病酮症酸中毒，应及时就医。

3. 专科指导　指导病人做好足部护理：① 冬天注意下肢保暖，防止足部冻伤，避免用电热毯、热水袋热敷足部。② 每次穿鞋前检查鞋内有无坚硬异物，以免磨损脚部皮肤导致受伤。③ 勤剪趾甲，剪趾甲不可剪得太深，以免损伤皮肤造成甲沟感染。④ 日常生活中要穿吸汗性较好的棉袜及宽松的鞋，不宜穿高跟鞋，不宜赤脚走路，以免受到意外伤害。⑤ 日常生活中不到非专业场所进行足部按摩，足部有外伤时不可到公共场所泡脚或泡温泉。

4. 复诊指导　足部溃疡病人应定期换药。嘱病人观察足部皮肤颜色、温度，发现异常及时就诊。每月复诊一次，并行血管超声检查。

（郑玉婷）

第五节　静脉系统血栓性病变

一、深静脉血栓形成

深静脉血栓形成（deep vein thrombosis，DVT）是指血液在深静脉内异常凝结，阻塞静脉管腔，从而导致静脉回流障碍，是常见的血栓类疾病。DVT 在全身主干静脉均可发病，尤其多见于下肢。病人因血液回流受阻，出现下肢肿胀、疼痛、功能障碍，血栓发生脱落阻塞肺部血管可引起严重而致命的肺动脉栓塞（pulmonary embolism，PE）。DVT 如在急性期未得到有效治疗，血栓会机化，常遗留静脉功能不全，称为血栓后综合征（postthrombosissyndrome，PTS）。

【病因】

19世纪中期，德国病理学家Virchow提出静脉血栓形成的三大因素，即静脉血流淤滞、静脉壁损伤和血液高凝状态。

（一）静脉血流淤滞

静脉血流缓慢是引起下肢DVT的首要因素。常见于手术、肢体制动、长期卧床或久坐者。静脉血流淤滞延长了激活的血小板和凝血因子与静脉壁接触的时间，容易形成血栓。手术中脊髓麻醉或全身麻醉导致周围静脉扩张，静脉血液流速减慢，麻醉作用致使下肢肌肉完全麻痹，失去收缩功能，术后病人又因切口疼痛或其他原因卧床休息，下肢肌肉处于松弛状态，致使血流滞缓，诱发下肢DVT。

（二）静脉壁的损伤

1. 化学性损伤　静脉内注射各种刺激性溶液和高渗溶液，如各种抗生素、有机碘溶液、高渗葡萄糖溶液等均可在不同程度上刺激静脉内膜，导致静脉炎和静脉血栓形成。

2. 机械性损伤　静脉局部挫伤、撕裂伤或骨折碎片损伤均可引起静脉血栓形成。如股骨颈骨折损伤股总静脉，骨盆骨折损伤髂总静脉或其分支，均可并发髂股静脉血栓形成。

3. 感染性损伤　化脓性血栓性静脉炎由静脉周围感染灶引起，较为少见，如感染性子宫内膜炎可引起子宫静脉的脓毒性血栓性静脉炎。静脉血管壁损伤时，内膜下层及胶原裸露，可激活血小板释放多种具有生物活性的物质，启动内源性凝血系统，从而导致血小板和白细胞聚积、黏附和沉积在内膜上并形成血栓。

（三）血液高凝状态

主要见于肿瘤、产后、长期服用避孕药、创伤、术后等病人。各种大型手术可引起高凝状血小板黏聚能力增强；术后，血清前纤维蛋白溶酶活化剂和纤维蛋白溶酶的抑制剂水平均有升高，从而使纤维蛋白溶解减少。脾切除术后血小板骤然增加，可使血液凝固性增高；烧伤或严重脱水使血液浓缩，也可使血液凝固性增高。晚期癌肿如肺癌、胰腺癌，其他如卵巢、前列腺、胃或结肠癌，癌细胞破坏组织的同时常释放许多物质，如黏蛋白凝血质等。某些酶的活性增高，降低抗凝血酶Ⅲ的水平，从而使血液的凝固性增高。大剂量应用止血药物也可使血液呈高凝状态。

【临床表现】

（一）上肢DVT

前臂和手部肿胀、疼痛，上肢下垂时症状加重。

（二）上、下腔静脉血栓形成

1. 上腔静脉血栓形成　上肢静脉回流障碍表现；面颈部肿胀；球结膜充血水肿；眼睑肿胀；

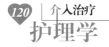

胸背以上浅静脉广泛扩张；胸壁静脉曲张，血流方向自上向下。

2. 下腔静脉血栓形成　常为下肢深静脉血栓向上蔓延所致。下肢深静脉回流障碍，躯干浅静脉扩张，血流方向向头端；可有心悸，甚至轻微活动即可引起心慌、气短等心功能不全的症状；肾静脉回流障碍，可引起肾功能不全的表现，包括尿量减少、全身水肿等。

（三）下肢 DVT

急性下肢 DVT 往往出现肿胀、疼痛，但是血栓形成早期可以没有明显症状，这是静脉血栓容易被忽略的原因之一。最常见的临床表现是一侧肢体（左下肢多见）突然出现肿胀。由于血栓在静脉内激发炎症反应，可产生局部持续性疼痛，大腿部或腹股沟等区域出现疼痛，并且有压痛。同时由于血液回流障碍，血液淤积，引起患肢胀痛，站立时加重，而卧床休息或抬高患肢时症状可减轻或消失。

1. 按解剖部位分

（1）小腿肌肉静脉丛血栓形成（周围型）：小腿肌肉静脉丛为手术后 DVT 的好发部位。因病变范围较小，所激发的炎症反应程度较轻，临床症状并不明显，易被忽略。通常可出现小腿部疼痛或胀感，腓肠肌有压痛，足踝部轻度肿胀。若在膝关节伸直位将足急剧背屈，使腓肠肌与比目鱼肌伸长，可以激发血栓所引起的炎症性疼痛而出现腓肠肌部疼痛，称为直腿伸踝试验（Homans 征）阳性。

（2）髂股静脉血栓形成（中央型）：左侧多见，起病骤急；局部疼痛、压痛；腹股沟韧带以下患肢肿胀明显；浅静脉扩张，尤以腹股沟部和下腹壁明显；在股三角区可扪及股静脉充满血栓所形成的条索状物；伴有发热，但体温一般不超过 38.5 ℃；可扩展侵犯至下腔静脉。

（3）全下肢 DVT（混合型）：临床上最常见。临床表现可为前两者表现相加，使患肢整个静脉系统几乎全部处于阻塞状态。同时引起动脉强烈痉挛者特称为股青肿，表现为疼痛剧烈，整个肢体明显肿胀，皮肤紧张、发亮、发绀，有的可发生水疱或血疱，皮温明显降低，足背动脉搏动消失。全身反应明显，病人体温常达 39 ℃以上，神志淡漠，有时有休克表现。

2. 按严重程度分

（1）常见型 DVT。

（2）重症 DVT，包括股青肿（下肢深静脉严重淤血）和股白肿（伴下肢动脉持续痉挛）。

3. 按发病时间分

（1）急性期：发病后 14 d 以内。

（2）亚急性期：发病 15～28 d 之间。

（3）慢性期：发病 28 d 之后。

（4）后遗症期：出现 PTS 症状，即下肢水肿、继发性静脉曲张、皮炎、色素沉着、淤滞性溃疡等症状。

（5）慢性期或后遗症期急性发作：在慢性期或后遗症期基础上 DVT 再次急性发作。

【辅助检查】

（一）实验室检查

包括凝血酶原酶时间（PT）、INR、纤维蛋白原（FIB）、活化部分凝血活酶时间（APTT）和凝血酶时间（TT）。有条件时还可检测蛋白 C、蛋白 S 和抗凝血酶（AT）Ⅲ。D－二聚体是纤溶蛋白降解产物，临床上 D－二聚体检测简便、快捷。急性 DVT 病人 D－二聚体会明显升高。酶联免疫吸附法（ELISA）检测血浆 D－二聚体，血浆 D－二聚体＞500 μg/L 对诊断急性 DVT 有重要参考价值。

（二）影像学检查

1. 彩色多普勒超声　彩色多普勒超声检查诊断下肢 DVT 的灵敏度和特异度均较高，可用于DVT 筛选和动态监测。急性血栓形成初期，彩色多普勒超声就可发现血流改变呈"暴风雪征"。彩色多普勒超声检查时正常静脉被探头压迫后管腔可消失，而含有血栓的静脉被压迫后管腔不消失且腔内回声增强。彩色多普勒超声对下肢主干静脉（如股腘静脉）血栓检出率较高，对小静脉血栓检出率较低；受肠内气体和空腔脏器干扰，有时较难检出髂静脉血栓。

2. 顺行性静脉造影　通过顺行性静脉造影可了解深静脉系统通畅情况，观察有无血栓形成，及血栓的部位、范围以及了解血栓形成后的再通演变过程，为临床治疗提供依据。目前顺行性静脉造影是诊断 DVT 的金标准。如图 4-5-1。

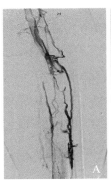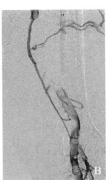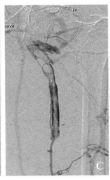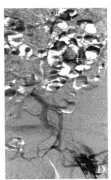

图 4-5-1　深静脉造影征象

A. 左下肢静脉造影见左腘静脉充盈缺损影，呈双轨征；B. 左腘静脉及股静脉下段充盈缺损影；
C. 左股静脉中上段及左股总静脉充盈缺损影；D. 左侧髂外静脉及髂总静脉主干闭塞，周围见侧支血管显影

3. CT 静脉成像（CTV）　CTV 在检出 DVT 的同时可精确评估髂静脉受压情况，直观地显示髂静脉与四周组织结构的关系。对顺行性静脉 DSA 显示髂股静脉闭塞者，CTV 还可提供髂股静脉管腔内情况，有助于制订治疗方案。如图 4-5-2。

4. MR 静脉成像（MRV）　高场强 MR 可做非增强 MRV，可显示髂股静脉内血栓和髂静脉受压，用于筛查和诊断下肢中央型血栓和髂静脉受压，应用前景广阔；增强 MR 与非增强 MR 相结合，可用于评判下肢 DVT 新鲜程度，即栓龄。

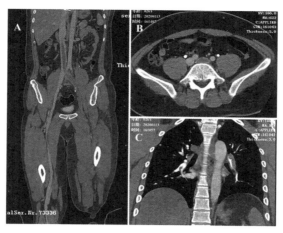

图 4-5-2　CT 静脉成像

A. 一体化 CTV 显示髂静脉及下腔静脉血栓形成；B. 一体化 CTV 显示髂静脉受压情况；
C. 一体化 CTV 提示双侧肺动脉栓塞

5. 血管内超声（IVUS）检查　对于显示髂静脉腔内病变、观察血管内膜、测量血管壁厚度及腔外压迫检测，血管内超声均比彩色超声更具优势，但该检查目前仅在少数医疗机构开展，且检查价格较高，尚不能普及应用。

6. 放射性同位素检查　应用放射性同位素标记的人体纤维蛋白原，能被正在形成的血栓所摄取，每克血栓中放射性同位素含量要比等量血高 5 倍以上，因而形成放射显象，在肢体进行扫描，即能判断有无血栓形成。该法操作简便，无创伤，正确率高，可以发现较小静脉隐匿型血栓。

【处理原则】

（一）内科治疗

1. 卧床休息和抬高患肢　急性期 DVT 病人需卧床休息 1 ～ 2 周，使血栓黏附于静脉内膜，减轻局部疼痛。抬高患肢，高于心脏水平 20 ～ 30 cm，有利于促进下肢静脉回流，降低下肢静脉压，减轻水肿和疼痛。嘱病人卧床休息期间避免用力排便，禁止按摩患肢，防止血栓脱落引起肺栓塞。

2. 抗凝治疗　抗凝治疗是 DVT 治疗的基础。它主要抑制体内凝血过程中的一些环节，防止血栓形成和蔓延，但对已形成的血栓不起作用。正确地使用抗凝剂可降低肺栓塞和 DVT 后遗症的发生率。

3. 溶栓治疗　溶栓治疗主要是激活纤溶酶原，使其转变为纤溶酶而溶解纤维蛋白，从而使血栓溶解。溶栓剂的选择，国内常使用链激酶和尿激酶，国外常使用组织型纤溶酶原激活物（tissue-type plasminogen activator，tPA）。目前有证据表明溶栓治疗的效果是肯定的，且溶栓治疗越早进行，溶栓治疗效果越好。

4. 祛聚治疗　祛聚治疗是溶栓和抗凝的辅助治疗。可静脉滴注低分子右旋糖酐 250 ～ 500 ml/d，能够增加血容量，降低血液黏度和防止血小板聚集。临床上口服阿司匹林、氯吡格雷等药物均有祛聚作用。

（二）外科治疗

外科血栓清除术可以快速清除血栓，从而快速改善患肢症状。多项研究表明，外科血栓清除术有利于预防 DVT 的远期后遗症。与单纯抗凝治疗相比，外科血栓清除术联合抗凝治疗可改善病人静脉通畅率并减少深静脉血栓后综合征（PTS）症状。但是，外科血栓清除术存在麻醉、手术操作及术后感染等风险，目前临床上已经很少使用。随着介入治疗和腔内治疗器械的发展，外科血栓清除术已经退出症状性下肢 DVT 的常规治疗方案。

（三）介入治疗

1960 年，Greenfield 在 X 线透视下应用静脉切开后导管抽吸血栓；1984 年，Sniderman 等首次报道采用经皮穿刺导管抽吸技术（即介入方法）治疗血管腔内血栓形成。目前在抗凝治疗的基础上，介入治疗 DVT 的主要方法有：导管接触性溶栓（catheter-directed thrombolysis，CDT）、经皮腔内机械性血栓清除术（percutaneous mechanical thrombectomy，PMT）、PTA 和支架置入术。

1. CDT

（1）适应证：① 中央型或混合型急性期 DVT；② 中央型或混合型亚急性期 DVT；③ 髂股静脉 DVT 慢性期或后遗症期急性发作。

（2）禁忌证：① 3 个月内有脑出血和（或）手术史、1 个月内有消化道及其他内脏出血者和（或）手术史；② 患肢伴有较严重感染；③ 急性期髂股静脉或全下肢 DVT，血管腔内有大量游离血栓而未行下腔静脉滤器置入术者；④ 难治性高血压 [血压＞180/110 mmHg（1 mmHg＝0.133 kPa）]；⑤ 75 岁以上病人和妊娠伴发 DVT 者慎重选择 CDT。

2. PMT

包括使用大腔导管抽吸血栓，应用血栓清除装置清除血栓。

（1）适应证：① 急性期 DVT；② 亚急性期髂股静脉血栓；③ 有溶栓禁忌证的急性期 DVT，如外科手术、产后 1 个月内及高龄病人；④ 重症 DVT。

（2）禁忌证：① 慢性期 DVT；② 后遗症期 DVT；③ 膝下 DVT。

3. PTA 和支架置入术

（1）适应证：① 不伴有急性血栓的髂股静脉重度受压（Cockett 综合征或 May-Thumer 综合征）；② CDT、PMT 术后遗留的髂静脉重度狭窄和闭塞；③ 髂股静脉急性血栓且血栓负荷量大，髂静脉出口严重阻塞；④ 髂静脉 PTS；⑤ 股静脉 PTS（推荐单纯 PTA）。

（2）禁忌证：① 髂静脉轻度受压；② 存在抗凝、抗血小板药禁忌证；③ 髂股静脉长段急性期血栓而又未置入下腔静脉滤器。

【护理措施】

（一）术前护理

1. 体位与活动　急性期病人应绝对卧床 1～2 周，避免用力咳嗽、打喷嚏、用力排便等，防

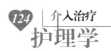

止血栓脱落；抬高患肢，高于心脏水平 20～30 cm，促进静脉回流，降低下肢静脉压，减轻水肿与疼痛；禁止按摩患肢。

2. 饮食护理　给予病人高蛋白、低脂肪、高纤维素、清淡易消化饮食，鼓励病人多食新鲜蔬菜和水果，忌食辛辣刺激食物，戒烟、限酒，减少食用肥肉、蛋黄、动物脑等食物，避免血液黏稠度升高、血液淤滞而加重血栓形成。

3. 专科护理

（1）病情观察与监测：观察监测患肢肿胀程度，患肢疼痛部位、持续时间、性质、程度，皮肤颜色、皮温、动脉搏动的情况，有无水疱发生。每日测量患肢与健肢周径并记录。肺栓塞是下肢 DVT 最严重的并发症，根据栓塞面积，一般表现为呼吸困难、胸痛、咯血等。一旦出现上述症状，立即通知医生给予对症处理。

（2）预防感染：保持病人口腔清洁，预防口腔感染；保持病人会阴部清洁，指导其多饮水，预防尿路感染；指导病人每日练习深呼吸，每次 15～20 次，3～4 次 /d，预防长时间卧床导致坠积性肺炎发生。

（3）预防压力性损伤：保持床单元清洁、平整，指导病人穿宽松棉质内衣；每 2 h 协助病人翻身，改善血液循环，翻身时动作轻柔，以免皮肤破损。

（4）预防便秘：指导病人养成每天定时排便的习惯，保持大便通畅，尽可能避免便秘导致腹压增高，造成静脉回流障碍。嘱病人每日饮水 1 500 ml 以上，预防便秘发生。发生便秘时，指导病人勿用力排便，饮用香油润滑肠道，顺时针方向按摩腹部，15～20 min / 次，2～3 次 /d，促进肠蠕动，必要时可用开塞露、灌肠等方法帮助病人排便。

（二）术中护理

1. 手术配合　病人取仰卧位，双手放于身体两侧，充分暴露脐水平以下、大腿 1/2 水平以上部位。采用 Seldinger 技术，根据病变部位和范围选择行患侧腘静脉、同侧或对侧股静脉、右颈静脉顺行或逆行穿刺。抽取 1% 利多卡因 10 ml，对已确定的穿刺点进行局部麻醉，根据不同入路选择置入相应的血管鞘（患侧股静脉或腘静脉可选择 5 F 或 6 F 血管鞘，对侧股静脉选择 6 F 翻山鞘，右颈内静脉可选择 6 F 长鞘）。全身肝素化后，先将超滑导丝通过血栓段送入远端正常静脉内，接着跟进造影导管越过血栓段至远端正常静脉腔内，造影了解血栓范围及侧支情况。经导管引入超滑交换导丝并退出造影导管，经交换导丝引入 4 F 或 5 F 溶栓导管（根据血栓的范围选择溶栓导管带侧孔的溶栓段长度）；经溶栓导管再次造影明确血栓情况及导管位置是否合适。经导管缓慢注射尿激酶 25 万 U（20～30 min），行首剂团注溶栓治疗。术毕经鞘管旁路和导管尾端注射肝素生理盐水正压封管，妥善包扎固定导管和鞘管的体外部分，除保留导管尾端（需要时保留鞘管旁路尾端）在外用于后继注射溶栓剂以外，尽量将鞘管和导管全部贴敷于胶布或敷料下，最大程度降低污染概率，同时注意防止导管和鞘管意外滑脱。病人回病房后根据医嘱经导管和鞘管持续行灌注溶栓治疗。

2. 病情观察与监测　手术全程观察病人有无呼吸困难、胸闷、咯血、血氧饱和度降低等症状，如发生肺栓塞，积极配合医生抢救。

3. 并发症预防与护理　一旦病人发生血管迷走神经反射，立即停止 AngioJet 和 Straub Aspirex 血栓清除术操作。根据病人心率减慢和血压下降情况，遵医嘱立即给予阿托品、多巴胺等静脉用药，维持有效循环血容量。严格监测病人生命体征；及时询问并认真倾听病人主诉，一旦发现异常及时汇报医生。给予病人氧气吸入，并积极配合医生做好对症处理。

（三）术后护理

1. 体位与活动

（1）留置溶栓导/鞘管病人宜取仰卧位或低半坡卧位，避免取端坐位，防止管道打折或穿刺部位渗血；卧床期间抬高病人患肢，高于心脏水平 20～30 cm；协助病人定时轴线翻身，防止下肢屈曲引起管道移位、滑脱。

（2）经股静脉穿刺者术侧肢体伸直制动 6 h，卧床休息 24 h，若病情允许即可下床活动。患侧小腿深静脉置管溶栓时，需延长术侧肢体伸直制动时间至拔管后 6～12 h；若经健侧股静脉"翻山"至患侧逆行溶栓，则双下肢需伸直制动。经颈静脉穿刺者头部不可大幅活动，活动范围双向不宜超过 30°，以防局部出血，血肿压迫气管。卧床休息 24 h，若病情允许即可下床活动。指导病人床上进行踝泵、肌泵运动，以利于静脉回流，减轻患肢肿胀。导/鞘管拔出后，在药物抗凝、经评估病人耐受且无禁忌情况下，指导病人穿梯度压力袜（graduated compression stockings，GCS）下床活动是一种安全、有效的预防静脉血栓复发的方法。

2. 专科护理

（1）病情观察与监测

① 监测病人生命体征，观察穿刺点有无出血。

② 患肢观察：溶栓期间动态观察并记录患肢皮肤颜色、温度、感觉变化及肿胀程度等；规范测量肢体周径并记录溶栓治疗前、后肢体周径差，术后及时评估并记录 DSA 造影复查后血管通畅情况和血栓清除率，以判断治疗效果。

③ 疼痛护理：评估患肢疼痛情况，患肢适当予以保暖，禁止按摩、热敷。术后常见疼痛包括：a. 穿刺处皮肤扩张性疼痛。一般程度较轻，为血管鞘扩张皮肤所致；疼痛持续时间短（＜1 d），偶有剧烈疼痛者，可遵医嘱用止痛药。b. 腰背部疼痛。多为下腔静脉置入滤器所致，疼痛程度常较轻，无须特殊处理；剧烈疼痛应警惕有无腰大肌血肿、下腔静脉滤器致腹膜后血肿、肾脏出血等可能，观察病人尿液有无异常，若有异常及时通知医生。c. 腹部疼痛。应警惕病人是否出现腹腔脏器出血，观察病人腹部体征，有无压痛、反跳痛及肌紧张，若出现异常应及时通知医生行腹部 CT 检查。

（2）导管护理：正确连接溶栓导/鞘管，做好标识管理。

① 术后认真核对留置管道的名称、位置，正确识别导/鞘管，避免两者混接。

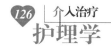

② 正确使用标识。建议采用不同颜色标识，例如静脉溶栓导管用蓝色标识，静脉穿刺鞘管用黄色标识，分别注明管道名称、置入时间、置入者，并粘贴于导 / 鞘管远端。

③ 经导 / 鞘管输入药物时，需选用带螺旋口的输液器，以防止接口处管道滑脱；连接导 / 鞘管、更换药液前，先关闭溶栓管道上的三通开关，规范操作后再次核对无误，再打开三通开关泵入药液；需要造影复查时，先关闭三通开关，分离输液器，脉冲方式注入 0.9% 氯化钠溶液正压封管后，三通分离接口处予以连接正压接头。

④ 留置管道期间每 3 d 更换 1 次三通，更换时严格遵守无菌操作原则。

⑤ 置管溶栓期间，在床头放置"预防管道滑脱"警示标识，以加强管道护理安全。

⑥ 防止下肢屈曲导致导管移位，定时检查导管通畅情况；更换衣裤、交接班时，应充分考虑病人体位变动对导管的影响，避免导管成角弯曲和阻塞。

⑦ 置管过程中要注意足跟和踝部皮肤保护，必要时给予软枕适当垫起或使用皮肤保护用品，防止发生压力性损伤。

⑧ 对躁动、不配合的病人采取预防性保护措施，必要时使用约束具（需病人签署知情同意书）或遵医嘱应用镇静剂。

（3）溶栓泵药护理

① 尿激酶等溶栓药物应现配现用。

② 根据医嘱应用输液泵输注溶栓药物，正确设置输液速度和总量，输注溶栓药物过程中要注意观察输液泵输注速度及输注量变化，保证药物按时、按量、准确输入。

③ 输液泵报警时应立即检查故障发生原因，如阻塞、气泡、欠压等，及时排除故障。

④ 溶栓治疗期间注意观察病人穿刺处、皮肤、黏膜、消化道、泌尿系统、神经系统等有无出血和全身出血现象（早期多为穿刺部位瘀斑、血肿等，颅内出血最为严重，表现为头痛、呕吐、意识障碍、视物模糊等）。

⑤ 正确留取血、尿、粪标本，定时监测病人凝血功能。

（4）并发症预防与护理

① 出血、溶血、周围局部血肿：抗凝溶栓治疗过程中，密切观察病人皮下、黏膜及内脏出血征象。密切关注病人意识状态，监测病人生命体征、血红蛋白，关注病人有无头痛、腹痛等不适；遵医嘱定时监测病人凝血功能，动态调整肝素和尿激酶泵入速度，将活化部分凝血活酶时间控制在正常值的 1.5～2 倍。指导病人用软毛牙刷刷牙，穿棉质宽松衣服，禁止抠鼻、剔牙；护理人员密切观察的同时，应教会家属正确观察有无穿刺部位出血现象，嘱病人翻身、咳嗽时先用手压住股静脉穿刺点上方敷料，再轻轻咳嗽或缓慢翻身，避免腹内压升高引起出血。PMT 所致创伤性溶血常为一过性，常表现为尿色变红，实验室检查为血红蛋白尿，并非真性血尿，一般不需特殊处理，通常 2 d 后自行缓解。

② 血管壁损伤：导管、导丝、血栓清除器械及球囊均可造成血管壁损伤。介入操作过程中

病人诉相关部位疼痛和（或）造影发现组织间隙有对比剂滞留或扩散，可确定为血管壁损伤或破裂。对于伴发静脉重度狭窄或闭塞的病人，术前护士应与医生充分沟通，备齐术中用物，尽可能选择材质较为柔软的血管内导丝。应用大腔导管抽吸、行 AngioJet 或 Straub Aspirex 血栓清除术时，记录抽吸出血栓的量、颜色及失血量，及时汇报术者。对静脉闭塞严重尤其是髂股静脉 PTS 者，推荐选用较小直径球囊做预扩张。严密监测病人心率、血压、呼吸、血氧饱和度是否在正常范围内，及时询问病人主诉，如有感觉／行为异常、意识改变等情况，立即告知医师并对症处理。术中发现血管壁损伤伴有活动性出血时，对腹股沟及以下部位可采用体表局部按压止血，对髂静脉可采用暂时性球囊封堵术或覆膜支架置入术。

③ 肺动脉栓塞：介入术前对下肢静脉和下腔静脉内存在新鲜血栓或漂浮性血栓者置入下腔静脉滤器阻挡脱落血栓，是预防肺栓塞的有效方法。术后监测病人生命体征和血氧饱和度，及时询问其是否伴有呼吸困难、胸闷、咳嗽、咯血、心慌、气促等症状，并时刻准备急救所需药品和物品。药物溶栓、PMT 或 PTA 过程中病人若出现肺栓塞症状，应立即令其平卧，避免搬动；予以高流量氧气（4～6 L/min）吸入，建立静脉通路等对症处理，严密观察病情变化，并通知医师积极抢救。

④ 导管／导管鞘滑脱：正确连接溶栓导／鞘管，做好管道标识管理；床边悬挂特殊用药警示牌。规范溶栓管道固定方法；连接管道的输液器需选用带螺旋口输液器，以防止接口处管道滑脱。溶栓期间嘱病人严禁随意移动、牵拉管道，床上活动时避免管道打折、扭曲和牵拉。

⑤ 感染：术后应保持穿刺部位敷料清洁、干燥。注意监测病人体温，观察有无畏寒、发热等全身感染征象和血常规变化，一旦发现异常及时通知医师处理。溶栓导管保留时间不超过 7 d；若体温连续 3 d 持续升高，可在严格消毒后更换导管或拔管。

（四）出院指导

1. 活动与锻炼　指导病人进行适当活动和体育锻炼，如散步、打太极拳等。告知病人不可长时间保持同一姿势，如长时间站立、双腿交叉等；避免穿紧身裤，休息时患肢尽量抬高。

2. 饮食指导　指导病人进食低盐、低脂、富含维生素饮食，多食新鲜蔬菜和水果等降低血液黏稠度的食物，保持大便通畅，戒烟、限酒。向病人介绍吸烟的危害性（烟中尼古丁可使末梢血管收缩、血流减少、血管内膜变化，引起胆固醇附着）。

3. 专科指导

（1）患肢护理：① 指导病人出院后坚持穿梯度压力弹力袜，做好弹力袜的保养。② 指导病人做下肢功能锻炼，给下肢肌肉做向心性按摩。以掌心贴病人的皮肤，从踝关节开始按摩至腹股沟区。4～6 次/d，每侧按摩 10～15 min/次，促进血液回流。③ 教会病人测量腿围，方便观察病情变化。④ 嘱病人注意患肢保暖，但不可过热，冬季保持一定室温，以免缺血状态下耗氧量增加。

（2）用药指导：告知病人及其家属坚持服用抗凝药的重要意义。嘱病人遵医嘱坚持服用抗凝

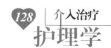

药物，定期监测凝血功能。病人服用抗凝药期间要观察有无血尿、黑便、牙龈出血、皮下黏膜出血等，避免身体各部位被尖硬物碰撞，选择柔软性好的牙刷，刷牙等动作宜轻柔。

4. 复诊指导　出院后 1、3、6、9、12 个月复查，以了解血管情况。

二、肺栓塞

肺栓塞（pulmonary embolism，PE）是内源性或外源性栓子阻塞肺动脉引起肺循环和右心功能障碍的临床综合征，包括肺血栓栓塞症、脂肪栓塞、羊水栓塞、空气栓塞、肿瘤栓塞等。肺血栓栓塞症（pulmonary thromboembolism，PTE）是最常见的急性 PE 类型，由来自静脉系统或右心的血栓阻塞肺动脉或其分支所导致，以肺循环和呼吸功能障碍为主要临床表现和病理生理特征，通常所称的急性 PE 即 PTE。发生肺出血或坏死者称肺梗死（pulmonary infarction，PI）。DVT 是引起 PTE 的血栓的主要来源。DVT 多发于下肢或者骨盆深静脉，脱落后随血液循环进入肺动脉及其分支，PTE 常为 DVT 的合并症。由于 PTE 与 DVT 在发病机制上相互存在关联，是同一种疾病病程中两个不同阶段的临床表现，因此统称为静脉血栓栓塞症（venous thromboembolism，VTE）。

【病因】

1. 静脉血栓形成的危险因素　在很大程度上也是 PE 的危险因素。即 Virchow 三要素：静脉血流淤滞、静脉壁损伤和血液高凝状态。术后卧床制动、休克或组织灌注不良等均是引起静脉血栓的诱因。下肢深静脉血栓脱落，尤其是髂股静脉脱落的血栓体积较大，可以堵塞肺动脉主干及其主要分支。某些机械因素如活动、外力挤压，纤溶系统的作用，以及溶栓治疗都有可能导致血栓脱落。

2. 心肺疾病　慢性心肺疾病是肺血栓栓塞症的主要危险因素，25%～50% 的 PE 病人同时有心肺疾病，并发于心血管疾病的肺栓塞占 12%，特别是心房颤动伴心力衰竭病人极易发生肺栓塞。

3. 恶性肿瘤　恶性肿瘤病人容易患 PE。一方面，来源于肿瘤的栓子可直接导致 PE，原发性肺肿瘤、心脏肿瘤也可能引发 PE。另一方面，恶性肿瘤病人循环系统中存在组织凝血活酶，而且肿瘤细胞可能产生激活凝血系统的物质，可促发血液凝固机制。

4. 妊娠和产后　妊娠期 PE 的发生率约为相应年龄非妊娠期的 7 倍。妊娠时多种凝血因子和血小板数增加，而纤溶活性和蛋白溶酶减少，生理性凝血抑制剂减少，使血液处于血栓前状态。妊娠子宫易压迫下腔静脉和双侧髂静脉，导致下肢血流缓慢，下肢深静脉血栓形成可能增加。

5. 其他　肥胖、高龄、长期口服避孕药等都是 PE 的危险因素。此外，血液病、代谢病、免疫性疾病、肾病综合征等疾病均易伴发血栓栓塞性疾病。

【临床表现】

1. 症状　缺乏特异性临床症状，易漏诊。临床所见取决于栓子的大小、数量、栓塞的部位及心脏的基础状态。一般有 4 个临床症候群：① 急性肺心病。突然呼吸困难、濒死感、发绀、右心衰竭、低血压、肢端湿冷，见于两个以上肺叶突然栓塞的病人。② 肺梗死三联征。突然呼吸困难、胸痛、咯血。③ 不能解释的呼吸困难。栓塞面积相对较小。④ 慢性反复性肺血栓栓塞。起病缓慢，发现较晚，主要表现为重症肺动脉高压和右心功能不全，是临床表现为进行性的一个类型。

2. 体征　主要表现为呼吸系统和循环系统的体征，特别是呼吸频率增加（＞20 次/min）、心率加快（＞90 次/min）、血压下降及发绀。低血压和休克罕见，但一旦发生常提示中央型急性PE 和（或）血流动力学储备严重降低。颈静脉充盈或异常搏动提示右心负荷增加。下肢静脉检查发现一侧大腿或小腿周径较对侧增加超过 1 cm，或下肢静脉曲张，应高度怀疑 VTE。其他呼吸系统体征还包括肺部听诊湿啰音及哮鸣音、胸腔积液等。肺动脉瓣区可出现第二心音亢进或分裂，三尖瓣区可闻及收缩期杂音。急性 PE 致急性右心负荷加重，可出现肝脏增大、肝颈静脉反流征和下肢水肿等右心衰竭的体征。

【辅助检查】

（一）实验室检查

1. 动脉血气分析　血气分析指标无特异性。肺血管床堵塞 15%～20%，即可出现氧分压下降，常表现为低氧血症、低碳酸血症、肺泡－动脉血氧分压差增大，但这些改变在心、肺疾病中也可见到。故动脉血气改变对 PE 的诊断仅具有参考价值。

2. D－二聚体检测　D－二聚体检测作为 PE 的首选筛选试验已得到公认。目前检测 D－二聚体方法主要有乳胶凝集法和酶联免疫吸附法（ELISA）。欧洲和我国《急性肺栓塞诊断与治疗指南》均使用 ELASA 法来检测血浆 D－二聚体水平。

3. 心脏损伤生物标志物检测　心脏损伤生物标志物升高通常提示右心室或心肌细胞损伤，是疾病严重程度的参考指标，对 PE 病人预后尤其是死亡率具有一定的预测价值。主要包括反映右心功能不全的 BNP 和 NT-proBNP，以及反映心肌缺血的肌钙蛋白 I/T（troponin-I/T）和心肌型脂肪酸结合蛋白（heart-type fatty acid binding protein，H-FABP）。

（二）影像学检查

1. 心电图　表现无特异性。可表现为 V1～V4 导联的 ST-T 改变和 T 波倒置，经典的 S1、Q3、T3 心电图（即 I 导联 S 波加深，Ⅲ 导联出现 Q 波和 T 波倒置），不完全性或完全性右束支传导阻滞。上述改变为急性肺动脉栓塞、肺动脉高压、右心负荷增加、右心扩张共同作用的结果，多见于严重急性 PE。房性心律失常尤其心房颤动也较多见。

2. 超声心动图　在提示诊断、预后评估及排除其他心血管疾病方面有重要价值，是基层医疗机构诊断急性 PE 的常用技术，便于急诊使用。超声心动图可提供急性 PE 的直接和间接征象，有助于鉴别急、慢性 PE。

3. 胸部 X 线检查　PE 病人多在发病后 12～36 h 或数天内出现 X 线改变。表现各有不同：

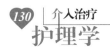

X 线平片可出现肺缺血征象，如肺纹理稀疏、纤细，肺动脉段突出或瘤样扩张，右下肺动脉干增宽或伴截断征，肺野局部浸润阴影、少量胸腔积液等；胸片虽缺乏特异性，但有助于排除与 PE 症状相似的其他心肺疾病诊断。

4. 增强螺旋 CT 血管成像与 MRI 血管成像　多层螺旋 CT 血管成像可清晰探测到位于肺动脉主干、叶或段肺动脉内的栓子，表现为肺动脉内充盈缺损及血管截断，据此可做出 PE 诊断，如图 4-5-3。MRI 肺动脉成像的临床诊断价值与螺旋 CT 肺动脉成像相似。其相对于螺旋 CT 血管成像有 3 点优势：① 不需使用对比剂，故适用于碘过敏者及老年人群。② 可同时显像下肢血管，发现 DVT 的证据。③ 具有潜在识别新旧血栓的能力，为确定溶栓治疗提供依据。但是，MRI 肺动脉成像敏感度偏低，影像学表现一致性欠佳，且耗时，大部分情况下不作为急诊检查手段。

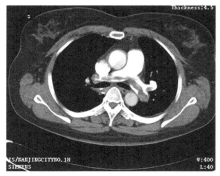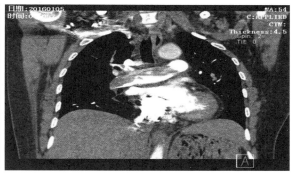

图 4-5-3　肺动脉 CTA 提示双侧肺动脉主干及分支栓塞

5. 放射性核素肺显像　典型征象是与通气显像不匹配的肺段分布灌注缺损，对诊断亚段以下急性 PE 具有特殊意义。但任何引起肺血流或通气受损的因素如肺部炎症、肺部肿瘤、慢性阻塞性肺疾病等均可造成局部通气血流失调，单凭此项检查可能造成误诊；部分有基础心肺疾病的病人和老年病人对此项检查不耐受等因素也限制了其临床应用。此检查同时行双下肢静脉造影，与胸部 X 线平片、CT 肺动脉造影相结合，可显著提高诊断的特异度和敏感度。

6. 肺动脉造影　肺动脉造影是诊断急性 PE 的金标准，在其他检查难以确定诊断时，如无禁忌证，可行造影检查。如图 4-5-4。

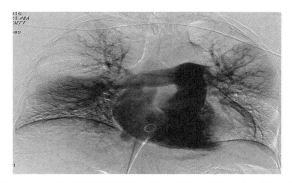

图 4-5-4　肺动脉造影提示双侧肺动脉主干及分支血栓形成

7. 遗传性易栓症相关检查　根据2012年《易栓症诊断中国专家共识》，建议存在以下情况的病人接受遗传性易栓症筛查：① 发病年龄较轻（<50岁）；② 有明确的VTE家族史；③ 复发性VTE；④ 少见部位（如下腔静脉，肠系膜静脉，脑、肝、肾静脉等）的VTE；⑤ 无诱因VTE；⑥ 女性口服避孕药或绝经后接受雌激素替代治疗的VTE；⑦ 复发性不良妊娠（流产、胎儿发育停滞、死胎等）；⑧ 口服华法林抗凝治疗中发生双香豆素性皮肤坏死；⑨ 新生儿暴发性紫癜。已知存在遗传性易栓症的VTE病人的一级亲属在发生获得性易栓疾病或存在获得性易栓因素时建议行相应遗传性缺陷检测。

【处理原则】

（一）内科治疗

1. 一般治疗　对高度怀疑或者确诊PE的病人，应密切监测其呼吸、心率、血压、静脉压、心电图及血气变化。为防止栓子再次脱落，病人需绝对卧床，保持大便通畅，避免用力排便。同时给予镇静、镇痛、止咳等处理。

2. 呼吸循环支持治疗　对有低氧血症的病人，采用鼻导管或面罩吸氧。当病人合并呼吸衰竭时，可使用经鼻面罩无创性机械通气或经气管插管行机械通气。确诊后尽可能避免其他有创检查，以免在抗凝或溶栓治疗过程中发生局部大出血。应用机械通气过程中应尽量减少正压通气对循环系统的不良影响。

3. 抗凝治疗　是PE的基础治疗，抗凝可以有效降低PE病人的死亡率，不仅是肺栓塞确诊病人的首选治疗方法，也是PE高风险病人在进一步检查或等待检查结果期间的预防性措施。常用的抗凝药物有肝素和华法林，新型抗凝药物有利伐沙班和磺达肝癸钠等。

4. 溶栓治疗　在保证病人生命体征平稳的同时，积极的溶栓治疗可以快速溶解部分或全部血栓，恢复组织再灌注，减小肺动脉阻力，降低肺动脉压，改善右心室功能，减少严重肺动脉栓塞病人的死亡率和复发率。临床常用的溶栓药物有尿激酶（UK）、链激酶（SK）、rt-PA。

（二）外科治疗

肺动脉血栓清除术：1924年第一例外科肺动脉血栓清除术成功实施。近年来，血栓清除术已被引入高危急性PE和选择性的中高危急性PE的治疗，尤其对于溶栓禁忌或失败的病人。在血流动力学失稳前，多学科团队迅速干预并实施个体化血栓清除术，可使围术期死亡率降低至6%或更低。术前溶栓会增加出血风险，但不是外科血栓清除术的绝对禁忌证。研究表明，术后病人存活率、世界卫生组织（WHO）心功能分级和生活质量均有所改善。

（三）介入治疗

经皮导管介入治疗和血栓清除术是目前介入治疗PE的主要方法。

1. 适应证　① 广泛型PE；② 血流动力学不稳定；③ 静脉溶栓疗效不佳或禁忌；④ 经皮心肺支持禁忌或不能实施者，特别是心源性休克或重度右心功能不全病人。

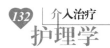

2. 禁忌证 ① 有出血和易出血的病变；② 中枢神经系统障碍；③ 最近有外伤、手术、分娩、活检、胸腹腔穿刺或动脉造影等；④ 妊娠、严重高血压、肝肾功能不全或凝血系统异常；⑤ 左心系统血栓或细菌性心内膜炎。

【护理措施】

（一）术前护理

1. 体位与活动 急性期绝对卧床休息 10～14 d，避免突然改变体位、情绪激动、剧烈咳嗽、用力排便等。PE 合并下肢深静脉血栓病人应抬高患肢并高于肺平面 20～30 cm，促进静脉回流；严禁挤压、按摩、热敷患肢，防止血栓脱落造成再次 PE。

2. 饮食指导 给予低盐、低脂、高蛋白、富含维生素、粗纤维、清淡易消化饮食，多饮水，保持大便通畅。

3. 专科护理

（1）使用持续多参数监护仪监护，密切监测病人心率、心律、血压、血氧饱和度、呼吸的变化，一旦发生异常及时汇报医生。

（2）根据缺氧程度、血气分析结果及时调整给氧流量及方式，如病人合并肺水肿出现明显呼吸困难，应取端坐位，给予 20%～30% 乙醇湿化高流量氧气吸入，及时备好抢救药物及药品，建立静脉通路，做好抢救准备。

（3）观察病人有无意识模糊、烦躁不安、嗜睡、定向力障碍等脑缺氧的表现。特别是循环衰竭，常表现为意识不清和（或）低血压。

（4）注意观察病人有无咳嗽、咳痰、呼吸困难，胸痛的部位、性质和程度，有无咯血及咯血的量与性质。

（5）监测病人尿量、血气分析、D−二聚体的动态变化，以及重要脏器的功能状态。

（6）双下肢循环的观察：多数 PE 病人合并下肢深静脉血栓，表现为患肢疼痛、肿胀、浅静脉曲张、皮肤色素沉着。准确测量并记录双下肢周径（大腿：距髌骨上缘 15 cm 处测量。小腿：距髌骨下缘 10 cm 处测量），观察肢体皮肤颜色、温度、感觉、运动及双侧足背动脉搏动情况。

4. 心理护理 胸闷、胸痛、呼吸困难易给病人带来紧张、恐惧的情绪，甚至造成濒死感。因此，护士需要耐心指导病人保持情绪稳定，及时了解病人心理状况，向病人及其家属讲解治疗的过程，使其对治疗心中有数，减少不必要的焦虑。同时取得家属的理解与配合，发挥亲情力量，帮助病人树立信心，使其积极配合治疗。

（二）术中护理

1. 手术配合 病人取平卧位，双手放于身体两侧，充分暴露脐水平以下、大腿 1/2 水平以上部位。采用 Seldinger 技术，根据病变部位和范围选择行股静脉或右颈静脉穿刺。抽取 1% 利多卡因 10 ml，对已确定的穿刺点进行局部麻醉。根据不同入路选择置入相应的血管鞘（股静脉可选择 5 F 或 6 F 血管鞘，右颈内静脉可选择 6 F 长鞘）。全身肝素化后，先用超滑导丝通过血管，接着跟进猪尾导管，将导管头端分别置入下腔静脉及右心房内，注入对比剂行下腔静脉及肺动脉造影。再将导管、导丝先后插入左右肺动脉主干内，导管、导丝配合行导管导丝碎栓术。经导管缓慢注射尿激酶 25 万 U（20～30 min），行首剂团注溶栓治疗；经溶栓导管再次造影，明确血栓情况及导管位置是否合适。经交换导丝于双肾静脉水平下方的下腔静脉内置入滤器一枚，再行造影确定滤器位置，撤出滤器输送鞘。术毕拔除导管，按压伤口 20 min 后，给予无菌纱布覆盖、弹性绷带加压包扎，包扎过程注意无菌操作，并妥善固定。回病房后注意观察病人穿刺点，预防并发症。

2. 病情观察与监测

（1）手术全程观察病人有无呼吸困难、胸闷、咯血、血氧饱和度降低等症状，如再发急性 PE，积极配合医生抢救。

（2）穿刺时，如病人感到疼痛需安慰，并嘱其不能移动身体。

（3）注入对比剂时，观察病人有无过敏反应，注意其意识状态及呼吸。

（4）造影时嘱病人屏气，造影结束后及时嘱病人呼吸并询问其感受。若采用颈内静脉入路，导管经过右心房可能引起心律失常，应密切观察病人心律变化。

（5）造影时观察滤器形态、有无倾斜及倾斜角度、滤器顶点与肾静脉之间的距离。

（6）回病房前，观察病人穿刺处有无出血、血肿。

3. 并发症预防与护理

（1）出血：各部位的出血是溶栓治疗的并发症，总发生率约为 20%，包括脑出血、消化道出血、血尿、穿刺部位出血及血肿等，其中以脑出血最为严重。一旦发生出血，应减少或停止溶栓药物的注入，发现异常应立即协助医生进行处理。

（2）心律失常：在对 PE 病人行插管溶栓、血栓抽吸及各种机械性血栓清除术时，器械刺激右心房及肺动脉内膜均有可能诱发心律失常，应正确分析原因。对严重心律失常或有症状的病人应采取抗心律失常治疗，同时观察是否合并水电解质紊乱、低氧血症、器质性心脏病等。

（三）术后护理

1. 体位与活动　PE 合并下肢深静脉血栓病人若术后留置溶栓导 / 鞘管，宜取仰卧位或低半坡卧位，避免取端坐位，防止管道打折或穿刺部位渗血；卧床期间继续抬高患肢，并高于心脏水平 20～30 cm。

2. 专科护理

（1）病情观察与监测

① 持续多参数监护仪监护，密切监测病人心率、心律、血压、血氧饱和度、呼吸的变化；观察氧疗效果，注意血气分析、凝血功能、尿量、D - 二聚体的动态变化。

② 术后病人持续胸闷、血氧饱和度低于正常值，应注意有无胸腔积液等情况。对于胸部剧

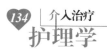

痛者可遵医嘱予吗啡、哌替啶等镇静药治疗，但对于有循环衰竭的病人应慎用吗啡、哌替啶等。

（2）导管护理：正确连接溶栓导/鞘管，做好标识管理。

① 术后认真核对留置管道的名称、位置，正确识别导/鞘管，避免两者混接。

② 正确使用标识。建议采用不同颜色标识，例如静脉溶栓导管用蓝色标识，静脉穿刺鞘管用黄色标识，分别注明管道名称、置入时间、置入者，并粘贴于导/鞘管远端。

③ 经导/鞘管输入药物时，需选用带螺旋口的输液器，以防止接口处管道滑脱；连接导/鞘管、更换药液前，先关闭溶栓管道上的三通开关，规范操作后再次核对无误，再打开三通开关泵入药液；需要造影复查时，先关闭三通开关，分离输液器，脉冲方式注入 0.9% 氯化钠溶液正压封管后，三通分离接口处予以连接正压接头。

④ 留置管道期间每 3 d 更换 1 次三通，更换时严格遵守无菌操作原则。

⑤ 置管溶栓期间，在床头放置"预防管道滑脱"警示标识，以加强管道护理安全。

⑥ 防止下肢屈曲导致导管移位，定时检查导管通畅情况；更换衣裤、交接班时，应充分考虑病人体位变动对导管的影响，避免导管成角弯曲和阻塞。

⑦ 置管过程中要注意足跟和踝部皮肤保护，必要时给予软枕适当垫起或使用皮肤保护用品，防止发生压力性损伤。

⑧ 对躁动、不配合的病人采取预防性保护措施，必要时使用约束具（需病人签署知情同意书）或遵医嘱应用镇静剂。

（3）溶栓泵药护理

① 尿激酶等溶栓药物应现配现用。

② 根据医嘱应用输液泵输注溶栓药物，正确设置输液速度和总量，输注溶栓药物过程中要注意观察输液泵输注速度及输注量变化，保证药物按时、按量、准确输入。

③ 输液泵报警时应立即检查故障发生原因，如阻塞、气泡、欠压等，及时排除故障。

④ 溶栓治疗期间注意观察病人穿刺处、皮肤、黏膜、消化道、泌尿系统、神经系统等有无出血和全身出血现象（早期多为穿刺部位瘀斑、血肿等，颅内出血最为严重，表现为头痛、呕吐、意识障碍、视物模糊等）。

⑤ 正确留取血、尿、粪标本，定时监测凝血功能。

（4）并发症预防与护理

① 出血：抗凝溶栓治疗期间应根据所使用的药物严密监测病人凝血功能的动态变化。注意观察有无牙龈、皮肤、黏膜出血，便血、血痰或小量咯血、呕血等情况，询问病人有无视力模糊、头痛、胸腹部疼痛等。若发生严重出血，如大量咯血或消化道大出血、腹膜后出血及颅内、心包出血等，应立即停止抗凝溶栓，遵医嘱输血或输冷沉淀。同时应该积极指导病人预防出血，如勿用力咳嗽、防止碰伤抓伤、勿挖鼻、选用质软的牙刷等。

② 迟发型过敏反应：尿激酶、对比剂可引起过敏反应，绝大多数在相关操作后 5～15 min

内发生，即速发型；而极少数病人的过敏反应发生于相关操作后 1 h 至 1 周以上，称为迟发型过敏反应。迟发型过敏反应常表现为皮肤反应（瘙痒、斑丘疹、荨麻疹）、神经性水肿和发热。应注意倾听病人主诉，观察其皮肤有无皮疹、颜面、口唇，尤其是眼睑部有无水肿。护理时应嘱病人勿抓破皮肤，以免感染。遵医嘱给予抗过敏治疗。

③ 穿刺静脉血栓形成：主要与滤器置入鞘较粗、下肢深静脉血栓、高脂血症、自身免疫性疾病、恶性肿瘤病人血液高凝状态有关。当病人穿刺部位疼痛、穿刺侧肢体肿胀，或原有下肢深静脉血栓病人肢体肿胀、压痛症状和体征加重时，应予以制动，行双侧肢体的超声检查。

④ 下腔静脉阻塞高凝状态：病人处于血液高凝状态，下腔静脉内血压较低、血流缓慢，滤器置入后，可使腔内高凝状态加重，诱发下腔静脉阻塞，故术后常规行抗凝治疗。术后若病人下肢深静脉血栓症状复现或加重及新出现双下肢肿胀、会阴部水肿、腹壁浅静脉曲张、腰背酸痛等，应立即通知医师，必要时急诊行下腔静脉造影。

⑤ 其他滤器置入相关性并发症：滤器变形、折断、移位、肾功能损伤等。滤器移位大多数无临床症状。若刺破心肌膜可出现致命性心脏压塞。术后病人心悸、胸闷并发心律失常，排除器质性疾病时，应警惕滤器移位到右心，X 线摄片可确诊，必要时急诊介入或外科手术取出。术后应观察病人血肌酐、尿素氮、尿量的变化，相应症状如腰背酸痛、肾功能异常伴有血尿、少尿等。

（四）出院指导

1. 活动与锻炼　指导病人进行适当的体育锻炼，如散步、抬腿、打太极拳等。避免久坐、久站；长途乘车、乘飞机者应至少每 4 h 活动肢体 1 次。

2. 饮食指导　指导病人进食低盐、低脂、富含维生素的食物，多食新鲜蔬菜和水果等降低血液黏稠度的食物；戒烟、限酒。向病人介绍吸烟的危害性（烟中尼古丁可使末梢血管收缩、血流减少、血管内膜变化，引起胆固醇附着）。

3. 专科指导

（1）用药指导：告知病人及其家属坚持服用抗凝药的重要意义。指导病人遵医嘱坚持服用抗凝药物，定期监测凝血功能；服用抗凝药期间要观察有无血尿、黑便、牙龈出血、皮下及黏膜出血等，避免身体各部位被尖硬物碰撞，选择柔软性好的牙刷，刷牙等动作宜轻柔。

（2）指导病人出院后坚持穿梯度压力弹力袜，做好弹力袜的保养，下床活动时需穿着弹力袜。

（3）嘱病人避免剧烈咳嗽、用力排便等引起腹内压增加，保持大便通畅。

4. 复诊指导　出院后 1、3、6、12 个月门诊复查，定期复查凝血功能、肺动脉 CTA 等。

（李燕）

第六节 动静脉畸形

动静脉畸形（arteriovenous malformations，AVMs）是因动脉和静脉间缺乏毛细血管床而直接形成异常交通所引发的疾病，这种异常血管交通使病变局部静脉血管中充斥着动脉高压性血流，导致高流速血管病变的特征性搏动、震颤、温度升高等临床表现。

动静脉系统直接连接形成的高流速畸形血管团是 AVMs 的核心病变。AVMs 的病灶往往在出生时即已存在，但多不表现出临床症状，直至儿童期才出现明显的症状，并在体内激素水平变化（如青春期、妊娠期或激素治疗等）或受到外界因素刺激（如手术、创伤等）时加重。

先天血管畸形的发病率大约为 1.5%，其中 AVMs 的发病率约占血管畸形的 10%～20% AVMs 可作为单发病变或综合征病变的众多表现形式之一，被认为是各类脉管畸形中诊疗最复杂、最有挑战性的病变之一。

【临床表现】

AVMs 常见于头颈部或四肢，既可以发生于软组织，又可以侵犯骨组织，两者还可以同时发生。

软组织 AVMs 主要表现为皮肤红斑、软组织肿块或肿胀、疼痛、浅静脉扩张等。体检可发现界限不清的软组织膨隆，表面皮肤、黏膜颜色和质地可正常，也可出现扩张的毛细血管呈现暗红色/粉红色等颜色改变；病灶及周围区域内可见念珠状或条索状迂曲、粗大搏动的扩张静脉，局部皮肤温度增高，可扪及持续性震颤，并可闻及连续性吹风样杂音。肢体 AVMs 局部表现包括出血和皮肤、黏膜缺血导致的溃疡及感染，尤其以肢端 AVMs 更为多见。病人后期由于长期静脉回流增加，可能出现充血性心力衰竭等失代偿性表现，如心慌、气短、胸闷等，严重时危及生命。

骨组织 AVMs，包括原发于骨骼的中央性病变或软组织病变累及邻近骨骼。临床上以上、下颌骨多见，以往被称为颌骨中心性血管瘤。主要表现为反复、少量的自发性出血或难以控制的急性出血。急性出血主要发生在儿童替牙期，特别是 10 岁左右，多由拔除松动牙、乳恒牙交替或误诊后手术所致；也可发生于颌骨、牙齿发育完成后。急性出血前多有反复牙周渗血先兆，部分病人以急性大出血为首发症状，多伴有出血部位的牙齿松动。

【辅助检查】

1. 彩色多普勒超声　能客观评价 AVMs 的流速、流量等血流动力学指标，是筛查的首选检查方法，可对病变畸形血管团、供血动脉、引流静脉的血流状态进行分析和评价。

2. 增强 CT　可较好地显示病灶位置、血流状态及邻近组织受累情况。AVMs 基本表现为动脉期强化的畸形血管团、扩张强化的回流静脉及迂曲的供血动脉，在 AVMs 诊断中有重要意义。

3. MRI　可以评估畸形血管与周围组织的关系，对确定血管畸形血流量、累及的范围和分期有较大的优势。畸形血管团和供血动脉在 T1 和 T2 加权像上均为低或无信号的暗区（流空效应），回流静脉在 T1 加权像上为低信号，在 T2 加权像上为高信号。

4. DSA　能直观、动态地显示病变的血流动力学特征，更清晰地显示供血动脉、畸形血管团、引流静脉，是诊断 AVMs 的金标准。

【处理原则】

AVMs 的治疗关键是有效消除或缓解静脉高压，治疗方式以介入栓塞为主，可辅以激光、外科手术治疗等。具体治疗方法取决于病变大小、位置和症状的严重程度。

1. 介入栓塞治疗　介入栓塞治疗方式包括经导管动脉栓塞、直接穿刺栓塞，常用栓塞剂包括机械性栓塞剂（PVA 颗粒、弹簧圈、医用胶等）、化学硬化栓塞剂（无水乙醇、聚桂醇等）。

2. 外科手术治疗　仅在单一病灶表浅、局限时或病灶经充分栓塞后呈纤维化需要减容时采用。

3. 激光治疗　主要应用于静止期、表浅的 AVMs 或病灶经过充分栓塞后仅残留表浅皮肤颜色变化的病人，能起到改善皮肤或黏膜颜色的作用。

【护理措施】

（一）术前护理

1. 体位与活动　病人取舒适体位，避免进行剧烈的活动；做好动静脉畸形病灶区域的组织保护，防止局部组织受压及外力作用造成局部血管破裂出血等。

2. 病情观察与监测　密切观察病变部位有无肿块、肿块大小，局部皮肤颜色，有无静脉曲张、动脉搏动、疼痛、皮肤破损、感染等。

（二）术中护理

1. 手术配合　病人取仰卧位，行心电监护，予鼻导管吸氧。局麻或全麻下经皮穿刺股动脉，超选至供血动脉主干造影，明确病灶区域血流动力学改变。

（1）经动脉导管栓塞：微导管超选至畸形血管团近端供血动脉分支，选择合适 PVA 颗粒或弹簧圈栓塞供血动脉，待血流速度明显减慢，缓慢注入无水乙醇（单次注入量不超过 0.1 ml/kg，总量不超过 0.8 ml/kg），观察 5～10 min，其间严密观察病人生命体征，然后手推对比剂评估栓塞效果，若效果欠佳则重复前述操作，直至畸形血管团完全或大部分消失。如图 4-6-1 和图 4-6-2。

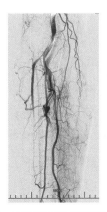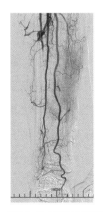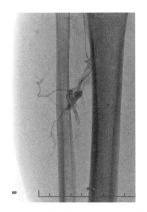

图 4-6-1　右下肢腘动脉造影见 AVMs 为腓动脉供血，微导管超选至瘘口造影，AVMs 显影

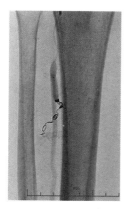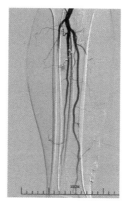

图 4-6-2　右下肢腓动脉弹簧圈栓塞治疗，复造影见原瘘口消失

（2）直接穿刺栓塞：动脉造影显示畸形血管团，定位穿刺靶点，局部浅表浸润麻醉，穿刺成功后以止血带束缚畸形血管团近端肢体，缓慢注入无水乙醇，注入量、观察内容、栓塞终点同动脉栓塞，如此逐一完成各靶点栓塞，如效果欠佳则反复注射，直至栓塞满意。术毕局部加压包扎。

2. 病情观察与监测　全面观察病人一般情况，监测其生命体征，注意术侧肢体及病变部位血运情况，有无一过性黑矇、胸闷、心悸、呼吸困难等不适，如发现异常及时汇报医生并协助处理。

（三）术后护理

1. 病灶局部观察与护理　严密观察 AVMs 病灶局部皮肤颜色、温度，有无动脉搏动、肿胀疼痛、静脉炎、皮肤色素沉着、出血坏死等情况。若局部渗血严重，立即协助医生包扎止血，必要时遵医嘱给予止血药物治疗。头颈部 AVMs 病人可抬高床头，根据病灶部位，床边酌情准备吸引器、吸氧设备等装置，若发生窒息应立即做好急救处理。四肢 AVMs 硬化治疗术后，病灶局部可能会出现肿胀疼痛，可抬高患肢 20°～30°，若肿胀疼痛明显，予以止痛对症处理。

2. 并发症观察护理

（1）肺动脉痉挛：无水酒精能使血液迅速凝固形成血栓或微血栓，随血流进入肺循环，造成肺小血管的痉挛和微栓塞。病人若出现剧烈咳嗽并伴有胸闷及呼吸困难，立即予以吸氧，监测心率、呼吸、血氧饱和度、血压，保持呼吸道通畅，遵医嘱给予地塞米松静脉推注。若发生肺栓塞，需进行规范抗凝、溶栓等治疗。

（2）组织坏死：若无水酒精用量过大，在破坏畸形血管的同时有可能损伤皮肤真皮下血管网而造成局部软组织缺血性坏死。术后需要密切观察病人治疗区域皮肤颜色和温度，若出现局部皮肤发灰或发暗，提示供血不足，进一步发展可出现皮肤发黑、干性坏死。可进行局部热敷和使用血管扩张剂以减少坏死的面积，酌情局部清创和二期修复。

（3）血红蛋白尿：无水酒精可直接破坏红细胞，而大量的红细胞在血管内溶解破坏时，血浆游离血红蛋白会明显增多。当血浆游离血红蛋白增多超过结合珠蛋白的结合能力及近端肾小管的重吸收能力时，可出现血红蛋白尿。病人可出现低热、腰痛、腹痛，尿呈浓茶或酱油色，严重者血红蛋白可堵塞肾小管，出现急性肾功能损害。因此，术后需要密切观察病人尿量、尿色，让病人将尿排在容器中以便观察与记录，必要时检查肾功能。同时，注意观察病人面色、血压、心率，关注病人的主诉，一旦发现异常及时汇报医生，遵医嘱处理。

（4）栓塞综合征：多发生于术后 3～7 d，病人主要表现为发热、恶心、呕吐、疼痛及局部脓肿等，应给予对症处理，同时密切观察病人病情变化，必要时行局部脓肿切开引流术。

（四）出院指导

1. 出院指导　接受动静脉畸形栓塞治疗的病人出院时，治疗部位的肿胀尚未完全消退。应指导病人避免外力作用于患处，防止睡眠时压迫患处，减少摩擦，防止外伤；饮食忌辛辣、刺激性食物；病灶若位于口周，应注意口腔清洁，若位于下肢，应避免剧烈活动；逐步进行区域关节功能锻炼。

2. 预防复发　教会病人从皮温、颜色、搏动感等方面自行观察病灶的变化并记录，若病灶局部肿胀增大、疼痛、皮肤颜色改变甚至出血、坏死等，说明病灶复发或加重，应及时就诊。

3. 复诊指导　动静脉畸形很少能一次性治愈，故术后复查及再次治疗非常必要。提醒病人遵医嘱 1～3 个月后复查，必要时分期治疗达到治愈效果。

（范本芳）

第七节　门静脉高压症

门静脉高压症是各种原因使门静脉系统血流受阻和（或）血流量增加，导致门静脉系统压力升高和侧支循环形成的一组临床综合征，其最常见的病因是由各种原因所致的肝硬化。

按门静脉血流阻力增加的部位，可将其分为肝前型、肝内型和肝后型 3 型。

1. 肝前型　门静脉分叉之前血流受阻，常见原因有肝外门静脉血栓形成（脐静脉炎、阑尾炎、胆囊炎和胰腺炎所致感染、创伤等）、先天性畸形（门静脉闭锁、狭窄、海绵样变等）和外在压迫（上腹部肿瘤、转移癌等）。此型病人肝功能多正常或轻度损害，预后较肝内型好。

2. 肝内型　在我国最常见，占门静脉高压症的 95% 以上。根据血流受阻部位又可分为窦前型、窦后型和窦型。窦后型和窦型最常见，以肝炎后肝硬化（我国）和酒精性肝硬化（西方国家）为主要病因。窦前型多由血吸虫病引起。某些肝硬化性肝病如先天性肝纤维化、脂肪肝、肝炎也可引起窦型门静脉高压症。

3. 肝后型　常为巴德 - 吉亚利综合征（Budd-Chiari syndrome，BCS）、缩窄性心包炎、严重右心衰竭等使肝静脉流出道（包括肝静脉、下腔静脉，甚至右心）阻塞所致。

【临床表现】

1. 症状　多见于中年男性，主要表现是脾大、脾功能亢进、呕血或黑便、腹水和非特异性全身症状，如疲乏、嗜睡、厌食。

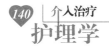

2. 体征 ① 若能触及脾脏，提示可能有门静脉高压；② 若有黄疸、腹水和腹壁静脉曲张等体征，表示门静脉高压严重；③ 如能触及质地较硬，边缘较钝、不规则的肝脏，提示肝硬化，有时肝硬化缩小而难以触及；④ 还可有慢性肝病的其他征象，如蜘蛛痣、肝掌和男性乳腺增生症、睾丸萎缩等。

【辅助检查】

1. 实验室检查 包括血常规、肝肾功能、电解质、凝血功能、血浆氨等。

2. 肝静脉压力梯度测定（HVPG） 经颈静脉插管测定肝静脉楔入压与游离压，两者之差即为 HVPG，目前是公认的诊断门静脉高压的金标准。HVPG 的正常值范围为 3～5 mmHg（1 mmHg=0.133 kPa），当 HVPG＞5 mmHg 时提示存在肝硬化门静脉高压。具体操作方法推荐参考《中国肝静脉压力梯度临床应用专家共识》。肝静脉压力梯度及治疗目标见表 4-7-1。

表 4-7-1 肝静脉压力梯度（HVPG）及治疗目标

肝硬化分期	肝静脉压力梯度	静脉曲张	门静脉高压并发症	治疗目标
代偿期	5 mmHg＜HVPG＜10 mmHg	无	无	预防进展至临床显著性门静脉高压
	10 mmHg≤HVPG＜12 mmHg	无	无	预防失代偿事件
		有	无	预防失代偿事件（如首次食管－胃底静脉曲张出血）
失代偿期	HVPG≥12 mmHg	有	食管－胃底急性静脉曲张出血	止血，预防早期再出血和死亡
		有	有出血史，不合并腹水、肝性脑病	预防失代偿进展（再出血、其他并发症）
		有	有出血史，合并腹水、肝性脑病	预防失代偿进展、死亡、原位肝移植

注：1 mmHg = 0.133 kPa。

3. 影像学检查

（1）食管 X 线钡餐检查：食管充盈时，曲张静脉使食管的轮廓呈虫蚀状改变；食管排空时，曲张的静脉表现为蚯蚓样或串珠状负影。

（2）胃镜检查：确定食管－胃底静脉曲张程度，是否有胃黏膜病变或溃疡等。

（3）腹部超声：显示腹水、肝密度及质地异常、门静脉扩张，门静脉高压症时门静脉内径≥1.3 cm，脾静脉内径≥0.8 cm。

（4）肝脏 CTA 及增强 MRI：肝脏 CTA 可直接显示门静脉血流通畅情况，曲张静脉的位置，有无门静脉血栓、脾肾或胃肾分流等；MRI 可准确测定门静脉血流方向及血流量，并将门静脉高压病人的脑生化分析结果作曲线进行分析，为后续治疗或制订手术方案提供依据。如图 4-7-1。

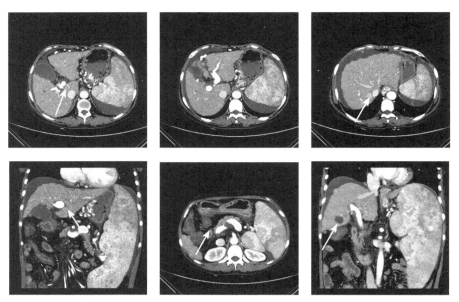

图 4-7-1　病人反复消化道出血 2 年（最大一次出血量约 2 500 ml），肝脏 CTA 提示门静脉主干及脾静脉附壁血栓，食管－胃底静脉曲张，肝硬化、脾大、腹水

（5）门静脉造影：可准确了解门静脉受阻及侧支回流情况，特别是胃冠状静脉的形态学变化，并可直接测定门静脉压力。

【处理原则】

门静脉高压症的治疗主要是预防和控制食管胃底曲张静脉破裂出血，解除或改善脾大伴脾功能亢进和治疗顽固性腹水。根据病人具体情况采用非手术治疗或手术治疗。

（一）食管胃底曲张静脉破裂出血的治疗

1. 非手术治疗　有黄疸、大量腹水、肝功能重度受损者（Child-Pugh C 级）发生大出血时，若进行外科手术，死亡率高达 60% 以上，应尽量采用非手术治疗，重点是补充血容量，使用生长抑素和质子泵抑制剂，应用三腔管压迫止血，采用内镜治疗止血或颈静脉肝内门体静脉分流术（transjugular intrahepatic portosystemic shunt，TIPS）。

2. 手术治疗　积极手术止血可以防止再出血和预防肝性脑病发生。对于无黄疸和明显腹水（肝功能 A、B 级）的病人或经非手术治疗 24～48 h 无效者，应即刻施行手术。手术治疗方式主要分为分流手术和断流手术两类。

（二）严重脾大，合并明显脾功能亢进的治疗

多见于晚期血吸虫病，也见于脾静脉栓塞引起的左侧门静脉高压症。此类病人单纯行脾切除术效果良好。

（三）肝硬化引起的顽固性腹水的治疗

最有效的治疗方法是肝移植。其他疗法包括经颈静脉肝内门体分流术（TIPS）和腹腔－上腔

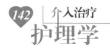

静脉转流术。

（四）原发性肝病的治疗

在我国，大部分门静脉高压症是病毒性肝炎肝硬化所致，多数病例肝功能损害较严重，所以抗病毒及护肝治疗应贯穿整个治疗过程。

【护理措施】

（一）术前护理

1. 饮食护理　强调食物多样化和个体化，指导病人摄入充足的能量和蛋白质等多种营养素。2018 年欧洲肝病学会（EASL）指南推荐无特殊情况下，病人每日蛋白质摄入量不少于 1.2～1.5 g/kg，能量摄入量不少于 35 kcal/kg。避免进食粗糙、干硬、带骨刺、油炸及辛辣的食物，禁烟酒、少喝咖啡和浓茶，饮食温度正常，以免损伤食管黏膜诱发上消化道出血。每日饮食包括正常三餐和 3 次加餐，夜间必须加餐 1 次。择期手术前可纠正贫血，改善凝血功能，补充维生素 B、C、K 及凝血因子，以防术中和术后出血。

2. 专科护理

（1）病情观察与监测：每天测量病人腹围、体重并做好记录；嘱病人尽量卧床休息，抬高双下肢以减轻水肿，避免腹压升高的因素。

（2）用药指导：完善术前检查，遵医嘱使用抗生素，术前 6 h 禁食、禁水；巴德 - 吉亚利综合征病人应术前 1～2 d 遵医嘱使用抗凝药物预防血栓形成；有上消化道出血者术前 2～3 d 可口服抗生素减少肠道细菌量。遵医嘱进行保肝、利尿治疗，限制水和钠的摄入。

3. 心理护理　病人长期患病，对治疗失去信心。护理人员应耐心讲解介入治疗方法，解除病人担忧，使其积极配合治疗。

（二）术中护理

1. 手术配合　以经颈静脉肝内门体静脉分流术（TIPS）为例，病人取仰卧位，连接心电监护，必要时予吸氧，将术中物品备齐置于手术台上，局麻或全麻，建立静脉通道。为了增加门静脉穿刺导向性，先行肠系膜上动脉或脾动脉延时曝光间接门静脉造影显示门静脉，并根据术前 CTA 肝动脉与门静脉的伴行关系，选择合适位置留置微导管或导丝作为定位标记。首选颈内静脉入路，通常选择右侧颈内静脉穿刺，颈内静脉穿刺成功后，将导丝送入下腔静脉，并沿导丝送入鞘管。定位选择肝静脉作为穿刺点建立通路。穿刺肝内门静脉分支后，送入导管行门静脉造影、测压，栓塞胃冠状静脉，用球囊扩张分流道，经通道置入金属支架，再行门静脉造影及测压。术后根据临床需要留置颈内静脉鞘管或拔除鞘管后加压包扎。如图 4-7-2。

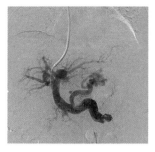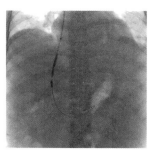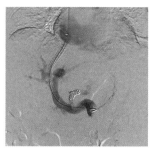

图4-7-2 病人反复消化道出血2年（最大一次出血量约2 500 ml），予以行TIPS治疗，术中置入一枚Viatorr支架，并予以弹簧圈栓塞曲张静脉

2. 病情观察与监测

（1）生命体征监测：对于局麻TIPS病人，术中需严密监测心率、血压及血氧饱和度等生命体征的细微变化并及时报告手术医生。如病人处于清醒状态，要关注病人主观感受，这是早期发现病人腹腔内出血的重要环节。

（2）并发症预防与护理

① 对于局麻非清醒或全麻非气管插管病人，要特别关注血氧饱和度改变。部分病人舌根后坠会引起窒息。病人发生舌根后坠时应立即停止手术操作，抬其下颌开放气道，必要时紧急气管插管。

② 胆道出血：是指误伤胆道及邻近血管造成门静脉－胆道瘘或动脉－胆道瘘引发的出血，是TIPS术中常见并发症之一，一般情况下无须特殊治疗。若出血呈持续性，首选药物治疗，一旦药物治疗无效可考虑覆膜支架置入封堵瘘口或行胆道置管。

③ 腹腔出血：腹腔大出血为TIPS术中严重并发症之一。TIPS穿刺过程中损伤肝动脉、肝外门静脉，操作引起肠系膜血管壁撕裂及穿破肝包膜均可造成腹腔出血。因此术中需严密监测心率、血压及血氧饱和度变化，术中大出血病人除心率加快、血压下降外，还可能伴有焦虑、不适、躁动和腹部疼痛的表现，需要及时发现病情改变并通知手术医师做好抢救准备。当病人出现腹部疼痛、进行性腹膨隆、血流动力学不稳定等表现时，需警惕是否出现致命性腹腔出血。腹腔穿刺及腹部超声有助于腹腔出血的诊断，必要时行CTA明确出血来源。对于术中反复穿刺后血压下降迅速者，建议即刻行肝动脉造影排除肝动脉损伤，明确为肝动脉损伤导致的腹腔出血可采取经导管血管栓塞术（TAE）止血。门静脉损伤所致的腹腔出血，顺利开通分流道及药物保守治疗后多可好转，如出血仍无法控制，可考虑覆膜支架置入。

④ 支架异位：支架异位会导致分流道狭窄和闭塞的后果，因此在术中需要测量分流道的长度从而选择适合的支架。一旦出现支架异位，可通过叠加其他支架起到修正或延展分流道的作用。为了早期发现血流不畅、支架堵塞等情况，可术后24 h内行多普勒超声评估分流道的情况。

（3）术中安全管理

TIPS手术为高风险介入手术，建议至少安排两名护士，一名护士重点关注记录生命体征改

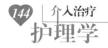

变及术中用药，另外一名负责递送手术器械并清点记录。

① 体位护理：病人取去枕仰卧位，头偏向左侧，铺无菌巾时注意充分暴露右颈静脉。在病人身侧手术床垫下放置垫手架或手托，提高病人舒适度；在病人易受压的部位或骨隆突处安置软垫预防压力性损伤。

② 液体管理：为确保组织及器官的有效灌注，避免容量不足或负荷过多，护理人员应协助医师做好术中的液体管理，一般补液量不超过 1.2 ml/（kg·h）。

③ 辅助门静脉压力测量：测压时保持测压液体通路装置通畅，嘱病人保持平卧位、缓慢呼吸或短暂屏气，做好记录工作。

（三）术后护理

1. 饮食护理　术后禁食时间不要超过 4 h，术后 3～5 d 先进食流质，1 周后逐渐过渡至常规饮食，以低蛋白和低盐软食为主。蛋白质的摄入总量，术后 3 d 控制在 20 g/d 以下，之后每 3～5 d 增加 10 g，首选植物蛋白。术后 1 周蛋白质摄入量应控制在 40 g/d 以下，能量摄入量应控制在 25%～30%。2022 年《肝硬化病人肝性脑病的营养管理：ISHEN 共识》推荐少食多餐，白天每两次进餐间隔 3～5 h，夜间加餐 1 次，并且必须包含 50 g 碳水化合物。

2. 专科护理

（1）病情观察与监测：抗凝期间密切观察病人皮肤、黏膜有无出血点，牙龈是否出血，大小便颜色等，定期复查病人凝血功能。

（2）消化道出血 TIPS 术后护理：接受急诊 TIPS 的消化道出血病人术后建议重症监护。术后护理内容主要为维持病人生命体征稳定，评估出血是否控制住，检测病人肝、肾、心、肺等脏器功能及预防肝性脑病发生。因此类病人术后存在极高的肝衰竭风险，肝功能检测尤为重要。择期 TIPS 的病人术后管理主要包括 24 h 内临床症状的评估及肝功能检测。如发现明显肝功能异常或症状恶化，则需进一步处理。

（3）并发症预防与护理

① 肝性脑病：肝性脑病（hepatic encephalopathy，HE）是 TIPS 术后较为常见的并发症之一。术后应加强保肝治疗；加强病人精神状态的观察，轻微性格改变和行为异常是 HE 的早期表现，做到早发现早治疗；特别强调不能因为担心 HE 的发生而禁止蛋白质摄入，对于 HE 较严重的病人，可根据病人个体情况逐渐增加蛋白质摄取量至目标值。

② 肝功能衰竭：TIPS 术后血流动力学改变可导致肝脏局部缺血，从而引起肝功能不全，尤其对于 Child-Pugh 评分高的病人。因此术后常规给予保肝治疗可降低肝功能衰竭风险。少数病人可出现急性肝功能衰竭，死亡率高。除积极药物治疗外，通过缩减 TIPS 分流道直径可减少过多的分流，有望缓解肝功能进一步恶化。如病人仍出现持续的胆红素升高，应考虑急性肝功能衰竭的可能，人工肝支持治疗及后续的肝移植可能是挽救肝功能衰竭病人生命唯一有效的方法。

③ 腹水：TIPS 术后，约 70%～80% 的病人腹水可得到有效控制，但仍需配合低盐饮食、限

制液体摄入及使用利尿剂。TIPS 术后应依据病人对利尿剂的反应进行剂量调整，通常需要减少利尿剂用量，直至有效的最低剂量。住院期间仍需记录病人 24 h 尿量，如需放腹水治疗，应关注病人血压改变，尤其大量放腹水时，应用腹带可减慢腹水生成速度，也可降低腹压突然下降引起大出血或低血容量休克的风险。

（四）出院指导

1. 活动与锻炼　嘱病人注意休息，避免劳累和较重的体力劳动；保持心情舒畅，避免情绪波动；防止牙龈出血，避免外伤诱发出血。

2. 饮食指导　嘱病人合理摄入营养，每日应少食多餐，日间每 3～6 h 进食一次，夜间加餐一次，夜间进食至少包含 50 g 碳水化合物。强调食物多样化，充分摄入能量和蛋白质等多种营养素。

3. 专科指导

（1）病人应在术后 1 周及 1、3、6 个月复查彩色多普勒超声和肝脏 CTA（如图 4-7-3）评估分流道情况，此后每半年复查 1 次，必要时可复查内镜评估食管 - 胃底曲张静脉情况。病人应遵医嘱服用保肝药物，定期复查血常规、凝血功能和肝功能等。

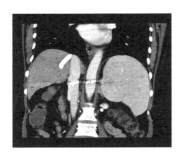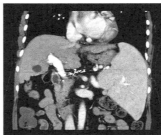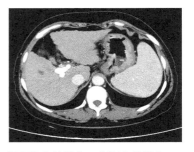

图 4-7-3　TIPS 术后 6 个月肝脏 CTA 提示支架通畅，形态良好，门静脉血栓消失，曲张血管消失

（2）病人及其家属应掌握出血的观察和急救方法，熟悉紧急就诊途径和方法。

4. 复诊指导　建立档案，定期对病人进行随访，及时与病人沟通，对不良反应等情况做到早发现早治疗。TIPS 术后延续性护理的随访内容主要包括分流道评估、消化道出血、腹水、HE、急性肝功能衰竭、抗凝护理管理、营养支持等，护士应根据病人的不同情况予以个性化的护理管理。

（陈黎明）

第八节　巴德 - 吉亚利综合征

巴德 - 吉亚利综合征（BCS）是由各种原因所致肝静脉和（或）其开口以上段下腔静脉阻塞性病变引起的以门静脉高压或门静脉和下腔静脉高压为特征的疾病。BCS 常发生于 20～55 岁的青壮年，男性发病率高于女性。

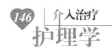

BCS 病因主要包括骨髓增生性疾病、恶性肿瘤、肝脏的感染和良性病变、口服避孕药和妊娠以及其他高凝状态，如：抗磷脂综合征、抗凝血酶缺乏症、蛋白 C 缺乏症、蛋白 S 缺乏症、阵发性睡眠性血红蛋白尿症；先天性因素，如下腔静脉病变或发育异常。BCS 根据疾病持续时间和严重程度可分为四种类型：爆发性型、急性型、亚急性型和慢性型。

【临床表现】

1. 爆发性型 BCS　数天内发病，表现为急性肝大、持续腹水、严重肝肾功能衰竭，甚至出现肝性脑病。

2. 急性型 BCS　发病急剧，病程为 2 周至数月，主要表现为突发上腹疼痛、腹胀、呕吐、肝大触痛和迅速出现大量顽固性腹水。由于急性门静脉系统淤血或下腔静脉回流障碍，回心血量减少和有效循环血量锐减，病人可出现低血压、尿少、口渴甚至休克。

3. 亚急性型 BCS　起病隐匿，发病 3 个月内无明显症状，病人多于病后 3～12 个月就诊，主要表现为门静脉高压和下腔静脉高压，以大量腹水、腹胀和肝脾大为主。

4. 慢性型 BCS　最多见，占 60%～70%。病程多＞12 个月，主要见于膜性阻塞的病人。单纯肝静脉阻塞者以门静脉高压症状为主，可发生食管静脉曲张出血。合并下腔静脉阻塞者还有下腔静脉高压的临床表现，临床上主要表现为双下肢水肿，双下肢静脉曲张伴小腿色素沉着、溃疡，胸、腹壁及腰背部静脉扩张、迂曲等。晚期病人出现肝性脑病、肝肾综合征等肝衰竭征象。

【辅助检查】

1. 实验室检查　常规化验检查没有特异性，25%～50% 的病人血清转氨酶和碱性磷酸酶升高，凝血功能检查处于高凝状态，腹水为漏出液。

2. 超声　B 超或多普勒超声作为简单、迅速、可靠的无创性筛选方式，准确度高达 90%，同时还具有无辐射、无对比剂、即刻成像、价格便宜等优点，普遍应用于临床，并作为初筛 BCS 的首选工具。超声检查 BCS 的特征表现为肝静脉内无血流信号或血栓栓塞，肝内或肝被膜下的静脉增宽及侧支血管形成，肝静脉汇入下腔静脉处可见血流中断，下腔静脉内隔膜及其远端血栓形成或纤维条索改变。

3. DSA　DSA 是诊断 BCS 的金标准，通过颈静脉或股静脉入路造影可清楚观察下腔静脉病变的位置、范围、程度及有无侧支循环，并可准确测量病变上下两端下腔静脉压力，对诊断或治疗具有指导意义。肠系膜上动脉间接造影可以显示门静脉和肠系膜上静脉有无扩张或狭窄，有助于判断是否可行经肠系膜上静脉减压术。经皮经肝穿刺肝静脉造影可以显示肝静脉是否扩张或阻塞，明确病变与下腔静脉的关系。脾门静脉造影则有助于了解门静脉，特别是脾静脉的情况。

4. CT　BCS 的 CT 血管成像表现为下腔静脉被代偿性肥大的肝尾状叶压迫，通过冠状位/矢状位重建可见下腔静脉膜性或节段性狭窄或闭塞、腹水、肝脾肿大及侧支循环开放。急性期病人可出现肝大且肝内密度下降，慢性病人肝脏表现则为斑块样不均匀增强。

5. MRI 是对血管和血流信号进行特征显示的一种检查方式,对软组织的分辨力较 CT 更高。增强 MR 与增强 CT 类似,只需注射一次造影剂即可完成静脉显影,且增强 MR 有更长的显像时间窗,对肝静脉或下腔静脉梗阻情况及肝内外信号改变更敏感,且不受操作者技术或肠道气体等影响。

【处理原则】

治疗目的在于防止血凝块蔓延,血管静脉再通,对淤血肝脏减压及预防和治疗并发症。

1. 内科治疗 包括低盐饮食、利尿、营养支持、自体腹水回输等。对于起病 1 周内单纯血栓形成的急性期病人,可以用溶栓、抗凝治疗。

2. 介入手术治疗 创伤小,效果好,是 BCS 的首选治疗方法。下腔静脉或肝静脉合并血栓者可先行插管溶栓治疗,待血栓完全溶解后可行球囊扩张治疗。球囊扩张效果差者可行肝静脉和(或)下腔静脉支架置入治疗。对于不适宜接受球囊扩张治疗的病人(尤其是存在广泛肝静脉闭塞,出现不可逆转的门静脉高压及食管胃底静脉曲张等严重并发症,严重肝淤血伴有进行性肝功能恶化的病人),推荐其接受经颈静脉肝内门体分流术。

3. 外科手术治疗 旨在恢复肝静脉回流,实现肝脏减压。主要包括隔膜撕裂术、经右心房隔膜撕裂术、下腔静脉 - 右心房转流术、肠系膜上静脉 - 右心房转流术、肝移植术等。

【护理措施】

(一)术前护理

1. 体位与活动 嘱病人注意休息,取平卧位以增加肝肾血流灌注;若下肢水肿,抬高患肢,高于心脏水平 20 ～ 30 cm,以减轻水肿。

2. 饮食护理 合并肝硬化的病人避免进食粗糙、干硬、带骨、带刺的食物或油炸、辛辣食物,饮食不宜过热,以免损伤食管黏膜而诱发上消化道出血。给予病人高能量、优质蛋白、低脂、易消化软流食。限制病人液体和钠的摄入:每天钠摄入量限制在 500 ～ 800 mg(氯化钠1.2 ～ 2.0 g),少食含钠高的食物如咸菜、酱油、罐头等。进水量每天限制在 1 000 ml;禁烟、酒,少喝咖啡和浓茶;术前 4 ～ 8 h 禁食、禁饮,以防呕吐引起窒息或吸入性肺炎。

3. 专科护理

(1)测量腹围和体重:每日测量病人腹围和体重。标记腹围测量部位,每次固定同一时间、同一体位和固定部位测量。

(2)观察病人体温,大小便次数、性状、颜色,并做记录。

(3)评估有无肝脾大,腹水,胸、腹壁浅静脉曲张,下肢肿胀,色素沉着 / 破溃,消化道出血史等。

(4)遵医嘱使用利尿剂,记录 24 h 出入液量,并观察电解质情况。

(5)纠正异常的出凝血功能:术前常规检查出凝血指标,必要时给予止血药。

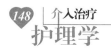

（6）避免引起腹压增高的因素，如剧烈咳嗽、打喷嚏、用力排便等，以免诱发曲张的静脉破裂出血。下肢静脉曲张的病人要保护静脉，防止破裂出血。有慢性溃疡的病人做好局部换药处理。

（二）术中护理

1. 手术过程　病人取仰卧位，局部麻醉，采用 Seldinger 技术穿刺右股动脉，引入造影导管对腹腔干进行造影；以改良 Seldinger 技术穿刺右颈内静脉，造影导管进入肝右静脉后，以穿刺针穿刺门静脉；用球囊行肝静脉－门静脉通道球囊预扩张；扩张后使用导管超选至食管胃底曲张静脉内，使用弹簧圈及栓塞材料对曲张静脉进行栓塞；最后经导丝引入支架，准确定位后释放。术毕，颈部穿刺点无菌敷料覆盖，股动脉穿刺点处加压包扎处理。

2. 术中观察和监测要点

（1）术中密切监测病人生命体征。

（2）做好病人心理护理，疏导病人不良情绪，转移病人注意力，可以通过言语、动作等鼓励病人，增强其对医务人员的信任感，减少病人情绪变化带来的各项生理体征改变，有助于手术顺利进行。

（3）手术过程中确保护理人员与手术医生配合良好，各项操作动作轻而稳，以缓解病人紧张情绪，增强病人的安全感。

（三）术后护理

1. 体位与休息　给予病人心电监护，严密观察病人生命体征；颈部有穿刺者，避免头颈部过多活动；股动脉穿刺者，穿刺侧肢体制动 12 h，穿刺部位压迫 4～6 h，对侧肢体可活动，预防血栓形成。给病人提供整洁、安静、舒适的治疗和休息环境，保证病人睡眠充足，必要时给予镇静药。

2. 饮食护理　饮食同术前。限制肝功能异常者蛋白质摄入。鼓励患者多饮水，促进造影剂排出，减少对肾的损害。

3. 专科护理

（1）病情观察：检查病人各个穿刺部位有无出血、渗血及皮下血肿形成，敷料是否固定良好。如有渗出应及时更换敷料，保持穿刺部位敷料干燥，防止感染。

（2）用药指导：支架置入术后的病人一般需要进行系统的抗凝血治疗，应严格遵医嘱给予抗凝血药。告知病人抗凝血治疗的重要性，抗凝血期间密切观察病人皮肤及黏膜有无出血点、大小便颜色、神志情况，定期监测病人凝血功能，如发现异常及时通知医生，给予处理。

4. 并发症观察与护理

（1）肺动脉栓塞：肺动脉栓塞是 BCS 介入治疗最严重的并发症。它多由下腔静脉或肝静脉血栓脱落所致，表现为呼吸困难、气促、胸痛、心率加快等症状。如出现上述症状，应指导病人绝对卧床休息，抬高床头，进行深慢呼吸，吸氧。监测病人呼吸状态（呼吸、血氧饱和度、动脉血气、心率等）、意识状态、循环功能。

（2）心脏压塞：心脏压塞主要发生在下腔静脉闭塞穿通时，一般由误穿心包所致。表现为胸闷、气急、心率快、脉压差小。应观察病人有无呼吸浅快、发绀，血气分析结果。协助病人取舒适体位，保持环境安静，吸氧。

（3）出血：出血包括穿破下腔静脉引起腹部出血和上消化道出血。术后应遵医嘱应用胃黏膜保护剂，观察病人有无腹部压痛、反跳痛、肌紧张，烦躁，皮肤湿冷，咯血，有异常情况时立即测量病人生命体征并通知医师，做好抢救和对症处理的准备。指导病人卧床休息，减少活动。遵医嘱给予止血药。

（4）支架内急性血栓形成：一般发生在术后 1～3 个月。近期发生者与局部血栓形成有关。若术后肝静脉、下腔静脉回流障碍所致的症状、体征未得到改善，应考虑有分流道狭窄或闭塞。远期发生者与内皮过度增生有关，采用球囊扩张术及内支架再置入可使血管再通。应根据医嘱准确给予抗凝血治疗，监测病人凝血情况。

（5）心功能不全：介入术后回心血量突然增加，使右心负荷加重，可发生心力衰竭。表现为呼吸困难、心率加快、尿少、水肿、两肺可闻及湿啰音等。应严密观察病人的生命体征，限制液体量及速度。若病人发生心力衰竭，立即给予吸氧，取半卧位，遵医嘱给予强心、利尿、扩血管治疗。观察并记录病人出入液量。

（6）肝性脑病：肝性脑病与分流量过大，肠内形成的氨基酸等代谢产物经分流道直接进入体循环，蛋白质摄入过多，便秘等因素导致血氨增高有关。术后应给予保肝治疗，观察病人情况，如出现行为异常、兴奋、神志淡漠、嗜睡等症状，应立即通知医师，及时采取病人血标本监测血氨浓度，对症用药，降低病人血氨水平；限制病人蛋白质摄入，减少氨的产生；忌用肥皂水灌肠，减少氨的吸收。

（四）出院指导

1. 活动与锻炼　嘱病人避免劳累和较重的体力劳动。

2. 饮食指导　向病人说明休息、饮食与门静脉高压发病有密切关系。嘱病人禁烟酒，少喝咖啡、浓茶，避免食用粗糙、干硬、过热、辛辣食物，以免损伤食管和胃黏膜，诱发出血。

3. 专科指导

（1）指导病人遵医嘱服用保肝药，定期复查肝功能。

（2）术后抗凝血治疗对于预防支架内血栓形成具有重要意义，嘱病人遵医嘱服用抗凝或抗血小板聚集药物，不能随意漏服或停服，服药期间注意观察有无出血倾向。

4. 复诊指导　告知病人由于血栓形成，内膜过度增生，可使分流道狭窄或闭塞，一般发生于术后 6～12 个月。术后做 1 次超声以备日后比较。术后 1、3、6、12、24 个月各复查 1 次，了解分流道的压力情况。

（李俊梅）

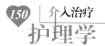

第九节　大咯血

咯血是指喉及喉以下的呼吸道或肺组织出血经口咳出的临床表现。大咯血的界定目前国内外尚无统一的标准，我国通常将 24 h 咯出的血量达到 500 ml 以上，或一次咯血量超过 300 ml 称为大咯血。大咯血是一种严重且死亡率较高的疾病，随着医学影像学和介入放射学等的发展，大咯血病人的预后得到了明显改善，死亡率由早期单纯保守治疗下的 70% 降至 6.5%～17.8%。

大咯血的病因多样，可见于多种呼吸系统疾病和全身性疾病，主要由呼吸系统疾病引起，也见于循环系统和其他系统疾病。临床上大咯血的病因以支气管扩张、肺结核、支气管肺癌最为常见，其他有肺血管性疾病如动静脉畸形、动脉瘤及先天性心脏病等。

【临床表现】

大咯血前常有胸闷、喉痒和咳嗽等先兆症状，咯出的血多数鲜红，混有泡沫，呈碱性，临床上需注意与呕血相鉴别。听诊患侧呼吸音减弱，可闻及湿啰音。大咯血后常有持续数天的血痰。大咯血并发症主要有窒息、失血性休克、肺不张、肺部感染等。其中窒息是大咯血的主要死亡原因，其先兆表现有咯血突然减少或停止，表情紧张或惊恐、目瞪口呆，两手挥动或指示喉头，随之出现颜面口唇发绀、意识不清甚至心跳呼吸骤停。

【辅助检查】

1. 胸部 X 线摄影　对于危及生命的大咯血，胸部 X 线检查的诊断价值有限，其诊断意义有待商榷。

2. 多排螺旋 CT（MDCT）　除可更好地显示原发病灶外，对肺泡内积血的观察较胸部 X 线摄影更清晰。MDCT 检查可以发现肺内细小的病灶和隐匿性病灶，对支气管扩张、肺癌、肺脓肿、胸膜增厚的诊断也较为直观，同时在识别出血的解剖来源等方面有较大优势。CTA 可清晰显示支气管动脉走行、形态变化，准确定位引起大咯血的责任血管，为介入栓塞术前方案拟定提供可靠的影像学依据（图 4-9-1）。

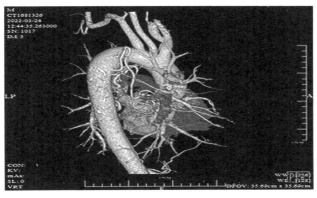

图 4-9-1　支气管动脉 CTA 示多支异常粗大扭曲的支气管动脉从胸主动脉发出

3. DSA　是明确咯血责任血管最直接的手段。一般不作为首选检查，当胸部 X 线或 CT 检查未明确出血点，同时通过病史询问和体格检查怀疑出血可能来源于支气管动脉时可考虑进行此项检查。如发现支气管动脉异常，可同时进行支气管动脉栓塞术。

4. 支气管镜　便于观察出血部位和原因，为介入治疗提供有价值的参考资料。对于严重咯血病人行支气管镜检查存在咯血加重和视野不清等风险。

5. 实验室检查　实验室检查内容包括血常规、血生化、凝血功能、D - 二聚体等辅助诊断。

【处理原则】
包括针对病因治疗、药物止血、支气管动脉栓塞术、支气管镜下止血、外科治疗等。

1. 病因治疗　积极治疗原发疾病，以减少和避免大咯血再次发生。

2. 药物止血治疗　垂体后叶激素通常为大咯血的首选治疗药物；生长抑素类似物奥曲肽可以作为垂体后叶激素的补充治疗；酚妥拉明为 α 受体阻断剂，常与垂体后叶激素联用于治疗支气管扩张引起的大咯血。

3. 支气管动脉栓塞术（bronchial artery embolization，BAE）　是近年来救治急性大咯血的首选方法，可作为在手术切除或药物治疗前稳定病情的临时措施，并可作为拒绝手术或无法耐受手术病人的最终治疗方法。

4. 经支气管镜下治疗　包括支气管镜吸引，注入冰盐水、肾上腺素稀释液、血管升压素等来控制出血。

5. 外科手术　支气管动脉结扎术、肺叶切除术、肺段切除术、支气管剔除术等外科手术主要用于 BAE 治疗无效、医源性肺动脉破裂、胸部创伤和曲霉菌病继发大咯血的病人。

【护理措施】

（一）术前护理

1. 体位与活动　安置病人取去枕患侧卧位或头偏向一侧，防止窒息，教会病人正确咯血方法。出现窒息或窒息先兆时，置病人于头低足高 45°俯卧位，同时拍击病人健侧背部，保持充分体位引流，促使积血尽快排出，可刺激病人咽部或天突穴以咳出血块。介入治疗术后大咯血停止，逐渐恢复下床活动。

2. 专科护理

（1）病情观察：严密监测病人生命体征、意识、窒息先兆等变化，准确记录病人咯血量、性质、色泽及伴随状态，给予病人心电监护，有条件时监测中心静脉压以协助判断静脉补液量与速度。

（2）窒息先兆和窒息的早期识别：结合出血程度和速度、病人是否保持气道通畅和咳血能力及病人的全身状况，有助于早期识别病人危重状态。

（3）保持呼吸道通畅：窒息和休克是咯血造成死亡的原因，大咯血发生时保持呼吸道通畅至关重要。大咯血时须禁食，协助病人正确实施体位引流，吸氧，保持口腔清洁，预防呼吸道感染，及时清理呼吸道分泌物，床边备负压吸引器，随时做好气管插管准备。

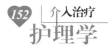

（4）药物护理：垂体后叶激素是血管收缩剂，应用时必须详细询问病史，对高血压、冠心病、心力衰竭、心肌梗死等病人禁止使用或慎用，使用期间应监护病人心率、心律、血压、电解质变化，预防低钠血症、低钾血症，宜选用中心静脉通路给药，防止药物外渗。

（5）转运安全护理：快捷高效的转运流程能为救治大咯血病人提供重要保障。住院病人外出行检查/治疗前，医护护送团队在转运病人前与CT室、介入手术室、电梯间等相关人员电话联系，确认病人到达时间及需要配合的事项，明确转运途中意外事件的应急处理流程。

（二）术中护理

1. 手术配合　协助病人取仰卧位，局部麻醉，采用Seldinger技术穿刺股动脉，置入5F动脉鞘，经鞘插入5F导管，寻找责任血管，明确责任血管及可疑血管，详细了解血管走行及与脊髓动脉共干情况，观察有无脊髓、气管、食管等脏器组织供血动脉显影（图4-9-2），超选择插管至责任血管后在透视下缓慢推注明胶海绵颗粒、弹簧圈、血管塞等，栓塞后复查造影责任血管或可疑责任血管完全闭塞，无对比剂外溢等异常征象（图4-9-3）。治疗结束后拔除导管鞘，穿刺点压迫止血并加压包扎。

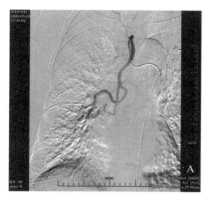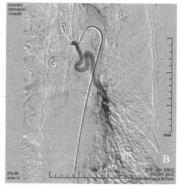

图4-9-2　支气管动脉栓塞前造影

A. 右侧支气管动脉栓塞前造影；B. 左侧支气管动脉栓塞前造影

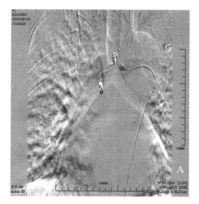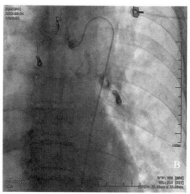

图4-9-3　支气管动脉栓塞后造影

A. 栓塞后右粗大支气管动脉未显示；B. 栓塞后左粗大扭曲支气管动脉未显示

2. 病情观察及监测要点　严密观察病人意识及生命体征，根据病人情况选用面罩、呼吸机辅助呼吸等不同供氧方式，以维持病人血氧饱和度在 95% 以上。协助病人保持合适体位，保证病人呼吸道通畅。病人出现咳血时及时用负压吸引器清除血液，避免其窒息。与病人进行有效的交流，缓解其紧张、焦虑和恐惧心理。

3. 并发症预防及处理　大咯血行 BAE 治疗过程中，护士除观察血管性介入手术共性并发症，如血管痉挛、药物过敏、心血管反应等以外，最重要的是预防窒息和快速有效处理窒息以保持呼吸道通畅。当病人出现突发意识淡漠、呼吸减弱、口唇发绀等现象时，应立即予高浓度吸氧，做好气管插管或气管切开、心肺复苏的抢救准备。

（三）术后护理

1. 同第一篇第二章第三节"介入术后护理"。

2. 栓塞后综合征护理　出现低热、胸闷、肋间疼痛、胸骨后烧灼感及吞咽困难，主要是由于肋间动脉及纵隔血管缺血所致的栓塞后综合征，予以吸氧、进食易消化食物、心理护理等对症处理，3～5 d 后症状逐渐缓解并消失。术后 48 h 内可能继续有少许陈旧性血痰咳出，属于正常现象。

3. 并发症预防与护理

（1）脊髓损伤：是栓塞后严重并发症，常在栓塞后数小时开始出现双下肢感觉迟钝、无力，症状一般于术后 2～3 d 发展到高峰，分为短暂性下肢麻痹和截瘫两种类型，脊髓损伤截瘫发生率为 1.5%～5.0%。其原因主要包括支气管动脉与脊髓动脉有吻合支、高渗性对比剂损伤脊髓、脊髓根动脉水肿阻塞造成脊髓缺血。护理措施首先是早期识别脊髓损伤相关症状，密切观察病人呼吸、四肢感觉、运动功能及大小便情况，为早治疗争取机会。常见处理措施包括按医嘱予以甘露醇、地塞米松或甲泼尼松等减轻脊髓局部水肿及炎症反应，低分子右旋糖酐改善微循环，胞磷胆碱营养神经及脑脊液置换术和辅以理疗、针灸、功能锻炼等，加强卧床相关的护理并发症防范。

（2）食管损伤：是由支气管动脉和食管供血动脉存在沟通的解剖因素引起，根据食管壁损伤的程度，可分为轻度损伤、中度损伤、重度损伤三类。轻度损伤主要为食管炎表现，如胸骨后疼痛、烧灼感、短时间内的吞咽困难和呃逆。重度损伤时，食管供血严重减少，可造成食管组织严重坏死、溃疡、穿孔，引起食管气管瘘，病人进食后随即出现暴发性窒息性咳嗽，饮水或进流质时剧烈咳嗽现象更明显，极易导致严重肺部感染。护理上应指导轻度和中度食管损伤病人进食半流质或软食，以减少食物对食管壁的刺激。重度食管损伤病人应减少进食或暂时禁食，落实胃管鼻饲或胃造瘘营养护理。

（3）再咯血：与栓塞剂选择、供血动脉漏栓或栓塞后血管再通、侧支循环形成、原发疾病进展等有关。术后维持血压稳定，监护病人咯血色、量的变化，如出现咯鲜血，需警惕再次大咯血。指导病人避免腹压增高的因素，如用力排便，鼓励病人多饮水、多吃水果及蔬菜，保持大便通畅。

（4）其他少见异位栓塞并发症护理：BAE 术后护理人员需要在临床中注意预防病人发生脑梗死、心肌梗死、坏死性肠炎、膈肌麻痹等少见并发症，识别其相应症状、体征的早期征象，及时报告医生做进一步处理。

（四）出院指导

1. 活动与锻炼　制订个性化的运动计划，避免重体力劳动，体育运动以不感到劳累和气喘为原则，运动量从小到大，每日坚持缩唇－腹式呼吸、呼吸操等呼吸功能锻炼。

2. 专科指导

（1）再咯血预防与处理：病人单独外出时应随身携带通信设备。病人出现咯血时应保持镇静和气道通畅，取患侧卧位，不因为害怕咯血而屏气、不将血咳出，同时立即联系医院救治。

（2）原发疾病治疗：积极配合治疗肺结核、肺癌、肺脓肿、肺部真菌感染、先天性心脏病等原发疾病。

（黄旭芳）

第十节　消化道出血

消化道出血是消化系统病变常见的临床症状之一，是临床常见综合征，可由多种疾病所致。消化道是指从食管到肛门的管道，包括食管、胃、十二指肠、空肠、回肠、盲肠，以十二指肠悬韧带（Treitz 韧带，译为屈氏韧带）为界可分为上消化道和下消化道两部分。

根据出血部位，消化道出血可分上消化道出血和下消化道出血两类。临床根据失血量与出血速度，消化道出血又可分为慢性隐性出血、慢性显性出血和急性出血三类。其中急性大量出血死亡率约为 10%。

大多数消化道出血病人根据检查和临床表现能明确诊断，但仍有一部分病人经过各种检查却不能发现出血病灶，给治疗带来困难。对于这部分病人，行选择性腹部动脉血管造影既能显示对比剂外渗的直接征象，又可以发现出血病灶，同时经导管内灌注血管收缩药物或栓塞治疗，止血疗效显著又可靠，这种介入方法既安全又简便。

消化道出血常见的病因有胃溃疡和十二指肠溃疡等炎性疾病、肿瘤性病变、憩室、息肉、胃肠道手术后吻合口溃疡、门静脉高压症、凝血机制不良、血管发育异常等。医源性消化道出血主要包括内窥镜行息肉切除活检术、内窥镜胆总管括约肌切开术、肝脏或胆道手术介入操作后的胆道出血、肝活检后出血等。

【临床表现】

临床表现与出血部位和单位时间内的出血量有关，可以表现为隐匿性便血、慢性出血或急性大出血。出血量大时，除了呕血和黑便外，病人出现烦躁、头晕、出冷汗、血压下降、心率增快，严重时会发生休克。上消化道出血主要表现为呕血，随之出现黑便；而下消化道出血表现以血便或黑便、慢性贫血为主。

【辅助检查】

1. X线钡剂检查　消化道钡剂检查是常规的检查方法，主要显示消化道管腔形态及黏膜皱襞表面情况，但对于黏膜下病变和肠道壁内的血管性病变，钡剂造影检查常常是阴性的。在急性消化道出血时不宜做消化道钡剂检查，可在急性大量出血已止且病情稳定时再进行。

2. 内镜检查　依据原发病及出血部位不同，选择胃镜、十二指肠镜、小肠镜、胶囊内镜、结肠镜以明确病因及出血部位。在上消化道内窥镜及结肠镜下还可同时行相应的治疗。

3. 同位素静脉扫描　同位素静脉扫描可检出 0.1 ml/min 的消化道出血，其敏感性为45%～90%，可大致了解出血的部位，但准确定位仍较困难。经导管在靶动脉内注入同位素可明显提高本方法的敏感性和准确性。

4. 血管造影　血管造影是通过数字剪影技术，在血管内注入对比剂以观察对比剂外溢的部位。当消化道出血速度为 0.5 ml/min 以上时，选择性动脉造影可显示消化道的异常血管，并根据其供血动脉的来源判断出血部位，是诊断消化道出血的重要方法。同时，要注意影响诊断阳性率的因素，如：病变的性质、出血量和出血速度、血管造影检查的时机、血管造影检查技术与设备等。

【处理原则】

主要包括一般治疗、内镜治疗、外科治疗和介入治疗。

1. 一般治疗　予禁食，止血、止酸药治疗，严密监测生命体征，当血红蛋白低于 90 g/L、收缩压低于 90 mmHg 时立即输入足够量全血以补充血容量，同时输液扩容。

2. 内镜治疗　食管胃底曲张静脉破裂出血者，在用止血、止酸药的同时予生长抑素以降低门静脉压，必要时采用三腔管压迫止血、内镜下喷洒止血药、注射硬化剂或电凝酶、套扎等治疗，而上消化道溃疡出血常予高频电凝、激光、氩气和止血夹进行止血。

3. 外科手术治疗　胃、十二指肠溃疡大出血可行急诊外科手术，原因不明的出血可手术探查。

4. 介入治疗　在药物、三腔管压迫止血和内镜治疗无效，病人又不宜外科手术的情况下可选择以下介入治疗：

（1）血管内药物灌注治疗：采用 Seldinger 技术，一般经股动脉穿刺插管后进行血管造影确定出血部位和靶血管后，将导管超选择送入靶出血血管，即可经导管推注血管升压素进行治疗。

（2）经动脉栓塞治疗：同样先行血管造影以明确出血部位、范围及血管解剖情况，根据情况选择适宜的栓塞物质，通常用明胶海绵进行栓塞，但对于肿瘤、动静脉畸形、巨大血管结构不良和静脉曲张引起的大出血宜选用不锈钢丝圈做永久性栓塞治疗，如图 4-10-1。

（3）伴门静脉高压症出血者的介入治疗详见本章第七节"门静脉高压症"。

总之，经皮穿脾门静脉插管栓塞胃冠状静脉及门静脉狭窄阻塞开通术近期止血率和再出血率均优于药物和三腔气囊压迫止血，再出血率和死亡率优于内镜硬化剂治疗，为病人提供择期手术的可能性也已肯定，但由于不能从根本上降低门静脉压力，远期再出血率较高。另外，脾栓塞与经皮肝胃冠状静脉及胃短静脉栓塞联合治疗可降低消化道再出血的发生率。

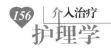

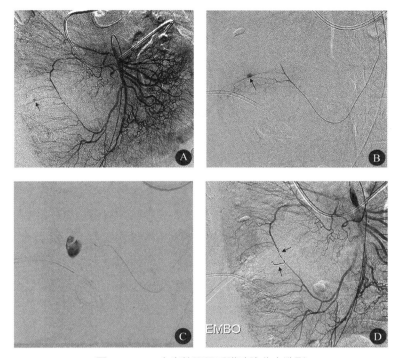

图 4-10-1　右半结肠肠系膜动脉分支造影

A、B、C—穿刺造影后发现的出血部位；D—血管栓塞后的影像

【护理措施】

（一）术前护理

1. 体位与活动　根据病人的生命体征及意识状态等选择合适的活动方式和体位。体弱、出血活动期或大量出血后的病人建议绝对卧床休息。休克病人取中凹体位，呕吐时嘱其头偏向一侧。告知病人及时吐出口中血液，应及时清除病人口中血块以免其窒息，必要时备吸引器在床边。鼓励长期卧床者咳嗽和深呼吸，避免坠积性肺炎发生，指导其活动下肢，预防深静脉血栓形成。

2. 饮食护理　病人出血活动期应禁食，保持口腔清洁。对于出血已止并欲择期进行门静脉分流术者可进温凉、易消化流质，并嘱多饮水以保持大便通畅。

3. 专科护理

（1）病情观察与监测：按医嘱严密监测病人生命体征，加强床边观察和巡视，保持病人生命体征平稳。在使用血管活性药物早期，病人生命体征不稳定时每 15 min 测血压、心率及脉氧一次，根据血压结果调节药物浓度与滴速，待血压稳定后每 30 min 监测一次并记录。必要时予吸氧和紧急吸痰，保持病人呼吸道通畅。密切观察病人出血情况，记录呕吐物和排泄物的色、质、量，若有异常及时汇报医生并组织抢救。

（2）药物护理：按医嘱完成止血、抑酸、保肝和营养剂等药物输注，使用生长抑酸剂时必须用微量泵 24 h 匀速维持。血管活性药物应通过深静脉输注，以免引起药物外渗致组织缺血坏死。

必要时按医嘱输注新鲜血、大量输液以保证血容量，记录病人 24 h 出入量以保持其水、电解质平衡并加强交接班。

（3）急诊术前准备：病人急性大出血或出血不止又不宜行外科手术时，应迅速完成急诊介入手术的术前准备，向病人或（和）其家属介绍介入手术的简单过程、目的和术中需配合的注意事项；完善病人术前检查、化验、评估，协助其更换清洁病员服，开通静脉通路，完成术前用药并准备术中用药，护送病人到介入手术室。

（4）择期手术术前准备：术前一天向病人或家属介绍介入手术的简单过程、目的和术中需配合的注意事项，并训练病人在床上使用便器。嘱病人术前晚清洁沐浴，特别是动脉穿刺的大腿根部和手腕要彻底清洁并避免破损，保证病人夜间良好睡眠。嘱病人术前禁食 4 h 或按医嘱禁食，术前暂停服用降糖药，避免发生低血糖反应。术前 30 min 嘱病人排便、排尿，意识不清者及时导尿。

（5）管道护理：对于置三腔双囊管者，保持压迫、牵引有效，固定稳妥，标识清晰，避免鼻腔压伤，必要时予局部保护。按医嘱予导尿，保持尿管固定规范、清洁通畅、标识清晰，做好管道维护和交接记录。做好病人及其家属有关管道维护的指导。

4. 心理护理　大多数病人入院时因出血不止或大出血而出现恐惧、焦虑和紧张，首先应跟病人及其家属进行良好沟通，建立友好的信任关系，并告知其介入医疗团队的实力，介绍本科室治愈的案例，使病人树立积极治疗的信心，消除恐惧、焦虑和紧张的心理。及时解除病人及其家属的疑虑，不断给予其鼓励、安慰、疏导和支持，使病人在信任、放松的状态下接受治疗和护理。

（二）术中护理

1. 手术配合　门静脉高压引起的消化道出血，治疗方法及护理详见本章第七节"门静脉高压症"相关内容。一般肿瘤、溃疡、动静脉血管畸形引起的消化道出血主要有两种介入方法。首先它们都采用 Seldinger 技术进行下肢／上肢动脉穿刺，经动脉穿刺插管后进行血管造影确定出血部位和靶血管后将导管超选择送入靶出血血管。之后，一种方法是经导管推注血管升压素进行止血治疗，另一种方法是导管超选后根据情况予明胶海绵或弹簧圈进行栓塞止血。术前应协助医生安置病人体位、行手术部位清洁消毒，术中根据医生要求传递器械、药品和物品，随时与病人进行沟通，一旦发现异常及时汇报手术医生。

2. 病情观察与监测　予病人心电监护，密切监测其生命体征，关注病人表现，倾听病人主诉，若发现病人有过敏、出血、腹痛和生命体征改变等情况，及时汇报手术医生并配合医生予以处理，必要时积极组织抢救。注意病人情绪和意识，对于烦躁和紧张的病人做好解释和心理安慰工作，稳定病人的情绪，必要时予适当束缚。

3. 并发症预防与护理

（1）出血：术中密切观察病人的血压和穿刺点的出血情况，不断询问病人的感受，倾听病人主诉，注意病人的皮温和尿量，有大出血先兆时及时提醒术者并快速组织抢救，紧急备血，增加静脉通路予快速输血、输液，避免休克发生。

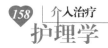

（2）灌注反应：术中病人经常会出现腹痛、腹泻等内脏缺血和心血管系统反应，如短时间内症状能消失则暂不处理，如30 min内症状不缓解，则应停止灌注并查明原因，再根据医嘱对症处理。

（3）误栓：如栓塞过程中出现栓塞剂意外外溢到非靶器官的血管或反流到髂外动脉，严重时会引起肠坏死、肾梗死或下肢动脉供血不足，须密切观察病人病情变化并倾听其主诉，定时检查病人下肢动脉搏动和活动情况，早发现、早汇报、早处理。

（三）术后护理

1. 体位与活动　术后安置病人于平卧舒适体位，穿刺侧下肢伸直制动4 h，对依从性差者可予下肢保护器，卧床期间协助病人床上轴线翻身，12 h后病人可下床活动，特殊情况可适当延长下床时间。

2. 饮食护理　告知病人及其家属暂时禁食，根据术后病情稳定情况，按医嘱逐步从流质开始过渡到软食，进温凉、易消化、低脂饮食，少食多餐。肝硬化及门脉高压病人须限量进食动物蛋白，摄入的蛋白以植物蛋白为主，详见本章第七节"门静脉高压症"相关内容。

3. 专科护理

（1）病情观察与监测：密切观察病人的意识和精神状态，有肝性脑病先兆时应及时按医嘱降血氨处理，必要时予通便剂或清水灌肠，随时保证病人安全。关注病人有无再次呕血、便血及其他出血现象，发现后及时汇报医生并进行救治或抢救。遵医嘱备血、输血、输液，避免病人休克，准确记录出入量特别是尿量的变化。定时监测病人血常规以判断出血是否停止或是否再次出血，为治疗提供可靠依据。

（2）药物护理：按医嘱规范用药，特别是生长抑素和血管活性药物需用微泵静滴24 h维持，血管活性药物需使用深静脉输注，密切观察用药反应和效果并记录。

（3）伤口护理：密切观察病人穿刺伤口有无出血、红肿，若敷料有渗血及时汇报医生并处理。敷料有污染或松动时及时予以更换。告知病人和家属擦身时保持敷料局部清洁、干燥；病人有不舒服或异常应及时告知医护人员，不能自行撕扯敷料；嘱病人术后3 d内不可沐浴。

（4）并发症预防与护理

①出血：出血是动脉穿刺后最常见的并发症，如穿刺口出血、血肿或假性动脉瘤等。术后应密切观察穿刺伤口及局部情况，及时发现出血，及时压迫止血，严重时汇报医生，及时用药并处理。嘱病人出血期绝对卧床休息，卧床期间协助或指导病人床上活动及生活。

②深静脉血栓：消化道出血病人如出血多、卧床时间长，易发生深静脉血栓形成。应指导病人每天定时活动下肢，病情允许时穿弹力袜或使用气压泵。病人禁食期间按需输液补充水分，病人可以进食后应该鼓励其多喝水，一般饮水量＞2 000 ml/d。

③贫血：消化道出血多、出血时间长的病人易发生贫血，易出现活动无耐力、头晕、纳差等，应多协助病人料理生活，保证病人安全，避免跌倒。指导病人多食补充血色素的食物如红枣、血制品、黑木耳等，必要时予输血支持，根据医嘱采血化验血常规，跟踪结果并记录。

（四）出院指导

1. 活动与锻炼　指导自理能力差者的家属回家后协助病人床上活动，如翻身、四肢被动或主动活动等。鼓励生活能自理者下床活动，做一些力所能及的事如每天适当做一些轻便的家务或散步，有助于恢复消化功能，提高食欲，又可以预防便秘和下肢血栓形成。

2. 饮食指导　消化道出血病人的胃、肠道结构及功能有异常，饮食的原则是少量多餐、温凉柔软、营养丰富、新鲜低脂、易消化吸收。指导病人选择优质易消化的高蛋白食物如鱼丸、虾仁、肉糜、鸡蛋等，蔬菜、水果宜烂、熟；饮食要规律，忌暴饮暴食；忌食粗糙、坚硬、油炸、带刺、强酸强碱、生冷的食物，必要时可以将食物粉碎后食用。

3. 专科指导　嘱病人出院后按医嘱定期门诊复查；按医嘱服药，不能自行停药或调剂量；有不舒服及时就诊，按医院出院手册行事，有问题和疑惑及时就诊或电话联系医院。

（沈静慧）

第十一节　产后出血

产科出血是引起产妇发病和死亡的主要原因。在中国，特别是在边远落后地区，产后出血（postpartum hemorrhage，PPH）近年来一直是导致孕产妇死亡的第一位原因。

产后出血指胎儿娩出后 24 h 内，阴道分娩者失血量≥500 ml，或剖宫产者失血量≥1 000 ml。由于在收集和测量出血量时容易受到主观因素影响，有学者对 PPH 给出了一个易于定量的定义：产前至产后或者产前至输血前血细胞比容下降 10% 以上。根据出血量，PPH 分为两类：轻度PPH（出血量 500～1 000 ml）和严重 PPH（出血量>1 000 ml）。严重 PPH 可进一步分为两类：中度 PPH（出血量>1 000～2 000 ml）和重度 PPH（出血量>2 000 ml）。产后出血常见危险因素有子宫收缩乏力、胎盘因素及软产道裂伤等（表 4-11-1）。

表 4-11-1　产后出血常见危险因素

类别		危险因素
1. 宫缩：子宫收缩异常	子宫过度膨胀	羊水过多、多胎妊娠、巨大胎儿
	羊膜腔感染	发热、胎膜迟破
	子宫功能或者解剖异常	急产、滞产、子宫肌瘤、前置胎盘、子宫畸形
	使用子宫松弛剂如镁和硝苯地平，膀胱膨胀	特布他林、卤代麻醉剂硝酸甘油可能妨碍子宫收缩
2. 组织：妊娠产物残留	胎盘小叶或副胎盘残留	
	凝血块残留	

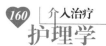

	类别	危险因素
3. 损伤：生殖道损伤	宫颈、阴道或会阴撕裂伤	急产、手术产
	剖宫产子宫切口延伸或损伤	胎位不正、深部操作
	子宫破裂	先前子宫手术
	子宫内翻	多次妊娠且脐带过度牵拉
4. 凝血酶：凝血功能异常	原有疾病	
	甲型血友病	
	原发性血小板减少性紫癜	紫癜
	血管性血友病	
	既往 PPH 病史	
	妊娠期间发病	
	妊娠期血小板减少症	紫癜
	先兆子痫合并血小板减少症，如溶血－肝酶升高－血小板减少综合征	血压升高
	DIC	凝血功能异常
	妊娠高血压伴合并症	凝血病
	宫内死胎	胎儿死亡
	严重感染	发热、中性粒细胞增多/减少
	胎盘早剥	产前出血
	羊水栓塞	突然衰竭
	抗凝治疗	栓塞病史

【处理原则】

产后出血治疗原则为针对原因迅速止血，补充血容量，纠正休克及预防感染。首先采取裂伤缝合、宫腔填塞、纠正凝血功能障碍和应用宫缩药物等保守治疗措施。当这些措施无效时，可采取手术结扎子宫供血动脉或切除子宫的方法。后者将使病人丧失生育能力。介入技术 — 血管造影评估（图 4-11-1）和栓塞（图 4-11-2）治疗产后出血已被确认为一种安全有效的方法，除成功率高之外，这种技术的主要优点是保留了病人的生育能力。

产后出血宜同时做复苏、监测、检查和治疗，如图 4-11-2。产后出血量＞1 500 ml、继续大出血或者出现休克症状时，应启动多学科团队联合救治流程，如图 4-11-3。

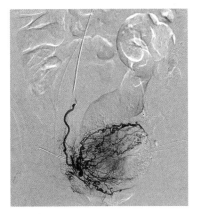 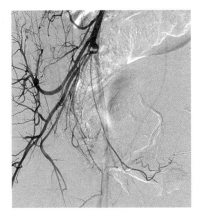

图 4-11-1　右侧子宫动脉栓塞前　　　　　图 4-11-2　右侧子宫动脉栓塞后

```
┌─────────────────────────────────────────────────────────────┐
│                    发生大量产后出血                            │
│         出血量＞1 500 ml、继续大出血或者出现休克症状           │
└─────────────────────────────────────────────────────────────┘
                            ↓
┌─────────────────────────────────────────────────────────────┐
│                  启动多学科团队联合救治                         │
│  通知高年资助产士、产科医师、麻醉医师、血液学专家、输血科人员、检验科人员  │
└─────────────────────────────────────────────────────────────┘
                            ↓
┌─────────────────────────────────────────────────────────────┐
│                    对病人进行复苏                              │
│  心肺复苏〔A（开放气道）B（人工呼吸）C（人工循环）〕流程，给予面罩吸氧（15 L），  │
│  维持液体平衡（如输注 2 L 等渗晶体液、1.5 L 胶体液），输血〔O 型、Rh（D）阴性或者  │
│   具体血型血液〕，输注血液成分（FFP、冷沉淀、FⅦa），注意保暖              │
└─────────────────────────────────────────────────────────────┘
```

加强监测，完善检查	非手术治疗
建立两条静脉通路，吸氧，监测生命体征、尿量，检查血常规、凝血功能，进行交叉配血（红细胞、血小板、冷沉淀、血浆），检查心电图、血氧饱和度，记录抢救过程，称所有止血纱布重量并估计失血量	按摩子宫、宫腔纱条及球囊填塞；留置导尿管，排空膀胱；留置中央静脉或动脉导管；必要时输注血液制品；遵医嘱使用缩宫素、麦角新碱、米索前列醇、卡贝缩宫素、卡前列素氨丁三醇等

```
                            ↓
┌─────────────────────────────────────────────────────────────┐
│                  转手术室手术治疗                              │
│      在麻醉下检查无子宫收缩，凝血异常没有纠正，无法控制出血时           │
└─────────────────────────────────────────────────────────────┘
                            ↓
┌─────────────────────────────────────────────────────────────┐
│                    手术治疗                                   │
│  基于临床情况、当地可利用资源以及医生的技术熟悉程度决定是否采取以下手        │
│  术方式：子宫压迫缝合术、子宫动脉结扎术、双侧髂内动脉结扎术、子宫动脉        │
│             栓塞或子宫切除术                                    │
└─────────────────────────────────────────────────────────────┘
                            ↓
┌─────────────────────────────────────────────────────────────┐
│                转特护病房或重症监护室                           │
└─────────────────────────────────────────────────────────────┘
```

图 4-11-3　产后出血多学科联合救治流程

【护理措施】

（一）术前护理

产后出血通常病情危急，恶化迅速，因此抢救要及时。产科医生评估病人病情，介入科医生会诊，通知介入手术室准备手术。病人到达介入手术室后，接诊护士迅速、平稳地将病人转移至手术台上，检查并记录病人生命体征、神志、宫缩、阴道出血量、膀胱充盈度，进行病情评估，告知病人家属病情。

1. 迅速建立两条以上静脉通路　遵医嘱行补液、止血、输血等对症治疗。对处于休克状态的危重病人应监测中心静脉压以指导补充液体量。

2. 心电监护　予吸氧，氧流量 6～8 L/min，保持病人呼吸道通畅。

3. 留置尿管　避免术中病人膀胱充盈影响栓塞效果。

4. 器械准备　造影用消毒包、穿刺针、导丝、导管、血管鞘、明胶海绵等。

5. 心理护理　及时评估病人心理状态，稳定其情绪，积极和病人家属沟通，重点介绍介入治疗的必要性、安全性和有效性，消除病人的恐惧感，获得家属的知情同意和配合。

（二）术中护理

1. 安置病人　妥善安置病人，取仰卧位。

2. 保持静脉输液通畅　及时输血、输液，严格执行无菌操作。

3. 密切观察　监测病人血压、脉搏、呼吸、血氧饱和度等生命体征及病情动态变化。

（三）术后护理

1. 病情观察与监测

（1）观察生命体征，持续 24 h 监测病人的意识状态、心率、血压、呼吸、血氧饱和度，每 30 min 记录一次，直至病人生命体征平稳。

（2）记录阴道出血量，观察子宫收缩、宫底高度、子宫硬度情况，评估栓塞效果和有无再次出血的风险。可以配合有节律地按摩子宫以促进宫腔内血凝块、积血或异物排出。

（3）观察病人伤口敷料是否清洁、干燥。观察病人穿刺侧肢体末梢血液循环、皮肤色泽和温度、足背动脉搏动情况及肌力。

（4）观察并记录病人尿量的变化。

2. 用药护理　遵医嘱合理使用抗生素，避免感染，并给予支持治疗。

3. 并发症预防与护理

（1）产后出血：栓塞的并发症罕见。通常产妇都很年轻、健康且没有血管疾病。从技术角度讲，插管和血管造影比较容易。另外，围产期子宫及供血动脉均处于高血流状态，很少发生栓塞颗粒的异常反流。

（2）误栓：最常见的是臀上动脉误栓，表现为臀部剧烈疼痛、下肢感觉异常，但通常呈自限性。如病人出现疼痛及异常感觉，应向病人讲解原因，以消除其顾虑。评估病人疼痛强度，遵医嘱使用止痛药。

（四）出院指导

1. 饮食指导　指导病人进食品种多样化、营养均衡丰富的食物，多食含铁量高的食物。

2. 专科指导　指导病人养成良好的卫生习惯，保持外阴清洁，勤洗澡、勤更衣，预防盆腔感染。产后大出血者3个月内禁止性生活。

3. 复诊指导　建立病人健康档案，纳入随访和延伸服务范畴。嘱病人定期随访复查，如出现下腹坠痛、阴道出血或分泌物异常，及时就诊。

（高岚）

第十二节　创伤出血

一、创伤性动脉损伤出血

动脉血管损伤是指由外来直接或间接暴力侵袭导致的动脉血管开放性或闭合性损伤。

创伤性动脉损伤分为直接损伤和间接损伤两类。直接损伤包括锐性损伤（开放性损伤）和钝性损伤（闭合性损伤）。锐性损伤可造成血管部分或全部断裂，部分可形成假性动脉瘤或动静脉瘘，以出血为主。同时，动脉血管痉挛可见于钝性或锐性损伤。钝性损伤多为闭合性损伤，可造成血管内膜、中膜不同程度的损伤，形成血栓或者血管瘤，导致损伤血管供血区域缺血，以阻塞性改变为主。外周动脉损伤常见部位是股动脉、腘动脉、肱动脉、胫前动脉和胫后动脉。

【临床表现】

动脉损伤的常见症状包括活动性出血、搏动性血肿、休克、损伤动脉及其远端动脉搏动减弱或消失、皮肤苍白、皮温降低、感觉疼痛、麻木、肿胀等缺血症状和体征，毛细血管充盈时间延长，针刺肢端无出血或出血缓慢。肢体动脉断裂或内膜损伤所致的血栓可使肢体远端发生明显的缺血现象，即所谓的"6P"征，即苍白（pallor）、无脉（pulselessness）、疼痛（pain）、皮温降低（poikilothermia）、麻木（paresthesia）、瘫痪（paralysis）。

【辅助检查】

早期诊断非常重要。用于动脉损伤的影像学检查包括血管造影、超声检查、CTA 和 MRA 等。

【处理原则】

血管损伤主要以外科治疗为主，介入治疗辅助配合。目前临床上常见的介入栓塞方法有三种：明胶海绵颗粒栓塞、微球栓塞、电解可脱性弹簧圈栓塞。本节以外伤性主动脉夹层为例阐述其急诊介入护理。

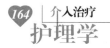

【护理措施】

（一）术前护理

1. 体位与活动　病人绝对卧床休息，合并多发伤时，损伤肢体应局部制动，防止剧烈活动引起再出血。

2. 饮食护理　需要急诊手术的病人根据其病情和手术情况给予禁食、禁饮。需全麻者术前禁食 6 h、禁饮 2 h。

3. 专科护理

（1）加强呼吸道管理：保持病人呼吸道通畅。

（2）病情观察：给予病人心电监护，密切观察病人血压的变化。

（3）疼痛护理：采用疼痛评分工具对病人进行疼痛评分，遵医嘱给予镇静镇痛。

（二）术中护理

1. 病情观察与监测

（1）全麻病人：观察病人面色、生命体征，及时做好汇报及处理。

（2）局麻病人：在观察病人生命体征的同时，注意观察病人表情、主诉，并及时与病人做好沟通。

2. 并发症预防与护理　观察病人有无对碘过敏的现象，以及迷走神经反射、肺栓塞、血管穿孔等情况。密切观察，及时汇报，及时处理，并做好记录工作。

（三）术后护理

1. 专科护理

（1）病情观察与监测：密切监测病人血压。同时应根据手术方式选择合适的肢体监测血压，以防支架释放后将动脉封堵，导致缺血。记录病人 24 h 出入量，维持水电解质平衡。

（2）并发症预防与护理

① 出血、血肿：严密观察病人穿刺处有无皮下出血、血肿，密切观察病人血压的变化，警惕低血压发生。

② 动脉痉挛：好发于术后 1～3 d，术后 24 h 内最常见，多与寒冷、疼痛、精神紧张、情绪低落或哭闹等因素有关。

③ 动脉栓塞：动脉缺血主要表现为皮肤颜色苍白、发凉、麻木、感觉异常、动脉搏动减弱等。

④ 感染：重点观察病人是否出现红、肿、热、痛局部症状，或者高热、寒战等全身症状。同时，遵医嘱使用抗生素，做好感染的预防。

（四）出院指导

1. 用药指导　指导病人按时遵医嘱服用降压药。服药期间教会病人自行测量血压、脉搏。如有不适及时就诊。

2. 康复训练　告知病人功能锻炼的重要性，初期锻炼应该避免重体力活动，做到循序渐进。

二、创伤性静脉损伤出血

静脉血管损伤是指由外来直接或间接暴力侵袭导致的静脉血管开放性或闭合性损伤。血管损伤的病因复杂，通常由枪伤、锐器伤或医源性损伤等原因引起。静脉血管损伤的常见临床表现包括出血、休克、血肿等。

本部分以探讨外伤性静脉损伤并发动静脉瘘为例，阐述其急诊介入护理。

外伤性动静脉瘘又称损伤性动静脉瘘（traumatic arteriovenous fistula，TAVF），是指外伤性血管损伤导致动脉与静脉之间不经过毛细血管床的一种异常交通。外伤性动静脉瘘多由贯通伤引起，如不能及时处理可造成循环系统障碍，导致心力衰竭。

【辅助检查】

早期诊断非常重要。影像学检查包括血管造影、超声检查、CTA 和 MRA 等。

【处理原则】

血管损伤主要以外科手段为主，介入治疗辅助配合。

临床研究证实、介入治疗能有效地提高血管损伤（静脉、动脉损伤）并发损伤性动静脉瘘的抢救成功率，是降低或杜绝致残及死亡的有效方法。

常见栓塞术有三种：① 球囊导管阻断血流＋血管修补术，适合于不能用支架阻隔的瘘口较大的动静脉瘘，属于新型的介入外科杂交手术。② 覆膜支架血管封闭术，适合于能用覆膜支架堵住瘘口的动静脉瘘。③ 血管栓塞术，适合于有些瘘口不栓塞会影响瘘口远端血供和功能者。

【护理措施】

（一）术前护理

1. 体位与活动　指导病人注意休息，取舒适体位，避免损伤病变血管。减少挤压动静脉瘘的机会，避免进行增加肢体压力和撞击动静脉瘘的动作及操作，如测血压、扎止血带等，以免扩张血管破裂而大出血。

2. 饮食护理　全麻术前禁食 6 h，禁水 2 h。保持排便通畅，防止便秘。

3. 专科护理

（1）病情观察与监测

① 严密监测病人生命体征。

② 疼痛：及时评估疼痛的部位、性质、持续时间和伴随症状。

③ 瘘口搏动：触摸瘘口，听诊能判断瘘口进展情况。

④ 患肢血供情况：密切观察患肢肤色、皮温、肢体远端动脉的搏动及有无因缺血引起的指（趾）端坏疽等情况。

（2）建立静脉通路：严重外伤者应迅速建立静脉通路，及时用药、补液和输血。

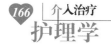

（二）术中护理

1. 安置病人　指导并协助病人摆放正确的体位，搬运病人时注意保护其受伤部位，协助病人摆好平卧位，必要时留置导尿。

2. 病情观察与护理　术中严密观察病人生命体征和面色表情，及时与病人沟通，如有异常及时汇报，遵医嘱处理。完善介入手术护理记录单，协助技师留取手术前后造影图片。

（三）术后护理

1. 体位与活动　妥善安置病人平卧于手术床上，双下肢分开略外展，必要时对病人进行合理约束。

2. 并发症预防与护理

（1）感染：观察伤口有无渗液，有无红、肿、热、痛等局部感染情况，有无畏寒、发热等全身感染情况。

（2）支架内漏：一般内漏在术中能及时发现，经球囊再扩张或支架再调整就能解决。

（3）肢体缺血：注意病人保暖，消除寒冷对血管所造成的刺激性痉挛，促进血液循环。

3. 心理护理　应及时评估病人的心理情况，并针对病人特点，用通俗易懂的语言鼓励、安慰病人，使其正确认识疾病的发展过程和预后，消除其紧张和恐惧心理。

（四）出院指导

建立完整的健康档案，根据病人的个人情况对病人实施出院计划和定期随访。

三、创伤性内脏出血

内脏出血按发病的原因可分为创伤性出血和非创伤性出血两类。创伤性内脏出血常见于外伤、高处坠落伤和机械性损伤等。其中，实质性脏器损伤破裂出血的发病率高于空腔脏器损伤出血，以脾破裂、肝破裂、肾破裂为多见；空腔脏器损伤多为小肠破裂、膀胱破裂。非创伤性内脏出血源于自发性内脏器官破裂和医源性损伤等。肝脏和脾脏是腹部最容易遭受外伤的器官，肝外伤和脾外伤位列腹部外伤的前两位。

本部分仅就实质性脏器肝脾损伤出血进行介绍。

损伤的病因：

（1）开放性损伤：由刀刃、枪弹等锐器所致。

（2）闭合性损伤：由高空坠落、挤压、碰撞、暴力打击、冲击等钝性致伤因素所致。根据病理解剖分型分为3类。① 中央型破裂：破裂处位于脏器实质深部。② 被膜下破裂：破裂处于脏器实质周边部。③ 真性破裂：破损累及被膜。

【临床表现】

1. 血肿形成　中央型破裂和被膜下破裂因被膜完整，出血量受到限制，故临床上并无明显出血征象而不易被发现，可形成血肿而被吸收。

2. **失血性表现** 真性破裂出血量较大，可迅速发展为失血性休克，甚至因未及时抢救而死亡。

3. **腹痛** 呈持续性，有同侧肩部牵涉痛，一般不严重，如有胆汁溢入腹腔，则腹痛和腹膜刺激征较明显。

【辅助检查】

1. **影像学检查** 超声检查、CT 检查可明确损伤的程度。CT 诊断效果更佳，只要病情允许，应首选 CT 检查。

2. **实验室检查** 红细胞计数、血红蛋白以及血细胞比容不同程度下降。

3. **腹腔穿刺** 对于血流动力学不稳定的病人，应第一时间选择诊断性腹腔穿刺，如腹腔穿刺抽出不凝血，应立即考虑急诊剖腹探查。

【处理原则】

主要治疗方法包括手术治疗和非手术治疗。20 世纪 90 年代以来，随着现代诊疗水平不断提高，肝脾外伤的诊治取得了显著进展，非手术治疗成为肝脾外伤治疗的一种重要方法，入院时血流动力学稳定或经输液治疗后稳定的肝脾外伤病人 80% 以上可以通过单纯保守治疗或选择性肝脾动脉栓塞治疗获得有效治疗。

【护理措施】

（一）术前护理

1. **体位与活动** 病人应绝对卧床休息，指导意识清醒病人间断行踝泵运动；休克病人置于休克体位，给予头部和躯干抬高 10°～20°，下肢抬高 20°～30°。

2. **饮食护理** 急性活动性出血或出血量较大时应立即给予病人禁食、禁饮，以备急诊行手术治疗。

3. **专科护理**

（1）呼吸道管理：保持病人呼吸道通畅。

（2）建立静脉通路：建立至少两条大的静脉血管通路，遵医嘱给予补液、止血等治疗。

（3）病情观察与监测：严密观察病人生命体征及病情变化，重视病人主诉，如有异常，及时汇报及时处理。

（4）疼痛护理：采用疼痛评分工具对病人进行疼痛评分，明确诊断后遵医嘱正确使用镇痛药物。

4. **心理护理** 及时与病人及其家属沟通，讲解介入治疗的方式及注意事项，缓解其紧张、焦虑情绪，使其积极配合治疗和护理。

（二）术中护理

1. **并发症预防与护理**

（1）再出血：病人突然出现心率加快、血压下降、意识模糊、面唇苍白、四肢湿冷等失血性

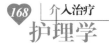

休克的表现，应遵医嘱积极补充血容量，应用止血药物，必要时申请输血。

（2）异位栓塞：常见的有对应靶器官功能受损、下肢动脉缺血坏死、肺栓塞等。应观察病人的意识、呼吸，听取病人主诉，如有无胸闷、肢体麻木的症状。观察病人远端肢体的颜色、温度等，如有异常，立即告知医生采取相应的治疗措施。

（3）血管损伤：血管损伤与动脉血管壁结构异常、弹性较差、管壁菲薄和手术者操作不当有关。护理人员应严密观察并控制病人血压，避免血压升高导致内膜破溃加深甚至撕裂。

（4）呕吐、误吸、窒息的观察与护理：护理人员应加强巡视观察，及时发现并清除病人呕吐物，必要时给予负压吸引，避免病人误吸引起窒息。

（三）术后护理

1. 病情观察与监测　予以心电监护，根据病情每 30～60 min 记录病人心率、血压、意识及腹部体征的情况，如发现异常变化，随时做好记录并配合医生采取措施。

2. 并发症预防与护理

（1）异位栓塞：是急诊经肝动脉栓塞术的严重并发症，一旦发生，会导致胆囊坏死、胰腺坏死、胃肠道溃疡等。术后严密观察病人病情，注意倾听病人主诉，如发现异常应及时汇报并协助处理。

（2）急性肾衰竭：对于休克的病人，术后应严密记录其尿量变化，特别是每小时尿量，以便及早发现肾功能异常并及时处理。

（四）出院指导

1. 活动与锻炼　指导病人根据自身病情合理运动。

2. 饮食指导　指导病人戒烟酒，规律饮食，少食多餐。

3. 专科指导

（1）用药指导：指导病人遵医嘱按时服药，服药期间教会病人自测血压、脉搏，嘱其如有不适及时就诊。

（2）康复训练：告知病人循序渐进进行功能锻炼。

四、医源性血管损伤出血

医源性血管损伤出血是指在临床诊疗过程中各种因素伤及病人血管，造成血管破裂出血的一种并发症。

医源性出血发生的原因可归纳为以下 5 点：① 术区血管复杂。② 病人血管生理状况异常。③ 术者经验缺乏。④ 微创技术的逐渐应用。⑤ 其他因素，如血管损伤程度、数目，凝血机制异常或抗凝药物应用等因素。血管损伤引起的出血多因术中血管结扎不牢、术中损伤动脉、吻合口溃疡、吻合口瘘及局部感染等所致。

【辅助检查】

血管造影是目前最可靠的诊断方法，其出血的直接征象为对比剂外溢，能明确血管损伤的部位和原因。

【处理原则】

内科抗休克、止血等治疗虽能减少出血量，降低其危险性，但大多不能达到永久性止血的目的；再次手术止血治疗创伤大、风险大，且会增加病人的心理压力，部分病人可能找不到出血动脉。血管造影和介入栓塞治疗为抢救急性出血病人提供了有效手段。介入栓塞治疗医源性动脉出血如外科手术导致的动脉出血，尤其是病情危重病人，具有微创、止血迅速、疗效确切等优点，目前已广泛用于临床。

【护理措施】

（一）术前护理

1. 体位与活动　病人取平卧位，头偏向一侧，防止窒息和误吸。

2. 饮食护理　根据出血部位和手术方式确定病人能否进食水。如出血量小、病情稳定，可遵医嘱给予低盐、低脂、清淡易消化饮食。

3. 专科护理

（1）用药护理：开放病人静脉通路，遵医嘱给予补液、止血等处理，记录病人 24 h 出入量。

（2）疼痛护理：评估病人疼痛部位、性质、程度，并遵医嘱予以镇静、镇痛。

（二）术中护理

1. 配合急救　迅速配合医生行损伤血管的栓塞或修复。

2. 病情观察与监测　术中需密切观察病人生命体征、出血量及尿量，并填写介入手术护理记录单。

（三）术后护理

1. 病情观察与监测　密切观察病人意识、生命体征、伤口引流管等变化。

2. 水化治疗　血管内介入术后 24 h 继续静脉 + 口服水化，静脉 100 ml/h。注意观察病人尿量和颜色。

3. 心理护理　针对性地予病人以心理指导、用药指导和术后注意事项宣教等。

（季学丽）

第五章 脑血管疾病介入治疗护理

第一节 急性缺血性脑卒中

急性缺血性脑卒中（acute ischemic stroke，AIS）是最常见的脑卒中类型，占我国脑卒中的69.6%～70.8%。根据我国老龄化趋势和第七次人口普查数据测算，2020年我国40岁以上人群中脑卒中病人约为1 780万，卒中新发病人约为340万，卒中相关的死亡病人约为230万。缺血性脑卒中急性期诊疗措施包括早期诊断及治疗、早期预防再发（二级预防）和早期康复。

当前国际广泛使用急性卒中Org10172治疗试验（TOAST）病因/发病机制对脑卒中进行分型，将缺血性脑卒中分为大动脉粥样硬化型、心源性栓塞型、小动脉闭塞型、其他明确病因型和不明原因型5类。

【临床表现】

1. 颈内动脉系统缺血性脑血管病　根据临床表现可将该病分为症状性和非症状性两大类。症状性病人可表现为颈内动脉供血区的短暂性脑缺血发作或脑梗死；非症状性病人可以完全无症状，也可表现为头晕、头痛、记忆力减退等不典型症状。

2. 椎基底动脉系统缺血性脑血管病　包括后循环短暂性脑缺血发作和脑梗死。主要表现为头晕/眩晕、肢体/头面部麻木、肢体无力、头痛、呕吐、复视、短暂意识丧失、视觉障碍、步态不稳或跌倒症状。

【辅助检查】

1. 病史和体征

（1）病史采集：询问症状出现的时间，若于睡眠中起病，应以最后表现为正常的时间作为起病时间。

（2）一般体格检查与神经系统检查：评估病人意识状态、气道、呼吸和循环功能后，立即进行一般体格检查、神经系统检查（NIHSS评分）和认知及情感状态评估。

2. 实验室检查　包括血糖、肝肾功能和电解质、心电图和心肌缺血标志物、全血计数、凝血酶原时间（PT）/国际标准化比例（INR）和活化部分凝血活酶时间（APTT）。

3. 脑病变与血管病变检查

（1）脑病变检查

① 平扫CT：急诊平扫CT可准确识别绝大多数颅内出血，是疑似脑卒中病人首选的影像学

检查方法。

②多模式 CT：灌注 CT 可识别缺血半暗带，对指导急性脑梗死溶栓治疗及血管内取栓治疗有一定参考价值。

③常规 MRI：常规 MRI 在识别急性小梗死灶及后循环缺血性脑卒中方面明显优于平扫 CT。可识别亚临床缺血灶，无电离辐射，不需碘造影剂。但有费用较高、检查时间稍长及病人本身的禁忌证（如有心脏起搏器、金属植入物或幽闭恐惧症）等局限。

（2）血管病变检查：常用检查包括颈动脉超声、经颅多普勒（TCD）、MRA、高分辨磁共振成像（HRMRI）、CTA 和 DSA 等。

【处理原则】

1. 静脉溶栓　美国心脏学会（American Heart Association，AHA）/美国卒中学会（American Stroke Association，ASA）指南和《中国急性缺血性脑卒中诊治指南 2018》均指出静脉溶栓是血管再通的首选治疗方法，若病人同时符合静脉溶栓和血管内治疗指征，应优先接受重组 rt-PA 静脉溶栓治疗。

2. 血管内介入治疗　血管内机械取栓、动脉溶栓、血管成形术。

（1）机械取栓治疗：机械取栓是近年急性缺血性脑卒中治疗最重要的进展，可显著改善急性大动脉闭塞导致的缺血性脑卒中病人预后。推荐在有条件的医疗机构由经规范培训的临床医疗团队执行。

（2）动脉溶栓治疗：动脉溶栓使溶栓药物直接到达血栓局部，理论上血管再通率应高于静脉溶栓，且出血风险降低。

（3）血管成形术：急诊颈动脉内膜剥脱术（carotid endarterectomy，CEA）/颈动脉支架置入术（carotid artery stenting，CAS）治疗症状性颈动脉狭窄，有助于改善脑血流灌注，但临床安全性与有效性尚不明确。

3. 其他治疗　抗血小板、抗凝、降纤、扩容、扩张血管、他汀类药物、神经保护类药物、传统医药治疗。

【护理措施】

（一）术前护理

1. 静脉溶栓前护理

（1）基础护理：选择血管粗直的静脉通道作为溶栓治疗静脉通道。评估病人排尿情况，防止排尿困难、躁动诱发血压升高，必要时可给予病人导尿。

（2）病情观察与监测：密切观察病人生命体征及病情变化，记录术前基础血压、心率和血氧饱和度等指标，以便术后进行对比。NIHSS 评分主要用于评估脑卒中病人神经功能缺损程度，其评分与功能缺损严重程度呈正比。血压维持在收缩压＜180 mmHg，舒张压＜100 mmHg。血糖

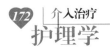

超过 10 mmol/L 应使用胰岛素，使血糖维持在 7.7～10 mmol/L，血糖＜3.3 mmol/L 时可给予 10%～20% 葡萄糖口服或静注。气道严重功能障碍者应予气道支持（气管插管或切开）及辅助呼吸，无低氧血症不需常规吸氧。

（3）安全管理：警惕病人痫性发作，床旁备急救物品。采取安全保护措施，如病床加保护床栏，避免跌倒、坠床。

（4）心理护理：护理人员要加强与病人的沟通，讲解溶栓的目的、必要性、可行性，给予病人适当的鼓励，通过介绍以往溶栓的成功案例消除病人恐惧紧张的心理。

（5）溶栓药物准备及配置：急诊静脉溶栓采取重组 rt-PA 治疗。配置方法为 rt-PA 0.9 mg/kg（最大剂量为 90 mg）静脉泵入，其中 10% 在最初 1 min 内静脉推注，其余量用微量泵持续推注 1 h，该药物不能与其他药物混合使用。

2. 桥接治疗　静脉溶栓后再进行血管内机械取栓的治疗方式。

（1）病情观察与监测：密切观察病人卒中症状有无减轻或有无进行性加重，若有加重则立即通知医生，并协助进行动脉取栓治疗。

（2）安全转运：桥接治疗包括院外转入桥接及院内桥接治疗。对于院外转入桥接治疗者，应与外院护士做好交接，记录病人发病时间、发病时的症状、血糖、心电图、血压、神志变化、溶栓药物用量、开始用药时间、用药后症状转归、有无脑出血及症状性出血。转运过程中保持病人呼吸道通畅，做好抢救准备。对于院内桥接治疗者，做好病人动脉取栓术前护理。

3. 动脉取栓术前护理

（1）术前准备：认真查对病人基本信息和术前相关检查是否齐全，术前用药是否已按医嘱执行，是否已签署手术知情同意书。建议在病人左侧肢体建立静脉通道，以备术中药物及时输入。

（2）手术安全核查：由具有执业资质的手术医生、麻醉医生、技师、护理人员于术前共同核对病人身份、手术方式、知情同意情况、手术部位、麻醉方式、过敏史等信息，并于介入手术安全核查表上记录、签字。

（3）病情观察与监测：密切观察病人体温、血压、血糖，术前维持血压≤180/100 mmHg，其他同前述"静脉溶栓术前护理"。

（二）术中护理

1. 静脉溶栓

（1）密切观察输液通路是否通畅，病人的意识、瞳孔及生命体征变化，吞咽功能、言语表达和肢体肌力恢复等情况，警惕自发性出血。

（2）协助医生评估病人神经功能缺损情况，并定时监测病人血压、肢体活动、出血情况。监测血压及 NIHSS 评分：前 2 h 内每 15 min 一次；2～6 h 之间每 30 min 一次；6～12 h 每 60 min 一次。当收缩压＜160 mmHg 或舒张压＜110 mmHg 时一般不给予降压处理，但必须密切监测血压变化，以防血压持续升高而使发生脑水肿、脑出血和恶性高血压的风险增加；当收缩压

≥180 mmHg 或舒张压≥100 mmHg 时，应增加血压监测次数，并遵医嘱给予降压处理。

（3）鼻饲管、导尿管及动脉内测压管在病情许可的情况下应延迟安置。溶栓 24 h 后，给予抗凝药或抗血小板药物前应复查颅脑 CT/MRI。

2. 动脉取栓

（1）麻醉配合：协助麻醉医生进行麻醉诱导，留置导尿管，密切观察尿量情况。

（2）加压滴注：连接术中所用生理盐水压力袋，排空管路内空气并加压，注意观察生理盐水压力袋压力、及时更换滴注液体，以防止液体滴空导致血液回流。

（3）用药护理：介入术中容易导致血栓形成，需全身肝素化。术前评估病人是不是桥接治疗病人。若为桥接治疗病人，应减少肝素用量，并定时监测 ACT；若非桥接治疗病人，遵医嘱实施全身肝素化治疗，严格记录给药时间、肝素用量等，定时监测 ACT 以调整肝素用量。术中如需使用盐酸替罗非班，可遵医嘱通过静脉给药或联合导管内给药。应用对比剂的过程中注意观察病人有无气促、胸闷、荨麻疹、颜面潮红等过敏表现，备好抢救物品和药品，一旦发生异常立即配合处理。

（4）病情观察与监测

① 生命体征：密切监测病人体温、脉搏、呼吸、血压等。保持病人呼吸道通畅，预防舌后坠及分泌物、呕吐物堵塞呼吸道而导致呼吸困难。手术过程中，每 3～5 min 测量病人血压，必要时行有创动脉血压监测，维持收缩压＞140 mmHg（输液和血管升压药）且＜180 mmHg，舒张压＜105 mmHg，出现任何异常立即告知医生并协助处理。

② 术中体温管理：血管内治疗期间维持体温在 35～37 ℃。治疗期间如有发热，建议使用解热药物并进行降温治疗。寒战时使用哌替啶治疗。

③ 术中血糖管理：密切监测血糖，至少每小时监测 1 次。血糖水平应维持在 3.9～7.8 mmol/L。

④ 术侧肢体血液循环状况：定时监测股动脉穿刺者足背动脉搏动情况及术侧肢体皮肤颜色、温度等。

⑤ 迷走神经反射的观察：颈内动脉起始段球囊扩张时，可反射性刺激迷走神经导致心率急速下降甚至停搏，一旦发生，应立即遵医嘱给予阿托品 0.5～1 mg 静脉注射或肌内注射。

（5）术中记录：密切观察病人手术过程中的病情变化，及时、准确填写介入手术护理记录单。

（6）管道管理：明确管道名称、留置时间，检查管道固定情况，确保各管道通畅。注意观察各管道接触皮肤情况，必要时给予局部保护，避免压力性损伤发生。

（7）抢救准备：术中密切观察病人介入治疗进程，判断有无术中血管破裂等并发症发生，并积极做好抢救物品和药品的准备。

（三）术后护理

1. 体位活动

股动脉穿刺绷带包扎者，穿刺侧肢体平伸制动 6～8 h，沙袋压迫 6～8 h；使用封堵器压迫止血者，穿刺侧肢体平伸制动 2～4 h，沙袋压迫 4～6 h。病人需卧床休息 12～24 h，或根据病情治疗的具体情况适当延长卧床时间。定时观察病人皮肤情况，每 2 h 翻身一次，避免皮肤压力性损伤。指导病人进行踝泵运动，5～8次/d，5 min/次，预防下肢深静脉血栓发生。

2. 饮食护理　病人开始进食前采用饮水试验进行吞咽功能评估。术后注意营养支持，急性期伴吞咽困难者应在发病7 d内接受肠内营养支持。

3. 专科护理

（1）穿刺点及肢体血运观察：定时评估并记录病人动脉穿刺局部有无出血或血肿，敷料是否清洁干燥。定时观察病人穿刺侧肢体皮肤颜色、温度较术前有无变化；定时观察病人穿刺侧足背动脉搏动情况，如果出现足背动脉搏动弱，提示穿刺点压力过大，应适当松弛压力。

（2）病情观察与监测：严密观察病人意识、瞳孔及生命体征变化，定时评估病人肌力及神经功能状态，定期进行病人血常规、凝血、肝肾功能、心肺功能的监测。

（3）用药护理：术后遵医嘱持续应用抗血小板聚集和抗凝药物，应密切观察病人有无穿刺点、消化道出血等不良反应，定期监测病人血常规、凝血功能，及时调整用药。使用脱水降颅压药物期间观察病人尿液的性质和量、监测电解质，防止病人低血钾和肾功能受损。向病人讲解遵医嘱用药，提高其用药依从性，嘱其不可擅自停药、减药。

（4）并发症护理

① 脑水肿及颅内压增高：密切观察病人意识、瞳孔、生命体征变化。护理过程中避免引起颅内压增高的因素，如激动、用力、发热、癫痫、呼吸不畅、咳嗽、便秘等。必要时遵医嘱应用甘露醇、甘油果糖、呋塞米等药物。经积极药物治疗病情仍加重，尤其意识水平降低的病人，可请脑外科会诊，考虑是否行减压术。

② 高灌注综合征：术后须密切监测病人意识状态、神经系统症状、血压变化，遵医嘱应用降压药物，保持病人血压稳定在目标值范围内。

③ 出血性并发症：指导病人避免一切可能引起脑出血的因素，如用力排便、咳嗽、打喷嚏、情绪激动、烦躁等，必要时遵医嘱应用镇静剂，保证病人睡眠充足。应观察病人是否出现头痛、呕吐或进行性意识障碍，脉搏慢而有力，呼吸深而慢，血压升高，原有症状加重或出现新的肢体瘫痪；有无牙龈、口腔和鼻出血、便血等。一旦出现异常，配合医生对症处理。

④ 脑血管痉挛：应密切观察病人有无头痛、恶心、呕吐、张口困难及肢体活动障碍等神经系统症状，必要时可选用尼莫地平、罂粟碱等治疗脑血管痉挛。

⑤ 支架内血栓、血管再狭窄和再闭塞：密切观察病人是否有意识、语言、运动、感觉等功能障碍。遵医嘱根据病人血小板功能检查结果应用抗凝剂或抗血小板聚集药物，同时需监测病人凝血四项指标，观察病人有无出血倾向。

⑥ 穿刺点并发症：常见的有皮下血肿、动静脉瘘、假性动脉瘤、夹层动脉瘤等。术后应耐心向病人解释肢体平伸制动的目的和重要性，提高病人术后体位摆放与活动的依从性。对于躁动或配合度差的病人，可给予适当的保护性约束，必要时遵医嘱给予镇静剂。

⑦ 卒中后情感障碍：卒中后情感障碍可分为脑卒中后焦虑障碍（post-stroke anxiety disorder，

PSAD）和脑卒中后抑郁障碍（post-stroke depression disorder，PSDD）。研究表明，社会支持和心理干预能够间接地促进脑卒中病人的康复并提高其生活质量，抗抑郁药是主要药物，B族维生素、抗利尿激素V2受体激动剂对PSDD也有一定治疗作用。

4. 心理护理　对有负性情绪的病人应实施相应的干预措施，可通过语言交流和情感支持及时进行疏导，减轻其心理负担，促使其积极面对疾病。必要时可根据病人情况选择专业的心理干预方法，常用的心理干预方法有认知行为治疗、音乐治疗、同伴支持、正念疗法、家庭疗法等，可单独使用某种方法，也可以联合使用多种方法。

【出院指导】

1. 危险因素管理　进行疾病紧急处理、疾病安全用药、疾病预防相关知识、疾病危险因素和诱发因素、疾病病因及症状相关知识的宣教和指导。

2. 社会支持　定期为病人及其家属举办健康讲座，组织病友交流会，指导病人通过电话、短信、网络等了解疾病康复知识。

3. 康复指导　针对病人语言、认知、吞咽及呼吸情况制订相关运动功能锻炼方案，对患者进行康复器械使用及床上翻身方法的指导。

4. 自我护理　指导病人摒弃不良生活习惯；鼓励病人进行自我康复训练，自行寻找控制疾病发展的知识及心理调节技巧。

5. 健康指导　《急性缺血性脑卒中急诊急救中国专家共识（2018）》推荐：完善公众教育；推荐采用"中风1-2-0"等卒中快速识别工具，促进公众识别急性卒中和早期就诊；推荐由病人或其他群众启动院前急救（emergency medical service，EMS）系统；建议家属在EMS到达前积极自救并做好就医准备；鼓励脑卒中病人自身宣传早期就诊、早期溶栓的获益。

（赵文利）

第二节　慢性颅内大血管闭塞

颅内大血管闭塞（large vessel intracranial occlusion，LVIO），也称颅内大动脉闭塞（large artery intracranial occlusion，LAIO），是指颈内动脉颅内段、大脑中动脉、椎动脉颅内段以及基底动脉等颅内大动脉血管因动脉粥样硬化等发生管腔严重狭窄或闭塞，造成供血障碍，从而发生缺血、缺氧性坏死，引起相应的神经症状和体征。起病后24 h内称为急性颅内大血管闭塞，发病超过24 h称为非急性或亚急性颅内大血管闭塞，闭塞时间超过4周称为慢性颅内大血管闭塞。在中国人群中，颅内大血管闭塞约占脑卒中的33%～50%，占短暂性脑缺血发作的50%。症状性动脉粥样硬化性非急性颅内大动脉闭塞不仅卒中/短暂性脑缺血发作复发风险高，而且通常神经功能预后较差、病死率较高。

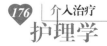

根据受累的脑动脉系统，慢性颅内大血管闭塞分为前循环闭塞和后循环闭塞两类：最好发的部位为前循环，其中以大脑中动脉闭塞最常见，其次为颈内动脉颅内段；后循环以基底动脉闭塞最常见。慢性颅内大血管闭塞最常见的病因是动脉粥样硬化，颈动脉夹层是年轻病人较常见的病因，其他少见病因包括血管炎、烟雾病、外伤、放射、辐射等。慢性颅内大动脉闭塞后低血流动力学是导致卒中复发的主要机制，由于闭塞血管引起相应部位低灌注，从而导致脑组织供血不足。此外，闭塞部位血栓形成或动脉粥样硬化斑块脱落导致的栓塞也能引起脑卒中发生。

【临床表现】

慢性颅内大血管闭塞的临床表现依据病变血管的部位、闭塞程度及侧支循环代偿情况而不同。侧支循环代偿良好的病人可以完全无症状，也可以表现出头痛、头昏、头晕、记忆力减退等不典型症状，症状轻微且长时间处于相对稳定状态。侧支循环代偿不足的病人可能短时间内无症状或症状较轻，但随后出现反复的缺血性卒中或短暂性脑缺血发作，临床症状进行性恶化。大脑中动脉及其穿支阻塞可出现对侧完全性偏瘫、偏身感觉障碍和同向偏盲；若栓塞在优势半球可出现失语、失读、失写现象，严重者出现颅内压增高和意识障碍。颈内动脉颅内段闭塞与大脑中动脉闭塞的临床症状相似，有的病人伴有单眼失明或精神症状；颈动脉处可听到血管杂音。椎基底动脉闭塞可表现为眩晕、耳鸣、复视、构音障碍、吞咽困难、共济失调、交叉性瘫痪等症状。

【辅助检查】

1. 目前有多种检查方法评估慢性脑动脉闭塞，如头颈 CTA、头颅 MRA、头颅 CT 灌注成像（CTP）。头颅 MR 灌注成像不仅可评估颅内血流灌注情况，还可观察既往梗死大小及范围、有无新发梗死。高分辨率 MRI 技术可清晰显示闭塞血管管壁及血栓，对指导介入治疗具有重要意义（如图 5-2-1）。

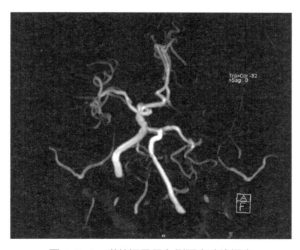

图 5-2-1　磁共振显示左侧颈内动脉闭塞

2. 采用 DSA 评估，则可整体把握颅内血管特征。DSA 对判断闭塞血管长度、闭塞残端形态、远端反流情况、代偿情况及血流速度等有明显优势（如图 5-2-2）。

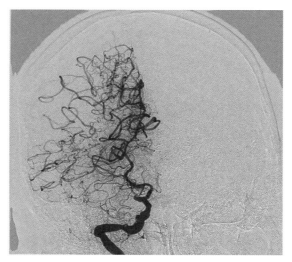

图 5-2-2　DSA 显示右侧大脑中动脉闭塞

3. 实验室检查　内容包括血、尿、粪常规，肝功能，电解质和病毒四项，凝血酶原时间，国际标准化比值，活化部分凝血活酶时间，甲状腺功能三项等。

【处理原则】

目前常用的治疗方法包括药物治疗、手术治疗和介入治疗。

1. 药物治疗　无症状者无须特殊治疗，但应规范控制危险因素；有症状者应积极进行抗血小板聚集、降脂治疗，同时控制危险因素。

2. 手术治疗　包括颈动脉内膜剥脱术、动脉旁路移植术、复合手术等。

3. 介入治疗　包括支架置入术、球囊成形术等，因其技术简单、安全性高而逐渐成为缺血性脑血管病的主要治疗手段。

【护理措施】

（一）术前护理

1. 饮食护理　病人应低盐低脂饮食，并根据病人具体情况制订营养干预方案。鼻饲流质饮食者应遵医嘱按需喂食，保证足够的营养。术前 1 d 清淡饮食，局麻者无须禁食水；全麻者术前禁食 8 h、禁水 4 h，防止术中、术后可能出现的呕吐导致误吸。

2. 专科护理

（1）病情观察与监测：密切监测病人体温、脉搏、呼吸、血压等情况。动态观察病人意识、瞳孔大小、形状、对光反射等。定时评估病人的神经功能症状。注意关注前循环闭塞病人是否存在头晕、耳鸣等；注意观察后循环闭塞病人的肢体运动功能和语言功能，观察其有无吞咽障碍、共济失调、交叉性瘫痪等症状。

（2）用药护理：择期手术病人术前 3～5 d 给予双重抗血小板药物治疗。常用的方案为阿司匹林（100 mg/d）联用氯吡格雷（75 mg/d）。如急诊或术前服用时间不够，可酌情在术前

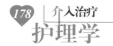

6～24 h 内给予顿服阿司匹林 300 mg 和氯吡格雷 300 mg。具体给药方案需结合病人具体情况制订。应遵医嘱指导病人正确、规律服药，以控制高血压、高血糖、高血脂等危险因素。糖尿病病人术晨暂停降糖药物应用，其他常规用药如降压药、抗血小板药物等需要服用。

3. 心理护理　病人及其家属因对疾病认知不足，担心预后，往往存在焦虑、烦躁或恐惧等。护士应与病人建立良好的关系，做好疾病知识健康指导，随时解答病人及其家属的疑惑，也可采用同伴支持、现场说教等方法疏导病人的不良情绪。动态观察病人的抑郁、焦虑和其他精神症状，发现问题及时干预。

（二）术中护理

1. 手术配合　协助病人取仰卧位，配合麻醉医生进行局麻或全麻，选择穿刺目标动脉置入导管鞘，协助医生对病人全身肝素化。造影导管在导丝引导下进入动脉，注入对比剂，造影显示血管闭塞的具体情况，医生根据血管闭塞情况选择合适的球囊或支架，导丝通过病变部位，球囊到位，进行球囊扩张，造影显示球囊扩张情况，确认成功后撤出球囊导管。支架置入术中，导丝通过病变部位后，将支架输送到位，平稳释放支架，造影观察支架置入情况，置入成功后撤出支架输送系统，撤出导管，拔除动脉鞘。压迫止血，绷带或弹力绷带交叉加压包扎。术中做好病人的安全核查，包括核查病人身份（姓名、性别、年龄、住院号等）、手术方式、知情同意情况、手术部位、麻醉方式、过敏史等信息。术中注意预防病人坠床；确保病人各种管道通畅，妥善固定，避免管道脱出；同时注意定时按摩病人受压部位皮肤，预防发生压力性损伤。

2. 病情观察与监测　密切监测病人生命体征，尤其关注病人的意识、心率、血氧饱和度，保持病人呼吸道通畅，预防舌后坠及分泌物、呕吐物等堵塞呼吸道而产生呼吸困难。同时需严密观察病人是否有休克、窒息、心律失常等低氧血症的先兆症状。

3. 并发症预防与护理　在介入手术过程中可能发生高灌注综合征、血管痉挛、肢体血液循环障碍、对比剂过敏、疼痛、迷走神经反射、癫痫、脑出血、急性缺血性脑卒中、心搏骤停、窒息、休克等情况。护士需要掌握这些并发症的鉴别，发生异常情况应及时告知手术医生，遵医嘱给予妥善处理。

（三）术后护理

1. 体位与活动　病人术后穿刺点加压包扎，禁止髋关节屈曲，或根据病人具体情况采取适宜的体位。病人需卧床休息 12～24 h，或根据病情治疗的具体情况适当延长卧床时间。定时按摩病人皮肤受压部位，避免发生压力性损伤。指导病人床上进行踝泵、肌泵运动，以利于静脉回流，减轻患肢肿胀。

2. 水化护理　根据病人具体情况选择合适的水化方式、水化液、水化时机、速度及剂量进行静脉补液及口服补液。告知病人水化治疗的意义、具体方案，嘱其水化治疗过程中如果出现胸闷、气短、少尿、水肿等不适应及时告知医护人员。术后病人饮食以高热量、高维生素的流质或半流质为主，术后 24 h 内避免病人摄入高蛋白饮食。

3. 专科护理

（1）病情观察与监测：术后持续进行心电监护，尤其关注血压变化。动态监测病人意识、神经功能，如出现意识改变、严重头痛、高血压、恶心或呕吐，应随时行 NIHSS 评分，并完成头颅 CT 检查。同时注意观察病人穿刺点局部情况，注意穿刺侧肢体皮肤颜色、温度的变化。

（2）用药护理：术后遵医嘱持续给予双重抗血小板药物治疗。发病前已服用他汀类药物的病人可继续使用他汀类药物。为病人讲解药物的作用，提高病人用药依从性，嘱其不可擅自停药、减药。

（3）并发症预防与护理

① 脑水肿及颅内压增高：密切观察病人意识、瞳孔、生命体征变化，建议颅内压升高的病人在病情允许情况下床头抬高 30°。必要时遵医嘱应用甘露醇和（或）甘油果糖可减轻脑水肿，降低颅内压，减少脑疝的发生风险。

② 高灌注综合征：严密监测病人意识、瞳孔、生命体征，尤其关注病人血压变化，并观察病人有无头痛、恶心、呕吐、癫痫、肢体活动障碍等。

③ 出血性并发症：观察病人是否出现头痛、呕吐、意识障碍，原有症状加重或出现新的肢体瘫痪。观察病人有无牙龈、口腔和鼻出血、便血。一旦出现异常，配合医生积极处理。

④ 支架内血栓、血管再闭塞：术后血压过低可能导致低灌注，使血栓或再闭塞的风险增加。应密切观察病人是否有意识、语言、运动，感觉等功能的障碍。在给予抗凝治疗时需监测病人凝血四项指标，观察病人有无出血倾向。

⑤ 穿刺点并发症：常见的有皮下瘀血、血肿、假性动脉瘤、夹层动脉瘤等。术后应做好健康指导，提高病人对术后体位摆放与活动的依从性。对于不能配合的病人，可给予适当的保护性约束或镇静。对于其他严重并发症如腹膜后血肿，应注意观察病人有无腰背部、腹部疼痛、血压下降等情况，一旦发现异常，立即通知医生配合处理。

4. 心理护理　不良的情绪易引起血压波动，要与病人及其家属及时沟通，认真倾听病人的主诉和要求，解释保持良好情绪的重要性，取得病人配合。对抑郁的病人应继续给予抗抑郁药物治疗，并密切监测治疗效果，定期评估。

（四）出院指导

1. 饮食指导　指导病人平衡膳食，选择多种食物使营养合理，以保证充足的营养和适宜的体重。对于有吞咽功能障碍的病人应给予留置胃管，并指导病人家属和照顾者正确进行喂养及胃管维护，如有异常，及时就医。

2. 专科指导　指导病人对一些常见的可控危险因素如高血压、糖代谢异常及糖尿病、脂代谢异常等进行自我控制，如进行自我血压监测，做好血压记录。指导病人调整饮食结构，控制血糖，必要时自备血糖监测仪进行末梢血糖监测。病人出院后应定期监测血脂情况，一旦出现异常需立即到医院就诊。

3. 复诊指导　指导病人术后定期门诊随访复查血常规、凝血功能、肝肾功能、头颅 CTA、

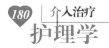

MRA 等，术后 3～6 个月复查 DSA 或根据医生要求进行复诊，如有不适及时就诊。

（张桂芳）

第三节　烟雾病

烟雾病以双侧颈内动脉（ICA）末端及其主要分支血管原发性慢性进展性狭窄和闭塞为特点，并且在大脑基底部形成侧支通路构成异常网状血管以代偿原发病导致的脑缺血，这些网状血管又称为"moyamoya 血管"。moyamoya 在日语里表示"一缕烟"的意思，故本病命名为烟雾病。脑血管造影可以展示烟雾病独特的病程变化，是诊断本病的金标准。

目前烟雾病的病因不明，遗传、免疫、炎症以及血管相关因子等均可能与烟雾病的发病有一定的相关性。

烟雾病的铃木分期见表 5-3-1 和图 5-3-1。

表 5-3-1　烟雾病铃木分期的脑血管造影描述

分期	脑血管造影表现
I	颈内动脉末端狭窄，通常累及双侧
II	脑内皮层动脉扩张，脑底产生特征性异常血管网（烟雾状血管网）
III	颈内动脉进一步狭窄或闭塞，逐步累及大脑中动脉及大脑前动脉，烟雾状血管更加明显
IV	整个大脑动脉环（Willis circle）甚至大脑后动脉闭塞，颅外侧支循环开始出现，烟雾状血管开始减少
V	IV期病情进一步发展
VI	颈内动脉及其分支完全闭塞，烟雾状血管消失，脑的血供完全依赖颈外动脉和椎基底动脉的侧支循环

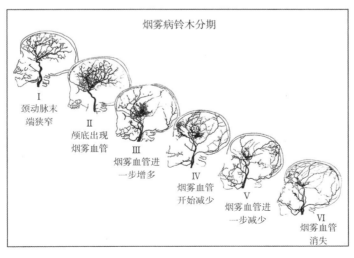

图 5-3-1　烟雾病铃木分期的 DSA 表现

【临床表现】

烟雾病主要分为出血型和缺血型两种，呈现两个发病年龄高峰：一个是 10 岁之前，另一个是 40～50 岁。儿童多表现为缺血：从一过性脑缺血发作（TIA）到完全性卒中不等，可由过度换气诱发，如吃过热食物或者吹奏管乐器。症状包括运动性瘫痪（四肢瘫、偏瘫、单瘫）、感觉异常、意识障碍、癫痫发作、头痛，多为间断性反复发作，甚至还可能出现注意力下降，部分患儿可表现出类似舞蹈症的不自主运动。出血型烟雾病主要发生于成人，病人突发头痛，严重可导致意识障碍，表现为脑室出血、蛛网膜下腔出血（SAH）、脑实质出血，以脑室出血最常见。

烟雾病病人还可能出现癫痫、言语不清、运动或感觉障碍以及失语等临床症状。这些症状的年龄分布存在显著差异。在调查中发现儿童烟雾病病人较成人更常发生癫痫。

【辅助检查】

影像学检查的选择和检查顺序根据病人症状而定。对于出血病人，首先行 CT 检查，再行数字减影脑血管造影检查，以确诊烟雾病并判断病变级别，必要时为急诊手术做准备。对于有缺血症状（包括卒中和一过性脑缺血发作）的病人，应进行弥散加权 MRI 检查，以判断梗死急性期和烟雾血管位置。如果基于解剖的影像学检查发现卒中和血流相关缺血（如分水岭梗死）相符或缺血定位不清，可以应用功能影像检查如脑血流灌注（CTP）和脑血管储备力测定，可以识别有卒中风险的脑组织区域。

1. DSA　是烟雾病诊断的金标准，可选择性观察颈内动脉、椎动脉和颈外动脉，可清楚地显示颅内血管的闭塞程度和代偿血管的起源，是术前评估必不可少的。

2. CT　卒中发作或出血急性期应首选 CT 检查。

3. CTA＋CTP　提供脑血管的高分辨率图像，是显示颅内大血管的最佳手段，可清楚显示颈内动脉闭塞或狭窄，直接显示脑血流量及灌注情况，反映缺血程度。如图 5-5-2。

图 5-3-2　二维码

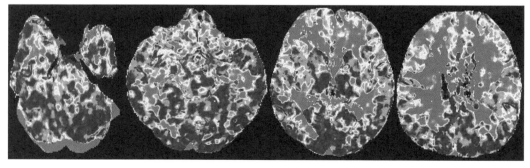

图 5-3-2　烟雾病病人的 CTP 表现

病人的双侧大脑半球对比剂平均通过时间（mean transit time，MTT）延长，表明双侧脑半球灌注均有下降

4. MRI 及 MRA　MRI 显示脑组织微结构优于 CT，是评价烟雾病急性、慢性缺血的最佳方法。MRA 能无创性评估大脑血管（无放射暴露，对于低龄儿童或者不能行 DSA 评估的病人，

MRI、MRA 可替代 DSA 作为最终诊断和治疗参考），是观察烟雾病病人脑血管和脑实质的一种有效检查，MRI 也可对脑血流量进行评估。

5. 单光子发射计算机断层扫描（SPECT） 因检查费用高，不作为常规检查方式。

【处理原则】

目前，尚无一种治疗手段可以有效遏制或者逆转烟雾病动脉病变的发展。一般临床主要采用内科治疗、药物治疗和手术治疗。

1. 内科治疗 控制情绪，避免"三高"，保持规律的作息，药物控制相关危险因素，定期复查。

2. 药物治疗 血小板抑制剂有时被用于烟雾现象的治疗，但目前尚没有证据证明其疗效。抗血小板治疗常用于病情较轻或者手术条件较差的病人。对于血栓导致出现缺血性症状和围手术期及术后出现缺血症状的病人，也常采用抗血小板治疗。最常用药物为阿司匹林、氯吡格雷等，以达到预防脑卒中的目的。需要注意的是，几乎没有数据表明单独使用药物治疗能够长期治疗烟雾病，在观察期间将药物治疗与手术治疗对比，后者可使 87% 的病人受益。

3. 外科治疗 常用的手术方法为直接脑血运重建术（颞浅动脉–大脑中动脉搭桥术或颞浅动脉–大脑前动脉旁路术）、间接脑血运重建术（硬膜血管贴附术、颞肌贴附术、颞浅动脉颞肌贴附术、颞浅动脉贴附术、硬膜翻转术、多点钻孔术）或联合手术。

【护理措施】

（一）术前护理

1. 体位与活动 鼓励卧床病人进行主动、被动运动，预防下肢深静脉血栓；深呼吸，有效咳嗽，预防坠积性肺炎。

2. 饮食 饮食以清淡、营养丰富、易消化为原则。对于高血压、糖尿病病人，遵医嘱给予低盐、低脂及糖尿病饮食。

3. 专科护理

（1）向病人及其家属讲解疾病相关知识、注意事项等，营造和谐护患关系，配合完成病人住院期间的治疗与护理。对于术前紧张睡眠差者，遵医嘱给予镇静剂。

（2）术前禁食、禁水以及循环血量减少会加重缺血症状发作，因特殊情况禁食、禁水过久的病人应遵医嘱给予补液治疗。

（二）术中护理

遵医嘱给予术中补液治疗。麻醉医生应严格行动脉血压监测，维持脑灌注。适当保暖。

（三）术后护理

1. 体位与活动 病人术后卧床休息，病情允许情况下应尽早下床活动。

2. 饮食护理 术前长时间禁食、禁水，以及术中出血、体液丢失都会造成病人体内水分不足，次晨遵医嘱试饮水无呛咳后，可从流食过渡到普食。鼓励病人饮水，每日 2 000～2 500 ml，保证有效循环血量，降低血液黏稠度，减少血管内血栓形成。术后由于颞肌牵拉引起张口疼痛，鼓励病人从健侧进食，细嚼慢咽。保持病人大便通畅，必要时遵医嘱给予缓泻剂治疗。

3. 专科护理

（1）病情观察与监测：全麻术后了解手术、麻醉方式、术中情况，密切监测病人生命体征，遵医嘱给予持续重症监护，给予吸氧，保持病人呼吸道通畅。全麻病人未清醒前每 15 min 测量一次，清醒后遵医嘱每 1～2 h 监测一次。术后血压监测宜建立个性化血压参照范围，通常在120～140/70～90 mmHg。尤其搭桥术后病人应避免血压过高，以免造成吻合口处和脑内高灌注区域出血；同时也应避免血压过低导致脑缺血发作。若病人出现渐进性意识障碍、肢体活动障碍，瞳孔不等大，血压持续升高，应及时通知医生，行 CT 检查。

（2）切口管理：观察手术切口有无渗血、渗液，切口周围肿胀程度，搬动病人及为病人翻身时注意避免牵拉切口。保持切口清洁干燥，敷料摘除后每日触摸病人颞浅动脉搏动情况，如有异常及时通知医生。对于佩戴眼镜的病人，应避免其颞浅动脉受压，尽量使用软绳代替支架，帽子不可过紧等。

（3）疼痛管理：及时倾听病人主诉，使用疼痛量表准确评估病人头痛的性质、症状、频率、程度，遵医嘱对症处理。

（4）避免咳嗽与便秘：在护理中须防止病人受凉感冒、咳嗽，鼓励病人多食水果和蔬菜，保持大便通畅。

（5）药物护理

① 改善循环药物。目前临床上使用依达拉奉进行循环改善。该药物为急性脑梗死的神经保护剂，主要用于急性脑梗死所致的神经功能损伤，改善神经症状与日常生活动作障碍。使用时需注意：a. 需用 100 ml 生理盐水稀释后静脉滴注，30 min 内滴完。b. 禁止与抗生素合用，避免加重肾毒性，必要时遵医嘱监测肾功能。c. 不可与高能量溶液、氨基酸制剂混合或者于同一通道输注。d. 不能与抗癫痫药混合。

② 抗癫药物。术后遵医嘱应用丙戊酸钠 400～1 200 mg 静脉滴注或微量泵入，1 d 后过渡到口服药。应注意：a. 使用前需了解病人既往有无过敏史，遵医嘱按时给药，做到服药到口，并观察用药后反应。b. 保持输液管路通畅。c. 观察注射部位及全身有无皮疹、红斑等。d. 给药期间注意观察病人有无应激性溃疡、感染等不良反应。e. 特别提醒，有些病人会出现一种罕见的、严重的、可逆的不良反应，称为丙戊酸钠脑病。病人在用药最初几日并无明显不适，伴随着药物浓度的蓄积，数天或数周后表现为急性或亚急性的意识水平进行性下降，认知功能减退，局灶性神经功能缺损，恶心、呕吐、癫痫发作。实验室检查发现血氨水平明显升高，而肝脏功能并无损害。对于此类病人，护士应重点观察其意识和精神水平，注意早期认知与行为异常的识别。一旦出现此类症状，立即遵医嘱停药是第一选择。当病人颅内压增高而需要脱水药物时，应注意观察水电解质及出入量平衡。

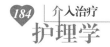

③ 抗血小板药物。术后是否早期口服阿司匹林目前尚无定论。缺血型烟雾病病人中 CT 复查无出血表现者应长期口服 100 mg 阿司匹林，每日 1 次。应在餐前半小时服用阿司匹林肠溶片，减少食物对药物吸收的影响，服药时间应尽量固定，偶尔漏服不需补服。观察病人牙龈、皮肤、黏膜有无出血点及有无黑便等，定期检查病人凝血功能。胃溃疡病史的病人需加服胃黏膜保护剂，服药期间严禁烟酒，如有异常及时看诊。不建议出血型烟雾病病人口服阿司匹林。

（6）并发症预防与护理

① 术后出血：再出血为严重的并发症之一，多发生在术后 24～72 h 内，主要原因是血运重建后血流灌注升高，应密切观察病人生命体征，如有异常遵医嘱及时给予对症处理。

② 一过性血流灌注紊乱：发生率较高，多出现在术后 3～7 d，可表现为语言障碍、肢体力弱、精神萎靡、头痛等症状，左侧手术者发生一过性血流灌注紊乱的机会略高于右侧手术者，应遵医嘱给予补液治疗，监测病人生命体征，注意病人安全，一般 1～3 周内可自行恢复，期间应加强对病人进行健康宣教、心理护理。

③ 搭桥血管闭塞：灌注不足导致搭桥血管闭塞。另外，由于颞浅动脉位于头皮下组织内，位置表浅，术区受外力压迫也可能导致血管不通，使血管内呈高凝状态，引起血栓形成。此时应遵医嘱给予对症处理，加强与病人及其家属的沟通。

④ 下肢静脉血栓：病情允许情况下，病人应尽早下床活动。卧床期间教会并鼓励病人在床上做踝泵运动。倾听病人主诉，必要时行双下肢 B 超，若有异常，遵医嘱给予抗凝药物治疗。观察病人有无胸闷、气短，皮下及牙龈有无出血征象。

⑤ 缺血发作：在排除颅内出血或梗死等情况后，病人出现肢体及语言功能障碍，应根据分级遵医嘱给予相应的康复训练，同时遵医嘱给予适量补液。

（7）安全护理

① 躁动处理：病人由于长期处于缺血状态，自身机体通过代偿已逐渐适应缺血状态。搭桥术后血液灌注量升高，病人自身机体尚未调整，出现兴奋而躁动时，护士需判断引起躁动的原因，必要时给予保护性约束，并遵医嘱给予镇静药，观察病人意识状态。

② 加强病人安全宣教，评估跌倒 / 坠床风险，评估环境是否安全，避免病人跌倒，预防外伤。

4. 心理护理　避免各种刺激，劝慰病人安心静养，增加其治疗信心。

（四）出院指导

1. 活动与锻炼　嘱病人生活起居规律，避免熬夜，注意劳逸结合。经常 TIA 发作、夏日及出汗多时应注意补水。天冷时应注意头颈部保暖。癫痫发作者应尽量避免单独驾车、外出及从事高空、重体力劳动。无神经功能障碍者可以参与社会活动和工作。

2. 饮食指导　指导病人合理安排饮食，戒烟限酒；多补充新鲜蔬菜、水果。

3. 专科指导

（1）术后 1 个月谨慎沐浴，避免切口愈合不佳造成感染，伤口痒切记勿抓挠，可用 75% 酒精擦拭 2 次 /d。

（2）保持情绪稳定，避免精神刺激。

（3）再次出现肢体麻木、无力、头晕、头痛、复视或突然跌倒等症状，应引起重视，及时就诊并进行影像学检查评估。

（4）遵医嘱按时正确服药、积极治疗高血压、糖尿病、动脉硬化、高脂血症和肥胖症。

（5）长期卧床病人应注意预防下肢深静脉血栓和压力性损伤。

4. 复诊指导　嘱病人术后 3～6 个月门诊复查，带齐所有影像资料。

5. 健康指导　烟雾病具有一定的家族遗传倾向，早期应重视对脑血管病进行筛查和专业评估。如果病人同时伴有动脉粥样硬化等危险因素，应该积极接受专业脑卒中一级预防。确诊后尽快寻求神经专科医生帮助。严格评估：① 侧支循环好，病人没有症状，暂可以不用治疗，正常生活就可以。② 如果有脑缺血发作，包括 TIA、脑卒中，可以考虑做外科搭桥术或者颞肌贴附术。③ 如果有出血性卒中（如脑室出血），需要积极治疗，后期做搭桥手术预防再次出血。

（赵东红）

第四节　颅内动脉瘤

颅内动脉瘤（intracranial aneurysm，IA）是颅内动脉由于先天性肌层缺陷或后天获得性内弹力层变性等，在血流动力学负荷和其他因素作用下，动脉壁逐渐膨出形成的异常突起。颅内动脉瘤在外界因素作用下破裂，导致动脉瘤性蛛网膜下腔出血，是蛛网膜下腔出血（subarachnoid hemorrhage，SAH）最常见的原因。根据形态，动脉瘤可分为囊状动脉瘤、梭形动脉瘤和夹层动脉瘤。囊状动脉瘤好发于脑底大脑动脉环的分支部位，随着年龄增长，动脉壁弹性逐渐减弱，薄弱的管壁在血流冲击等因素的作用下向外突出形成；梭状动脉瘤是当脑动脉硬化时，动脉壁肌层被纤维组织替代，内弹力层变形、断裂，胆固醇沉积于内膜，管壁受损，在血流冲击下逐渐扩张形成；夹层动脉瘤是各种因素导致颅内动脉血管壁产生撕裂，继而导致血流涌入血管壁层间，形成血管壁层间血肿的一种特殊类型动脉瘤。

【临床表现】

IA 的临床表现根据其瘤体是否破裂而不同。

未破裂 IA 可无症状，多数在体检时发现；当动脉瘤逐渐增大，较大的动脉瘤可压迫邻近的脑组织或脑神经引起相应的局灶症状，如癫痫，偏瘫，失语，动眼神经麻痹，视力、视野障碍，头痛等；颅内夹层动脉瘤会产生占位效应，导致病人出现饮水呛咳、吞咽困难、三叉神经痛、面肌痉挛等症状。

若病人出现眼睑下垂、单侧或双侧眼眶疼痛、颈部疼痛、眩晕、眼外肌麻痹、运动感觉障碍

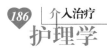

等，应警惕有动脉瘤破裂的风险。IA 破裂主要表现为剧烈头痛、恶心、呕吐、畏光、意识障碍、脑膜刺激征等，严重时可导致死亡。

【辅助检查】

1. DSA 是对诊断 IA 最有价值的检查方法，可判断动脉瘤的位置、数目、形态、内径大小、有无血管痉挛等。DSA 是确诊 IA 的金标准。

2. 头颅 CT 和 CTA 是确诊 SAH 的首选检查方法，表现为蛛网膜下腔出现高密度影像。CTA 被广泛应用于 IA 的检测。与 DSA 相比，CTA 对动脉瘤的显示以及治疗方式和手术入路的选择有重要的指导意义。

3. MRI 磁共振血管造影可提示动脉瘤部位，用于动脉瘤筛查。

4. MRA MRA 作为 IA 病人常用的检查方式之一，诊断 IA 的敏感度可达 95%。

5. 实验室检查 包括血常规、血糖、凝血功能、电解质、肝肾功能、心肌酶谱、同型半胱氨酸、血栓弹力图、心电图检查及心肺功能等检查。对疑似出血但 CT 结果阴性的病人需进一步进行腰椎穿刺脑脊液检查，其对确诊 SAH 最具诊断价值和特征性。

【处理原则】

IA 治疗目的是预防动脉瘤破裂、控制脑血管痉挛及脑积水等并发症发生，主要治疗原则是采取控制高危因素和血管内介入治疗。

1. 控制高危因素 对经评估破裂风险较低的未破裂 IA 病人，可采取定期影像学随访的方式进行观察，同时指导病人控制高危因素，如戒烟戒酒、保持血压和情绪稳定、避免重体力劳动或剧烈运动等。

2. 血管内介入治疗 主要通过血管内操作，使用可解脱性弹簧圈、液体胶或瘤内栓塞装置等材料闭塞动脉瘤瘤腔；或通过颅内血管支架、血流导向装置（flow diverter，FD）、覆膜支架等重建载瘤动脉，以改善动脉瘤局部的血流动力学，最终达成动脉瘤闭塞的目的。常见的治疗方式有单纯弹簧圈栓塞、球囊辅助弹簧圈栓塞、支架辅助弹簧圈栓塞、FD 置入术和覆膜支架置入术。

【护理措施】

（一）术前护理

1. 体位与活动 对于未破裂 IA 病人，应观察其有无临床症状，如肢体活动及视力、视野情况，术前应指导病人适当活动，避免进行剧烈运动或重体力活动；破裂 IA 病人需绝对卧床休息，床头抬高 15°～30°，协助病人进行床上活动和翻身，预防下肢深静脉血栓形成和皮肤压力性损伤发生。

2. 饮食护理 指导病人进食低盐、低脂、高蛋白、富含纤维素的食物，保持大便通畅，保证充足能量摄入，对有吞咽障碍或不能自行进食者给予肠内营养。对于呕吐频繁的病人，遵医嘱给予肠外营养支持，保证营养充足。急诊手术病人术前 4 h 禁食，2 h 禁水。

3. 排便护理 保持病人大便通畅，如果病人排便困难或者便秘，应及时给予开塞露或甘油灌肠剂，避免病人用力排便引起颅内出血或再出血。

4. 专科护理

（1）病情观察与监测：对于未破裂 IA 病人，应动态监测生命体征的变化，尤其是血压的变化，当收缩压≥160 mmHg 时动脉瘤破裂风险增加，因此应严格控制血压；对于颅内动脉瘤破裂的病人，应持续监测意识、瞳孔、言语、肌力及生命体征的变化，尤其关注病人血压的变化，如果血压持续升高，应及时告知医生，遵医嘱使用降压药物，以防血压过高而导致出血或再出血。

（2）镇静、镇痛护理：入院时采用疼痛评估量表进行及时、正确的评估，评估内容包括疼痛部位、疼痛强度、疼痛性质、疼痛发生时间及持续时间、诱发因素、伴随症状、缓解因素、心理状况等。同时由中医科医生辨证施治，给予耳穴压豆等中医疗法以缓解病人疼痛。如病人突然出现剧烈头痛，应立即告知医生，遵医嘱给予对症处理。对于躁动病人，应给予适当约束，并遵医嘱进行镇痛、镇静治疗，密切观察镇痛、镇静治疗过程中的效果及不良反应。

（3）脑血管痉挛的观察及护理：密切观察病人有无头晕、头痛、短暂意识障碍、肢体麻木或偏瘫、失语等，如病人出现以上症状，应及时告知医生，遵医嘱正确使用扩张血管的药物如尼莫地平等，以缓解脑血管痉挛的症状。

（4）用药护理：对于需介入治疗支架置入的未破裂的 IA 病人，择期手术术前应遵医嘱给予口服阿司匹林和氯吡格雷，手术当天早晨仍需遵医嘱给予抗血小板药物。对于破裂出血的 IA 病人，术前遵医嘱使用扩张血管药物如尼莫地平等，预防脑血管痉挛的发生。

5. 心理护理 IA 破裂出血的病人急性期发作性头痛使病人极度恐惧、紧张和焦虑，甚至产生濒死感。此外，由于病人及其家属对疾病知识不了解以及对血管内介入治疗预后的担忧均会使病人产生焦虑情绪，使病人对疼痛更加敏感，因此在病人入院后应积极实施心理干预，安抚病人及其家属的情绪，同时责任护士在为病人接诊时应了解病人的详细情况，如家庭成员组成、家庭经济情况、医保类型及工作情况等，有针对性地为病人进行心理疏导，也可为病人提供音乐疗法或指导家属转移病人注意力，缓解病人紧张、焦虑的情绪。

（二）术中护理

1. 手术配合 根据动脉瘤的位置和形态，可选择不同的介入治疗方式。其中最常见的手术方式为支架辅助弹簧圈栓塞。手术过程：病人取仰卧位，全身麻醉后，常规消毒铺巾，穿刺股动脉，留置导管鞘，行全身肝素化，造影显示动脉瘤解剖结构后，根据动脉瘤的形态选择合适的弹簧圈对动脉瘤进行栓塞，栓塞满意后完全释放支架，动脉造影显示动脉瘤栓塞致密，未见显影，颅内血管未见异常。手术过程顺利，术中病人生命体征平稳，术毕外撤系统，穿刺处压迫止血，包扎，全麻后病人苏醒后安返病房，术后常规应用替罗非班行抗凝治疗。

2. 病情观察与监测 术中持续行心电监护，密切监测病人体温、脉搏、呼吸、血压等；保持病人呼吸道通畅，预防舌后坠及分泌物、呕吐物堵塞呼吸道而引发呼吸困难；并积极做好抢救

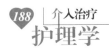

物品和药品的准备。

3. 并发症预防与护理 接受IA血管内介入治疗的病人，术中最常见的并发症有动脉瘤破裂再出血、脑血管痉挛、血栓形成、弹簧圈或支架移位等。动脉瘤破裂再出血是血管内治疗术中最严重的并发症，当术中造影发现颅内血管局部对比剂溢出时，应立即遵医嘱给予鱼精蛋白中和肝素，密切监测病人血压变化并严格控制血压。如病人出现轻度脑血管痉挛一般可不处理，若术中造影显示有明显脑血管痉挛时可遵医嘱给予罂粟碱、尼莫地平等药物。术中弹簧圈移位、微导管或微导丝断裂会造成异位栓塞并可能诱发血栓形成，需尽可能使用支架或其他取栓器械取出，如无法取出可使用支架贴附等方法。同时护理人员要准备好相关支架或其他取栓器械，配合做好升压、抗凝等治疗。

4. 术中安全管理 术中应做好病人的安全管理，严密观察病人静脉输液通路、气管插管、有创血压监测管道、高压灌注管道、尿管等情况，确保各管道通畅，避免其打折、移位或脱出。对于留置管道者，应明确并标识管道名称、留置时间等，检查管道固定情况。注意观察各管道接触皮肤情况，必要时给予局部保护，避免发生压力性损伤。同时，在病人麻醉准备期、诱导期、苏醒期、安置手术体位及拆除体位固定物时应预防病人坠床。对于躁动病人，安置手术体位时应适当对其进行保护性约束，以确保病人安全。

（三）术后护理

1. 体位与活动 全麻术后病人去枕平卧6 h，头偏向一侧。股动脉穿刺术后压迫和制动时间可因病人是否使用血管封堵器或止血器等具体情况确定，遵医嘱指导病人进行床上和床下活动。

2. 饮食护理 全麻术后6 h可指导病人进食清淡、易消化的流质或半流质饮食，对于有意识障碍的病人，可遵医嘱给予留置胃管，告知营养师配营养餐，保证病人及时补充营养。

3. 排便护理 破裂IA病人术后需绝对卧床休息，造成病人肠蠕动减慢。同时，排便方式及饮食的改变易导致病人发生便秘。因此应遵医嘱给予开塞露灌肠，保持病人大便通畅，同时告知病人避免用力排便。

4. 专科护理

（1）病情观察与监测：术后持续行心电监护，密切观察病人生命体征、意识、瞳孔、言语及肢体功能等，如病人出现剧烈头痛、面色苍白、频繁呕吐、意识障碍加重、瞳孔不等大及肢体感觉异常等，应警惕颅内再次出血或血栓形成，须及时告知医生，遵医嘱给予对症处理并及时记录。术后遵医嘱给予病人氧气吸入，及时清除病人口、鼻腔分泌物，保持病人呼吸道通畅。

（2）疼痛护理：密切关注疼痛的变化，可适当抬高床头15°～30°；保持病房安静、舒适，限制家属探视，治疗、护理操作尽量集中，保持病人情绪稳定；教会病人缓解疼痛的方法（如深呼吸，听舒缓的音乐，转移注意力等）；如病人疼痛未缓解或持续加重，应及时报告医生，遵医嘱给予药物治疗，并密切观察用药后的反应。

（3）穿刺点护理：病人术后穿刺点应加压包扎，穿刺侧肢体平伸、制动，可给予更换体位，定时按摩受压部位。应严密观察穿刺部位局部有无出血、肿胀，压迫止血的装置（纱布卷或绷带、加压器、沙袋等）有无偏移，压迫止血的压力是否合适等。如有异常，应及时告知医生给予处理。

（4）用药护理：密切观察病人用药反应，使用抗凝药物过程中严密观察穿刺点有无皮下血肿及瘀斑，有无牙龈、鼻腔、口腔出血以及皮下出血点等，及时告知医生，给予对症处理。应用扩血管药物（如尼莫地平）过程中，应密切观察病人血压变化及用药后的不良反应等。

（5）并发症预防与护理

① 动脉瘤破裂再出血：主要表现为突然发作的剧烈头痛、恶心呕吐、意识障碍加重、原有局灶症状和体征重新出现等。病人术后应绝对卧床，密切观察病情变化尤其是血压的变化，并嘱病人保持情绪稳定，同时保持大便通畅，避免用力排便造成再出血。

② 脑血管痉挛：脑血管痉挛是破裂 IA 引起动脉瘤性 SAH 后的一种严重并发症，主要通过 DSA 检查发现，近半数病人可无症状。脑血管痉挛常发生在动脉瘤破裂后的 3～4 d，高峰期在出血后 7～10 d，2～3 周可逐渐缓解。表现为病情稳定后再出现神经系统定位体征和意识障碍。术后遵医嘱给予尼莫地平，预防病人发生脑血管痉挛。

③ 脑梗死：表现为一侧肢体麻木、无力及语言障碍，严重者可导致病人意识不清、抽搐及肢体瘫痪。应严密观察病人语言、运动和感觉功能的变化，如有异常情况应立即告知医生，遵医嘱给予对症处理。

④ 脑积水：动脉瘤性 SAH 后脑积水是破裂 IA 常见的严重并发症。主要表现为头痛、恶心、呕吐、烦躁、颈强直，可伴有意识障碍。术后应严密监测病人血压变化，嘱其保证充分休息，避免情绪激动。内科治疗无效、颅内压持续增高、存在意识障碍的急性脑积水病人可实施脑室穿刺外引流、腰大池引流脑脊液治疗。

⑤ 穿刺点并发症：a. 穿刺部位出血或血肿形成。穿刺部位若出现瘀斑或肿块，应及时做好标记，动态观察瘀斑或血肿的大小有无变化，观察穿刺侧肢体的血液循环和皮肤温度是否受影响，此外应根据病人情况给予重新加压包扎并适当延长卧床时间。b. 假性动脉瘤或动静脉瘘。术后应密切观察，若穿刺部位出现搏动性肿块，应立即通知医生，并指导病人卧床休息，协助医生进行床旁彩超检查，遵医嘱及时给予对症治疗，同时密切观察病人穿刺点情况，并给予病人心理疏导，缓解病人紧张、焦虑情绪。c. 腹膜后血肿。可引起出血性休克，注意观察股动脉穿刺病人有无剧烈腹痛、腹胀、腹围增加、心率增快、血压下降及眼睑、口唇、甲床处颜色苍白等症状，若有以上异常，及时报告医生进行处理。

（四）出院指导

对于颅内动脉瘤介入治疗术后的病人，出院前做好健康指导不仅可以增强病人疾病自我管理的能力，让病人做好出院的准备，还能提高病人出院后的生活质量。具体的内容包括：

1. 活动与锻炼　告知病人回家后须避免久坐或久躺，进行适当的活动锻炼如散步、打太极拳等，尽可能在有家属陪同下进行活动，避免剧烈活动和重体力劳动，以防动脉瘤破裂再出血。

2. 饮食指导　指导病人平衡膳食，选择多种食物，以保证营养合理、充足，限制胆固醇的摄入。告知病人戒烟戒酒的重要性。

3. 用药指导　指导病人遵医嘱正确服用抗凝药物，并在服药期间观察皮肤、黏膜、眼睛、大小便以及身体其他部位有无出血现象，如有异常，应及时就诊；同时指导病人按时服用降血压、降血脂、降血糖药物，定期监测血压、血脂、血糖变化等，用药期间观察有无药物副作用。指导病人按时按量坚持服药，不能随意停药、减药。

4. 康复指导　对于部分有肢体功能障碍的病人，应做好早期的康复锻炼指导，如良肢位的摆放、肢体的主动与被动活动、预防关节畸形和僵硬、正确翻身、预防皮肤压力性损伤发生，以提高病人生活质量。

5. 情绪控制　告知病人保持情绪稳定对预防 IA 破裂出血的重要性，指导病人控制情绪的有效方法，嘱病人保持心情舒畅，避免情绪过度紧张、焦虑。

6. 复诊指导　告知病人血管内介入治疗术后初次复查时间为术后 3～6 个月左右，之后应分别在术后 1、2、3、5 年进行影像随访，此后每 3～5 年进行影像随访。影像随访建议进行 DSA 检查，对于不能完成 DSA 的病人，可进行 CTA、MRA 和 MRI 等检查。

（行君）

第五节　颅内动静脉畸形

颅内动静脉畸形（brain arteriovenous malformation，bAVM）是一团发育异常的病态脑血管，它由许多不同直径的动脉与静脉连接在一起形成，动静脉之间缺乏毛细血管网，出现动静脉短路，产生一系列的血流动力学紊乱。bAVM 可位于大脑半球的任何部位，70%～90% 发生于幕上结构。畸形血管团的体积可随人体发育而生长，小的直径不及 1 cm，大的直径可达 10 cm。较活跃的病变可有丰富的血供，存在破裂出血的风险，但多数病人发病时间较晚（病变形成数年或数十年后）。另一部分病变则处于相对静止状态，可不出现显著形态学、血流动力学的变化及临床症状。

bAVM 是一种先天性疾病，病因尚不明确。目前普遍认为 bAVM 是由多种原因导致的胚胎时期血管发育异常所致。bAVM 由多基因控制的复杂血管生成调控网络异常引起，最终导致血管发生异常和血管重建异常。另外，血流动力学因素在 bAVM 形成过程中也起了重要作用，各种因素导致的局部毛细血管发育异常以动静脉直接沟通的形式遗留下来，从而导致静脉压力过大而扩张，加之侧支循环形成和扩大，最终形成缠绕迂曲的畸形血管团。

bAVM 由供血动脉、畸形团和引流静脉三部分组成，动脉与静脉之间缺乏毛细血管。由于血流量相对较大，供血动脉管径一般较正常血管粗。血流动力学异常使得部分供血动脉出现血流相关性动脉瘤。畸形团由一团动脉化的静脉血管组成，血管壁厚薄不一。畸形团血管壁多由纤维组织构成而无弹力层。引流静脉一般较正常引流静脉粗大，由于动静脉沟通，静脉压力增加，可形成静脉池。此外，由于供血动脉与引流静脉直接沟通，形成动静脉瘘并出现盗血现象。周围脑组织由于供血不足，可引起脑组织萎缩、水肿等病理反应。

【临床表现】

bAVM 的主要临床表现为颅内出血（38%～68%）、癫痫（12%～35%）和头痛（5%～14%），多见于儿童、青少年和青年。国内数据显示，bAVM 发病年龄多为 10～40 岁，平均发病年龄为27.9 岁。

1. 颅内出血　是 bAVM 最常见的临床表现。出血的好发年龄为 20～40 岁。30%～65% 的bAVM 首发症状是颅内出血，初次颅内出血后再出血的风险增高。bAVM 破裂可表现为脑实质内出血（intraparenchymal hemorrhage，IPH）、蛛网膜下腔出血（subarachnoid hemorrhage，SAH）、脑室内出血（intraventricular hemorrhage，IVH）和混合型出血，病人出现意识障碍、头痛、呕吐等症状，但小的出血临床症状不明显。

2. 癫痫　成人病例 21%～67% 以癫痫为首发症状，一半以上发生在 30 岁以前。额部bAVM 以大发作为主，顶部 bAVM 以局限性发作为主。早期抽搐可服药控制发作，但最终药物治疗无效，抽搐很难控制。由于存在长期难治性癫痫，脑组织缺氧不断加重，致使病人智力减退。

3. 头痛　5%～14% 的 bAVM 病人出现头痛。如无癫痫和出血，顽固性头痛可以成为唯一的临床症状。头痛部位常位于 bAVM 的同侧。

4. 局灶性神经功能缺损　未发生出血的 bAVM 中有 4%～12% 为急性或进行性神经功能缺损。颅内出血可致急性神经功能缺损，表现为运动、感觉、视野以及语言功能障碍。主要原因为脑盗血引起的短暂脑缺血发作、脑积水、脑出血和巨大脑动静脉畸形。

【辅助检查】

随着影像学技术的不断发展和普及，偶然发现的 bAVM 病人的比例不断增大。bAVM 的临床表现无特异性，明确诊断需要借助于影像学手段，如 CT、MRI 和（或）DSA。

1. CT　平扫表现为等密度或局部稍高密度的不规则、迂曲的血管结构，为扩张的供血动脉、引流静脉和畸形团，病灶内可见散在分布的钙化，增强后可见明显迂曲的供血动脉、引流静脉及高密度畸形团。

2. MRI 的 T1WI 和 T2WI 像　畸形血管团、供血动脉和引流静脉因血管流空效应而表现为混杂信号（蜂窝状或葡萄状血管流空低信号影）。MRI 可清晰显示畸形团和邻近脑组织的关系。

3. MRA 和 CTA　可清晰显示畸形团、供血动脉和引流静脉。

4. DSA　是诊断 bAVM 的金标准，可明确畸形团的位置、大小、供血动脉、引流静脉、动静脉瘘及畸形相关性动脉瘤等血管特征。bAVM 在 DSA 上表现为异常染色的畸形血管团，可见供血动脉和引流静脉增粗迂曲或局部扩张形成瘤样结构，引流静脉提前显影（图 5-5-1 和图

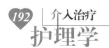

5-5-2）。部分 bAVM 出血病人急性期行 DSA 检查可表现为阴性，这是由于血肿具有占位效应，压迫供血动脉或引流静脉，使畸形团暂时无法显影，待血肿吸收后畸形团可显影。

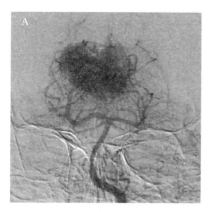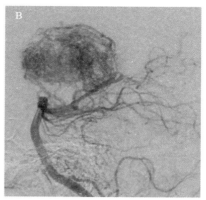

图 5-5-1 双侧大脑后动脉分支、丘脑穿动脉等多支动脉供血的 bAVM
A—左侧椎动脉正位；B—左侧椎动脉侧位

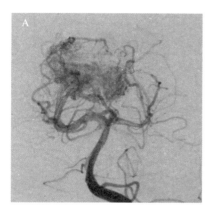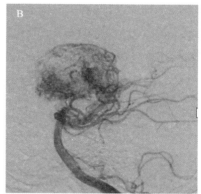

图 5-5-2　经右侧大脑后动脉分支及粗大丘脑穿动脉行部分栓塞术后
A—左侧椎动脉正位；B—左侧椎动脉侧位

【处理原则】

鉴于破裂 bAVM 有较高的再出血率，破裂 bAVM 需要积极治疗已经得到广泛认可。bAVM 治疗的最终目的是完全消除畸形团，而未破裂 bAVM 是否需要治疗及治疗方式的选择等方面尚存在争议。总之，bAVM 的治疗需要建立在对病人进行个体化评估的基础上。

目前对 bAVM 的干预性治疗方式主要包括外科手术治疗、介入治疗、立体定向放射外科（stereotactic radiosurgery，SRS）治疗及多种方式联合治疗。介入治疗在多数情况下可作为 bAVM 的首选治疗方法。

1. 完全性栓塞　单纯介入治疗 bAVM 的完全性栓塞主要针对中、小型 bAVM（最大直径＜3 cm 的 bAVM），由单一动脉供血的 bAVM 和单一动静脉瘘。尤其是对于位于深部的 bAVM，介入治疗具有显著的优势，完全性栓塞能够起到重要的作用。

2. 开颅术前栓塞　对于部分中型和大型 bAVM，单纯靠一种治疗方式很难达到完全治愈。

考虑行开颅切除的 bAVM，可术前栓塞开颅术中难以达到的深部供血动脉。若伴有深静脉引流或高流量动静脉瘘，可于术前部分栓塞，降低畸形团内的血流量。若畸形团体积较大、供血动脉和引流静脉数目较多，可于术前栓塞部分畸形团。

3. SRS 治疗前栓塞　对于拟行 SRS 治疗的小型 bAVM，可通过介入治疗首先消除出血相关危险因素后行 SRS 治疗。对于拟行 SRS 治疗的中型 bAVM，可行部分栓塞消除危险因素，使畸形团体积缩小后行 SRS 治疗。

4. 靶向性栓塞　靶向性栓塞是指针对 bAVM 薄弱点进行的介入栓塞治疗。对于破裂 bAVM 急性期，若 DSA 明确了出血的危险因素，建议行靶向性栓塞；DSA 未发现明确的出血危险因素，可待二期处理畸形团。对于未破裂 bAVM，可采取靶向性栓塞治疗相关危险因素。

5. 姑息性栓塞　部分栓塞需要逐步进行，避免发生高血流病灶术后正常灌注压突破。一次性栓塞供血动脉的数量和畸形团体积要控制在合理范围，一般情况下，每次栓塞的体积不应超过总体积的 1/3，2 次栓塞应间隔 4～8 周。目前难以治愈的 bAVM 若引起出血、持续性的临床表现（如癫痫或进行性神经功能障碍），可进行姑息性栓塞。

目前，常用于 bAVM 介入治疗的栓塞材料包括固体栓塞材料（弹簧圈、球囊、聚乙烯醇粒子 PVA 等）和液体栓塞剂［氰基丙烯酸正丁酯（NBCA）胶和 Onyx 胶等］。弹簧圈主要用于栓塞大型动静脉瘘和畸形相关性动脉瘤。球囊一般用于暂时减少或阻断血流。最常用的栓塞材料是液体栓塞剂 Onyx 胶，其次为 NBCA 胶。

【护理措施】

（一）术前护理

1. 体位与活动　指导病人卧床休息。

2. 饮食护理　指导病人清淡饮食，保持排便通畅，以防血压骤然升高导致畸形血管破裂出血。

3. 专科护理

（1）病情观察与监测：对于有癫痫病发作史者，了解其癫痫发作时的症状，观察其发作时间、意识及肢体运动功能，限制其活动范围，防止发生意外，按时应用抗癫痫药物。监测病人血压、视力、肢体活动及足背动脉搏动情况，以便术后对照。

（2）做好术前准备：观察术区皮肤有无破溃，清洁病人会阴部，全麻术前 4 h 禁食、禁水，安置导尿等。

4. 心理护理　了解病人对疾病和手术的认知程度，向病人家属介绍血管栓塞术的目的、方法及注意事项，消除病人疑虑心理。使病人保持情绪稳定，避免情绪激动。

（二）术中护理

1. 手术配合　病人取仰卧位，应用减压垫预防压力性损伤。应用加温保暖措施，使病人更加舒适。

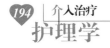

2. 病情观察与监测　术中严密监测病人生命体征，加强术中并发症的观察和应急处置。

（三）术后护理

1. 体位与活动

穿刺部位留置动脉鞘管者及应用缝合器缝合者，可适当进行床上活动，穿刺侧肢体屈曲以不大于60°为宜。穿刺部位动脉压迫器压迫止血者，穿刺侧肢体制动6 h，轴线翻身，6 h后可进行床上活动，12～24 h后可去除动脉压迫止血器。未保留动脉鞘管且应用绷带加压包扎止血者，穿刺侧肢体平伸制动6 h，轴线翻身，观察穿刺部位有无渗血、出血，观察双侧下肢远端皮肤温度、颜色、足背动脉搏动情况，24 h后可拆除绷带。病人首次下床活动时间需结合生命体征是否平稳、颅内出血量等情况确定。

在病人卧床期间，特别是穿刺侧肢体制动时，嘱病人间断进行踝泵运动，促进静脉回流，预防下肢深静脉血栓形成。

2. 专科护理

（1）病情观察与监测：给予病人心电监护、吸氧，床边备负压吸引装置；观察病人尿量、色及性状，准确记录出入量；监测病人肝肾功能、电解质。术后2～3 d病人会出现不同程度的头痛、恶心、呕吐、发热等症状。严密监测病人生命体征、神志、瞳孔、肢体功能等变化。

（2）用药护理

① 预防脑水肿：遵医嘱应用肾上腺糖皮质激素、脱水剂和利尿剂。快速滴入20%甘露醇溶液后，应观察病人尿量。

② 抗凝、解痉类药物应用：减轻及预防并发症。

③ 降压药物应用：根据情况持续降压，血压应控制在低于栓塞前基础血压水平20%左右。

（3）康复训练：在生命体征平稳的基础上，应尽早对瘫痪肢体进行功能锻炼，以便促进神经功能恢复。

（4）并发症预防及护理

介入治疗bAVM的总体并发症发生率约为25.0%（7.6%～55.0%），永久性神经功能障碍的发生率约为6.6%（0～18%）。颅内出血是bAVM介入治疗最严重的并发症，包括术中出血和术后迟发性出血；此外还可发生缺血性并发症；其他并发症包括穿刺部位血肿、假性动脉瘤或夹层动脉瘤、微导管留置、对比剂过敏及急性肾功能不全等。

① 脑血管痉挛：与微导管、导丝在血管内停留时间过长，栓塞剂反复刺激血管壁以及病人精神状态有关。表现为一过性神经功能障碍如头痛、失语、一侧肢体无力。治疗方法主要是应用尼莫地平等钙通道阻滞药以扩张血管，解除血管痉挛。

② 脑过度灌注综合征：主要发生在高血流病变栓塞时，由于瞬间将动静脉短路堵塞，原被病变盗去的血液迅速回流至正常脑血管，而正常脑血管长期处于相对低灌注状态，其自动调节功能减弱或消失，不能适应颅内血流动力学的改变，从而导致过度灌注发生。临床表现为头晕、头

痛、呕吐、肢体功能障碍、脑水肿或颅内出血等症状。处理原则是术后使用控制性降压，将收缩压控制在原来水平的 2/3，根据血压高低随时调整降压药输入速度，维持血压平稳，防止血压大幅度波动，持续时间为 24～72 h，以预防或减轻脑过度灌注综合征。

③ 颅内出血：常见原因包括突破正常灌注压，误栓脑 AVM 畸形团的引流静脉，静脉继发性血栓形成，注射 NBCA 时拔管不及时而导致粘管，血管或畸形团被微导丝刺破等。临床症状主要为颅内压增高的症状，神经定位体征，以及意识、瞳孔的改变。如发现上述症状应及时通知医生，采取相应的处理措施，注意避免诱发颅内压增高的因素。

（四）出院指导

1. 加强自我保护意识　指导有癫痫病史者按时服抗癫痫药，避免一人单独外出走远。癫痫发作次数减少或停止后，应逐渐减少药量，半年后方能停药。

2. 避免刺激　嘱病人控制情绪波动，注意饮食调节，避免进食刺激性食物，保持大便通畅，半年内避免参加剧烈运动及危险工作。

3. 症状识别　术后仍有复发的可能，嘱病人如出现剧烈头痛、喷射性呕吐等颅内压增高症状及时就诊。

4. 定期复查　嘱病人按时服药，3～6 个月后至介入门诊复查。

（孙晓祯）

第六节　颅内静脉窦血栓形成

颅内静脉窦血栓形成（cerebral venous sinus thrombosis，CVST）是由多种病因所致的脑静脉系统狭窄或闭塞，颅内静脉回流受阻，导致颅内压增高的一系列症状和体征。60% 以上的 CVST 病人病变累及多个静脉窦，其中以上矢状窦受累居首位。

根据病变性质可将 CVST 分为感染性和非感染性两类。感染性 CVST 常继发于头面部或其他部位细菌性感染；非感染性 CVST 多与各种非感染性病因引起的高凝状态、血液淤滞、血管壁损伤和颅内压过低等有关，如各种遗传性或继发性血栓形成倾向、妊娠、产后或口服避孕药物、肥胖、血液系统疾病、自身免疫性疾病、颅内外肿瘤或颅脑外伤等。

【临床表现】

由于颅内静脉与静脉窦之间、静脉窦与静脉窦之间，以及静脉窦与颅外静脉在解剖上存在吻合并彼此沟通，当静脉（窦）血栓形成时，血栓累及范围和侧支循环的差异等因素导致临床表现复杂多样，可从无临床症状到病情危重甚至死亡，不一而足。

CVST 多数亚急性或慢性隐匿起病，极易漏诊和误诊。

临床上表现为：急性或反复发作头痛、视物模糊、视盘水肿、一侧肢体无力和感觉障碍、失

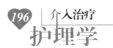

语、偏盲、病性发作、孤立性颅内压增高综合征、不同程度的意识障碍或认知障碍等。

【辅助检查】

1. 无创影像检查　如 CT/CTV 和 MRI/MRV，因其具有无创性，用于随访最佳；高分辨 MRI 能提高诊断的敏感度和特异度。

2. DSA　在其他检查不能确定诊断或决定施行血管内介入治疗时应用。

3. 实验室检查　包括血常规、血生化、凝血功能、抗凝血酶Ⅲ检查等，D-二聚体升高可辅助诊断。腰椎穿刺检查脑脊液有助于明确颅内高压和感染等病因。

【处理原则】

1. 病因治疗　感染性血栓予抗生素治疗；必要时行外科治疗，清除感染源；如 CVST 与口服避孕药等有关，则应立即停药。

2. 抗凝治疗　急性期使用低分子量肝素，急性期过后口服抗凝药物如华法林或达比加群，维持 INR 在 2.0～3.0 之间。

3. 血管内治疗　局部接触溶栓、球囊扩张成形、机械取栓和血管内支架置入等。

4. 对症治疗　颅内高压予脱水降颅压，脑疝必要时行去骨瓣减压手术或脑脊液分流，癫痫予抗癫痫药物。

【护理措施】

（一）术前护理

1. 体位与活动　急诊病人卧床休息，床头抬高 30°。颅内出血病人需绝对卧床，协助病人在床上使用便器。鼓励和协助病人床上翻身，预防深静脉血栓形成，预防压力性损伤。鼓励病人主动咳嗽、深呼吸，预防肺炎。

2. 饮食护理　根据病情予以能量充足、富含维生素、易消化饮食。为昏迷病人留置胃管，尽早行肠内营养支持。重症病人术前禁食，按需留置胃管予胃肠减压。

3. 专科护理

（1）病情观察与监测：严密监测病人生命体征、神志、瞳孔、肢体功能等变化。重症病人给予心电监护、吸氧，床边备负压吸引；重症病人留置导尿管，观察尿液量、色及性状，准确记录出入量；监测病人肝肾功能、电解质。

（2）预防和控制颅内压增高，预防脑疝：观察病人头痛、恶心、呕吐症状。采用评分量表进行疼痛量化动态评分。开通中心静脉通路，快速滴注甘露醇降低病人颅内压。嘱病人保持情绪稳定，避免低头、弯腰、剧烈用力咳嗽等动作，保持大小便通畅。

（3）保持呼吸道通畅：保持病人口腔清洁，预防呼吸道感染，及时清理病人呼吸道分泌物。指导病人呕吐时将头偏向一侧，及时清除口腔分泌物，保持呼吸道通畅。

（4）癫痫发作护理：癫痫是 CVST 的常见症状，发病率高，急性期癫痫复发的可能性较高，易导致病人全身状态恶化。癫痫发作时，使病人平卧，头偏向一侧，松解其衣领，清除其口鼻腔分泌物，保持病人呼吸道通畅，床边备负压吸引器；拉起床栏，防止病人坠床，将压舌板放于病人臼齿处防止舌咬伤，勿按压病人抽搐肢体，防止意外损伤；密切监测病人生命体征、意识、瞳孔变化、癫痫发作及持续时间等；必要时静脉注射地西泮，缓慢推注，并观察病人有无呼吸抑制等不良反应。给予躁动者镇静药物。

（5）抗凝护理：美国 ASA 指南推荐的系统性抗凝治疗方案：首先给予低分子量肝素皮下注射，病人状态稳定后加用华法林口服，重叠至 INR＞2，然后单用华法林或达比加群，维持 INR 在 2.0～3.0 之间。抗凝期间观察穿刺点有无出血、瘀斑，观察病人牙龈、鼻黏膜及皮肤有无出血，观察病人有无血尿、黑便以及月经量过多等出血倾向；予以质子泵抑制剂治疗，预防消化道大出血；告知病人不要挖鼻和用力抓皮肤，防止碰撞，勤剪指甲，刷牙用软毛牙刷。

华法林通过干扰维生素 K 代谢预防血栓，药效受饮食影响，病人服药期间应减少食用富含维生素 K 及香豆素等抗血小板活性的物质；华法林与部分药物存在协同作用，可增加抗凝效果，须嘱病人遵医嘱规律服药，不得自行增减药量；吸烟、饮酒使出血风险增高，须嘱病人戒烟戒酒，保持良好生活习惯。

（二）术中护理

1. 手术配合　病人取仰卧位，局麻或全麻，穿刺右侧股动脉，全脑血管造影显示静脉窦未见显影（图 5-6-1），结合术前 CT 明确诊断。穿刺股静脉，引入微导管超选择进入静脉窦内，造影显示静脉窦内血栓充盈，抽吸出血栓。再次动脉造影（图 5-6-2），再引入微导管进入静脉窦位置显示残留少许血栓，遂予以静脉留置导管接触性溶栓治疗。若无须持续接触性溶栓，术毕拔除股静动脉导管及血管鞘。股静脉穿刺点以无菌敷料加压包扎。用动脉闭合器封闭股动脉穿刺点，加压包扎后将病人送回病房，术后常规应用抗凝治疗。

2. 病情观察与监测　护士全面监测病人生命体征与肢体活动表现，注重观察生命体征的变化，尤其是血压表现，及时遵医嘱用药如给予肝素化，维持病人血压稳定。

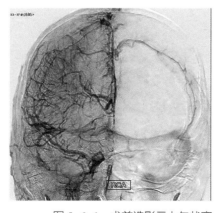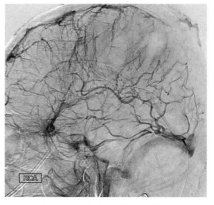

图 5-6-1　术前造影示上矢状窦、右侧横窦、乙状窦未见静脉引流

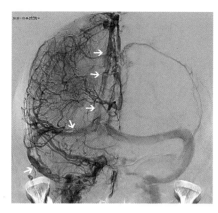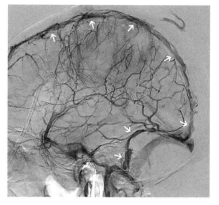

图 5-6-2　取栓后造影显示上矢状窦、右侧横窦、乙状窦血流恢复

（三）术后护理

1. **体位与活动**　术后病人穿刺侧肢体伸直、减少活动，穿刺处绷带压迫 4～8 h，24 h 后下床活动。根据病情及（或）接触性溶栓治疗，遵医嘱延长术肢制动及卧床时间。卧床期间每 2 h 翻身 12 次，变换体位，预防皮肤压力性损伤。指导病人进行踝泵运动，预防下肢深静脉血栓。予以无法主动运动的病人被动运动及气压治疗。

2. **饮食护理**　局麻病人术后无不适者，即刻予以清淡易消化饮食；全麻病人待清醒、胃肠道恢复后予以清淡、易消化饮食；无法经口进食者予以鼻饲。对术后清醒病人予以口服联合静脉水化治疗，饮水量 2 000 ml/d，观察尿量。对鼻饲病人予以鼻饲温开水。

3. **专科护理**

（1）病情观察与监测：监测病人生命体征，保持病人呼吸道通畅，必要时予以吸氧；密切观察病人神志，瞳孔、肢体功能的变化等；观察病人股动脉、股静脉穿刺处有无出血、渗血和血肿发生，以及足背动脉搏动情况。对昏迷病人进行 GSC 评分；预防和控制颅内压增高的护理同前。

（2）接触性溶栓的护理：病人在留置导管溶栓期间保持仰卧位，置管侧下肢取伸髋位，更换卧位时要避免髋关节弯曲，以免鞘管在体内打折或发生移位；妥善固定鞘管，保护性使用敷料贴于鞘管连接处，防止局部压疮；给予导管二次固定，避免导管堵塞、移位、脱出、折断等，保持导管通畅，穿刺点局部清洁干燥、无菌，同时动脉穿刺处加压包扎不宜过紧，观察有无出血、血肿，观察病人双下肢皮肤温度及感觉有无异常。溶栓过程中若病人出现意识障碍，为防止病人剧烈动作，可适当使用肢体约束具。鞘管拔除后，协助病人早期下床活动。

（3）出血倾向的观察与护理：术中肝素化、术后抗凝和抗血小板、扩容治疗延长凝血时间均会使出血倾向增加。应密切关注穿刺点渗血、局部血肿和瘀斑。颅内出血是最严重的并发症，术后护士要严密观察病人的血压、神志、瞳孔的变化，病人如有血压急剧升高、意识障碍加重、头痛加剧，可能发生颅内出血，要及时报告医生并配合抢救。

（四）出院指导

1. 活动与锻炼　指导病人戒烟戒酒，注意休息，避免重体力活动，可以适当运动，活动时避免外伤。保证睡眠，避免情绪波动，保持大便通畅。

2. 饮食指导　指导病人保持饮食结构平稳，避免暴饮暴食。应选择易消化、低盐、低脂食物；绿叶蔬菜、水果均含维生素 K，会影响华法林的疗效，可适当减少，但不必过于限制。

3. 专科指导

（1）抗凝治疗：告知病人服用药物的注意事项和不良反应。指导病人严格遵医嘱服药，不可随意增减药量、更换药物，服药期间注意观察有无血尿、便血、牙龈出血、鼻出血、痰中带血等现象发生，如有异常应及时就诊；避免身体各部位被尖硬物碰撞，选择柔软性好的牙刷，刷牙等动作宜轻柔；定期复查血常规和凝血功能。有 CVST 病史的孕期女性，可在权衡利弊后，考虑全孕期采用低分子量肝素抗凝治疗。

（2）预防复发：预防 CVST 的重要手段就是控制相关危险因素。复发性 CVST 伴有严重血栓形成倾向的病人可考虑长期口服抗凝药物；口服避孕药对于 CVST 病人具有高风险，应立即停用此类药物。不建议禁止有 CVST 病史者妊娠，但应告知病人如果妊娠，孕期有静脉血栓形成和流产的风险，做到提前预警。

4. 复诊指导　CVST 病人需长期行抗凝治疗，定期随访。随访的时间为出院后 1 周及 3 个月；复诊的时间为出院后 6 个月、12 个月。

（鲍婉茹）

第七节　颅内动静脉瘘

动静脉瘘是指动脉与静脉之间无毛细血管连接，也无畸形血管团，动脉与静脉直接相通的一类血管疾病。发生于颅内的动静脉瘘称为颅内（脑）动静脉瘘。颅内动静脉瘘是一种少见的血管畸形，占颅内血管畸形的 10%～15%。颅内动静脉瘘常由单支或多支动脉与静脉或静脉窦直接相通形成，可以有单个或多个瘘口。

颅内动静脉瘘包括颈动脉海绵窦瘘（carotid-cavernus fistula，CCF）、硬脑膜动静脉瘘（dural arteriovenous fistula，DAVF）、软脑膜动静脉瘘（pial arteriovenous fistulas，PAVF）及椎动脉动静脉瘘（vertebral arteriovenous fistula，VAVF）。其发生原因多为先天性脑血管发育异常，其次为外伤性、医源性或放射性原因。

CCF 指外伤及其他各种原因引起海绵窦的血管病变，使颈内、外动脉和（或）其分支与海绵窦相通，动脉血液涌入海绵窦内，致海绵窦内压力升高，使正常回流海绵窦的静脉血反流，静脉窦充满压力高的动脉血液，沿眼上、下静脉逆流入眶，沿皮质静脉逆流入皮质以及后颅窝小脑皮

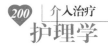

质，甚至形成静脉湖，从而引起一系列临床表现，是一种较为常见的神经眼科综合征。CCF 根据其病因可分为外伤性颈动脉海绵窦瘘（TCCF）和自发性颈动脉海绵窦瘘（SCCF）两类。TCCF 多由头部创伤如车祸、坠落、打击等引起，占 CCF 的 75% 以上；SCCF 多为海绵窦炎症或血栓形成、静脉窦狭窄及静脉压增高、雌激素水平降低等病因所致。

DAVF 指发生在硬脑膜的动、静脉分流，颅内外供血动脉直接与颅内静脉窦沟通，动脉血液直接流入静脉窦而致静脉窦内血液动脉化及静脉窦内压力增高，从而造成脑静脉回流障碍甚至逆流，出现脑水肿、颅内压增高、脑代谢障碍、血管破裂出血等病理改变。DAVF 占脑血管畸形的 5%～20%；常见于靠近静脉窦的部位，如横窦、乙状窦、海绵窦和小脑幕等；多见于成年人。DAVF 病因目前尚不明确，可能与先天性因素、头部外伤、炎症、颅脑手术、静脉窦血栓形成等因素有关。

PAVF 指硬脑膜与蛛网膜下，瘘口与瘘口后扩张、迂曲、增粗，甚至静脉动脉化的引流静脉在软脑膜或脑组织表面引流入相应静脉窦内；或增粗的颈内动脉分支血管通过瘘口，经迂曲、扩张、增粗的引流静脉、静脉球引流入相应静脉窦。

VAVF 为椎动脉、椎静脉之间的直接沟通，多为外伤性（也见于战时弹片或枪弹伤）及医源性，先天性 VAVF 较少见。

【临床表现】

颅内动静脉瘘的临床表现复杂多样，不同类型的颅内动静脉瘘临床表现又各有不同。

1. CCF 的典型临床表现

（1）颅内血管杂音：为最常见症状。杂音犹如机器轰鸣，连续不断，夜间及安静时明显，严重时影响病人休息及睡眠，是病人就诊的主要原因。

（2）搏动性突眼：是 CCF 的典型症状，80% 以上病人可出现该症状。发生 CCF 时，由于海绵窦内压力明显升高，血流方向逆转，眶内组织静脉引流不畅，充血、渗出和水肿，导致眼球突出，并可见与脉搏同步的搏动。突眼多发生在 CCF 同侧，也可发生于双侧。

（3）球结膜充血及水肿：球结膜充血，甚至出血；睑结膜充血加重可致睑结膜外翻，眼睑不能闭合，可致暴露性角膜炎。

（4）眼球运动障碍：脑神经受扩张的海绵窦压迫可出现眼球运动障碍，伴有复视。

（5）进行性视力障碍：约 50% 的病人视力严重受损。

（6）神经功能障碍及蛛网膜下腔出血。

（7）致命性鼻出血：可能与假性动脉瘤有关。

以上症状多限于患侧，有时可出现于双侧，极少数病例症状见于对侧。

2. DAVF 的临床表现

DAVF 的临床表现主要取决于引流静脉的部位、大小，与供血动脉来源无关。根据静脉引流方式的不同，临床表现可分为 4 类：

（1）自皮质向静脉窦引流：症状主要由动静脉短路引起，可表现为搏动性耳鸣及颅内血管杂音。约70%的病人可有搏动性颅内血管杂音；杂音可局限在病变部位，也可遍及整个头部。海绵窦区硬脑膜动静脉瘘可表现为突眼、球结膜充血水肿。

（2）血流自静脉窦逆流至皮质：症状由扩张、迂曲、壁薄的静脉引起，可发生颅内出血、头痛、神经功能障碍。颅内出血可为蛛网膜下腔出血、硬膜下出血、脑内出血或血肿；颅内出血后可表现相应的占位效应及神经功能障碍，包括头痛、精神错乱、痴呆、肢体无力、脑卒中、脑积水及癫痫等。其他常见症状包括复视、视力减退及步态不稳，可能与扩张静脉、静脉窦的机械性压迫或静脉高压、回流受阻，引起颅内压增高有关。如伴有先天性大脑大静脉（Galen vein）畸形，可表现为癫痫和局灶性神经功能障碍症状。

（3）直接引流到蛛网膜下腔或皮质静脉：呈瘤样扩张的静脉是导致蛛网膜下腔出血的主要原因。

（4）硬脑膜动静脉瘘伴有硬脑膜或硬脑膜下静脉湖，血液直接引流到静脉湖中：该型病情严重，常出现占位效应。

3. PAVF 的常见临床表现　颅内静脉或静脉窦高压综合征、癫痫、出血、盗血后缺血及相应神经功能缺失症状。

4. VAVF 的常见临床表现　盗血后缺血、杂音，如伴有假性动脉瘤可发生出血；先天性VAVF，如引流静脉向椎管内引流，可引起脊髓静脉高压综合征，使脊髓功能受损，导致四肢瘫痪或截瘫。

【辅助检查】

CTA（图 5-7-1 和图 5-7-2）、MRI、MRA、DSA 等影像学检查对颅内动静脉瘘的诊断至关重要，结合典型的临床表现和影像学发现可做出正确的临床诊断。其中，脑血管造影是颅内动静脉瘘诊断和分型最重要的手段和金标准。3D-DSA、4D-DSA 及多模态三维影像融合成像技术可对动静脉瘘进行精准分析，精准判断动静脉瘘的部位、瘘口大小，以及引流静脉扩张和迂曲情况、引流方向、与周围解剖结构的毗邻关系，是确定治疗方法及设计治疗方案的重要依据。

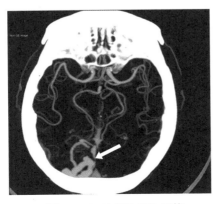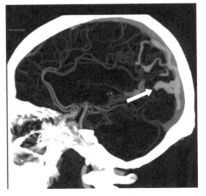

图 5-7-1　DAVF CTA 正位　　　　图 5-7-2　DAVF CTA 侧位

【处理原则】

颅内动静脉瘘的临床表现复杂多样，需根据其类型采取不同的治疗方法。主要的治疗方法包括对症治疗、血管内介入治疗、保守治疗、外科手术治疗、立体定向放射治疗。

1. 对症治疗　颅内高压予脱水降颅压；脑出血致脑疝，可行去骨瓣减压手术或脑脊液分流术；癫痫予抗癫痫药物；搏动性突眼可予保护眼结膜、预防感染治疗等。

2. 血管内介入治疗　近年来，随着血管内介入治疗的不断发展，血管内栓塞治疗已成为治疗颅内动静脉瘘的首选和主要手段，包括经动脉途径栓塞治疗、经静脉途径栓塞治疗、动静脉联合入路栓塞及覆膜支架隔绝瘘口治疗。常用的栓塞材料包括可脱球囊、微弹簧圈、α-氰基丙烯酸正丁酯（NBCA）、Onyx 胶、聚乙烯醇泡沫（PVA）颗粒等。覆膜支架隔绝瘘口治疗 CCF 可避免和缓解球囊栓塞术后的占位效应，避免球囊脱出、泄漏及迟发移位风险，对治疗瘘口复杂的 CCF 有明显优势。

3. 颈动脉手法压迫治疗　为保守治疗方法。其原理是通过压迫颈动脉使瘘管缺血，诱发血栓形成，从而封闭瘘口。该法适用于症状轻、流量小及手术失败的病人。具体方法为：用手指或简单器械压迫患侧颈动脉，每次 30 min，一般 3 周可见效；压迫期间应注意观察病人有无脑缺血引起的偏瘫及意识改变。DAVM 发病早期，症状较轻、瘘口血流量小且流速较慢的可先保守观察，有些可自愈；也可试用颈动脉压迫治疗。

4. 外科手术治疗　通过外科手术结扎颈总动脉、颈内动脉或颈外动脉，部分 CCF 病人可治愈；但由于瘘管供血复杂，多数病例不能完全治愈或愈后复发，故大多数 CCF 病人优先选择血管内栓塞和（或）放射治疗方法代替外科手术。对于血管内栓塞失败或无栓塞指征的 DAVF 病人，手术切除不失为有效的治疗手段。

5. 立体定向放射治疗　用伽马射线进行大剂量聚焦照射，使病灶产生局灶性坏死进而关闭瘘口以达到治疗目的。该法仅对 CCF 中一定类型的海绵窦区动静脉瘘（如自发性 CCF 中低流瘘类型）有作用，对直接的高流瘘作用较小。对于 DAVF 中瘘口细小且复杂者，立体定向治疗可取得一定效果，且副作用较小。

【护理措施】

（一）术前护理

1. 体位及活动　一般情况下指导病人卧床休息即可；如合并脑出血，需安置病人绝对卧床，抬高床头 15°～20°；如合并癫痫发作，应立即置病人于平卧位，头偏向一侧，防止其窒息，必要时实施保护性约束，防止外伤。

2. 饮食护理　如无饮食禁忌，可指导病人进食营养丰富、清淡、易消化、富含维生素及纤维素的食物。局麻病人术前可进食少量清淡、易消化食物；全麻病人术前需禁食 6 h，禁饮 2 h。

3. 专科护理

（1）病情观察与监测：密切观察病人的神志、瞳孔、语言、视力及肢体活动情况等，以及病人有无偏瘫、失语、偏身感觉障碍和共济失调等神经系统症状和体征；密切观察病人生命体征，必要时给予心电监测。

（2）头痛护理：观察病人头痛的性质、部位、程度、伴随症状及诱因；进行疼痛评分；指导病人采用深呼吸等减轻头痛的方法，做好病人心理疏导，必要时遵医嘱给予止痛药物。

（3）颅内血管杂音护理：病人因可听到颅内血管连续性搏动性杂音而入睡困难。应询问病人睡眠情况，必要时遵医嘱给予安眠药。

（4）脑出血护理：密切观察病人有无突发性剧烈头痛伴恶心呕吐、血压升高等，一旦发现异常及时报告医生处理。病人发生颅内出血时嘱其绝对卧床，保持情绪稳定，勿剧烈运动，为病人提供安静的休息环境；病人呕吐时将其头偏向一侧，及时清除病人口腔分泌物，保持病人呼吸道通畅；加强昏迷病人基础护理和生活护理，防止并发症发生。

（5）眼部护理：密切观察病人视力及眼部症状。应为合并视力障碍的病人提供生活护理，防止意外发生。对于合并眼球突出、球结膜水肿的病人，应评估其眼球突出程度，保持其眼部清洁，避免强光刺激，必要时为其戴眼罩；日间遵医嘱予抗生素眼药水滴眼2～3次，夜间入睡前外涂红霉素眼膏。对于眼睑不能闭合或闭合不全的病人，予无菌生理盐水纱布覆盖，防止角膜溃疡或角膜炎发生。对于合并球结膜感染的病人，应加强眼部护理及观察，先用生理盐水清洗其眼内分泌物，再予抗生素眼药水滴眼，一天数次，视病人具体情况而定。

（6）癫痫发作护理：有癫痫发作史者可遵医嘱口服抗癫痫药物。发作期间应立即将病人置于头低侧卧位，或平卧位且头偏向一侧；及时清除病人口鼻腔分泌物，保持病人呼吸道通畅；放置压舌板，必要时用舌钳，防止病人舌后坠阻塞呼吸道；必要时备床旁吸引器和气管切开包。密切观察病人生命体征及意识、瞳孔变化，观察病人有无瞳孔散大、牙关紧闭、大小便失禁等。保持室内光线柔和，避免声、光刺激，做好安全护理，防止病人坠床等意外发生。

（7）用药护理：如术晨需服用降压药物，仍按常规服药；降糖药物根据术晨血糖情况遵医嘱服用或停服；用药后应密切观察药物疗效及副作用。

（8）颈总动脉压迫训练护理：为预防患侧颈动脉阻断后发生脑缺血，术前需行患侧颈总动脉压迫试验（Matas test）。压迫前向病人简要解释试验的意义，指导病人用一侧食指、中指、无名指压患侧颈总动脉，同时另一侧食指触摸患侧颞浅动脉；一般首次压迫5～10 min，逐渐延长至20～30 min/次，1～2次/d，直至术前；压迫时如颅内血管杂音消失或减弱说明压迫正确，同时注意观察有无患侧视力障碍，对侧肢体麻木、失语、意识障碍等。

4．心理护理

（1）评估病人心理状态并给予个性化的心理指导，鼓励病人积极配合治疗。

（2）向病人及家属介绍疾病相关知识及手术目的、方法、疗效、注意事项等，加强心理支持，减轻病人心理压力，使其保持情绪稳定。

（二）术中护理

1．手术配合　安置病人于仰卧位，予吸氧、心电监护，建立静脉通路，安慰病人并做好心

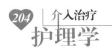

理护理。根据病人情况选择局部麻醉或全身麻醉，根据手术方式选择经股动脉或经股静脉途径。

经股动脉路径：穿刺股动脉，置入导管鞘，行动脉造影，包括患侧颈内动脉和颈外动脉、椎动脉及压迫患侧颈内动脉后椎动脉造影、对侧颈动脉造影（图5-7-3，图5-7-4，图5-7-5），了解动静脉瘘的供血及引流情况、瘘口位置、颈内动脉远端显影情况。由动脉鞘或静脉通路给予肝素进行系统抗凝，根据病人情况选择可脱球囊栓塞术、微弹簧圈或（和）NBCA、Onyx胶栓塞术。经股静脉路径：穿刺股静脉，置入导管鞘，经颈内静脉或眼静脉行海绵窦栓塞术（图5-7-6）。根据手术进程及时递送手术器材，术毕（图5-7-7和图5-7-8）拔除导管及血管鞘，经股动脉穿刺者用动脉闭合器封闭股动脉穿刺点后加压包扎或直接压迫止血，协助医生加压包扎；经股静脉穿刺者直接加压包扎。

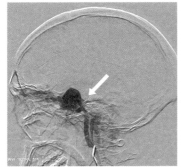

图5-7-3　CCF术前造影

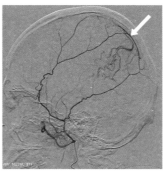

图5-7-4　DAVF术前侧位造影

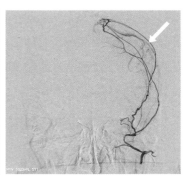

图5-7-5　DAVF术前正位造影

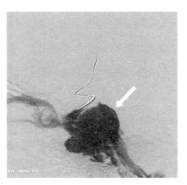

图5-7-6　CCF术中造影

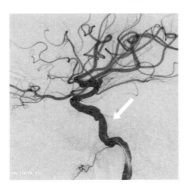

图5-7-7　CCF术后造影

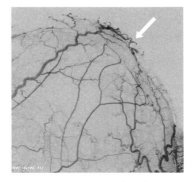

图5-7-8　DAVF术后造影

2. 病情观察与监测　术中应密切观察病人神志、瞳孔、生命体征、血氧饱和度、肢体活动及病情变化，尤应关注病人神经系统症状及体征，警惕并发症发生并做好急救准备。

3. 并发症预防与护理

（1）缺血性脑卒中：术中脑血管痉挛、栓子进入正常血管或可脱弹簧圈意外解脱后堵塞正常血管，均可导致缺血性脑卒中发生。应密切观察病人神志、瞳孔、生命体征及病情变化，有无失语、单瘫、偏瘫、单肢或偏身麻木等局灶性神经功能缺损的症状和体征。一旦出现上述症状或体征，立即遵医嘱给予罂粟碱；如症状未缓解或加重，则可能为脑卒中发生，应遵医嘱将病人血压维持于较平时稍高的水平，以保证脑部灌注、防治脑水肿、保护脑组织等。

（2）出血性脑卒中：与术中导管操作不谨慎，导致具有正常引流功能的静脉窦闭塞，大量血流进入远端脑动脉使远端脑动脉破裂出血等原因有关。术中应密切观察病人神志、瞳孔、生命体征变化及有无神经系统阳性体征。病人一旦发生出血性脑卒中，立即遵医嘱给予脱水降颅压、调整血压、减轻脑水肿等紧急处理措施，以减轻继发性损害。

（三）术后护理

1. 体位与活动　股动脉穿刺处加压包扎 6 h，穿刺侧肢体伸直制动 6 h；特殊情况下遵医嘱延长加压包扎及卧床制动时间。避免屈膝屈髋等动作，做咳嗽等致腹压增加的动作时按压穿刺点，以防穿刺点出血性并发症发生。卧床制动期间指导病人做踝泵运动，防止下肢深静脉血栓发生。

2. 饮食护理　局麻病人术后无不适即可进食、进水；全麻病人术后完全清醒、生命体征平稳、无胃肠道反应者可试饮水，无呛咳的情况下可进食。如无饮水限制，鼓励病人少量多次饮水，24 h 饮水量不少于 2 000 ml，以防发生使用对比剂后急性肾损伤。指导病人进食低盐、低脂、低热量、高蛋白、富含维生素及纤维素的清淡饮食；保持大便通畅，避免用力排便以免颅内压增高。

3. 专科护理

（1）病情观察与监测：术后心电监测，严密监测病人生命体征，尤其是血压变化，以防脑过度灌注综合征发生。密切观察病人意识、瞳孔、语言、肢体活动等，以及有无头痛、恶心及呕吐、偏瘫、失语、偏身感觉障碍和共济失调等神经系统症状和体征，如有异常及时告知医生。

（2）穿刺部位护理：密切观察病人穿刺部位有无渗血、皮下出血、血肿或假性动脉瘤发生。如有活动性出血应立即给予手法按压并重新加压包扎；如有皮下出血或血肿，应做好标记，延长加压包扎及卧床制动时间，动态观察出血进展情况。

（3）并发症预防与护理

① 正常灌注压突破综合征：瘘口被覆膜支架隔绝后，病人患侧半脑血流量突然增加，导致颅内压增高，严重时可致脑出血。术后应密切监测病人血压，遵医嘱严格控制血压，宜将血压控制在基础血压的 2/3 水平，并根据血压变化随时调整药物剂量，防止血压大幅度波动。嘱病人安静休息，避免一切致血压骤升的因素，预防脑出血。

② 脑血管痉挛、脑梗死：由低灌注、血栓形成、导丝导管反复穿刺血管或在血管腔内停留

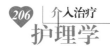

时间过长、导管过粗、血管粥样硬化等所致，或为误栓正常血管导致神经功能缺失症状。表现为头晕、一过性神经功能障碍、肢体无力、麻木、短暂性失语、意识障碍等脑缺血症状。若发生脑血管痉挛，可遵医嘱给予罂粟碱、尼莫地平等药物治疗，同时嘱病人保持情绪稳定，避免精神紧张和情绪波动。

③ 瘘口复发：可脱球囊瘘口内栓塞术后最常见的并发症是瘘口复发，与球囊泄漏、移位等因素有关。术后应密切观察，如症状一过性好转后又突然加重，或出现病人眼球红肿加重、颅内杂音再现等，提示瘘口复发，需再次治疗。

（4）用药护理

① 抗凝和抗血小板聚集药物：用药期间应密切观察病人有无皮肤、黏膜出血，牙龈出血，血尿，黑便，女性病人月经量过多，脑出血等出血倾向；监测出凝血时间；指导病人注射后适当延长按压针眼时间、使用软毛牙刷刷牙等，以防出血。

② 脱水降颅压药物：应用甘露醇时要快速静滴，250 ml 宜在 30 min 内滴完，注意观察穿刺点局部有无药液外渗，注意观察病人尿量，定期复查电解质。

③ 血管活性药物：应用硝酸甘油、盐酸多巴胺等血管活性药物时，应密切监测病人血压变化并根据血压严格控制给药速度，维持病人血压平稳，防止其大幅度波动。

④ 缓解脑血管痉挛药物：配制好的尼莫地平使用超过 10 h 需要避光，与生理盐水一同经三通阀、注射泵持续静脉输入，切忌直接静脉注射。密切观察病人有无头晕、眼花、头痛、恶心、呕吐、皮疹、面部潮红、心率加快和血压下降等，若病人血压下降明显，应减量或暂停使用，当病人收缩压低于 100 mmHg 时须慎用。

（四）出院指导

1. 活动与锻炼　嘱病人注意休息，避免劳累，保持良好心态，避免情绪激动、剧烈运动及危险性工作。

2. 饮食指导　嘱病人选择易消化、低盐、低脂食物，避免食用刺激性食物，保持大便通畅。

3. 专科指导

（1）眼部症状指导：指导伴有眼部症状的病人出院后注意保护眼睛，避免剧烈运动和重体力劳动，避免烹调辛辣食物及接触刺激性气体，必要时继续应用眼药膏或眼药水保护角膜；伴有流泪的病人应注意眼部卫生，使用符合卫生标准的面巾纸擦拭眼泪；外出时可佩戴有色眼镜，以减轻畏光或灰尘引起眼睛流泪及不适。

（2）用药指导：指导病人术后遵医嘱口服抗凝和抗血小板聚集药物；应用覆膜支架治疗后需遵医嘱继续双联抗血小板药物（阿司匹林 100 mg/d，氢氯吡格雷 75 mg/d）治疗 6 个月，以后改为单抗长期口服。指导病人严格遵医嘱服药，不可随意增减药量及更换药物；在服用抗凝和抗血小板聚集药物期间，应告知病人服药注意事项及不良反应，密切观察有无血尿、便血、牙龈出血、鼻出血、痰中带血等出血倾向，如有异常应及时就诊；服药期间嘱病人戒烟酒，控制危险因素；避免身体各部位被尖硬物碰撞，选择柔软性好的牙刷，刷牙动作宜轻柔，以防出血；定期复查血常规和凝血功能。

4. 复诊指导　告知病人出院后第 1、3 个月复查 CTA，以后可半年复查 1 次；必要时行 DSA 造影检查；如有不适应随时就诊。告知伴有眼部症状的病人术后介入科及眼科随诊的重要性，鼓励病人按时复诊。

（郑雯）

第八节　颅面部血管畸形

血管畸形是血管的先天性发育畸形，男女的发病率大致相同，一般出生时即有，以后逐渐明显，不会自行消退。血管畸形好发于头面部、颈部，也可累及躯干和四肢。

1982 年，John B. Mulliken 首次提出了基于血管内皮细胞生物学特性的分类方法，将传统的"血管瘤"分为血管瘤和脉管畸形两类。血管畸形作为脉管畸形中的一种，主要包括毛细血管畸形（capillary malformation，CM）、静脉畸形（venous malformation，VM）、动静脉畸形（arteriovenous malformation，AVM）、先天性动静脉瘘（arteriovenous fistula，AVF）等。血管畸形一般是由胚胎发育时期"血管生成"和（或）"血管发生"过程异常所导致的血管结构的异常。

【临床表现】

1. 毛细血管畸形（CM）　常常表现为边缘清楚但不规则的红色斑块，压之褪色或不完全褪色。红斑颜色的深浅常随情绪、气温等因素而变化。随着年龄的增长，病灶的颜色逐渐加深、增厚，并出现结节样增生。颅面部严重病变还可能伴有软组织和骨组织增生，导致颅面部局部增大变形、毁容等。

2. 静脉畸形（VM）　多表现为独立的皮肤静脉扩张，或为局部柔软、有压缩性和无搏动的包块，其体积大小可随体位改变或因静脉回流的快慢而发生改变。颅面部静脉畸形多在低头、屏气或压迫颈浅静脉时充盈增大。部分病灶表现为蓝色或深蓝色。当有静脉血栓形成时或有局部疼痛和触痛，也可因血液淤滞于静脉腔内而引发消耗性凝血疾病。位于眼睑、口唇、舌、口底、咽壁等部位的病灶除影响美观外，还可引起相应的视力、吞咽、语音、呼吸等功能障碍，巨大的瘤体还可能造成颅骨、颌骨等骨骼发育异常，若瘤体出血可能导致出血性休克、心力衰竭等。

3. 动静脉畸形（AVM）　是一种高流量的先天性血管畸形，动、静脉之间无毛细血管床，扩张的动脉和静脉直接吻合形成血管团块，瘤体内可含有多个动静脉瘘。病灶可表现为皮肤红斑、皮温高、可触及搏动或震颤，局部可有疼痛、溃疡或反复出血。颅面部动静脉畸形可引起颅面部外观畸形以及组织器官受压和功能损害等；四肢动静脉畸形可导致肢体增粗、功能受限、肢体溃烂、出血等并发症，危害严重；更甚者可致病人长期血流动力学异常，导致其心脏扩大、心力衰竭等。

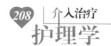

【辅助检查】

1. 无创影像检查手段　如 X 线、彩超、MRI，因其无创，用于随访最佳。X 线可显示病灶对骨骼的破坏程度；彩超可显示病灶血管内的血流速度，有助于判断血管畸形的性质。MRI 可明确病灶范围及病灶与周围组织的紧密关系，可作为颅面部静脉畸形的首选检查项目（图 5-8-1）。

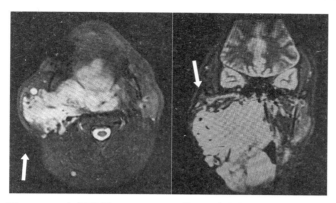

图 5-8-1　左颌面部 VM，MRI T2 像显示左侧颌面部异常高信号

2. DSA　VM、AVM 及其他脉管畸形合并动静脉畸形或决定施行血管内介入治疗时应用（图 5-8-2 和图 5-8-3）。DSA 诊断颅面部血管畸形的准确率较高，是 AVM 诊断的金标准，对治疗方案的选择有指导意义。

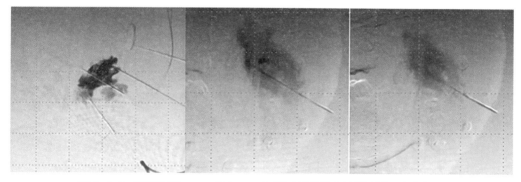

图 5-8-2　左颌面部 VM，术中 DSA 可见畸形静脉血管显影并呈囊状扩张

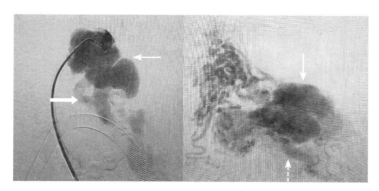

图 5-8-3　面部 AVM，DSA 可见供血动脉（━━▶ 示）、瘤巢（——▶ 示）、
引流静脉（- - -▶ 示）显影

3. CTA　CM、VM、AVM 或病灶累及骨骼的血管畸形需行 CTA 检查（如图 5-8-4 和图 5-8-5）。

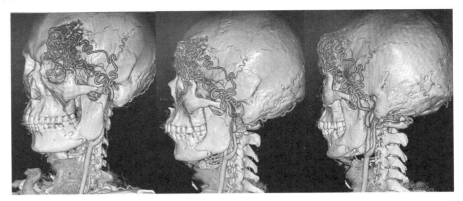

图 5-8-4　CTA 可见迂曲、扩张的 AVM 位于左侧额、颞顶部

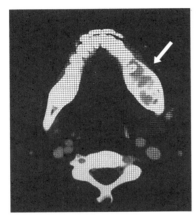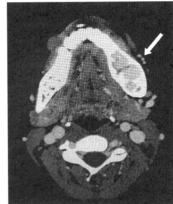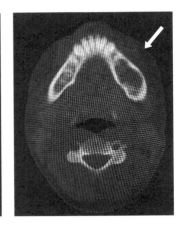

图 5-8-5　增强 CT 可见 AVM 位于左下颌骨髓腔内

4. 实验室检查　内容包括血常规、血生化、凝血功能等，D- 二聚体升高可辅助诊断。

5. 曲面断层 X 线片（panoramic）　用于检查病灶对骨质的破坏情况（如图 5-8-6）。

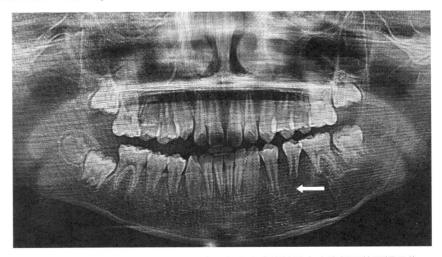

图 5-8-6　左下颌骨内 AVM，可见左下颌骨内多囊性骨密度降低区伴牙根吸收

【处理原则】

包括控制高危因素、介入治疗、外科手术治疗、手术联合介入栓塞治疗及其他治疗等。

1. 控制高危因素　血管畸形合并凝血功能紊乱者，术前需应用低分子量肝素或输注血液制品等以改善凝血功能，待纤维蛋白原（FBG）>1.0 g/L 时，可考虑有创治疗。

2. 介入治疗　将液体或固体硬化剂注射或推送至畸形血管腔内，破坏血管内皮细胞，造成病灶血管的纤维化闭塞和体积萎缩，是目前治疗颅面部血管畸形的首选和主流方法。

3. 外科手术治疗　手术切除病变组织可以达到根治目的，但出血风险高、创面大或有手术瘢痕形成，因此不作为治疗颅面部血管畸形的首选方法。

4. 手术联合介入栓塞治疗　适用于复杂疑难、急危重症颅面部血管畸形病人，具有术中出血少、手术风险低及术后复发率低等多重优势。

5. 其他治疗　光动力疗法及脉冲染料激光等方法多用于治疗颅面部毛细血管畸形，可更大程度地满足病人美容需求，且安全有效。

【护理措施】

（一）术前护理

1. 体位与活动　急诊出血病人应绝对卧床休息，床头抬高 30°。协助病人在床上使用便器，及时翻身，预防压力性损伤及深静脉血栓。鼓励病人主动咳嗽、深呼吸，预防肺炎。

2. 饮食护理　根据病情予以病人高能量、富含维生素、易消化饮食。病灶位于口腔且有出血倾向者，宜给予温凉流质或软饭。重症病人术前禁食，按需留置胃管，予以胃肠减压等。

3. 专科护理

（1）病情观察与监测：严密监测病人生命体征、神志、瞳孔等变化。给予重症病人心电监护、吸氧，床旁备负压吸引器，留置导尿管，注意观察引流尿液的颜色、性状及量，准确记录病人出入量，监测病人肝肾功能、电解质等。

（2）呼吸道准备：保持病人口腔清洁、气道畅通，预防感染。如口腔病灶突发出血，应立即将病人头偏向一侧，及时清除口腔分泌物及血液，防止病人误吸。

（3）病灶护理：观察病灶有无迅速增大、破溃或突然出血等情况，注意病人局部皮肤张力及温度的变化。如病灶突然增大或局部皮肤张力明显增高，则提示有病情变化，应立即通知医生；对于重症病人，建立中心静脉通路，必要时给予止血药物静脉输注。嘱病人稳定情绪，注意保护患处，避免剧烈咳嗽等。

（4）凝血机制紊乱护理：对于伴发凝血机制异常的重症颅面部血管畸形病人，监测其凝血指标，严密观察病人神志、意识情况，有无内脏、颅内或全身出血等表现，如皮肤出血点、瘀斑、血尿、便血、月经量过多或意识障碍等。必要的有创护理操作应集中进行，动作轻柔，禁用止血带。向病人宣教勿抓挠皮肤，及时修剪指甲，刷牙用软毛牙刷，戒烟戒酒等，嘱其保持良好生活习惯。

（5）其他：术前观察病人拟行股动脉穿刺侧肢体远端动脉（如足背动脉）搏动情况并记录，以便于术后观察对比。

4. 心理护理 嘱病人放松心情，更好地配合手术。

（二）术中护理

1. 手术配合 协助病人取仰卧位。对于颅面部静脉畸形病人，经皮穿刺进入畸形血管腔内，置导管鞘，根据 DSA 具体情况选择合适的栓塞、硬化方法；对于颅面部动静脉畸形病人，穿刺股动脉或（和）股静脉，置导管鞘，全身肝素化，再进行栓塞或硬化等，或同时配合病灶局部经皮穿刺、造影后栓塞或硬化（图 5-8-7，图 5-8-8）。术中妥善固定病人体位，手术完成后按压穿刺点止血。

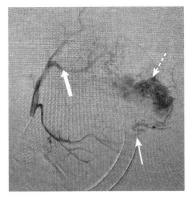
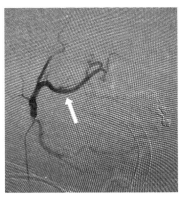

图 5-8-7 AVM 介入术中 DSA 所见：供血动脉（➡️ 示）显影、右上颌骨内瘤巢（---➡️ 示）及引流静脉（➡️ 示）均显影

图 5-8-8 AVM 介入术后 DSA 所见：仅正常动脉显影（➡️ 示），瘤巢和引流静脉均不显影

2. 病情观察与监测 对于局麻病人，关注其主诉及生命体征，及时询问其有无不适反应；对于全麻病人，术中严密监测其生命体征、血氧饱和度和动脉血压等，注意保持病人呼吸道通畅，预防其误吸。关注病灶局部、股动脉或（和）股静脉穿刺部位出血情况、穿刺侧肢体皮肤颜色与温度等，观察病人是否有肢体肿胀、对比剂外渗、异位栓塞及迷走神经反射的表现，是否出现药物不良反应等，如有异常立即通知医生处理。

3. 并发症预防与护理

（1）出血：严密观察病人术中肝素化的程度，如突发出血应立即通知医生，查明出血位置与原因，止血后根据病人情况再行治疗。必要时遵医嘱给予输注血制品、补充血容量等。

（2）对比剂外渗：尽量选择粗、直、易固定的血管和合适型号的静脉留置针进行静脉置管，确认管路通畅、无渗出，再缓慢推注对比剂。同时观察穿刺部位周围皮肤情况，如出现红斑、水肿、疼痛、水疱、感觉异常或麻痹、动脉搏动消失等对比剂外渗的表现，应立即通知医生，停止注射，尽量抽吸渗出的对比剂，根据药物性质及外渗程度进行处理。一般常采用水胶体敷料外敷、药物封闭等方法进行处理，同时抬高病人患肢以利于静脉回流，促进对比剂吸收，减轻水肿和渗出。24 h后可根据情况给予湿热敷，减轻水肿和疼痛。

（3）迷走神经反射：是在栓塞过程中，病人可能出现面色苍白、胸闷、恶心、心率减慢、血压下降等迷走神经兴奋的表现，甚至心搏骤停或死亡。一旦发现此类情况要立即通知医生，暂停手术，及时处理。

（4）肺栓塞：如病人术中突发原因不明的呼吸困难、胸痛、咯血、晕厥或休克，或伴有下肢肿胀、疼痛等，要考虑肺栓塞的可能。严密监测病人生命体征、肺动脉压、心电图及血气的变化，确诊后立即进行专科治疗。

（三）术后护理

1. 体位与活动　全麻病人术后去枕平卧6 h。对于颅面部静脉畸形行介入治疗的病人，待其全麻清醒、生命体征稳定后，可抬高其头部以减轻病灶局部肿胀程度。行股动脉穿刺者，穿刺处加压包扎6 h，穿刺侧肢体制动6 h。下肢制动期间，协助病人床上翻身，预防深静脉血栓、压力性损伤和肺炎。术后24 h，如病人病情稳定，可指导其逐渐恢复下床活动。

2. 饮食护理　予病人清淡、易消化饮食。指导病人术后少量多次饮水，以促进对比剂排出。

3. 专科护理

（1）病情观察与护理：监测病人生命体征，观察病人神志、瞳孔变化，肢体运动情况等。

① 颅面部静脉畸形介入治疗后，注意观察病灶处皮肤颜色、温度、血运情况、肿胀程度以及穿刺点有无出血、浅表动脉搏动有无异常。保持病灶局部清洁干燥，避免摩擦碰撞，观察是否有水疱、破溃及感染征象等。

② 颅面部动静脉畸形介入治疗后，观察病灶局部穿刺点、股动脉和（或）股静脉穿刺处有无出血、渗血及血肿发生，关注股动脉和（或）股静脉穿刺侧肢体皮肤颜色、温度、感觉以及足背动脉搏动情况等。注意穿刺处加压包扎力度应适宜，防止包扎过松导致出血或包扎过紧导致病人下肢缺血、皮肤损伤等。

（2）疼痛护理：术后较常见，栓塞导致病人神经末梢缺血性疼痛，或由于局部肿胀、渗出，压迫并刺激神经末梢，导致疼痛，部分病人可能张口受限。必要时给予激素减轻局部肿胀以及给予镇痛剂止痛。

（3）缓解不适：栓塞治疗后，部分病人可能会出现不同程度的发热或恶心、呕吐等症状，一般对症处理即可。

（4）并发症预防与护理

① 出血：关注病灶局部或股动脉或（和）股静脉穿刺点有无渗血或瘀斑，是否有非搏动性局部血肿。如有瘀斑或血肿，观察其有无扩大。如血肿较小，且无继续出血和明显压迫症状者，可继续观察，待其自行吸收；如持续出血，需重新加压包扎、延长压迫时间等；如血肿较大且压迫症状明显，可考虑手术清除血肿。病人如有血压急剧升高、头痛、意识障碍、便血等可能发生颅内出血或其他体内出血的表现，要立即报告医生，配合抢救。

②异位栓塞：如脑栓塞、眼动脉栓塞及肺栓塞等。如栓塞药物反流进入颈内动脉导致脑栓塞，可引起中风、失语、偏瘫、颅神经麻痹等并发症。术后应严密观察病人意识、瞳孔、肢体活动情况及生命体征变化。一旦发现可疑表现应立即报告医生，做进一步检查及治疗。如栓塞药物进入眼动脉，病人可出现眼部疼痛、视物模糊、重者可失明。肺栓塞的观察与护理措施同术中。

③血栓栓塞：注意观察病人穿刺侧下肢远端动脉（如足背动脉）搏动是否减弱或消失，皮肤颜色有无苍白表现，皮肤温度是否降低，毛细血管充盈时间是否延长，穿刺侧下肢有无疼痛和感觉障碍等。可与健侧或术前对照，如发现病人肢端冷、苍白、小腿疼痛剧烈或感觉迟钝，则提示有股动脉血栓栓塞的可能，应通知医生及时处理。

④面神经损伤：注意观察病人有无额纹变浅或消失、眼睑闭合无力、口角下垂、鼻唇沟变浅等面神经损伤的表现。一旦发现异常，及时通知医生处理。

⑤其他：部分病人使用无水乙醇进行栓塞治疗后，可出现头昏、头痛、脸红及全身发热等醉酒样反应，应立即通知医生，密切观察病人生命体征、出入水量等情况；如病人出现咖啡色或酱油色血红蛋白尿，需注意监测尿量，预防血红蛋白尿引起的急性肾功能损害。

（四）出院指导

1. 活动与锻炼　指导病人注意劳逸结合，避免剧烈运动及外伤，适当进行功能锻炼。

2. 饮食指导　指导病人科学膳食，宜食用清淡、易消化、富含蛋白质的食物。

3. 专科指导　嘱病人注意保护创面，预防感染，教会病人自我观察，如有异常及时就诊。

4. 复诊指导　常规术后 3 个月复诊，遵医嘱进行 X 线 / 彩超 /MRI/CTA 以及实验室检查等，如有不适随时就诊。

（黄静）

第六章 恶性肿瘤介入治疗护理

第一节 甲状腺癌

甲状腺癌是一种起源于甲状腺滤泡上皮或滤泡旁上皮细胞的恶性肿瘤，是内分泌系统最常见的恶性肿瘤，也是头颈部最为常见的恶性肿瘤。根据肿瘤起源及分化差异，甲状腺癌又可分为甲状腺乳头状癌（papillary thyroid carcinoma，PTC）、甲状腺滤泡癌（follicular thyroid carcinoma，FTC）、甲状腺髓样癌（medullary thyroid carcinoma，MTC）以及甲状腺未分化癌（anaplastic thyroid cancer，ATC）4类，其中PTC最为常见，约占全部甲状腺癌的85%～90%。甲状腺癌的主要病因有射线暴露、遗传因素、基因突变以及激素水平等其他因素。文献显示此类病人30年生存率超过90%，预后佳。

【临床表现】

PTC病人初期多无自觉不适，甲状腺肿物为最常见表现。除微小癌外，甲状腺触诊可及单发或多发肿物，质硬，吞咽时肿块移动度降低。晚期可出现声音嘶哑、呼吸困难、吞咽困难等表现。若肿瘤压迫颈交感神经节，可引发霍纳综合征。颈丛浅支受侵犯时，病人可出现耳、枕部、肩等处疼痛。有些病人就诊时可出现颈部淋巴结转移及远处脏器转移。目前有相当比例PTC为微小癌，临床表现隐匿，病人多在常规体检行颈部超声检查时发现甲状腺肿物，或以颈部淋巴结转移为首要症状就诊。颈部淋巴结转移是PTC较常见的临床表现，发生率达50%以上，血行转移较少，多见于肺，亦可出现肝、脑、骨转移。

【辅助检查】

诊断PTC的首选方法推荐采用高分辨率超声影像检查。对于转移灶较大且怀疑有周围组织侵犯的PTC，强化CT或MRI可以作为评估手段。

1. B超　甲状腺超声影像检查有助于定性、定位及定量诊断。以下超声征象提示甲状腺癌的可能性大：① 实性低回声结节；② 纵横比>1；③ 结节形态、边缘不规则，晕圈缺如；④ 微小钙化、针尖样弥散分布或簇状分布的钙化；⑤ 同时伴有颈部淋巴结超声影像异常。

2. CT　与超声检查相比较，CT检查可以清楚地显示甲状腺癌病灶的大小、位置、性质，同时还可以显示肿块侵犯周围组织及淋巴结转移的情况。胸部CT还可用于判定甲状腺癌有无肺转移。

3. 放射性核素　甲状腺核素扫描（尤其是甲状腺功能成像）对于鉴别甲状腺良、恶性肿瘤有一定的帮助。全身骨扫描可用于判定甲状腺癌是否存在骨转移。

4. X 线　颈部 X 线摄片可观察病人有无胸骨后扩展、气管受压移位等。

5. MRI　可较好地显示甲状腺肿物与气管、食管、血管、口咽、喉咽及喉返神经等的关系，全面评估甲状腺癌局部侵犯范围。

6. 正电子发射计算机断层成像（positron emission tomography-CT，PET-CT）　可全面评估全身肿瘤情况，能更早地发现颈部淋巴结转移。PET-CT 还用于甲状腺治疗后的评估，确定复发或残留病灶及部分甲状腺良、恶性肿瘤的鉴别诊断。

7. 细针穿刺细胞学诊断（FNAB）　术前 FNAB 检查有助于减少不必要的甲状腺结节手术，并有助于确定恰当的手术方案。

【处理原则】

PTC 的治疗以手术治疗为主，术后辅以内分泌抑制治疗、^{131}I 治疗，部分晚期病人可采用外放射治疗及靶向药物治疗。随着介入治疗技术的发展和病人对于术后外观效果要求的提升，介入治疗技术在甲状腺癌治疗中的应用逐渐增多。目前国内的甲状腺肿瘤介入治疗主要以超声引导下的热消融为主。针对甲状腺肿瘤的介入治疗，具体方法有：

1. 超声引导下甲状腺肿瘤热消融，包括射频消融（RA）、微波消融（PMCT）、激光消融（LA）。

2. 海扶刀治疗。

3. 超声引导下酒精硬化治疗。

4. 超声引导下 ^{32}P 胶体介入治疗。

5. 放射介入治疗，包括经颈动脉插管化疗栓塞术、^{125}I 粒子植入术、金属支架气管扩张术等。

【护理措施】

一、超声引导下热消融治疗甲状腺癌

（一）术前护理

1. 体位与活动　术前指导病人训练手术体位。病人可以自主活动，但应避免剧烈运动。

2. 饮食护理　术前禁食 4 h、禁饮 2 h，麻醉前 2～3 h 给予口服清亮碳水化合物饮品。

3. 专科护理

（1）病情观察与监测：观察病人有无声音嘶哑、呼吸困难、吞咽困难等；有无心悸、面色潮红和血清钙降低等症状。

（2）呼吸道准备：术前指导病人戒烟及进行肺康复训练，对有咳嗽、咳痰的病人给予平喘、止咳化痰等呼吸道准备。

（3）用药指导：根据医嘱个体化调整病人慢性病用药情况，如抗凝药、降压药、降糖药等用

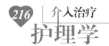

药情况；必要时根据医嘱术前用药，如抗菌药、止血药、镇静剂等。

（4）疼痛护理：术前对病人进行疼痛评估并做好相关宣教。甲状腺热消融治疗通常采用局部麻醉，医生应根据病人病情及疼痛耐受情况个体化选择局部神经阻滞、静脉全身麻醉、针刺复合麻醉等，以利于病人配合。

（5）其他：术前建立静脉通路，以便术中用药。

4. 心理护理　向病人介绍消融治疗以及配合要点，评估病人情绪，给予个体化的心理指导，解除其术前紧张、焦虑情绪。

（二）术中护理

1. 手术配合

（1）病人取仰卧位、颈部过伸后屈，常规消毒、铺巾，超声引导下用麻醉药局部麻醉皮肤穿刺点至甲状腺前缘外周包膜。

（2）根据病灶的位置，在超声引导下以 2% 利多卡因或其稀释液在甲状腺前包膜与颈前肌群间隙进行局部浸润麻醉及隔离，随后以生理盐水或灭菌注射用水 10～20 ml（或加入 0.5 mg 肾上腺素混合液）将甲状腺外包膜与颈动脉间隙、甲状腺后包膜与食管间隙、甲状腺与甲状旁腺间隙及甲状腺后包膜与喉返神经穿行区域、转移性淋巴结与周围组织间隙分离，形成安全隔离区域，以保护颈动脉、食管、甲状旁腺及喉返神经等相邻脏器及组织免受损伤。

（3）选取安全、较近的路径，在影像（推荐超声）引导下避开颈部血管、气管、神经等重要结构。

（4）消融良性大体积病灶推荐使用"移动消融技术"，即将病灶分为多个小的消融单元，通过移动热源逐个对单元进行热消融处理，确保于三维上能实现病灶整体热消融。对于小体积病灶或恶性病灶则可使用"固定消融技术"，即将热源固定于病灶中持续将其热消融，并酌情考虑多点消融，恶性者需扩大消融以达到局部根治。

（5）热消融（射频、微波、激光）功率输出一般需要由小至大逐步调节，具体功率输出范围及启停时间需根据具体热消融选择形式、病灶大小、病灶周围毗邻关系、设备厂家推荐值等情况酌情控制（如图 6-1-4）。

（6）当实时超声显示病灶完全被热消融产生的强回声所覆盖时，停止热消融；有条件的可在消融后再次行增强影像学（推荐超声造影）检查评估热消融情况，以判断是否消融完全。

（7）热消融操作者资质：参照《肿瘤消融治疗技术管理规范（2017 版）》。

图 6-1-1 至图 6-1-5 示甲状腺乳头状癌消融治疗过程。

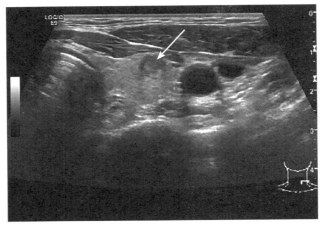

图 6-1-1　甲状腺超声检查左叶乳头状癌可能，直径约 5 mm

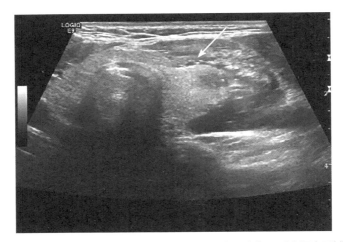

图 6-1-2　局部麻醉后，在甲状腺左叶周围注入液体，形成隔离区域

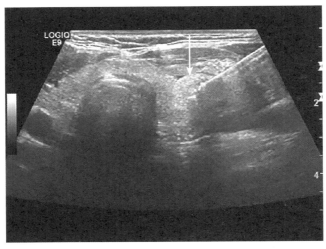

图 6-1-3　消融针穿入甲状腺左叶结节内

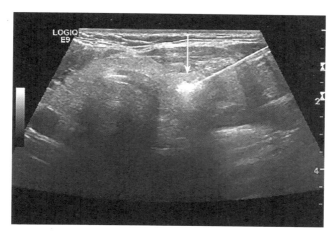

图 6-1-4　启动消融

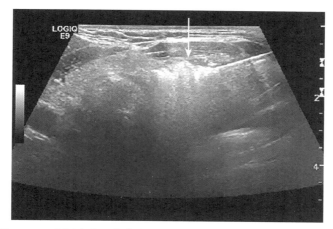

图 6-1-5　通过多点固定消融，最终结节被完全消融（强回声覆盖）

2. 病情观察与监测

（1）协助病人取卧位，告知病人术中配合注意事项，做好病人心理护理。

（2）术中行心电监护，监测病人心率、血压及血氧饱和度等。

（3）密切观察病人病情，关注病人有无疼痛等反应，做好疼痛评估、术中给药及疗效评价。

（4）因肿瘤较大或其他因素，部分病人可能存在消融不完全的情况，可能需要多次或分次消融，部分病人甚至需要中转开放性手术，需协助医生做好术中谈话告知等。

3. 并发症预防与护理

（1）出血：在穿刺过程中伤及皮下血管，极少数情况下可引起皮肤瘀斑。部分出血可通过热消融凝固止血；对于已经形成的血肿，可通过超声进行动态观察，并通过局部压迫的方法控制出血进一步发展。

（2）疼痛：术中动态评估疼痛，及时给予病人心理辅导，必要时遵医嘱用药。如病人在热消融过程中出现中重度疼痛，应减小消融功率或暂停消融，或改变麻醉方式，必要时分次消融。

（3）喉返神经和喉上神经损伤：热消融操作不当或肿瘤粘连可损伤喉上神经和喉返神经；热

量通过甲状腺肿瘤及其周围组织传导，也会引起喉返神经、喉上神经灼伤或热损伤。术中医护团队应积极配合、规范操作、密切观察，避免发生神经损伤。

（三）术后护理

1. 体位与活动　术后病人取平卧位或低半卧位，适当进行床上活动、踝泵运动、抬臀等，指导病人保持头颈部舒适体位，颈部相对制动，在改变卧位、起身和咳嗽时用手适当固定颈部以减少震动。术后12 h无不适症状可下床活动。

2. 饮食护理　病人术后4 h可进食少量温凉流质食物，避免刺激性饮食，禁食过甜的食物，以免呼吸道分泌物增加；若无呛咳、误咽等不适，术后6 h可进食半流质饮食。

3. 专科护理

（1）病情观察与监测：监测病人生命体征，密切观察病人神志、瞳孔以及肢体运动的变化等；观察穿刺处有无出血、渗血、血肿以及肿胀情况；病人有无发音异常、呼吸困难或窒息情况；病人有无声音嘶哑、饮水呛咳、手足抽搐等喉返神经、喉上神经损伤症状；病人有无手足抽搐等低钙症状；如病人存在喉头水肿、声带麻痹、呼吸困难等症状，应立即报告医生对症处理。

（2）并发症预防与护理

① 出血：由于大部分消融本身具备凝血功能，故术后出血发生率较低，出血多发生在腺体表面，少数发生在腺内或囊内；对于已经形成的血肿，可通过超声进行动态观察，并通过局部压迫的方法控制出血进一步发展。出血控制后，酌情加压包扎、冰敷，防止再次出血，一般血肿会自行吸收。罕见情况如出血不能控制，尤其影响呼吸时需及时手术减压处理。

② 呼吸困难和窒息：主要原因是穿刺伤口出血，形成血肿压迫气管。处理方法主要是有效控制局部出血，观察局部穿刺伤口有无肿胀，观察病人呼吸节律、频率及血氧饱和度，如有异常及时通知医生处理。

③ 疼痛：少数病人术后会出现轻微疼痛或放射痛，大部分病人可耐受，随时间延续逐渐减轻。少数病人持续疼痛，需查明原因，动态评估，对症处理。

④ 喉返神经和喉上神经损伤：观察病人有无声音嘶哑、音调降低、嗓音低沉以及呼吸道梗阻等神经损伤的相应症状和体征，及时通知医生，可予以激素、营养神经药物等。通常随时间延续病人症状逐渐减轻，绝大多数病人在3～6个月内恢复。双侧喉返神经损伤可导致严重的上呼吸道梗阻，常需进行紧急气管切开或者紧急气管插管。

⑤ 肿瘤未控：若肿瘤的特殊性或术中出现不可预知的情况（包括并发症等）导致消融手术失败，部分情况可能需及时中转或择期外科手术。为减少局部粘连，对于不影响病人生存期和生活质量的择期手术，建议消融术后3个月再考虑行外科手术。

（四）出院指导

1. 活动与锻炼　嘱病人术后1个月内勿过度活动颈部，防止出血，按颈部功能操循序渐进进行功能锻炼。

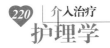

2. 饮食指导　嘱病人禁烟酒，禁食辛辣刺激性食物；术后 1 周内食用清淡易消化的软食，多食绿色蔬菜、水果、芝麻酱等含钙食物；恢复期应选择含丰富维生素、蛋白质的饮食以增强体质，促进疾病康复。

3. 专科指导　指导病人按医嘱服药，术后根据病理情况遵医嘱口服甲状腺素片，清晨空腹服用，服药后 1 个月复查甲状腺功能，调整剂量。服用优甲乐注意事项：① 仅用水送服，至少饮半杯水。② 应在间隔足够的时间后服用某些特殊药物或食物。与维生素、高血压药物、滋补品间隔 1 h，与含铁、钙食物或药物间隔 2 h，与奶、豆类食品间隔 4 h，与考来烯胺或降脂树脂间隔 12 h。

4. 复诊指导　指导病人术后 1 个月遵医嘱复查甲状腺功能，2 年以内每 3 个月复查 1 次，2～5 年每半年复查 1 次，5 年以后每年复查 1 次；每次复查 B 超和甲状腺功能，年度复查胸部薄层 CT，具体遵医嘱。复查时携带出院小结记录。如出现声音嘶哑或失声、吞咽困难、呼吸困难，或自我感觉颈部出现肿块且肿块逐渐增大，应及时就诊；如有手、足抽搐可能为术后低钙，应立即去医院就诊。

（尤国美）

第二节　肺癌

肺癌全称为原发性支气管肺癌，是发生于气管、支气管黏膜上皮或腺体的呼吸系统最常见的恶性肿瘤。根据肿瘤发生的解剖学部位分类，可将肺癌分为中央型肺癌和周围型肺癌两类；从据病理和治疗角度分类，可将肺癌分为非小细胞肺癌（non-small cell lung cancer，NSCLC）和小细胞肺癌（small cell lung cancer，SCLC）两大类，其中 NSCLC 约占 80%～85%，可分为腺癌、鳞癌等组织学亚型。肺癌发病率居癌症首位，由于早期诊断率低，预后往往较差。随着诊疗方法的不断进步，规范化、个体化、多学科综合性治疗技术不断发展，支气管动脉化疗栓塞术、消融治疗、放射性 125I 粒子植入术等介入技术逐渐成为辅助、联合治疗肺癌的方法以及晚期肺癌最主要的微创治疗手段。根据治疗时是否利用血管通道，肺癌的单纯介入治疗可分为血管性介入治疗和非血管性介入治疗两类。

【临床表现】

肺癌的临床表现多与肿瘤的发生部位、病理类型、有无并发症和转移，以及病人的反应程度和耐受性的差异密切相关。

临床表现一般包括：局部症状如咳嗽、痰中带血或咯血、胸痛、胸闷、气促、声音嘶哑等，全身症状如发热、消瘦、恶病质等，肺外症状如肺源性骨关节增生症、与肿瘤有关的异位激素分泌综合征等，外侵和转移症状如淋巴结转移、胸膜受侵和（或）转移、上腔静脉综合征、消化道和骨转移、中枢和周围神经系统等症状。

【辅助检查】

1. 影像学检查　包括 X 线胸片、CT、MRI、超声、骨核素扫描、PET-CT 等方法。

（1）胸部 X 线、B 超：对早期肺癌诊断价值有限，一旦 X 线胸片怀疑癌应及时行胸部 CT 检查。

（2）胸部 CT：是目前肺癌诊断、分期、疗效评价及治疗中、治疗后随访中最重要和最常用的检查方法（如图 6-2-1）。

（3）MRI：可用于显示原发肺癌病灶解剖结构变化，具有较高的软组织分辨率；也可用于判定脑、脊髓、骨髓腔有无转移；对碘对比剂过敏的病人可根据医生诊断需求选用。

（4）PET-CT：是肺癌诊断、分期与再分期、疗效评价和预后评估的最佳方法，术前 PET 可以代替骨核素扫描（如图 6-2-2）。

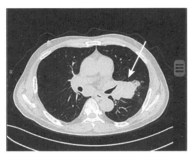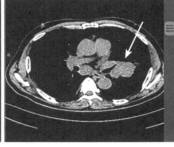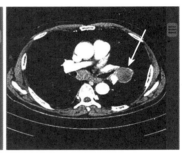

图 6-2-1　左侧中央型肺癌病人肺部增强 CT 扫描

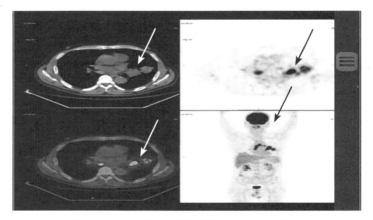

图 6-2-2　左侧中央型肺癌病人 PET-CT 图像

2. 支气管镜及超声支气管镜检查、肺穿刺活检、内科胸腔镜及开胸肺活检　可明确诊断和判断组织学类型。

3. 实验室检查　包括痰脱落细胞学检查、血常规检查、肝肾功能检查、凝血功能检查、肿瘤标志物检查等。

【处理原则】

包括外科手术、放射治疗、介入治疗、药物治疗等。

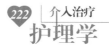

1. 外科手术 外科手术切除是非小细胞肺癌早中期病人首选和最主要的治疗方法。

2. 放射治疗 可用于因身体原因不能手术治疗或拒绝手术的早期 NSCLC 病人的根治性治疗、可手术病人的术前及术后辅助治疗、局部晚期病灶无法切除病人的局部治疗和晚期不可治愈病人的姑息治疗。

3. 介入治疗 适用于中晚期肺癌，或其他原因导致不能手术或不愿手术的肺癌病人，或外科手术未能全部切除肿瘤者；也可用于手术之前行局部化疗来提高疗效和降低术后复发率。

4. 药物治疗 包括化疗、抗血管生成治疗、分子靶向治疗以及免疫治疗。化疗是治疗肺癌的主要治疗方法之一，应严格掌握临床适应证，充分考虑病人的肿瘤分期、体力状况、不良反应、生活质量及治疗意愿，避免治疗过度或治疗不足。对于 NSCLC，需要明确基因突变状态，依据分子分型指导靶向治疗。对于基因检测阴性的非鳞癌的 NSCLC 可以在化疗基础上联合抗血管生成治疗，如使用贝伐珠单抗或血管内皮抑制蛋白。近年，以免疫检查点抑制剂（如 PD-1 单抗或 PD-L1 单抗等）的临床应用为代表的免疫治疗已被证实可改善肺癌病人的生存率。目前多个 PD-1 单抗和（或）PD-L1 单抗已获批上市并应用于晚期及局部晚期 NSCLC 和 SCLC 的治疗。

【护理措施】

一、血管性（支气管动脉化疗栓塞术）介入护理

（一）术前护理

1. 体位护理 大咯血时协助病人将头偏向一侧，取半卧位休息，保持呼吸道通畅；呼吸功能差的病人可取平卧位或患侧卧位。指导病人进行呼吸锻炼与有效咳嗽，改善通气，尽可能使其处于舒适体位，避免压力性损伤。

2. 饮食护理 需结合病人的营养状况实施个体化的全面营养支持护理。病人饮食要多样化，制订科学合理的膳食搭配计划；少食多餐，禁止暴饮暴食；多摄入富含维生素、高蛋白和高能量的食物；忌食辛辣、油腻、生冷等刺激性食物及膨化食品，以免咳嗽、咯血症状加重。

3. 专科护理

（1）咯血的护理：在咯血期间给予低流量吸氧，指导病人绝对卧床休息，取患侧卧位，防止出血顺位流入健侧肺；翻身时注意动作轻柔，不进行大幅度的活动，防止发生吸入性肺炎或堵塞健肺气道，加重呼吸困难和窒息；饮食以低盐、无刺激的软食为主，少量多次饮水，避免刺激咯血；咯血病人常伴有胸闷、咳嗽等症状，甚至还会有低血压、休克、窒息等危险，因此要建立静脉双通道；告知病人出现喉痒、胸闷等咯血先兆时头偏向一侧，必要时坐起，床旁备吸引器，必要时行气管切开；遵医嘱给予二乙酰氨乙酸乙二胺注射液 0.6 g 加入生理盐水 250 ml 中静脉滴注，或者垂体后叶素 12～24 U 加入生理盐水 250 ml 中以 5～20 ml/h 静脉泵入；为降低肺动脉高压，可给予甲磺酸酚妥拉明 50 mg 加入生理盐水 500 ml 中静脉滴注，注意监测病人血压，避免引起低血压。

（2）胸腔积液的护理：胸腔积液是肺癌最常见的并发症之一。胸腔积液量的增加会对病人的肺膨胀产生很大影响；病人会出现呼吸困难的症状，此时应及时给予 B 超检查，根据 B 超结果合理确定抽取胸水的频率，必要时放置胸腔引流管引流胸水；操作完毕后协助病人取半卧位休息，给予持续低流量吸氧。

（3）术前准备：术前关注病人血压，高血压病人术前遵医嘱使用药物控制血压；女性病人需避开月经期。

（二）术中护理

1. 手术配合　病人仰卧于 DSA 检查台上，双侧腹股沟区常规消毒，2% 利多卡因股动脉穿刺点局麻。采用改良 Seldinger 技术穿刺股动脉，置入 5 F 动脉鞘，经鞘引入 5 F Cobra 导管，将导管选择性或者超选择性插入靶血管，行支气管动脉造影判断肿瘤的供血动脉即靶血管（如图6-2-3），观察有无脊髓支、食管支。必要时使用微导管向靶血管内缓慢灌注稀释后的化疗药物，如果肿瘤供血血管为多支，则分别灌注。必要时添加明胶海绵或聚乙烯醇颗粒（PVA）栓塞肿瘤供血动脉（如图6-2-4），结束治疗后加压包扎。

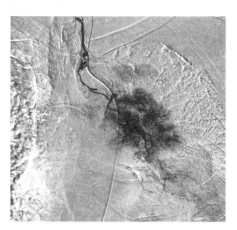

图 6-2-3　右肺癌，支气管动脉造影见支气管动脉增粗，右肺门上部见大量的肿瘤血管及肿瘤染色

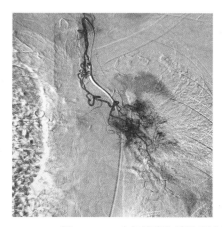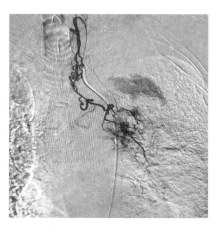

图 6-2-4　支气管多次动脉灌注化疗（BAI）后肿瘤血管明显减少

2. 病情观察与监测　严密观察病人生命体征，重点监测病人呼吸、心率、血氧饱和度等；密切观察穿刺时病人肢体远端动脉情况；术中警惕最易发生且最危及生命的后果（如气道完全堵塞所致的窒息），可在术前充分镇静、镇痛，给予 2 L/min 氧气吸入；病人心率＞120 次/min 或血氧饱和度≤85％ 时应暂停手术，给予高流量氧气吸入，及时吸痰，保持病人呼吸道通畅，待指标恢复正常后继续操作。

3. 并发症预防与护理

（1）血管痉挛：病人有动脉硬化史或术中反复穿刺插管，使血管内膜受刺激引发痉挛。操作时动作应尽量轻柔，指导病人深呼吸，使其全身放松，遵医嘱给予罂粟碱、硝酸甘油等血管解痉药物。

（2）脊髓损伤：是最严重的并发症，由于支气管动脉与脊髓动脉有吻合，高浓度的对比剂或抗癌药物进入脊髓动脉，易造成脊髓细胞损伤或者脊髓动脉阻塞，导致脊髓缺血。脊髓损伤表现为躯体感觉障碍、运动功能降低或缺失以及尿潴留等。术中应多角度造影并在透视下监测栓塞剂的注入及血管反流情况，及时发现，积极处理，备好血管扩张剂和神经营养药物。

4. 术中安全管理　建立静脉通道，并提前准备好急救药品、物品，使设备处于功能状态、放在方便易取的位置，以应对术中突发意外。

（三）术后护理

1. 饮食护理　病人应少食多餐，以摄入高纤维、高蛋白及高碳水化合物饮食为主。

2. 专科护理

（1）病情观察与监测：观察病人的生命体征，穿刺点有无渗血、血肿、感染、皮肤破损，术侧肢体温度、感觉、颜色、足背动脉搏动。观察病人有无发热、疼痛、胃肠道反应、排尿困难等不良反应，并给予对症护理。

（2）并发症预防与护理

① 急性肺水肿：行支气管动脉介入治疗时，注入高浓度化疗药物对病人的肺内毛细血管内皮造成了一定的影响，进而可能导致肺毛细血管通透性增加。应关注病人有无肺水肿征象，配合医生调整药物浓度，减慢给药速度，降低肺水肿的发生率；一旦出现肺水肿，立即协助病人取头高足低位，予以高流量（6～8 L/min）氧气吸入，遵医嘱给予镇静、利尿、强心等治疗。

② 化疗药物副作用：病人在化疗过程中易出现恶心、呕吐和骨髓抑制等并发症，应根据病人症状及时调整输液顺序及输液速度，加强观察，以药物预防治疗为主；对于呕吐较重的病人予以止吐药物，预防性用药的同时做好病人口腔护理；如病人出现白细胞数量下降，应卧床休息，行保护性隔离，防止感染。

③ 肾损伤：术后必须对监测病人的肾功能，鼓励病人适当多饮水，提升肾脏的排泄功能，术后 6～8 h 内少量多次饮水 1 000～2 000 ml，对不能饮水的病人给予补液干预，使病人尽早排出对比剂；必要时应用利尿剂以提升尿液的排出速度，观察病人的水电解质变化，记录病人 24 h 尿量。

④ 动静脉栓塞：密切观察病人穿刺点局部是否存在红肿、渗血、肤温、肤色变化等，以便尽

早发现下肢栓塞的潜在风险；病人如出现肢体剧烈疼痛，皮肤苍白或发绀，可能是肢体动脉栓塞，应立即报告医生给予溶栓治疗。

⑤ 肋间动脉炎：主要由于支气管动脉与肋间动脉共干，化疗药物进入肋间动脉后引起肋间神经痛及皮肤损害。应遵医嘱给予地塞米松 5 mg、2% 利多卡因 0.2 g 加入 50% 硫酸镁溶液 500 ml 中对伤口进行持续局部冷湿敷，配制好的药液应放入冰箱冷藏，使用效果更好；疼痛严重者应定时、足量应用镇痛药物，尽可能减轻疼痛引起的不适感。

（四）出院指导

1. 活动与锻炼　指导病人完全戒烟，注意劳逸结合，逐渐增加活动量，预防感冒。出院后继续做恢复肺功能的练习，包括深呼吸、有效咳嗽、咳痰等；如出现高热、咯血、胸痛、气急等症状应及时去医院就诊。

2. 饮食护理　鼓励病人进食高能量、高蛋白、富含维生素、易消化、低盐食物，少食多餐，多食用新鲜蔬菜、水果，忌油炸、辛辣等刺激性食物。

3. 复诊指导　向病人强调肿瘤需长期综合治疗，嘱咐病人按时返院复查 CT、肿瘤标记物、血常规等。

二、非血管（肺穿刺活检、肺癌消融、放射性 ^{125}I 粒子植入术）介入护理

（一）术前护理

1. 同血管性介入治疗术前护理

2. 介绍手术方式、解释注意事项，做好术前准备

（1）肺穿刺活检：一种有创检查，通过活检组织取材，可以明确肿瘤性质和病理分型，以制订最佳治疗方案。术前对病人进行心理、认知度、接受度、配合度评估；详尽解释术中注意事项、配合方法、手术的安全性，减轻病人的恐惧感。

（2）肺癌消融：包括热消融和冷消融，主要是利用极端温度（＞45 ℃或＜5 ℃）使肿瘤细胞因蛋白质变性凝固而坏死，损毁肿瘤组织。术前护士应向病人及其家属介绍检查的目的、方法、手术过程、注意事项及可能出现的并发症，向病人强调术中配合的重要性，安慰体贴病人，引导其积极配合手术；根据医嘱准备好局麻药、镇静药和镇咳药。肺癌消融疼痛感远大于血管介入手术的疼痛感，应强调超前镇痛，术前可应用强镇痛药。

（3）放射性 ^{125}I 粒子植入术：将放射源通过施源器或输源导管直接导入病变部位行放射治疗，提高局部放射剂量，缩短治疗有效距离，可有效地杀伤肿瘤细胞。因病人对放射性粒子不了解，担心对身体其他部位及家人有影响，护士应详细向病人及其家属说明放射粒子治疗肺癌的原理及术后的防护等，使病人及其家属掌握放射防护知识，消除其恐惧心理。

（二）术中护理

1. 手术配合　根据病灶部位决定病人手术体位（仰卧位、侧卧位或俯卧位），选择合适的入

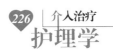

路（避开肋骨、大血管、肺大疱且距离最短），局部麻醉（使用 2% 利多卡因），在胸壁开 0.5 cm 的小切口，在 B 超、CT 扫描引导下确定进针方向、深度及角度，置入穿刺针达病灶边缘，观察并调整针尖位置到最佳。活检病人应用活检枪切取病变组织，并用甲醛溶液固定标本；完成肿瘤消融或植入放射性 ^{125}I 粒子。治疗结束后再行扫描，明确病人有无气胸、大出血等并发症。

2. 病情观察与监测　严密监测病人的呼吸、心率、血压和血氧饱和度，询问病人有无胸闷、胸痛等不适，如病人术中大量出汗应加快补液速度。如果术中施行静脉麻醉，应配合麻醉医生并做好术后复苏和观察。

肺癌病人常有刺激性咳嗽，而病灶周围往往是大血管或重要脏器，手术又采用局部麻醉，因此术中止咳和制动至关重要。术中应密切观察病人，如病人忍不住欲咳嗽，给予其适量温开水以减缓咳嗽的发生。待穿刺针固定于安全部位时可允许病人轻咳，以减轻病人痛苦。

3. 并发症预防与护理

气胸：非血管介入治疗最常见的并发症是气胸，发生率为 9%～52%，多为穿刺针穿刺所致，需警惕迟发性气胸的发生；少量气体可不予处理，中至大量气体可胸穿抽气或放置胸腔闭式引流装置。

4. 防辐射护理　在无屏蔽防护的情况下，在粒子装载过程中操作人员全身有可能受到高于剂量限值的照射，所以装载粒子应用铅屏风防护并使用镊子进行无菌操作。为了避免操作人员受到不必要的照射，术中加强防护是必要的。在不影响操作的情况下尽量采用屏蔽防护和距离防护，力求熟练操作以缩短操作时间。

（三）术后护理

1. 体位与活动　指导病人术后卧床休息 6～8 h，遵医嘱应用止痛药物，控制疼痛带给病人的不适感。

2. 专科护理

（1）辐射防护：粒子植入后病人应住在有防护条件的病房，对已经进行粒子植入的病人应集中管理。病床间距至少 1 m，并在房间门口或病人床头悬挂特殊标志。病房应配备防护用具，供医护人员为病人进行治疗护理操作时使用。

（2）并发症的观察与护理

① 出血：包括肺出血和胸腔内出血，为穿刺针损伤肺组织或胸壁血管所致，应做好病人心理护理，鼓励病人将血轻轻咳出。消融本身可以使血液凝固，即使消融过程中发生出血，消融治疗停止后出血会逐渐停止；肺穿刺出血多具有自限性，可持续 3～5 d，保守治疗无效者可进行介入栓塞或手术探查。

② 气胸：病灶小、进针深、灶周有肺气肿、穿刺针在胸腔内停留时间长的病人术后更易并发气胸。气胸一般发生在术后 1 h 内，偶有发生在术后 12～24 h 的。术后应了解病人的自觉症状，密切观察病人呼吸、血压、脉搏及神志的变化，观察病人有无呼吸困难或反常呼吸，一旦发

现异常及时报告医生，并协助处理。

③ 放射性肺炎：虽然粒子放射强度很低，主要杀伤肿瘤细胞，但由于要将粒子直接植入肺组织，正常肺组织仍可能受到损伤而发生炎症反应；炎症反应一般出现于治疗后 2～3 周，以胸痛、刺激性干咳为特征，严重者肺脏发生广泛纤维化，最终导致呼吸衰竭。应遵医嘱给予病人糖皮质激素和抗生素治疗，以降低炎症反应程度和防止肺部细菌感染。

④ 粒子移位：粒子植入后最严重的并发症是肺栓塞，移位的粒子可进入血管，随血流进入肺动脉或其分支，引起栓塞，病死率高；一般术后 1～2 d 粒子可能会脱落，脱落的粒子会随血流进入血管引起肺栓塞，应严密观察病人心率、呼吸频率、血氧饱和度，若病人出现胸痛、发绀、呼吸困难、血氧饱和度持续下降等情况应立即报告医生及时处理。

⑤ 其他：可能还会出现胸腔积液或积血、胸膜增厚、胸壁血肿、肺炎、咯血等并发症。

（四）出院指导

1. 休息与活动　指导病人注意休息，适当进行户外运动，避免劳累。

2. 饮食护理　指导病人进食高蛋白、低脂肪、富含维生素、易消化的食物以增强营养；对于有刺激性干咳的病人，指导其多饮水，必要时应用镇咳药物。

3. 辐射防护　^{125}I 粒子植入病人出院后与家人保持 1 m 的防护距离即可保证辐射安全，推荐未成年人及孕妇接触病人的安全距离为 2 m。^{125}I 粒子的半衰期为 60 d，辐射剂量随着时间的推移而递减，6 个月后无须特殊防护。

4. 复诊指导　嘱病人术后 3、6 个月复查 CT 及肿瘤标志物。出院后如有胸闷气促、高热等不适及时就医。

三、分子靶向治疗和免疫治疗的护理

分子靶向治疗作为一种新型治疗手段，具有较强的针对性，在驱动基因阳性肺癌病人的一线和二线药物治疗中均具有较好的临床获益。其常见不良反应包括皮疹、胃肠道反应等。以临床使用免疫检查点抑制剂（如 PD-1 单抗或 PD-L1 单抗等）为代表的免疫治疗现广泛应用于晚期及局部晚期 NSCLC 和 SCLC，具有独特的副作用，即免疫相关不良反应（irAE），包括皮肤、胃肠道、肝脏、内分泌系统、肺部及其他罕见的免疫炎症反应。多数情况下，糖皮质激素、肿瘤坏死因子 α 拮抗剂等药物可起到治疗作用。

1. 规律用药　应定时规律用药。靶向药物和免疫治疗药物都是有时间依赖性的，要定时口服或注射才能保持一定的血药浓度，不能超量服药或漏服，一旦中断服药会出现反弹效应。对于依从性差的病人要建立有效的督促机制。

2. 不良反应的护理

（1）皮疹：最常见的副作用，可伴有瘙痒、红肿，有的甚至出现疱疹、甲沟炎等。应指导病人保持皮肤清洁干燥，穿棉质衣服，外出注意防晒，尽量减少对皮肤的摩擦和刺激。皮疹严重时，应遵医嘱使用强效皮质类固醇及免疫调节剂。

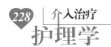

介入治疗
护理学

（2）胃肠道反应：最常见的包括腹泻、恶心呕吐、厌食、乏力等症状，应加强饮食指导，以清淡、少油、低纤维饮食为主，适当多饮水；症状严重者可使用甲羟孕酮与甲氧氯普胺等药物。

（3）肝、肺功能受损：肺毒性，可致间质性肺病，表现为活动性呼吸困难、干咳，伴有或不伴有发热，服药期间应保持室内的通风和氧含量，必要时减少药物用量，住院治疗。定期监测病人肝功能。

（4）内分泌系统改变：病人甲状腺功能减退或亢进，要定期监测其甲状腺功能。指导血糖升高病人低糖饮食，适当运动，改善体质。其他免疫相关的疾病心肌炎、胃炎等比较少见。

（肖书萍）

第三节　肝癌

原发性肝癌是指肝细胞或肝内胆管上皮细胞发生的恶性肿瘤，是我国常见的恶性肿瘤之一，发病率位于恶性肿瘤第 4 位，致死率位于肿瘤第 2 位。原发性肝癌发病率的性别差异显著，高发地区男女发病率之比高达 3:1～8:1，以 40～49 岁发病率最高。我国东南沿海地区是肝癌高发区之一。原发性肝癌主要包括肝细胞癌（hepatocellular carcinoma，HCC）、肝内胆管癌（intrahepatic cholangiocarcinoma，ICC）和混合型肝细胞癌－胆管癌（combined hepatocellular-cholangiocarcinoma，cHCC-CCA）三种不同病理学类型。原发性肝癌的病因和发病机制尚未明确，可能与过度饮酒、吸烟、乙/丙型病毒性肝炎、食物及饮水、毒物及寄生虫、遗传因素等有关。

【临床表现】

早期肝癌通常没有症状或者症状不典型，出现典型的临床表现时已属于中晚期肝癌。肝癌的常见症状有：肝区疼痛，多为右上腹或中上腹持续性隐痛、胀痛或刺痛，夜间或劳累后症状加重；食欲缺乏、消瘦、乏力以及不明原因的发热、腹胀、腹泻、黄疸等。肝癌伴腹水、黄疸、远处转移等情况时，称为晚期肝癌。

【辅助检查】

主要有以下几种：无创影像学检查手段、数字减影血管造影、肝穿刺活检及病理诊断、实验室检查。

1. 无创影像学检查手段　各种影像学检查手段各有特点，应该强调综合应用、优势互补、全面评估。

（1）B 超：是临床最常见的肝脏影像学检查方法。可以早期、敏感地检出肝内占位性病变，鉴别其为囊性或实质性，初步判断病变为良性或恶性。常规灰阶超声显像可以全面筛查肝内或腹腔内其他脏器是否有转移、肝内血管及胆管侵犯情况等。彩色多普勒血流成像可以观察病灶血供状态，辅助判断病灶良恶性，显示病灶与肝内重要血管的毗邻关系以及有无肝内血管侵犯，也可以初步判断肝癌局部治疗后的疗效。超声造影检查可以实时动态观察肝肿瘤血流灌注的变化，鉴别诊断不同性质的肝脏肿瘤，术中应用可敏感检出隐匿性的小病灶、实时引导局部治疗，术后评估肝癌局部治疗的疗效等。

（2）动态增强 CT、MRI 扫描：是肝脏超声和（或）血清甲胎蛋白（alpha fetoprotein，AFP）筛查异常者明确诊断的首选影像学检查方法。上腹部 CT 平扫 + 增强能明显显示肿瘤的位置、数目、大小及与周围脏器和重要血管的关系，同时还可测定无肿瘤侧的肝体积（图 6-3-1）；MRI 对病灶直径≤2.0 cm 的肝癌的检出率准确性较高。

（3）PET-CT：能一次性全面评价肿瘤的定位转移情况。

2. DSA 检查　采用经选择性或超选择性肝动脉进行 DSA 检查，该技术更多地用于肝癌局部治疗或肝癌自发破裂出血的治疗等。

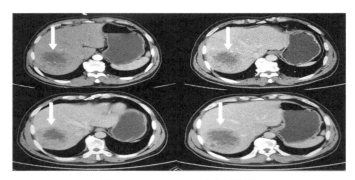

图 6-3-1　CT 显示肿瘤的位置

3. 肝穿刺活检及病理诊断　对于缺乏典型肝癌影像学特征的肝占位性病变，肝病灶穿刺活检可获得明确的病理诊断，明确病灶性质及肝癌分子分型。

4. 实验室检查　包括血常规、血生化、凝血功能、乙肝 DNA、肿瘤指标（AFP、CEA）等，甲胎蛋白（AFP）是诊断肝细胞癌的特异性标志物，AFP≥400 ng/ml 为诊断肝癌的条件之一（排除妊娠和生殖腺胚胎瘤）。

【处理原则】

肝癌的治疗方法包括外科治疗、消融治疗、经动脉化疗栓塞、放射疗法、系统抗肿瘤等多种手段，针对不同分期的肝癌病人选择合理的治疗方法可以使疗效最大化。

【护理措施】

本节主要介绍肝癌行肝动脉化疗栓塞术（transcatheter arterial chemoembolization，TACE）的护理、肝癌行射频消融术的护理、¹²⁵I 粒子植入治疗肝癌的护理、肝癌行 ⁹⁰Y 放射性微球栓塞术的护理。

一、肝癌行肝动脉化疗栓塞术（TACE）的护理

（一）术前护理

1. 饮食护理　进食清淡易消化饮食，避免进食牛奶、甜食等易产气食物。

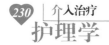

2. 专科护理

（1）病情观察与监测：密切观察病人的生命体征及肝肾功能。同时检查病人双侧股动脉和足背动脉搏动情况，并在足背动脉搏动点做好标记。

（2）呼吸道准备：训练病人平静呼吸时吸一口气，屏住呼吸 10～15 s，然后缓缓呼出，以配合术中造影需要。

（3）用药指导：遵医嘱术前用药，行用药指导；备好术中用药。

（4）疼痛护理：疼痛是肝癌肿瘤介入治疗围手术期较常见的不良反应，不但影响病人的身心健康，还可能影响病人术后恢复，无痛化已成为医学发展的必然趋势。因此，围手术期的疼痛护理非常重要，护士应及时评估疼痛的原因、部位、程度、有无伴随症状等，疼痛影响休息时遵医嘱予以镇痛药，以缓解疼痛，保证睡眠。

（5）血小板过低的病人，术前应输新鲜血液或血小板；对高血压病人先行降压治疗。

3. 心理护理　主动了解病人的情绪反应，做到主动关心、体贴病人，与其建立良好的护患关系。结合手术科普视频介绍手术方法和手术过程，并告知配合要点。介绍手术成功病例，以增强病人信心。

（二）术中护理

1. 手术配合　病人仰卧于手术台上，常规无菌操作，消毒、铺巾，2% 利多卡因局部麻醉，行右侧股动脉 Seldinger 穿刺成功置入 5 F 导管鞘。经鞘引入 5 F Rh 导管，将导管选至腹腔干，行 DSA 造影，在病灶处进行药物灌注化疗，术后造影可见栓塞成功（图 6-3-2）。术毕拔管，用动脉闭合器封闭右侧股动脉穿刺点，加压包扎，返回病房。护士需提前准备好术中所需要的各种耗材。

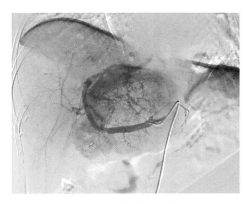 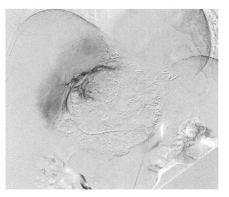

C-TACE 术前 DSA 造影　　　　　　　　　　C-TACE 术后 DSA 造影

图 6-3-2　C-TACE 术前与术后 DSA 造影

2. 病情观察与护理

（1）护士全面监测病人生命体征与下肢肢体活动情况，注重观察生命体征的变化，尤其是心率、血压的变化。

（2）观察术中有无对比剂、栓塞剂及化疗药物引起的不良反应，及时对症处理，备齐急救药品。

（三）术后护理

1. 体位与活动　同第一篇第二章第三节"介入术后护理"中"体位与活动"部分内容。

2. 饮食护理　给予病人优质蛋白、高能量、富含维生素、清淡易消化的食物，嘱病人多食新鲜蔬菜、水果。

3. 专科护理

（1）病情观察与监测：密切观察病人的体温、脉搏、呼吸、血压及穿刺点有无出血、血肿，足背动脉搏动情况，如有异常及时汇报医生。

（2）观察有无栓塞综合征：栓塞综合征是指肿瘤和器官动脉介入栓塞术后，组织缺血坏死引起的恶心、呕吐、发热、疼痛、食欲下降、麻痹性肠梗阻等症状。腹痛是由于术中栓塞造成组织缺血、水肿和坏死，应按疼痛护理常规护理，遵医嘱予以止痛药。发热是由于肿瘤组织缺血坏死，体内吸收毒素，常在术后 1～2 d 出现，持续 3～5 d。应监测病人体温的变化，发热者按发热护理常规护理。恶心、呕吐主要是抗肿瘤药物的毒副反应，应嘱病人深呼吸、听音乐等来分散注意力，减轻恶心、呕吐症状，症状严重者遵医嘱给予止吐剂，及时清除呕吐物，协助病人漱口。

（3）化疗药物副反应：常见的有胃肠道反应、骨髓抑制、肾脏毒性等。

（4）导管护理：对行连续肝动脉灌注化疗者，做好导管护理。

（5）疼痛护理：同 TACE 术前的疼痛护理。

（6）水化治疗：同第一篇第二章第一节"介入术前护理"水化治疗相关内容。

4. 并发症预防与护理

（1）肝脓肿：表现为栓塞后持续高热 39～41 ℃，伴有不同程度的肝区、肾区疼痛。术后应严密监测病人体温的变化，定期复查病人血常规、肝肾功能等。

（2）肺栓塞：观察病人有无咳嗽、胸闷、呼吸困难等肺栓塞的表现，如有异常立即给予吸氧、行心电监测，配合医生抢救。

（3）急性肝衰竭、肝肾综合征：表现为精神萎靡或反应迟钝、黄疸加重、尿量减少、肝肾功能指标明显升高等。应遵医嘱予以保肝、利尿，维持电解质和酸碱平衡，加强营养。

（四）出院指导

1. 活动与锻炼　嘱病人注意休息，保证睡眠充足，避免腹部碰撞和剧烈运动。避免重体力活动，保持心情舒畅。适当活动，有助于减轻胃肠胀气，增进食欲。应选择可耐受的活动，如散步、打太极拳等。

2. 饮食指导　指导病人摄入含优质蛋白、高能量、富含维生素、低脂饮食，少食多餐，忌食辛辣食物，戒烟酒。出现腹水、水肿时应控制摄入水量，量出为入。

3. 专科指导　遵医嘱继续服用改善肝功能、促进肝细胞再生的药物以及抗肿瘤药物，不能擅自增加或减少药物剂量，避免引起不良反应。

4. 复诊指导　一般前 3 次介入治疗，每次术后 1 个月复查肝脏 CT、甲胎蛋白、肝功能、白细胞，后期根据复查结果延长复查时间。

二、肝癌行射频消融术的护理

（一）术前护理

1. 饮食护理　术前静脉麻醉者禁食 4 h，禁饮 2 h。

2. 专科护理　同 TACE 术前护理的专科护理。

3. 心理护理　同 TACE 术前护理的心理护理。

（二）术中护理

1. 手术配合　病人仰卧于 CT 室机床手术台上，行 CT 扫描预设皮肤穿刺点区域，行常规消毒、铺巾及静脉麻醉，将消融针刺入病灶目标区域，复扫 CT，确认消融针位置满意，给予消融，结束后复扫 CT，确认消融满意（图 6-3-3），拔针，术毕，敷料覆盖针眼，送病人安返病房。

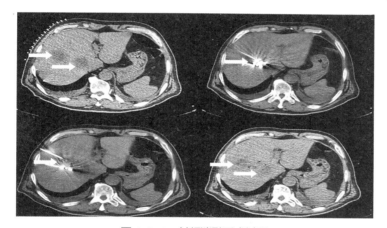

图 6-3-3　射频消融手术过程

2. 病情观察与护理

（1）注意及时询问病人的感受，关注病人的疼痛情况，指导病人呼吸。

（2）静脉麻醉时注意观察病人的生命体征。

（三）术后护理

1. 体位与活动　病人卧床休息 2 h，生命体征平稳者可轻微活动。

2. 饮食护理　术后 2 h 进食半流质高蛋白、高能量、富含维生素饮食，逐步由半流质过渡到普食，避免摄入刺激性食物。

3. 专科护理

（1）病情观察与监测：密切观察病人的体温、脉搏、呼吸、血压、穿刺点等变化，如有异常及时汇报医生。

（2）发热：射频消融治疗使肝癌组织凝固性坏死，而坏死组织吸收后可使体温上升，一般为38℃左右。应注意观察病人体温情况，予以对症处理，做好病人皮肤护理。

（3）疼痛护理：同TACE术前的疼痛护理。

（4）胃肠道反应：由于治疗时刺激腹膜，病人可出现恶心、呕吐、腹胀等。注意观察病人呕吐物的颜色、量、性状等，必要时遵医嘱使用止吐药。

4. 并发症预防与护理

（1）感染：消融区组织液化坏死、继发感染或胆系感染，遵医嘱给予抗感染治疗。形成血肿时配合医生行经皮穿刺抽吸术。

（2）肝被膜下出血：病人术后出现穿刺针道渗血，穿刺损伤肝内血管及肋间动脉。嘱病人绝对卧床休息，避免剧烈运动，严密观察病人生命体征，动态监测病人血红蛋白变化，重视病人不适主诉，遵医嘱给予对症处理。

（3）误伤其他脏器：观察病人有无腹膜刺激征，如出现腹部压痛、反跳痛，遵医嘱予以禁食、胃肠减压等处理。

（四）出院指导

1. 活动与锻炼　嘱病人注意休息，保证充足睡眠。可做简单的运动如散步、打太极拳，以利于减轻胃肠胀气，增进食欲。每次活动时间不宜超过30 min。

2. 饮食指导　指导病人进食高蛋白、高能量、富含维生素、清淡、易消化饮食，如牛奶、鸡蛋、豆制品、鱼、肉等。多食新鲜蔬菜及水果，避免摄入生冷、硬、辛辣、酒等刺激性食物。

3. 专科指导　指导病人保护肝区，避免其受压。保持大便通畅，避免用力排便，并观察有无黑便、血便，发现异常及时就诊。

4. 复诊指导　同TACE的复诊指导，特殊情况遵医嘱复查。

三、^{125}I 粒子植入治疗肝癌的护理

（一）术前护理

1. 饮食护理　同TACE术前护理的饮食护理。

2. 专科护理　备好防辐射衣，其他同TACE术前护理的专科护理。

3. 心理护理　同TACE术前护理的心理护理。

（二）术中护理

1. 手术配合　病人仰卧于CT室机床手术台上，在CT引导下于肝脏转移灶在体表投影区标记穿刺点8个，穿刺点区域常规碘伏消毒、铺巾、局部麻醉，经已标记穿刺点置入粒子针，CT扫描确认穿刺针分布较均匀，后经穿刺针较均匀植入0.6 mCi ^{125}I粒子，复扫CT确认^{125}I粒子在病灶内较均匀分布（图6-3-4），术毕，拔针、压迫止血，穿刺点区域覆盖敷料。

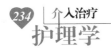

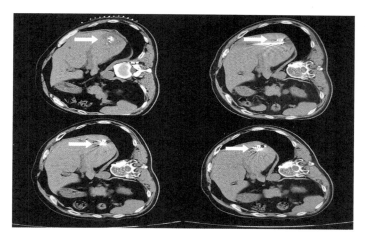

图 6-3-4 ¹²⁵I 粒子植入术后

2. 病情观察与监测　注意及时询问病人的感受，关注病人的疼痛情况，指导病人呼吸。

（三）术后护理

1. 体位与活动　病人术后卧床 6 h，减少活动，防止穿刺部位出血。下床活动时穿防辐射衣。

2. 饮食指导　指导病人进食高能量、富含维生素、高营养、含适量蛋白质、低脂肪的食物。

3. 专科护理

（1）病情观察与监测：密切观察病人的体温、脉搏、呼吸、血压等变化，如有异常及时汇报医生。

（2）穿刺点出血：发现出血应及时汇报医生，更换伤口敷料。

（3）疼痛护理：放射性粒子对肿瘤细胞的杀灭作用及异物刺激，使得肿瘤局部组织坏死，导致疼痛，轻者不需要特殊处理，疼痛较重者遵医嘱处理。

（4）发热：与肿瘤坏死细胞有关。病人体温为 37.5～38.5 ℃时鼓励病人多饮水，病人体温高于 38.5 ℃时给予物理降温，根据医嘱予以处理。

4. 并发症预防与护理

（1）放射性肝损害：以转氨酶一过性升高为主。指导病人卧床休息，进食高能量、高蛋白、富含维生素、低脂饮食，并遵医嘱予保肝、降酶治疗。

（2）腹腔出血：观察穿刺点有无出血和血肿，并严密观察病人的生命体征变化，以防发生肝破裂或瘤体破裂引发内出血。密切观察病人血压、脉搏的变化。

（3）放疗综合征：放射治疗后会出现一系列不良反应，包括恶心、呕吐、疼痛、发热等症状，统称为放疗综合征。嘱病人呕吐时将头偏向一侧，防止呕吐物误吸，引起窒息。对于发热、疼痛及感染等对症处理。

（4）肺栓塞：为放射性粒子随血流迁移到肺动脉造成。病人突发呼吸困难、胸痛、发绀时，应立即给予低流量吸氧同时告知医生，嘱病人绝对卧床休息，建立静脉通道，配合医生抢救。

（四）出院指导

1. 活动与锻炼　指导病人注意休息，适当活动，保持心情舒畅，劳逸结合。

2. 饮食指导　指导病人摄入高蛋白、富含维生素、清淡、易消化饮食，如牛奶、鸡蛋、鱼、肉等。

3. 专科指导　告知病人及其家属放射防护知识。时间防护：防护时间为 6 个月，且植入放射性粒子后 2 个月内病人尽量不与孕妇、儿童密切身体接触。屏蔽防护：指导病人穿戴 0.25 mm 的铅衣物。距离防护：与病人保持 1 m 以上距离。如发现 ^{125}I 粒子脱落，应立即报告医护人员，使用长柄镊子将 ^{125}I 粒子放入铅罐中交核医学科处置，不可随意放置。

4. 复诊指导　同 TACE 的复诊指导，特殊情况遵医嘱复查。

四、肝癌行 ^{90}Y 放射性微球栓塞术的护理

（一）术前护理

1. 饮食护理　同 TACE 术前护理的专科护理。

2. 专科护理

（1）肝血管评估：术前的肝血管评估是行 ^{90}Y 放射性微球治疗的关键一步，包括选择性动脉造影、预防栓塞 ^{90}Y 放射性微球可能发生异位栓塞的动脉、异常吻合和动静脉瘘。

（2）病人术前 1～2 周使用经 ^{99}Tc 标记的大分子白蛋白进行术前模拟栓塞，了解 ^{90}Y 放射性分布在肿瘤区域的实际放射剂量。

（3）对病人进行肝肾功能的评估。

（4）教会病人正确的屏气方法，使其能在术中更好地配合。

（5）术前令病人排空膀胱，去除活动性义齿。

（6）疼痛护理：同 TACE 术前的疼痛护理。

3. 心理护理　护理人员应耐心向病人讲解该新疗法的原理及手术过程，消除其紧张心理，取得病人的配合。

（二）术中护理

1. 手术配合　病人取仰卧位，取右侧股动脉为穿刺点，常规无菌操作，消毒、铺巾。2% 利多卡因 5 ml 局部麻醉，术中行右侧股动脉 Seldinger 穿刺成功后置入 5 F 导管鞘。依照前次造影所示图像，经鞘引入 5 F Rh 导管，将导管头端选至肝总动脉行血管造影，提示肿瘤染色、肿瘤供血动脉形态及走行均较前次造影相仿。继而引入微导管，在微导丝引导下将微导管头端超选至肝右动脉目标位置处，按计划注入 ^{90}Y 玻璃微球，进行选择性治疗，治疗结束后，按照要求将术中所用导管、鞘等拔除并置于专用容器中，监测确认无放射性物质泄漏、病人无不适主诉，送病人安返病房。

2. 病情观察与监测

（1）术中应严密观察病人生命体征，主动与病人交谈，询问病人是否有不适。

（2）病人术中如果出现胸闷、肝区疼痛等不适，应及时告知医生给予对症处理。

3. 安全管理

（1）要求行 ^{90}Y 放射性微球治疗的介入手术室术间内外地面铺无菌垫巾，室内备防护铅屏。

（2）参与该治疗的所有医护人员穿防护铅衣、双层鞋套，戴铅帽、铅围脖、护目眼镜、双层无菌手套，常规佩戴个人剂量仪。

（3）按照要求将术中所用导管、鞘、注射器、手套等相关用物置于专用容器内进行处理。

（三）术后护理

1. 饮食护理　同 TACE 术前护理的专科护理。

2. 专科护理　防护宣教：① 对工作人员造成的辐射危害微小，如需更换植入部位/伤口敷料，工作人员应佩戴手套。② 妊娠期工作人员不应护理病人。③ 床头放置标牌，病人佩戴腕带，提示电离辐射危害。④ 可在床头及床边放置胶片式射线测量计。⑤ ^{90}Y 微球治疗后暴露剂量较小，无须限制病人行动，建议病人术后 24 h 内采用坐便，便后冲刷马桶至少 2 次。⑥ 允许30～40 min 探视，但应避免 15 岁以下及妊娠期家属长期接触病人。⑦ 无须将床单、生活垃圾或服装物品作为放射性固体废物处理。

（四）出院指导

1. 活动与锻炼　同 TACE 出院指导。

2. 饮食指导　同 TACE 出院指导。

3. 专科指导　1 周之内与其他人保持 2 m 以上距离，避免搭乘须与邻座乘客共乘 2 h 以上的交通工具，避免与伴侣共枕，避免与儿童或孕妇密切接触。

4. 复诊指导　同 TACE 复诊指导，特殊情况遵医嘱复查。

（万红燕）

第四节　胆管癌

胆管癌统指胆管系统衬覆上皮发生的恶性肿瘤，按所发生的部位可分为肝内胆管癌和肝外胆管癌两大类。胆管癌发生的危险因素主要包括胆管结石、HBV 和 HCV 感染、原发性硬化性胆管炎、肝吸虫病、化学物质等，其中肝外胆管癌发生的危险因素还包括胆胰管汇合异常以及胆总管囊肿。胆管癌绝大多数为腺癌，侵袭性强，发病隐匿，早期临床症状不典型，病人就诊时多属进展期或晚期，预后极差。

【临床表现】

1. 黄疸　病人可出现黄疸，为逐渐加重的持续性黄疸，伴瘙痒和体重减轻。少数无黄疸病人表现为上腹部疼痛，有时伴发热、腹部包块。其他症状有食欲缺乏、恶心呕吐、乏力、消瘦。

2. 二便异常　大便灰白呈白陶土色，尿色深黄如浓茶。

3. 胆囊肿大　中段、下段胆管癌病人可触及肿大的胆囊，但墨菲征可能为阴性；而肝门部胆管癌病人胆囊一般不肿大。

4. 肝脏损害　肝功能失代偿，可出现腹水或双下肢水肿；肿瘤侵犯或压迫门静脉，可造成门静脉高压；晚期病人可并发肝肾综合征。

5. 胆道感染　病人可合并胆道感染，感染细菌中最常见的为大肠杆菌、粪链球菌及厌氧性细菌。内镜和介入放射性检查可诱发或加重胆道感染，使病人出现右上腹疼痛、寒战高热、黄疸，甚至休克。

6. 胆道出血　如癌肿破溃可导致上消化道出血，病人出现黑便、大便潜血阳性、贫血。

【辅助检查】

1. 实验室检查　血总胆红素、直接胆红素、碱性磷酸酶和 γ- 谷胺酰转移酶可显著升高。转氨酶一般轻度异常，这种胆红素、转氨酶升高不平衡现象有助于与病毒性肝炎相鉴别。凝血酶原时间延长。部分病人 CA19-9、CEA 可升高。

2. 影像学检查　影像学检查有助于明确胆管癌的诊断，了解有无转移灶及评估肿瘤可否切除。

（1）B 超声显像检查。B 超检查简便、快捷、准确、花费少，可显示：① 肝内外胆管扩张；② 胆道梗阻部位；③ 梗阻的性质。超声检查是诊断梗阻性黄疸的首选检查。内镜超声检查可以避免肠气的干扰，超声探头频率高，可以更清晰地显示肝外胆管肿瘤。用它判断中下段胆管癌和肝门部胆管癌浸润深度的准确性较高，还能判断区域淋巴结有无转移。在超声引导下可以做直接胆道造影，也可以穿刺抽取胆汁测定 CA19-9、CEA 和做胆汁细胞学检查，还可以穿刺病变组织做组织学检查。

（2）经皮肝穿刺胆道造影（PTC）。PTC 可清晰地显示肝内外胆管树的形态、分布和阻塞部位。该检查是侵袭性的操作，术后出血和胆漏是较常见和严重的并发症。

（3）内镜逆行胆胰管造影（ERCP）。ERCP 不宜作为胆管癌的常规检查，甚至对于胆管癌患者是相对禁忌的。对高位胆管癌，经皮肝穿刺胆道造影可以显示胆管癌的部位，也可以放置内支撑导管减轻黄疸。ERCP 对下段胆管癌有诊断意义，有助于将其与十二指肠乳头肿瘤、胰头癌相鉴别。

（4）CT 检查。CT 能较准确地显示胆管扩张和梗阻部位、范围，对确定病变的性质准确性较高，三维螺旋 CT 胆道成像（SCTC）有代替 PTC、ERCP 检查的趋势。

（5）磁共振胆胰管成像（MRCP）。MRCP 检查是一种无创伤性的胆道显像技术，可以详尽地显示肝内胆管树的全貌、肿瘤阻塞部位和范围、有无肝实质的侵犯或肝转移，是肝门部胆管癌理想的影像学检查手段。

（6）核素显影扫描。使用 ^{99m}Tc-EHIDA 静脉注射，然后用 γ 相机连续摄影，可获得胆道的动态图像，对病人无损害，方法简单。

（7）选择性肝动脉造影和门静脉造影。主要目的是了解门静脉及肝动脉与肿瘤的关系及受侵犯情况，有助于在术前对肿瘤的可切除性做出评估。DSA 可以显示肝门部入肝血流与肿瘤的关系，对胆管癌的扩大根治术有意义。

【处理原则】

目前，肝部分切除或胆管切除是肝门部胆管癌的常规外科治疗方式，针对远端胆管癌则可以行胰十二指肠切除术，但对于有转移的肝外胆管癌，手术不能达到根治的效果。随着介入治疗技术的发展，针对不可切除的肝外胆管癌行介入治疗成为新的趋势。近年来，胆道引流、胆道支架、放射性粒子植入以及经肝动脉介入治疗等方法在胆管癌治疗中已广泛应用，研究的热点包括胆管癌的胆道引流以及改善胆汁淤积等。目前临床常用的介入治疗方法是胆道引流术，包括经皮穿刺肝胆管引流术（percutaneous transhepatic biliary drainage，PTBD）以及经皮胆道内照射支架置入术（percutaneous transhepatic biliary irradiation stenting，PTBS），对于缓解病情、治疗胆道梗阻均具有较好的效果。

【护理措施】

一、经皮胆道内照射支架置入术的护理

（一）术前护理

1. 饮食指导　指导病人进食高蛋白、高维生素、低脂、无刺激性、易消化的清淡饮食，加强营养；应多饮水，多吃米汤、豆浆等食物，以降低胆汁黏稠度，有利于胆汁的分泌与排泄；禁烟酒；术前 4 h 不进固体或难消化食物，少吃甜食，避免腹胀。对于一般情况较差者，应先建立静脉通道给予营养支持治疗。

2. 专科护理

（1）详细了解病人的既往史、过敏史、疾病的发展。观察及评估病人黄疸严重程度，皮肤是否有瘙痒、破损；评估病人大便的性状及颜色，有无乏力、食欲缺乏、消瘦等状况。

（2）皮肤护理：指导病人每天用温水擦洗皮肤，勤换衣裤，勤洗手，勤剪指甲，皮肤瘙痒时勿抓挠而采用拍打方式缓解。禁用碱性肥皂液、烫水擦洗皮肤，防止皮肤出血及感染。

3. 术前准备

（1）术前一晚嘱病人沐浴更衣，予体弱者以床上擦浴。撤除病人身上的金属物品及贵重物品，防止物品破损或丢失。

（2）术前晚保证病人睡眠充足。如病人入睡困难，可适当给予小剂量镇静催眠药，使其充分休息。

（3）术前 30 min 嘱病人排尽尿液。根据病人情况遵医嘱用药，使用术前药物后禁止病人下床如厕及活动，防止跌倒等意外事件发生。

（4）为病人建立静脉通道，应用留置针以备术中用药。

（5）根据手术部位，提前为病人准备合适的放射防护用具。

4. 心理护理　针对不同病人的心理状况进行相应知识的宣教，使病人了解手术的原理、操作过程、预后等，介绍治疗成功的病例，让病人互相交谈，了解治疗效果，缓解焦虑紧张情绪，更好地配合手术。

（二）术中护理

1. 手术配合　病人取仰卧位，局麻下以右侧腋中线第 8～9 肋或剑突下为穿刺点，B 超监视下用经皮胆管引流专用穿刺针穿刺扩展胆管，推注对比剂显示病变的长度及狭窄程度并做标记，交换超硬、超长导丝，撤出导管。根据病变的长度选择适当的胆管内照射支架，装配胆道粒子携带装置，先将外支架释放器沿超硬导丝推送至病变部位，采用近端定位法确认定位准确后释放，退出释放器然后再沿超硬导丝将内支架释放器推送到胆管梗阻段，并与已膨胀的外支架套叠。要求置入的胆管内支架上下缘应超出病变 10 mm 左右。术后留置外引流管，妥善固定，将病人送回病房。

2. 病情观察与监测　注意观察病人疼痛的情况，及时有效地识别、预防、处理迷走神经反射，如病人出现心慌、冷汗、呼吸困难、心率减慢等症状即可判定发生了迷走神经反射，应立即停止操作，遵医嘱给予阿托品 0.5 mg 静脉注射。

3. 术中安全管理　支架置入后，γ 射线检测仪检测病人、CT 床、器械台、地面、置入器械及术者身体有无粒子残留。由术者、护士、技术员 3 人在放射性粒子使用登记本上签字，确定粒子的来源、去向、存储等符合国家放射性物质使用相关规定。

（三）术后护理

1. 体位与活动　病人术后平卧 2 h 后改半坐卧位休息，以利于胆汁的引流；术后 2 h 可以下床活动，但应避免剧烈活动。

2. 饮食护理　病人术后 2 h 可摄入高蛋白、富含维生素、低脂肪、低胆固醇、易消化的食物，忌食肥肉、油煎油炸、浓茶、咖啡、辛辣刺激性食物。注意补充水分，促使对比剂排泄。

3. 专科护理

（1）病情观察与监测：① 严密观察病人体温、脉搏、呼吸、血压、神志等变化。② 观察病人穿刺点有无出血、渗液，敷料是否清洁干燥及管道引流情况。③ 观察病人皮肤、巩膜黄染及精神状态改善情况。④ 胆管梗阻解除后大量胆汁进入肠管，可引起肠蠕动亢进。注意观察病人大便的性状及颜色，如大便不成形或腹泻，注意饮食调整。

（2）PTBD 引流管的护理：详见第二篇第七章第五节"梗阻性黄疸"。

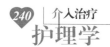

（3）辐射防护：严格限制探视，向病人及其陪护人员宣教放射线防护知识，协助其正确穿戴铅衣。指导病人与其陪护人员保持 1 m 以上距离，尽量缩短近距离接触时间。

（4）并发症预防与护理

① 出血：密切观察并记录病人心率、血压等生命体征的变化以及引流液颜色性状的改变，观察病人穿刺点局部有无渗血等情况。注意观察病人腹部体征，如短时间内出现腹围增大、移动性浊音范围改变、肠鸣音增强或减弱等，应警惕隐性出血发生。术后监测病人尿量及大便的颜色，以判断是否存在血容量不足和肠腔内出血的可能。

② 感染：梗阻性黄疸病人术前多伴有胆道感染，穿刺过程可将细菌带入血内，病人术后出现寒战、发热等菌血症的表现。应予以对症护理，病人寒战时给予保暖，病人高热时遵医嘱给药，并注意解释和心理护理。密切监测病人体温变化，必要时做血培养。

③ 气胸和液胸：PTBD 穿刺可能误穿胸腔，引起气胸、液胸等胸腔并发症。术后应注意观察病人呼吸情况，注意病人有无呼吸困难、刺激性咳嗽等，及时通知医生妥善处理。

④ 胆瘘：胆汁漏入腹腔可引起胆汁性腹膜炎，属严重并发症。大量胆漏因有腹膜炎表现而容易被发现，但一般情况较差的病人可仅表现为腹胀，腹痛及反跳痛可不明显。因此观察术后病人腹部体征是护理工作的重点之一。一旦病人出现腹膜炎征象，立即告知医生处理。引流后期，出现胆汁沿引流管漏出至腹部皮肤，应及时更换穿刺部位敷料，必要时应用液体敷料保护皮肤。

⑤ 胰腺炎：病人表现为术后突然剧烈腹痛，可由高脂饮食诱发，急查血、尿淀粉酶可确诊，多见于引流管置入术后，需回撤引流管袢至胆总管下端并行抑制胰酶分泌及禁食等治疗。出现腹痛者，观察 6 h 无不适则恢复半流质饮食，3～5 d 后根据黄疸消退及胆汁颜色变化等情况过渡为低脂软食。

（四）出院指导

1. 活动与锻炼　指导病人注意休息，保证充足睡眠。卧床休息时宜取半卧位，以利于呼吸、炎症局限，促进引流。合理活动以减轻胃肠道胀气、增进食欲，避免碰撞腹部和剧烈运动。

2. 饮食指导　病人应摄入高能量、富含维生素、含优质蛋白、低脂、易消化的食物，少食多餐，避免摄入油腻、刺激性的食物。

3. 专科指导

（1）自我管理：告知病人若出现腹痛、寒战、高热、黄疸等情况及时就医。

（2）辐射防护：建议病人及其陪护者出院后购买铅衣，陪护者和探视者与病人长时间接触时，至少保持 1 m 以上距离；禁止病人与孕妇及儿童近距离接触；在没有采取任何屏蔽防护措施时，病人在 240 d 内避免至公众场合活动。

4. 复诊指导　指导病人定期随访，遵医嘱术后每 2 个月复查 1 次，1 年后每 4 个月复查 1 次，坚持后续治疗。

（高岚）

第五节　胰腺癌

胰腺癌在胃肠道恶性疾病中预后最差，5年生存率不足5%。本病多见于中老年人，病因不明。一般认为吸烟、高脂饮食和体重指数（BMI）超标可能是胰腺癌的危险因素。胰腺癌早期诊断困难，手术切除率较低。手术切除是胰腺癌的首选治疗方法，但临床切除率仅20%左右，术后复发率高达50%～80%，且手术死亡率较高。内科治疗包括化疗、放疗和对症治疗，疗效欠佳。介入治疗包括动脉化疗、腹腔神经丛阻滞、胆道支架置入、放射性粒子植入及PTBD等，介入治疗显示了较好的治疗效果，可以有效改善病情，减轻症状。

【病理与分类】

胰腺的任何部位均可发生癌变，发生于胰头者约占70%，发生于胰体者约占20%，发生于胰尾者约占10%，晚期可侵犯全胰腺。胰头癌可压迫或侵犯胆总管和壶腹部，引起梗阻性黄疸；压迫十二指肠可引起移位和梗阻；破坏胰岛组织可引起糖尿病；浸润或压迫腹腔神经丛常引起顽固性腹痛和腰背部痛；也可发生门静脉、脾静脉或周围静脉游走性血栓性静脉炎。

胰腺癌中，腺癌病理上多见，大多起源于胰管上皮细胞，因富含纤维组织而质硬；髓样癌起源于腺泡细胞，质地较软，容易出血坏死。此外还有棘皮癌、囊腺癌、胰岛细胞癌等。

【临床表现】

疾病隐匿，早期无特殊表现；晚期临床表现取决于癌肿部位、胰腺破坏程度、邻近组织受累程度及转移情况等。

1. 腹痛　多数病人以腹痛为首要表现，约占90%。早期腹痛轻、定位不清，逐渐加重且位置固定；典型腹痛位于中上腹深处，表现为持续性或间断性钝痛或钻痛，饭后加剧；腹痛与体位有关，疼痛时病人可采取蹲位、弯腰坐位或跪膝侧卧位以缓解疼痛。晚期腹痛呈持续性。

2. 黄疸　为胰腺癌尤其是胰头癌病人的典型症状。临床上有90%的病人出现黄疸，黄疸多见于腹痛出现后3个月左右，少部分病人表现为无痛性黄疸。

3. 消瘦　约80%的病人伴有明显消瘦，部分病例出现进行性消瘦，晚期出现恶病质。

4. 胃肠道症状　病人恶心、呕吐及腹胀，多伴有疼痛；胰腺弥漫性侵犯伴有脂肪泻或氮质腹泻；胃、十二指肠侵犯可并发消化道出血。

【辅助检查】

1. 术前常规检查　包括血常规、尿常规、粪常规、肝功能、肾功能、凝血功能、肿瘤标志物、胸片、心电图检查。

2. B超　简单、方便、无创，可显示胆管、胰管扩张，可诊断直径≥2 cm的胰腺占位。

3. CT检查　是胰腺癌诊断及临床分期的最佳手段，能发现直径<2 cm的胰腺癌。

4. MRI检查　可清晰显示胰管、胆管的狭窄、中断和扩张及周围脂肪组织受侵犯情况、淋

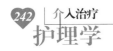

巴结转移的程度。

5. PET-CT　肿瘤病灶及转移灶显示为高代谢。

【处理原则】

治疗胰腺癌最有效的方法是实施根治性切除术。对不能切除的胰腺癌可行姑息治疗方法。

1. 经导管灌注化疗　主要为姑息性治疗，也可用于术前。

2. 动脉灌注化疗　根据病变部位超选胰十二指肠上动脉或脾动脉插管，行动脉灌注化疗。血供丰富者，不强调超选择性插管，可用于腹腔动脉直接灌注化疗，消灭或控制肿瘤。

3. ^{125}I 粒子植入治疗　CT 引导下行经皮穿刺肿瘤，直接行肿瘤内放射性粒子植入治疗，消灭或控制肿瘤。

4. PTBD 或支架内外引流　消除病人胆道梗阻症状，促进饮食，减轻病人痛苦。

5. 腹腔神经丛　可用于控制疼痛。

6. 基因靶向药物治疗

【护理措施】

一、经导管灌注化疗、腹腔神经丛阻滞

（一）术前护理

1. 专科护理

（1）详细了解病人的既往史、过敏史、疾病的发展。观察及评估病人黄疸严重程度，皮肤是否有瘙痒、破损；评估病人大便的性状及颜色，有无乏力、食欲缺乏、消瘦等状况。

（2）皮肤护理：指导病人用温水擦洗皮肤，勤换衣裤，勤洗手，勤剪指甲，皮肤瘙痒时勿抓挠而采用拍打方式缓解。禁用碱性肥皂液、烫水擦洗皮肤，防止皮肤出血及感染。

2. 术前准备

（1）前一晚嘱病人沐浴更衣，予体弱者以床上擦浴。去除病人身上的金属物品及贵重物品。

（2）术前晚保证病人睡眠充足。若病人入睡困难，可适当给予小剂量镇静催眠药，使其充分休息。

（3）术前 30 min 嘱病人排尽尿液。根据病人情况术前 15 min 肌注地西泮或山莨菪碱等，使用术前药物后禁止病人下床如厕及活动，防止跌倒等意外事件发生。

（4）指导病人练习屏气，以利于配合术中操作；帮助病人练习在床上使用便器，防止术后排便困难。

（5）建立静脉通道，应用留置针以备术中用药。

（二）术中护理

1. 手术配合　病人仰卧，双手平放于身体两侧，充分暴露中下腹部、大腿 1/2 水平消毒部位。消毒、铺巾，2% 利多卡因局部麻醉，依据病人动脉条件选择穿刺血管，Seldinger 穿刺成功置入 5 F 或 6 F 导管鞘。经鞘引入 Rh 导管，将导管选至腹腔干，行 DSA 造影，在病灶处进行药物灌注化疗，术后造影确认药物聚集成功，拔管，用动脉闭合器封闭动脉穿刺点，加压包扎，送病人返回病房。

2. 病情观察与监测　监测病人生命体征，尤其是心率、血压的变化。注意倾听病人主诉，及时评估其有无疼痛，及时给予疼痛干预。

3. 并发症预防与护理

（1）观察病人术中有无对比剂、栓塞剂及化疗物引起的不良反应，及时对症处理，并备齐急救药品。

（2）注意观察病人肢体活动表现，防止发生异位栓塞、血栓等并发症。

（3）加强病人呼吸道护理，防止病人呕吐引起窒息。

（三）术后护理

1. 病情观察与监测　观察病人体温、脉搏、呼吸、血压及疼痛情况。观察病人穿刺处有无渗血渗液、血肿，观察病人足背动脉搏动及肢体温度、颜色。使用封堵器者，嘱病人勿屏气及做增加腹内压的动作，观察有无渗出。

2. 心理护理　各项治疗及用药做好告知，缓解病人紧张及焦虑情绪，鼓励病人参与治疗。

3. 并发症预防与护理

（1）急性胰腺炎：观察病人是否突发中上腹持续性疼痛且阵发性加重，疼痛可放射至肩背部及左侧胸部，血、尿淀粉酶异常升高；如有相关症状，应遵医嘱予禁食、胃肠减压、应用抑制胰腺分泌药物。

（2）肝、肾功能衰竭：及时为病人抽血查肝、肾功能，嘱其注意卧床休息，保持充足睡眠，合理饮食，禁用加重肝脏、肾脏负担及有害药物，促进修复。

（3）骨髓抑制：治疗后 1～2 周病人白细胞数量降低，密切观察病人血常规，予Ⅳ度骨髓抑制者保护性隔离，禁止探视，紫外线消毒 2 次 /d，严格执行无菌操作，相对集中安排治疗，减少人员进出，依据血常规结果应用升白细胞药物。

（四）出院指导

1. 活动与锻炼　指导病人适当活动，避免剧烈运动，防止意外损伤。注意休息，保证充足睡眠。

2. 饮食指导　指导病人摄入清淡、新鲜、易消化饮食，以糖类为主，辅以脂肪、蛋白质，可食用瘦肉、鱼、鸡蛋等；规律饮食，少量多餐；少食油煎、炸、爆炒的食物；戒烟，不酗酒，可适量饮茶。

3. 注意个人卫生，注意保暖，防止感冒

4. 监测血糖　血糖异常者门诊就医，调整饮食或用药。

5. 复诊指导　嘱病人定期门诊随访，如有不适随时就医。

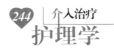

二、125I 粒子植入治疗

同本章第三节中 125I 粒子植入治疗护理相关内容。

三、PTBD 或支架内外引流

同本章第四节中经皮胆道内照射支架置入术的护理相关内容。

四、基因靶向药物治疗

同本章第二节中分子靶向治疗和免疫治疗的护理相关内容。

（周静）

第六节　前列腺癌

在美国，前列腺癌发病率已经超过肺癌，成为危害男性健康的最常见肿瘤，是导致男性死亡的第二大病因。近年来，我国前列腺癌发病率逐渐增加。2015 年数据显示，前列腺癌发病率位于我国男性肿瘤的第六位。前列腺癌多发生于 50 岁以上的男性，随年龄增加，发病率增加，发病高峰年龄为 75～79 岁。若一级亲属患有前列腺癌，本人患病的危险性至少增加 1 倍以上。此外，前列腺癌发病率还与种族相关。

【临床表现】

前列腺癌早期多数无明显临床症状。常在肛门指检、超声检查或在前列腺手术标本中偶然发现。当前列腺癌出现压迫尿道症状，可以引起尿频、尿急、尿流中断、排尿不尽、排尿困难、尿潴留和尿毒症等，但血尿并不常见。晚期病人可出现腰腿疼痛；累及直肠的病人可出现肠梗阻或排便困难；转移病人可出现贫血、下肢水肿和淋巴结肿大等症状。

【辅助检查】

1. 直肠指检　对前列腺癌的诊断有重要价值。发现触及前列腺硬结者应怀疑为前列腺癌，应与前列腺增生结节、前列腺结核鉴别。

2. 前列腺特异性抗原（prostate specific antigen，PSA）筛查　是最常见的免疫学指标。PSA 是由前列腺产生的一种酶，对前列腺组织有特异性。血清 PSA 正常值＜4 µg/L，前列腺癌常伴有血清 PSA 升高。

3. 经直肠超声　前列腺癌常表现为前列腺外周带低回声病变。

4. 影像学检查　CT 和 MRI 对前列腺癌诊断和分期有参考意义，可帮助了解肿瘤有无盆腔淋巴结转移，是否累及包膜外及精囊等。

5. 全身核素骨扫描（ECT）　可比 X 线平片更早发现前列腺癌骨转移。

6. 前列腺活检　用于诊断前列腺癌准确率较高，并可作为确诊依据。

【处理原则】

前列腺癌发展缓慢，局限性肿瘤很少在 10 年内引起死亡。对极低危（PSA＜10 μg/L，Gleason 评分≤6，阳性活检数≤3）病人或临床 T1a 期、分化好、预期寿命＞10 年的病人可主动监测、暂不处理。对局限于前列腺内的早期癌可行根治性前列腺切除术。此外放射性治疗也是根治前列腺癌的一种手段，其优点为安全有效，并发症发生率低，缺点是易造成直肠放射性损伤。内分泌治疗方式包括去势治疗和抗雄激素治疗。近年来介入技术不断发展，由于对周围正常组织损伤小、并发症少等优点，直肠超声引导定位下 ^{125}I 粒子植入治疗越来越受到医患的关注并被接受。

目前医学界对于前列腺癌消融治疗的适应证和病人合理筛选标准尚未达成共识。低风险前列腺癌病人因为肿瘤本身的惰性性质，积极的治疗方案不能增加生存获益，因此推荐进行积极的监测和管理。多项研究结果表明，前列腺癌消融术包括冷冻消融、高强度聚焦超声（HIFU）、射频消融、光热消融、不可逆电穿孔和光动力疗法（PDT）等也可以给前列腺癌病人带来临床获益。

晚期前腺癌病人常存在出血、下尿路症状和尿潴留等难治性并发症，临床应对方法有限。姑息性经尿道前列腺电切术和耻骨上造瘘的临床疗效均不理想。近年来，随着介入技术的发展，介入栓塞术逐渐被用于治疗晚期前列腺癌，临床疗效显著且并发症少，但是目前尚缺乏关于介入栓塞术治疗晚期前列腺癌的高质量临床数据和诊疗指南。

本节主要介绍前列腺癌 ^{125}I 粒子介入治疗的护理。

【护理措施】

（一）术前护理

1. 体位与活动　病人术前根据病情适当运动，避免过度劳累。

2. 饮食护理　病人进食清淡、易消化饮食，避免摄入辛辣刺激性食物。

3. 专科护理

（1）病情观察与监测：观察病人有无前列腺癌相关压迫症状，如肠梗阻及尿频、尿急、排尿困难症状，遵医嘱对症处理。

（2）辐射防护：告知病人家属 ^{125}I 粒子植入的防护知识，放射性 ^{125}I 粒子是一种低能核素，正确地放射防护措施能有效减少或避免辐射损伤的发生。术前应为病人备好铅衣。告知病人 ^{125}I 的安全距离为 1 m 以上（应避免接触儿童及孕妇）。指导病人正确穿戴符合要求的铅衣以屏蔽辐射，达到防护的目的。

4. 心理护理　评估病人及其家属的心理状况及文化程度，给予病人及其家属个性化的心理指导，使其了解手术的过程及相关注意事项，告知该手术方式无创且疗效明确，使病人以良好的心理状态接受手术。

5. 术前准备　充分评估病人病情，了解病人病史及病变部位、手术方式和麻醉方式等。查看病人相关检查影像学及实验室检查结果，了解病人病变范围。术前一天做好术前宣教。术前嘱病人排尿。遵医嘱使用镇静药物；术前建立静脉通道以备术中用药。

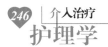

（二）术中护理

1. 安全核查　由专人将病人病历、术中用药及影像学资料送至介入手术室，护理人员核对病人手术相关信息，包括病人的一般资料、麻醉方式、手术方式、术中用药及影像学资料。

2. 辐射防护　手术医生及护士穿戴铅衣、铅围脖，术者穿戴铅眼镜和灭菌铅手套，备好铅屏风，做好辐射防护。医护人员需穿戴 0.25 mm 铅衣，带离控制区的医疗物品需使用放射防护监测仪探测。当发生放射性 ^{125}I 粒子外泄事故时，应使用长柄器械将外泄的放射性 ^{125}I 粒子收集到储源瓶或铅容器内，禁止直接用手操作，并联系相关单位回收。

3. 手术配合　协助病人取截石位，要求大腿前屈角度小于常规截石位。协助手术医生进行病人会阴部区域皮肤常规消毒、铺巾。使用经直肠超声探头经直肠超声探查病人前列腺、膀胱和尿道情况，全面探查前列腺及周边，发现前列腺结节影，结合 CT 扫描图像确定安全进针路径。在 B 超动态辅助下，利用定位支架于会阴部将植入针准确经皮穿刺到达前列腺内部，B 超证实未损伤尿道及膀胱，两人协作完成粒子植入，随后超声引导下拔除植入针。术中护士应监控放射性粒子的屏蔽与暴露环节。巡回护士注意小心拿取和打开 ^{125}I 粒子存取封闭罐，避免粒子跌落和撞击；手术医生使用专用器械取出粒子，避免用手接触。^{125}I 粒子植入完成后，巡回护士协助医生记录植入 ^{125}I 粒子的数量和穿刺针数，将铅衣覆盖于病人腹部。完善手术记录，将病人安全转运至复苏室。

（三）术后护理

1. 体位与活动　指导病人卧床休息，如病情允许可进行床边活动，避免劳累。

2. 饮食护理　术中种植粒子时误触及肠道可引起术后肠道出血，所以术后 2～3 d 给予病人易消化、易吸收、营养丰富的软食。嘱病人进食清淡、易消化食物，少食辛辣食品，以降低肠道出血发生的概率。若病人便秘，用润肠剂或缓泻剂协助其排便。

3. 专科护理

（1）粒子脱落观察：因粒子丢失常发生在植入术后 1～2 d，故术后 1 周内需过滤病人尿液和稀释的粪便溶液检查，以防粒子丢失而污染环境。护士戴铅手套，用双层纱布罩住容器口，缓慢将尿液或粪便液倒入容器内，倒完后检查纱布上有无银白色小棒。如发现粒子，应使用长柄镊子（决不允许用手操作）放入铅罐内，并记录发现粒子和放入容器的时间，立即报告医生，并将铅罐送核医学科妥善处理。

（2）留置尿管护理：为预防尿道感染，需保持尿道口清洁，会阴护理 2 次/d。

（3）辐射防护：指导病人正确穿戴铅衣，嘱病人不串病房以保护其他病人。

（4）并发症预防与护理：放射性粒子植入治疗后几周到几个月，病人尿道阻塞和尿道刺激征会加重，恶心、尿频、尿急和排尿困难非常多见，但持续时间短，大多症状为轻到中度，可以通过药物治疗有效缓解。因此术后应密切观察病人的泌尿系统症状并及时对症处理。肺栓塞是粒子植入术后最严重的并发症之一，即粒子浮出进入种植器官附近较大的血管内，随血液流动进入肺部，栓塞肺动脉或其分支而致肺栓塞。约10%的肺栓塞病人在发病初期即死亡，但如早期诊断和治疗得当，生存的希望甚至恢复的可能性极大。因此，术后除常规监测病人生命体征、观察及护理局部伤口外，还应密切观察病人的呼吸。当病人突然出现呼吸困难、胸痛、咳嗽、咯血、心率加快和发绀等症状时，立即报告医师处理。

（四）出院指导

·1. 活动与锻炼　嘱病人出院后6个月内尽量避免去人员密集的地方，与人接触时应穿铅衣。条件允许时病人可住单间。嘱病人保持情绪稳定，充足睡眠；适当活动，避免过度劳累。

2. 饮食指导　同术前的饮食护理。

3. 专科指导

（1）术后2周内禁止性生活。2周后性生活要用安全套，以防粒子随精液射出给性伴侣造成伤害。

（2）因病人需终生携带 ^{125}I 粒子，而半年后 ^{125}I 粒子的放射性污染才消失，所以若病人在半年内死亡，必须立即通知医生及时将 ^{125}I 粒子取出，以免造成环境污染。

4. 复诊指导　病人出院后，应建立完善病人健康档案，根据病人病情及要求实施随访和延伸服务。

（包建英）

第七节　肾癌

肾细胞癌（renal cell carcinoma，RCC）是泌尿系统常见肿瘤之一，在世界范围内，肾细胞癌诊断率在男性所患肿瘤中居第六位，在女性所患肿瘤中居第十位。肾癌最常见的病理类型即肾透明细胞癌（clear cell renal cell carcinoma，ccRCC），它具有特定的组织病理学和遗传特征，占肾细胞癌的70%～80%。随着发病率的升高，近40%的ccRCC可能转移到其他器官，包括肺、骨骼、脑和淋巴结。其他主要亚型包括：乳头状肾细胞癌（papillary RCC，pRCC），约占5%；嫌色细胞癌（chromophobe RCC，chRCC），约占5%；低度恶性潜能的多房囊性肾肿瘤；乏脂肪血管平滑肌脂肪瘤；集合管癌；肾髓质癌；MiT家族易位性肾细胞癌；黏液性肾小管和梭形细胞癌以及未分类肾细胞癌。

肾母细胞瘤又称肾胚胎瘤或威尔姆斯瘤。从胚胎学上来说，持续存在的后肾胚基未能分化为肾小球及肾小管，并异常增殖，发展为肾母细胞瘤。肾母细胞瘤是一种上皮和间质组成的恶性混合瘤，内含多种组织，如腺体、神经、肌肉、软骨、脂肪等，外有包膜。肾母细胞瘤恶性程度高，生长快，往往可见肿块与周围组织和邻近器官粘连，早期即可发生远处转移，常转移至下腔静脉和肺等，是婴幼儿最常见的一种恶性实体瘤。

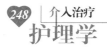

【临床表现】

肾细胞癌起病隐匿，许多肾肿块直到晚期阶段仍无症状。"肾癌三联征"包括患侧腰痛、肉眼血尿和腹部肿块。肾细胞癌病例中，出现典型的三联征者并不多见，仅占全部病例的6%～10%，而出现全身乏力、消瘦、头晕、低热、食欲缺乏、夜间盗汗等非特异性全身症状者却占有症状性肾癌病例的30%。另外一些病人表现为由转移性疾病引起的症状，如骨痛或持续咳嗽。

肾母细胞瘤以腹部肿块为首发症状，患儿精神欠佳、食欲缺乏、烦躁哭闹、明显消瘦、低热，部分患儿血压升高，在短期内出现恶病质征象。

【辅助检查】

1. 肾动脉造影　行肾动脉造影可了解肾细胞癌病人血供和血管形态，为诊断肾癌最重要的方法之一。

2. CT、MRI　为诊断肾癌常用的方法。定位和肿瘤分期准确率优于动脉造影诊断，定性诊断价值稍差。临床上有多种影像技术应用于肾母细胞瘤的诊断，CT因其图像后处理技术先进、诊断价值优异，常用于肾母细胞瘤的临床诊断。

3. 实验室检查　包括检查肾功能、白蛋白、白球蛋白比、纤维蛋白原、血红蛋白、红细胞分布宽度等，可辅助诊断。

【介入治疗】

（一）肾动脉栓塞术（renal artery embolization, RAE）

RAE广泛应用于治疗各种富血供的肾肿瘤，包括血管平滑肌脂肪瘤、肾细胞癌、肾移行细胞癌。最初RAE的适应证仅限于严重症状性血尿的治疗和转移性肾癌的姑息性治疗。后来在肾肿瘤根治术之前行RAE，以诱导术前肿瘤滋养血管栓塞，减少术中出血，以利于手术切除。

1. 适应证

（1）肾肿瘤栓塞（包括术前栓塞肿瘤血管为外科手术做准备）。

（2）肾错构瘤。

（3）晚期肾癌的症状改善。

（4）肾出血（外伤/肿瘤等出血）。

（5）肾动静脉瘘。

（6）肾动脉瘤和肾动脉假性动脉瘤。

2. 禁忌证

（1）对比剂过敏者。

（2）严重心、肝、肾功能不全者。

（3）存在严重凝血功能障碍者。

（二）肾肿瘤物理消融治疗

包括射频消融术（RFA）、微波消融术（MWA）和冷冻消融术（ceyoablation）。目前肾脏肿瘤消融治疗比较常用的方式是射频和冷冻消融治疗。

1. 适应证

当选择消融治疗病人时，需考虑的因素包括外科手术并发症、孤立肾、肾功能不全、多发肿瘤。

2. 禁忌证

（1）肾肿瘤消融的绝对禁忌证：因肿瘤位置导致操作过程中不能保护肾盂或输尿管、难治性凝血功能障碍等。

（2）相对禁忌证：出血倾向、巨大的肿瘤、不能长时间俯卧或仰卧等。

【护理措施】

（一）术前护理

1. 术前评估　术前评估并监测病人血压情况，对血压不稳定者，应提前 1～2 周应用药物控制血压；术前评估并遵医嘱监测检验指标，对血红蛋白下降、肾功能异常、凝血功能异常病人要监测其有无相应临床表现和体征，动态观察病情变化，及时向医生反馈观察监测结果。

2. 心理护理　根据病人的情绪状态、理解能力实施有效的沟通及术前宣教，可应用多种辅助手段例如宣教手册、视频介绍、座谈等方式讲解疾病及介入治疗相关知识。对于存在较严重焦虑、恐惧的病人可联系康复心理科进行会诊，实施有针对性的护理干预。

3. 术前准备

（1）肾动脉栓塞术：① 皮肤准备。清洁手术区域皮肤，根据手术需求进行局部皮肤准备，指导病人充分清洗手术区域皮肤。② 动脉栓塞病人卧床时间较长，要指导病人练习在床上使用便器，避免其出现便秘及尿潴留；指导病人术后翻身的技巧、下肢运动的方法，预防静脉血栓形成。③ 手术当日建立静脉通路，遵医嘱给予术前用药，测量病人生命体征，进手术室前嘱病人排空膀胱，必要时留置导尿，携带影像资料。

（2）肾肿瘤消融术：① 同肾动脉栓塞术前准备。② 肠道准备。包括饮食准备、导泻和灌肠。指导病人术前一天晚餐不进食固体及难消化食物，少吃甜食及产气食物，避免腹胀；导泻和灌肠的目的在于清除肠道内食物和粪便残渣，减少肠道积气，避免引起肠道损伤。

（二）术中护理

1. 手术配合

（1）肾动脉栓塞术：护士协助病人取仰卧位，协助医生实施局部麻醉，常穿刺股动脉，导管置入患侧肾动脉造影了解肾动脉主干及分支走行情况、肿瘤范围及血供、有无动静脉瘘，肾静脉及下腔静脉有无癌栓。选用不同栓塞物质及化疗药物进行不同分级血管的栓塞或化疗灌注。术毕

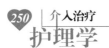

股动脉局部压迫后送病人返回病房。

（2）肾肿瘤物理消融术：大多数病人可以在清醒镇静下接受消融治疗，尽管操作者更愿意在麻醉师的帮助下完成消融治疗，但只有不符合镇静标准或镇静失败的病人才需要麻醉监测护理。根据穿刺针的入路，病人常取侧卧位或俯卧位，常规消毒、铺巾，可在超声、CT 或 MRI 引导下穿刺至肿瘤目标区域。

2. 病情观察与监测　护士全程监测病人生命体征，注意病情的变化。

（1）肾动脉栓塞术：① 行栓塞治疗时病人可能会出现组织缺血缺氧性疼痛，护理人员要告知病人疼痛原因，动态评估疼痛程度，遵医嘱正确实施止痛药物治疗，评估止痛效果并记录。② 术中应用对比剂时，应密切观察病人有无过敏反应，一旦发生过敏反应立即停止注射，给予急救措施。

（2）肾肿瘤消融术：位于肾脏上极的肿瘤可能非常接近肾上腺，如果肾上腺被消融可导致严重的血压升高的并发症。射频消融，病人血压升高发生于消融术中；而冷冻消融，病人血压升高往往发生在冰球解冻的过程中。术中必须时时开启动脉血压监测，护士要密切监测病人血压变化，并且准备好降压药物。

（三）术后护理

1. 肾动脉栓塞术

（1）病情观察与监测：① 生命体征监测。术后 24 h 要持续行心电、血压、血氧监测。② 因肾血流直接回流至下腔静脉，在栓塞后应严密观察病人意识、瞳孔及肢体活动情况，及早发现异位栓塞并及时处理。③ 观察病人股动脉穿刺处有无出血、渗血及血肿发生，以及病人足背动脉搏动情况。④ 肾功能监测。观察病人尿液量、颜色、性状并做好记录，了解病人肾功能变化；指导病人多饮水，减轻对比剂对肾脏的毒性作用。

（2）并发症预防与护理：① 发热。肾动脉栓塞后常见反应为坏死肿瘤细胞被吸收所致，应向病人讲解发热的原因，消除其顾虑；对持续高热病人要排除发热为继发感染所致，遵医嘱进行血常规检测，必要时采集血培养标本及药敏试验检测，应用抗菌药物。② 腰部疼痛。由栓塞后缺血或痉挛引起，应做好病人疼痛评估，观察并记录病人疼痛性质、程度、发作规律，动态评估、记录、疼痛变化，做好止痛用药的处置、观察、评估、记录。③ 恶心、呕吐。多为栓塞剂的异物反应和化疗药物刺激所致。应观察病人呕吐物的性质、颜色、量，预防病人消化道出血；术后给予病人高蛋白、高能量、富含维生素、易消化、低盐饮食；遵医嘱给予病人止吐药物，防止病人电解质紊乱，做好病人口腔护理。

2. 肾肿瘤消融术

（1）体位与活动：病人术后绝对卧床 6～12 h，12 h 后可取半坐卧位，24 h 后若无异常可下床活动。

（2）病情观察与监测：观察病人的生命体征，穿刺处皮肤有无出血、红肿，敷料有无渗血、渗液。观察记录病人尿量、尿的性状和颜色，注意病人有无腹胀、腹膜刺激征、腹痛、血尿等。

（3）并发症预防与护理：① 出血。表现为肾周出血、血尿，加强巡视，密切监测病人生命体征，一旦发现异常立即报告医生进行处理。② 发热。术后早期发热多与射频消融治疗过程中产生的热能相关，也与肿瘤坏死吸收产生的吸收热相关，护士要动态监测并记录病人体温变化，必要时给予物理降温或药物降温，做好降温期间的监测与护理。③ 肾周疼痛。与消融后肿瘤的坏死、肿瘤位置、治疗范围有关，应动态评估病人疼痛性质、程度、发作规律，向病人讲解疼痛原因，做好止痛用药治疗以及止痛效果、药物不良反应的观察、评估、记录。

（四）出院指导

1. 活动与锻炼　指导病人养成规律的生活习惯，适当进行体育锻炼，保证充足睡眠。

2. 饮食指导　指导病人合理饮食，加强营养。

3. 心理指导　指导病人保持乐观心态，避免情绪激动，增强战胜疾病的信心。

4. 复诊指导　术后根据医嘱指导病人按时复诊随访。定期复查血常规、肾功能及血红蛋白、红细胞沉降率、血肌酐等，定期复查增强 CT、MRI 或超声造影，了解病灶控制情况，必要时再次加强治疗。

（闻利红）

第八节　盆腔恶性肿瘤

盆腔恶性肿瘤包括直肠癌、宫颈癌、前列腺癌、膀胱癌以及生殖细胞肿瘤等，大都以手术治疗为主。已经失去外科治疗机会和再次复发盆腔恶性肿瘤的病人可以选择介入治疗，主要以经导管动脉化疗栓塞术和灌注术为主，常用于治疗膀胱癌和宫颈癌。

一、膀胱癌

膀胱癌是尿路上皮细胞肿瘤中最常见的恶性肿瘤，在发达国家和地区发病率较高。在国外其发病率在男性泌尿生殖系肿瘤中仅次于前列腺癌，居第二位；在国内其发病率则居首位。我国男性膀胱癌的发病率居全身恶性肿瘤的第 7～8 位，女性中该排名为第 10～12 位。膀胱肿瘤高发于 50～70 岁，男女发病率之比为 3.3:1。

膀胱肿瘤中绝大多数为恶性。其中尿路上皮细胞癌（移行细胞癌）约占 90% 以上，鳞癌约占 3%～7%，腺癌约占 2%，腺鳞混合癌约占 1.5%，还包括占比极低的转移性癌、小细胞癌和肉瘤。膀胱癌中 90%～95% 以突向膀胱腔内的方式生长，形成菜花状肿瘤；少数呈地毯状生长；极少数呈向膀胱壁内的内翻型肿瘤。

膀胱癌与所有肿瘤一样，至今病因仍未明确。可能的病因学因素有：① 遗传因素。膀胱肿瘤的发病率在不同的国家和地区有明显差异：在西欧和北欧发病率较高，在东欧及亚洲国家发病率较低。② 吸烟。大约 1/3 膀胱癌与吸烟有关。③ 长期接触某些致癌物质，如染料、纺织、油漆等；④ 膀胱慢性感染与异物长期刺激，如膀胱结石等。

【临床表现】

1. 血尿　无痛性肉眼血尿，可间歇出现，常能自行停止或减轻。

2. 膀胱刺激症状　肿瘤坏死、溃疡合并感染。

3. 其他　疼痛、排尿困难、尿潴留、肾积水等。

【辅助检查】

1. 膀胱镜检查　是诊断膀胱癌最直接、最重要的方法，可以直接观察到肿瘤的位置、大小和数目。对所有怀疑膀胱癌的病人应行膀胱镜检查及病理活检，或诊断性经尿道电切术（TUR）及病理检查。

2. 无创影像检查手段　如 CT 和 MRI，能显示浸润深度及淋巴结转移。

3. X 线检查

（1）排泄性尿路造影：主要目的是了解上尿路是否有肿瘤。

（2）膀胱造影：当膀胱肿瘤太大，膀胱镜难窥全貌时，可以应用。

4. B 超检查　经腹超声诊断膀胱癌的敏感性为 63%～98%，特异性为 99%。

5. 实验室检查　血常规、尿常规、大便常规、血生化、凝血时间检查等。

【处理原则】

包括手术治疗、血管性介入治疗及化疗、放疗等。

1. 手术治疗　TURBT（经尿道膀胱肿瘤电切术），术后行膀胱灌注化疗；反复复发、多发、行膀胱癌根治性全切术。

2. 血管性介入治疗　以经导管动脉化疗栓塞术和灌注术为主。

3. 化疗、放疗　根据病人身体条件制订方案。

【护理措施】

（一）术前护理

1. 饮食护理　指导病人食用高能量、高维生素、富含优质蛋白、清淡易消化饮食，少食多餐。血压高者控制盐类摄入。糖尿病者给以糖尿病饮食。腹水和水肿病人给予低盐饮食。食欲缺乏、恶心、呕吐者可给予甲羟孕酮口服，并给予静脉营养。观察并记录水肿病人体重、出入量，如有异常应立即通知医生及时处理。

2. 专科护理

（1）血尿护理：准确评估出血量，向病人讲解出血原因，缓解其紧张情绪。必要时给予留置导尿，膀胱冲洗，预防感染。指导病人多饮水，避免血液凝结成块堵塞尿路，导致尿潴留。积极纠正贫血，必要时遵医嘱给予输血治疗。

（2）术前准备：术前当晚应确保病人有较好的睡眠质量，可予以小剂量的镇静剂。手术日早晨应建立起有效的静脉通路，节省术中护理操作时间。

（3）术前配合训练：向病人讲解卧位的重要性，造影时保持平卧不动。术前一天练习在床上使用便器，避免做增加腹压的动作。指导病人床上翻身和肢体活动。

（4）皮肤护理：膀胱癌病人多有尿液刺激皮肤症状，注意保持床单位及衣物清洁干燥，若有浸湿及时更换。

3. 心理护理

（1）护士应理解的病人情绪反应，主动关心、体贴病人，与其建立良好的护患关系。反复介绍手术方法和手术过程，介绍成功的病例和同病室疗效好的病例，使病人树立战胜疾病的信心。

（2）安慰家属，及时介绍病情和治疗情况，并提醒家属不要在病人面前表露出悲伤情绪，取得家属的信任和合作，共同做好病人的心理支持。

（二）术中护理

1. 手术配合　常规消毒，局麻下采用 Seldinger 技术经皮穿刺股动脉，先行双侧髂内动脉造影，观察肿瘤供血动脉的分布、走行及侧支循环情况。明确供血动脉和病理征象后，应尽量避开正常组织分支，将导管超选择插入肿瘤血管。试注对比剂无反流后将化疗药及栓塞剂缓慢注入。栓塞剂常用明胶海绵和 PVA 颗粒，在电视监控下缓慢推注，直至血流缓慢，复查造影，证实肿瘤血供完全闭塞和"肿瘤染色征"消失后停止，观察栓塞效果满意后拔管，局部压迫止血 15 min 后加压包扎，将病人送回病房观察。

2. 病情观察与监测

（1）生命体征的观察：备齐各类抢救药品及物品，主动配合手术的进程及时递取手术用品，时刻关注病人有无不适主诉，遵医嘱监测和记录病人血压、呼吸频率、心率和血氧饱和度，如有异常，及时报告医师并协助处理。

（2）术中液体管理：为确保组织及器官的有效灌注，避免容量不足或负荷过多，护理人员应协助医师做好术中液体管理，遵医嘱行补液治疗。

（3）术中疼痛管理：做好病人的安慰解释工作，转移病人注意力，疼痛剧烈时遵医嘱使用镇痛药物。

（三）术后护理

1. 体位与活动　告知病人术肢制动 6～8 h。观察穿刺侧下肢血液循环情况，术侧足温、足背动脉搏动是否与对侧一致。

2. 饮食护理　同术前饮食护理。若病人出现血尿，指导病人多饮水。

3. 专科护理

（1）病情观察与监测：严密监测病人生命体征、神志、瞳孔、肢体功能等变化。给予重症病

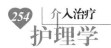

人心电监护、吸氧；重症病人留置导尿管，观察量、色及性状，准确记录出入量；监测肝肾功能、电解质。

（2）穿刺点的护理：密切观察穿刺部位有无出血、渗血、皮下血肿等，保持敷料清洁干燥，防止感染。采用三步起床法，循序渐进增加活动量。避免腹部撞击、用力咳嗽等举动。

（3）排泄护理：观察和记录病人尿液的色、质、量，必要时留置导尿、行膀胱冲洗，避免尿路感染，做好病人肾功能指标的监测。

（4）栓塞综合征的护理

① 疼痛：肿瘤供血血管被栓塞，肿瘤组织缺血坏死导致的下腹部疼痛，一般术后 2～3 d 可自行缓解。护理人员要运用疼痛评分量表评估病人疼痛部位、性质、程度及持续时间，指导病人可运用听音乐、深呼吸、适当活动等方式分散注意力，缓解疼痛。若疼痛严重，可遵医嘱由弱到强阶梯式用药，避免病人耐药及成瘾。为病人提供安静舒适的环境，缓解焦虑紧张的心情。

② 发热：肿瘤组织缺血坏死所引发的症状。应密切监测病人体温及血常规的变化，存在感染时予以抗感染治疗。向病人及其家属表明发热的原因，缓解其焦虑的情绪。若病人体温不超过38.5 ℃可指导病人多饮水，以冷湿敷等方法缓解为主；若病人体温超过 38.5 ℃，可使用药物及物理降温。注意观察病人的生命体征，监测有无水电解质紊乱。

③ 胃肠道反应：术中所用化疗药物所致。手术后应给予病人积极的水化治疗。若病人胃肠道反应严重，遵医嘱给予镇吐药物治疗，防止水电解质紊乱发生。

（5）并发症预防与护理

① 臀部疼痛：化疗药或栓塞剂反流至臀上动脉，造成病人局部血运障碍；也可能是插管时间过长，导管内或周围形成的血栓进入动脉分支内所致。预防方法是采用选择性和超选择性插管技术，将导管头端尽量进入肿瘤供血动脉，灌注化疗药时避开正常血管。此症状会随着药物的排泄和肢体循环的建立逐步得到改善并消失。

② 异位栓塞：多表现为肺栓塞，应积极对症处理。

（四）出院指导

1. 活动与锻炼　病人术后 3～6 个月避免重体力活动，避免情绪波动，保证睡眠，保持大便通畅。可以适当参与一些运动，提高免疫力。

2. 饮食指导　病人饮食上应选择易消化、低盐、营养丰富、高蛋白食物，少量多餐。不食霉变、烟熏食物、刺激性食物。戒烟戒酒。

3. 专科指导　指导病人坚持服药治疗，告知病人服药注意事项和药物不良反应，嘱其严格遵医嘱服药，不可随意增减药量、更换药物。

4. 复诊指导　指导病人于术后第 1、3、6 个月按时复查。膀胱癌病人术后膀胱和尿道容易出现感染或其他病变，病人会出现血尿或尿潴留，一旦发生以上情况需及时就诊。

二、宫颈癌

宫颈癌是发生在宫颈阴道部或移行带的鳞状上皮细胞及宫颈管内膜柱状上皮细胞交界处的恶性肿瘤，是最常见的妇科恶性肿瘤。宫颈癌是危及妇女生命健康的第二大杀手，仅次于乳腺癌。全世界每年新增宫颈癌病例数为 46 万，其中我国新增宫颈癌病例数为 13 万，接近全球总数的 1/3，且多为中晚期病例。宫颈癌原位癌高发年龄为 30～35 岁，浸润癌高发年龄为 50～55 岁。

病因包括：① 病毒感染。人乳头状瘤病毒（HPV）的持续感染被认为是引发宫颈癌的最重要原因。② 宫颈糜烂。③ 早婚、多产。④ 性生活因素，如性生活过于频繁、不卫生等；⑤ 其他因素，如代谢异常、吸烟、避孕药、单纯疱疹及其他病毒感染。

宫颈癌可按病理分为 3 类：① 子宫颈的癌前病变；② 子宫颈浸润癌；③ 子宫颈腺癌，它还分为黏液腺癌、恶性腺癌和鳞腺癌 3 类。

【临床表现】

1. 早期常无症状及明显体征。

2. 阴道分泌物增多　多数宫颈癌病人有不同程度的阴道分泌物增多。初期癌的存在刺激宫颈腺体分泌功能亢进，产生黏液样白带。随着癌瘤的发展，癌组织坏死脱落及继发感染，白带变混浊，如淘米水样或脓样带血，有特殊的恶臭。

3. 阴道不规则流血　早期表现为少量血性白带及接触性阴道流血，病人因性交或排便后有少量阴道流血前来就诊。对绝经后出现阴道流血者，应注意寻找原因。宫颈癌阴道流血往往极不规则，一般是先少后多，时多时少。菜花型宫颈癌出血早，量亦多，晚期癌肿侵蚀大血管后可引起致命的大量阴道流血。由于长期反复出血，病人常常继发贫血。

4. 疼痛　为晚期宫颈癌的症状。产生疼痛的原因主要是盆腔神经受到癌肿浸润或压迫。若闭孔神经、骶神经、大血管或骨盆壁受累，可引起严重的疼痛，有时向下肢放射。其他致痛原因包括宫颈管内被癌瘤阻塞，宫腔内分泌物引流不畅或形成宫腔积脓时，出现下腹部疼痛；癌肿侵犯宫旁组织，输尿管受到压迫或浸润时，可引起输尿管或肾盂输尿管积水，产生胀痛，或痉挛性下腹部一侧或两侧剧烈疼痛；癌肿压迫髂淋巴、髂血管使回流受阻时，出现下肢肿胀和疼痛。

5. 其他症状　晚期宫颈癌侵犯膀胱时，可引起尿频、尿痛或血尿，甚至发生膀胱阴道瘘。如两侧输尿管受压阻塞，则可引起尿闭及尿毒症，是死亡的主要原因之一。当癌肿向后蔓延压迫或侵犯直肠时，常有里急后重、便血或排便困难，甚至形成直肠阴道瘘。晚期癌肿由于长期消耗可出现恶病质。

【辅助检查】

1. 宫颈刮片细胞学检查：宫颈癌筛查。

2. 高危型 HPV-DNA 检测。

3. 阴道镜检查：将宫颈表面上皮放大 10～40 倍，观察有无异型上皮细胞及血管走向等改

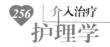

变，在可疑部位取材活检，以提高诊断率。

4. 碘试验：将碘溶液涂在宫颈和阴道壁上，正常宫颈和阴道的鳞状上皮（含有丰富糖原）被染成棕色或深赤褐色，不染色区为危险区，在该区取材活检，以提高诊断率。

5. 宫颈和宫颈管活组织检查（cervical biopsy）：确诊宫颈癌及其癌前病变最可靠和不可缺少的方法。

6. 宫颈锥切术（conization of the cervix）：当宫颈细胞学检查多次阳性、活检阴性，或活检为原位癌但不能除外浸润癌时可做宫颈锥切术。

7. 影像学和内镜检查：胸部 X 线摄片、B 超、膀胱镜、直肠镜、淋巴管造影、静脉肾盂造影等可协助临床分期。

8. 实验室检查：包括血常规、尿常规、大便常规、血生化、凝血时间检查等。

【处理原则】

1. 手术治疗　适应证为 Ⅰa～Ⅱb 早期。

（1）Ⅰa1 期：子宫全切术，卵巢正常者应予保留卵巢；或宫颈锥切术。

（2）Ⅰa2～Ⅱb 早期：广泛性子宫切除术及盆腔淋巴结清扫术（宫颈癌根治术），对年轻、卵巢正常者应予保留卵巢。

2. 放射治疗　适应证为 Ⅱb 晚期，Ⅲ、Ⅳ期，不能耐受手术。包括腔内和体外照射方法。

3. 手术加放射综合治疗　适用于宫颈癌灶较大者，术前先放疗，待病灶缩小后再手术；或术后证实有淋巴结或宫旁组织转移者，术后补充放疗。

4. 化疗　主要用于晚期或复发、转移的病人，或作为手术或放疗的辅助治疗。

5. 介入治疗　严重宫颈癌出血的止血，或宫颈癌所引起的髂内动静脉瘘的栓塞治疗。

【护理措施】

（一）术前护理

1. 饮食护理　指导病人进食高能量、高蛋白、清淡易消化，富含维生素饮食，少食多餐。

2. 专科护理

（1）术前配合训练：向病人讲解卧位的重要性，造影时应保持平卧不动。指导病人术前一天练习在床上使用便器，避免增加腹压动作。指导病人床上翻身和肢体活动。

（2）术前准备：术前当晚应确保病人有较好的睡眠质量，可予以小剂量的镇静剂。手术日早晨应建立起有效的静脉通路，节省术中护理操作时间。

（3）会阴护理：指导病人勤换会阴垫、及时冲洗外阴并更换会阴垫，阴道分泌物多者可行会阴冲洗，做好病人的隐私护理。

3. 心理护理

（1）护士应理解的病人情绪反应，主动关心、体贴病人，与其建立良好的护患关系。反复向病人介绍手术方法和手术过程，介绍成功的病例和同病室疗效好的病例与病人交流，使病人树立战胜疾病的信心。

（2）安慰病人家属，及时向其介绍病人病情和治疗情况，并提醒家属不要在病人面前表露出悲伤情绪，取得家属的信任和合作，共同做好病人的心理支持。

（二）术中护理

1. 手术配合　常规消毒、局麻下采用 Seldinger 技术，在 DSA 引导下经一侧股动脉穿刺插管将导管送至双侧髂内动脉行盆腔动脉造影，注入对比剂，充分显示髂内动脉分支的位置、形态、分布情况；再利用导丝将造影导管送入髂内动脉分支处，显示肿瘤染色动脉的来源、范围。缓慢注入化疗药物，最后用 PVA 颗粒和明胶海绵颗粒栓塞。若卵巢动脉或其他动脉是供血动脉，需要栓塞，应在栓塞前与病人或病人家属沟通，观察栓塞效果满意后拔管。局部压迫止血 15 min 后加压包扎，将病人送回病房观察。

2. 病情观察与监测

（1）生命体征的观察：备齐各类抢救药品及物品，主动配合手术的进程及时递取手术用品，时刻关注病人有无不适主诉，遵医嘱监测和记录病人血压、呼吸频率、心率和血氧饱和度，如有异常，及时报告医师并协助处理。

（2）液体管理：为确保组织及器官的有效灌注，避免容量不足或负荷过多，护理人员应协助医师做好术中的液体管理，遵医嘱开展液体治疗。

（3）疼痛管理：做好病人的安慰解释工作，转移病人的注意力，若疼痛剧烈可遵医嘱使用相关镇痛药物治疗。

（三）术后护理

1. 体位与活动　告知病人手术部位制动 6～8 h。观察病人穿刺侧下肢血液循环情况，注意观察病人术侧足温、足背动脉搏动是否与对侧一致。

2. 饮食护理　同术前饮食护理。

3. 专科护理

（1）病情观察与监测：严密监测病人生命体征、神志、瞳孔、肢体功能等变化。给予重症病人心电监护、吸氧；为重症病人留置导尿管，观察尿液量、色及性状，准确记录病人出入量；监测病人肝肾功能、电解质。

（2）穿刺点护理：密切观察病人穿刺部位有无出血、渗血、皮下血肿等，保持辅料清洁干燥，防止感染。嘱病人采用三步起床法，循序渐进增加活动量；避免腹部撞击、用力咳嗽等举动。

（3）会阴护理：术后病人阴道会有少量出血或排液，与栓塞后子宫壁充血渗出有关。告知病人保持会阴部清洁干燥，及时更换会阴垫，注意观察分泌物色、质、量，必要时可行会阴擦洗。观察病人阴道黏膜情况，及时发现有无化疗药物所致溃疡。

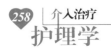

（4）栓塞综合征的护理

① 疼痛：肿瘤供血血管被栓塞，肿瘤组织缺血坏死导致的下腹部疼痛，一般术后 2～3 d 可自行缓解。护理人员要运用疼痛评分量表评估病人疼痛部位、性质、程度及持续时间。指导病人可运用听音乐、深呼吸、适当活动等方式分散注意力，缓解疼痛。若疼痛严重，可遵医嘱由弱到强阶梯式用药，避免病人耐药及成瘾。为病人提供安静舒适的环境，缓解其焦虑紧张的心情。

② 发热：肿瘤组织缺血坏死所引发的症状。应密切监测病人体温及血常规的变化，存在感染时予以抗感染治疗。向病人及病人家属讲明发热的原因，缓解其焦虑的情绪。若病人体温不超过 38.5 ℃ 可指导其多饮水，以冷湿敷等方法缓解为主；若病人体温超过 38.5 ℃，可使用药物及物理降温。注意观察病人的生命体征，监测有无水电解质紊乱。

③ 胃肠道反应：术中所用化疗药物所致。手术后应给予病人积极的水化治疗。若病人胃肠道反应严重，遵医嘱给予镇吐药物治疗，防止水电解质紊乱发生。

（5）并发症预防与护理

① 误栓：为栓塞剂进入髂内动脉的分支或过量栓塞引起栓塞剂反流所致。病人出现下肢麻痹、腰骶部疼痛等并发症时，应及时汇报医生并配合处理。

② 生殖系统感染：为栓塞前严重的盆腔感染未得到控制所致。应及时使用抗生素控制感染，若治疗不及时会引发子宫切除的后果。

（四）出院指导

1. 活动与锻炼　病人术后 3～6 个月避免重体力活动，避免情绪波动，保证睡眠，保持大便通畅。可以适当参与一些运动，提高免疫力。

2. 饮食指导　病人饮食上应选择易消化、低盐、营养丰富、高蛋白的食物，少量多餐。不食霉变、烟熏食物、刺激性食物。戒烟戒酒。

3. 专科指导　指导病人坚持服药治疗，告知病人服药注意事项和药物不良反应，严格遵医嘱服药，不可随意增减药量、更换药物。

4. 复诊指导　嘱病人于术后第 1、3、6 个月按时复查，之后每 3 个月随访一次。第 3 年开始，每 6 个月随访一次。主要复查项目包括血常规检查、阴道分泌物检查、盆腔超声检查等。

（徐寅）

第九节　骨肿瘤

骨肿瘤是发生于骨骼或其附属组织（血管、神经、骨髓等）的肿瘤，由骨组织的各种细胞发生变异出现瘤变、癌变而形成。骨肿瘤分为良性骨肿瘤和恶性骨肿瘤两类（见表 6-9-1）。良性骨肿瘤包括骨囊肿、骨纤维结构不良、骨软骨瘤、骨样骨瘤、骨瘤、骨化性纤维瘤、非骨化性纤维瘤等。良性骨肿瘤与正常组织分界明显，手术时容易切除干净，摘除后不转移，一般较局限，易根治，很少复发。恶性骨肿瘤包括原发性骨肿瘤、继发性骨肿瘤和转移性骨肿瘤。原发性骨肿瘤起源于骨、骨膜和骨的附属组织（血管、神经、脂肪及骨髓网状内皮系统等）。继发性骨肿瘤由原发肿瘤恶变而来，如骨软骨瘤恶变为软骨肉瘤。转移性骨肿瘤由其他部位恶性肿瘤转移而来，如肺癌、乳腺癌转移至骨骼最常见。大多恶性骨肿瘤恶性程度较高、发展迅速、容易早期出现转移，较难根治，易复发，预后不佳，死亡率高。还有一种介于良性和恶性之间的骨肿瘤，叫骨巨细胞瘤，多在 20～50 岁发病，具有较强的侵蚀性，对骨质的溶蚀破坏作用大，容易造成病理性骨折，极少数有反应性新骨生成及自愈倾向，可穿过骨皮质形成软组织包块，复发率高，少数病例可出现局部恶变或肺转移。本节重点介绍原发性恶性骨肿瘤中的骨肉瘤和继发性骨肿瘤中的转移性骨肿瘤。

表 6-9-1　良、恶性骨肿瘤对比

特征	良性骨肿瘤	恶性骨肿瘤
生长情况	生长缓慢，不侵及邻近组织，无转移	生长迅速，侵及邻近组织器官，可远处转移
局部骨变化	与正常骨界限清晰	浸润性生长，与正常骨界限模糊，可有肿瘤骨
骨膜生长	一般无骨膜增生，病理骨折后可有少量骨膜增生	多出现不同形式的骨膜增生，并可被肿瘤侵犯破坏，形成骨膜三角
周围软组织变化	多不累及周围软组织	多累及周围软组织形成肿块，与周围组织分界不清

【临床表现】

一、骨肉瘤

骨肉瘤是最常见的原发性恶性骨肿瘤，恶性程度高，预后差。肢体的长骨是骨肉瘤等恶性骨肿瘤最常见的发病部位。肿瘤主要发生在生长活跃的干骺端，股骨远端和胫骨近端是最常见的肿瘤发生部位。骨肉瘤多发于膝关节周围，其次为肱骨近端、腓骨近端和髂骨等处。

1. 疼痛　最早出现的症状为患部疼痛，由隐痛逐步变为持续性和渐进性加重，呈跳痛，活动时疼痛加重，夜间明显。因骨肉瘤好发于青少年，且多发生于负重骨，绝大多数疼痛发生于运动后，常误以为是运动损伤而延误病情。

2. 肿胀和肿块　病变局部肿胀，迅速发展为肿块，触之硬度不一，伴有压痛，局部皮温高，静脉怒张，可扪及震颤和血管杂音。肿块增大时可累及临近关节，出现关节活动受限。

3. 病理性骨折　可发生于 5%～10% 的病人，多见于溶骨性病变为主的骨肉瘤。肿瘤侵蚀骨质，受外力作用易引起骨折。

4. 功能障碍　后期由于疼痛和肿胀加剧，病人可出现患部功能障碍。

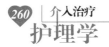

5. 转移后症状和全身症状　局部晚期骨肉瘤病人就诊时，半数合并肺转移。发生肺转移者可伴有咳嗽及咳血。骨肿瘤后期由于肿瘤的消耗、毒素的刺激和痛苦折磨，病人可出现一系列全身症状，如失眠、烦躁、食欲缺乏、精神萎靡、进行性消瘦、贫血、恶病质等。

二、转移性骨肿瘤

骨骼是晚期恶性肿瘤最常见的转移部位之一。骨转移一旦发生，预后较差。骨转移最常发生的部位是脊柱、骨盆、肋骨和肢体的近端。

1. 疼痛　疼痛是骨转移病人最常见的临床表现，呈局限性或弥漫性。当病变位于长骨时，疼痛仅仅局限在病变的部位；如果病变在骨盆或者脊柱，疼痛不仅仅局限在病变部位，可能放射至临近或远处。因此明确病变部位较难。

2. 病理性骨折　可发生于 5%～40% 的病人。完全是溶骨性破坏的骨折发生率高，而完全是成骨性破坏的骨折发生率较低，混合性骨质破坏的骨折发生率很难确定。

3. 高钙血症　即肿瘤所致血清钙水平>2.75 mmol/L，并引起一系列临床综合征，可发生于 10%～20% 的病人。高钙血症是肿瘤中最常见并危及生命的代谢性急症。

4. 脊柱不稳和脊髓神经根压迫症状　可发生于<10% 的病人。脊柱肿瘤压迫脊髓可导致病人瘫痪、大小便失禁等，四肢肿瘤压迫神经可导致病人肢体麻木、感觉异常或功能障碍等。

5. 骨髓抑制　可发生于<10% 的病人。

【辅助检查】

一、骨肉瘤

1. 实验室检查　血清碱性磷酸酶、乳酸脱氢酶水平升高，与肿瘤细胞的成骨活动有关。术后碱性磷酸酶水平可下降至正常水平，肿瘤复发时可再次升高，部分病人血清乳酸脱氢酶水平也可升高。

2. 影像学检查　X 线显示病变多起于长骨干骺端，表现为成骨性、溶骨性或混合性骨质破坏。骨质破坏呈浸润性，边界不清，密度不均，可见排列不整齐、结构紊乱的骨肿瘤。CT 和 MRI 对于明确肿瘤边界和侵袭范围帮助很大。

二、转移性骨肿瘤

1. X 线表现　转移性骨肿瘤的影像学表现可分为溶骨性、成骨性和混合性骨质破坏 3 种。前者最多，形成虫蛀样或地图状骨质缺损，界线不清楚，边缘不规则，周围无硬化；溶骨区可见残留骨小梁、残留骨皮质，无骨膜反应。成骨性骨质破坏可见斑点状、片状致密影，甚至为象牙质样，骨小梁紊乱、增厚、粗糙，受累骨体积可增大。混合性骨质破坏兼有成骨性和溶骨性骨质破坏的特点。

2. 骨扫描　核素扫描对骨转移诊断非常重要，可用于早期筛查全身病灶，但必须除外假阳性。

3. CT、MRI 可清楚显示病灶大小范围以及病灶与周围组织器官的毗邻关系。

4. PET 在骨转移的诊断过程中逐渐发挥着更重要的作用，对诊断骨转移及全面评估肿瘤病情有特殊优势，但检查费用昂贵，不作为常规检查方法。

5. 骨活检 病理学是诊断肿瘤转移的金标准，但不是所有的肿瘤骨转移均需要骨活检。

6. 骨代谢生化指标 包括 I 型胶原碳端肽、I 型胶原氨基末端交联肽等。

【处理原则】

1. 治疗原则 早期诊断、早期治疗，方法主要包括手术和非手术疗法。恶性肿瘤的治疗已进入综合治疗阶段，可采用手术、化疗、放疗、靶向治疗等。

2. 外科治疗的方针 保存生命，切除肿瘤，保存肢体，重建功能，争取部分或完全恢复病人生活和工作能力。

【护理措施】

一、术前护理

1. 体位与活动 术前评估病人病灶位置及配合情况，指导病人提前做好体位训练，为配合手术顺利进行做好准备。骨肿瘤分布较为广泛，全身骨骼均可发生转移，手术体位的选择灵活多变，通常以方便临床穿刺操作为原则，同时兼顾静脉麻醉的要求。使病人位于舒适且利于穿刺的最佳位置。根据病灶 – 体表就近原则选择不同的体位（仰卧、俯卧或侧卧位），并告知病人保持此固定姿势。可借助上肢支架、软枕等器具辅助病人保持比较舒适的状态以配合手术顺利完成。如：胸骨和髂前上棘穿刺时病人取仰卧位，髂后上棘穿刺时病人应取侧卧位，腰椎棘突穿刺时病人取坐位或侧卧位等。根据 CT 图像最佳层面及进针点、进针方向、角度和深度选择体位，同时考虑与外科手术入路一致的原则。

2. 饮食护理 对病人进行动态营养风险筛查及营养状态评估。肿瘤是一种高消耗性疾病，故术前应鼓励病人进食高热量、高蛋白、高维生素、易消化饮食，增强病人身体抵抗力。因该操作麻醉方式为局部麻醉，故麻醉前饮食应根据病人个体情况给予指导。

3. 专科护理 评估骨肿瘤的生长部位、大小、单发或多发，以及肿瘤对关节活动度、患肢血液循环、神经功能及肌力的影响等。

（1）关节活动范围评估：关节活动范围可用量角器测量，以中立位为 0°，测量关节各方向活动的角度。人体的主要关节正常活动的范围如下。

① 颈椎活动范围：前屈、后伸均 35°～45°，左、右侧屈 45°。

② 肩关节活动范围：前屈 70°～90°，后伸 40°，外展 80°～90°，内收 20°～40°。

③ 肘关节活动范围：屈曲 135°～150°，后伸 10°。

④ 髋关节活动范围：屈曲 0°～140°，后伸 10°，外展 0°～45°，内收 20°～30°。

⑤ 膝关节活动范围：屈曲 0°～150°，过伸 0°～10°。

⑥踝关节活动范围：跖屈 0°～50°，背伸 0°～30°。

（2）患肢血液循环评估

①颜色：正常血运肤色红润，肤色为灰白或苍白为动脉缺血的表现，肤色为暗红甚至暗紫是静脉回流受阻的表现。

②温度：患肢远端同健侧对称点做比较。亦可用皮温计进行测量和比较，皮温低于健侧说明血液循环差。

③动脉搏动：上肢可触诊桡动脉，下肢可触诊足背动脉或胫后动脉，如动脉搏动减弱或消失，则有肢端缺血现象。

（3）肿胀程度评估

①肢体肿胀是由于血管破裂出血及组织液渗出，损伤周围组织反射性引起血管壁渗透性增加而导致组织水肿，水肿可引起静脉及淋巴回流障碍并影响正常的血液循环。

②对于下肢肿胀，也可以使用下肢定点周径测量的评估方法：利用卷尺，在病人下肢的明显体表标志处间隔一定距离测量周径，将患侧与健侧下肢做比较。定时间、定部位测量并记录患肢与健肢不同平面的周径，以便进行对比。测量部位分别为踝上 5 cm 处、髌骨下缘 10 cm 处、髌骨上缘 10 cm 处。

③淋巴水肿程度：患肢周径与健侧下肢周径之差在 3 cm 内为轻度水肿，3～5 cm 为中度水肿，5 cm 以上为重度水肿。

二、骨肿瘤介入治疗的术中和术后护理

（一）骨肿瘤穿刺活检术

1. 核查病人基本信息、穿刺部位。

2. 手术配合　协助病人摆放合适的体位，行局部浸润麻醉。对骨皮质破坏缺损区采用切割式活检针；对囊性病变采用抽吸式活检针；对成骨及混合性病变尽量从软组织有肿块或破坏的部位取材，必要时先用骨活检针钻入骨皮质后行同轴式活检。将骨穿刺针固定器固定在适当长度位置上，以左手拇指、示指固定穿刺部位皮肤，右手持针于骨面垂直刺入，当穿刺针接触到骨质后则左右旋转，缓缓钻刺骨质。穿刺结束时用 50 ml 注射器接于穿刺针柄上在负压状态下迅速拔针，按压片刻，用无菌胶布贴敷针眼处，外敷无菌消毒纱布，拔针后再次扫描了解有无异常损伤情况。

3. 病情观察与监测

（1）指导病人配合医生操作，保持手术体位，勿自行随意改变体位或移动。

（2）当活检针进针至皮下时，要告知病人吸气后屏气，待进针到所需的深度时嘱病人平静呼吸。

（3）穿刺过程中密切观察病人生命体征，并做好必要的解释、安慰工作，稳定病人的情绪，

确保手术顺利进行。

（4）如病人术中出现头晕、心悸、胸闷、面色苍白、出冷汗、疼痛等，应及时报告医生，停止穿刺。

4. 术后护理

（1）体位与活动：穿刺完成后，立即行穿刺部位及邻近区域扫描，观察有无渗血、血肿等并发症发生。穿刺结束后，使用无菌伤口敷料覆盖穿刺部位，穿刺点给予加压止血，可加压包扎或改变体位，将穿刺点压迫于病人身体下方，嘱病人术后平卧 6 h。

（2）病情观察与监测：24 h 内密切观察病人生命体征的变化，病人出现呼吸困难、局部肿胀、疼痛、胸闷、发热等及时通知医生并处理。

（3）并发症预防与护理

① 血肿：术后观察穿刺处皮肤情况，活检后 24 h 内观察病人穿刺部位有无肿胀，是否有血肿形成，如出现血肿，及时报告医生并及时处理。

② 脊髓和神经损伤：此为最严重的并发症，只要操作者熟悉进针行径的周围血管神经的分布和走行，并发症是可以避免的。

③ 疼痛：穿刺部位疼痛最常见，如出现疼痛，应正确评估疼痛的性质、程度，根据病人对疼痛的耐受性和感知程度进行心理护理和用药，向病人说明疼痛的原因，分散病人注意力，减轻疼痛；必要时给予止疼药物。

（二）椎体成形术（percutaneous vertebroplasty，PVP）或经皮椎体后凸成形术（percutaneous kyphoplasty，PKP）治疗骨肿瘤

1. 核查病人基本信息、穿刺部位。

2. 手术配合　协助病人摆放合适的体位，行局部浸润麻醉。胸、腰椎病变穿刺体位为俯卧位，头偏向一侧，双手扶住头枕并固定。颈椎穿刺体位为仰卧位，颈肩部垫高。用手术刀在皮肤穿刺点切开 1 cm 切口建立手术通道，即可进行穿刺。穿刺针与身体矢状面成 15°～20°角，穿刺至椎弓根后缘骨皮质，然后做双向透视，在侧位透视下将穿刺针敲击推进至椎体前中 1/3 交界处，此时正位透视可见穿刺针头端位于椎体中央。

3. 骨水泥注射　骨水泥调配后约 2 min 开始在侧位透视下缓慢向椎体内注入，2～3 min 完成注射。如发现渗漏，立即停止注射。注射前静脉推注地塞米松 10 mg 以预防术中过敏反应。

4. 拔出穿刺针　先置入针芯，将残留在穿刺针管内的骨水泥推入椎体内，旋转穿刺针向后退出。穿刺点局部压迫约 3～5 min，以防局部出血形成血肿。见无液体从伤口渗出，包扎伤口。

5. 术中和术后护理　术中严密观察病人生命体征变化，关注病人感受，做好记录。术后做好病人转运。

6. 并发症预防与护理

（1）疼痛：及时评估病人疼痛，做好病人心理护理，减轻病人对疼痛的紧张情绪，必要时给

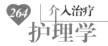

予止疼药物。

（2）骨水泥过敏：密切观察病人有无骨水泥过敏症状和表现，如恶心、呕吐、眩晕、全身广泛性荨麻疹、面部喉头水肿、支气管痉挛、气急、腹痛和肢体抽搐等。一旦发生，立即停止手术，对症支持处理。

（3）骨水泥渗漏：密切观察病人下肢自主活动能力和感觉有无异常，如病人有下肢肌力下降、麻木、剧烈放射痛，应考虑骨水泥外漏压迫神经的可能，并及时通知医师。遵医嘱给予病人脱水、营养神经、激素等治疗。

（4）有症状的肺栓塞：手术过程中密切观察病人呼吸状况、血氧饱和度等，若出现呼吸困难或血氧饱和度下降等，应考虑有症状的肺栓塞发生，并及时通知医师给予处理。

（5）出血：密切观察病人生命体征，若病人血压持续下降，具有明显颈部疼痛或腹痛，应考虑是否有颈部血肿或腹膜后血肿形成的可能，并及时通知医生给予相应处理。

（6）血管迷走反射：部分病人穿刺或注射骨水泥时剧烈疼痛引起血管迷走反射。术中应密切观察病人生命体征，若病人出现面色苍白、血压下降、心率变慢、血氧饱和度下降、呼吸困难、晕厥等，应考虑血管迷走反射致休克，此时应立即使病人去枕平卧，保持其呼吸道通畅，及时给予吸氧，遵医嘱立即静脉快速推注阿托品，并大量快速补液，维持有效循环血量，必要时遵医嘱应用多巴胺维持血压。

（三）^{125}I 粒子植入术治疗转移性骨肿瘤

1. 治疗计划　CT 影像下确定治疗靶区，图像输入放射治疗计划系统（TPS），根据三维系统给出预期的剂量分布，确定植入粒子的数量、分布和种植方式。

2. 手术配合　根据病灶部位选取适当体位，先进行 CT 扫描，参照 TPS 的设计，确定初始层面，进行体表标记，设定进针方向和深度，协助病人摆好合适的体位，行局部浸润麻醉。安装固定架、模板和步进器。全体手术人员穿戴好铅衣、围脖、铅帽、铅手套。连接计划系统，核查治疗计划并根据情况进行实时调整。在 CT 引导下穿刺，插入粒子植入针，分步植入计划相应数目的粒子。拔出穿刺针，压迫穿刺点止血。再次进行 CT 扫描，观察手术部位有无出血或气胸（肋骨转移者），无菌敷料覆盖。用探测仪检验所有穿刺针，以防粒子遗留穿刺针内。

3. 病情观察与监测　指导病人配合医生操作，保持手术体位，勿自行随意改变体位或移动，严密监测病人生命体征的变化及反应，及时向医生汇报。

4. 术后护理

（1）病情观察与监测：密切观察病人生命体征变化，如有异常及时通知医生并对症处理。术后观察病人体温变化，体温低于 38.5 ℃一般无须处理。如果病人体温超过 38.5 ℃，可遵医嘱给予物理降温，必要时给予解热镇痛药物治疗。

（2）穿刺点护理：注意观察穿刺点出血及肿胀情况。

（3）疼痛护理：穿刺部位可有轻微疼痛，一般无须处理，对于疼痛严重者，可根据医嘱给予止痛药物。

（4）辐射防护：全体手术人员全程穿戴铅衣、铅围脖，操作者植入粒子时需戴铅手套、铅帽，病人术后需覆盖铅毯，避免 X 线和放射性粒子产生的 γ 射线对医护人员的辐射。术后将病人转运至放射性粒子植入专用病房，做好病房内医护人员的职业防护。遵循时间、距离、防辐射用品防护原则。

5. 并发症预防与护理

（1）出血：① 出血量较多时，穿刺途径可用明胶微粒栓塞，并使用止血药。② 术后需严密观察病人病情，加强巡视，定期查看病人穿刺点是否渗血，密切监测病人血压、脉搏变化。③ 咯血时应将病人头偏向一侧，及时清理病人口腔内积血，必要时用吸痰管吸出，防止病人窒息，加强病人口腔护理。

（2）气胸：① 术后密切关注病人病情变化，如病人出现胸闷、气促、血氧饱和度下降等症状，伴有大汗、发绀、重度呼吸困难，应考虑气胸可能，立即通知医生并备好胸腔闭式引流瓶，配合抽气、引流。② 如病人气胸量＞30%，立即抽取，并根据具体情况行胸腔闭式引流；若病人气胸量＜30%且病人无明显胸闷、喘憋等症状，暂不予处理，可密切观察，一般可自行吸收。③ 嘱病人卧床休息，避免用力咳嗽和深呼吸，如病人有胸闷憋喘等症状，立即报告医生处理。

（3）粒子脱出：手术部位表浅或剧烈活动以及肿瘤的缩小有可能导致粒子脱出，应告知病人及其家属如粒子脱出切勿徒手拿取，应立即通知医护人员，用镊子夹起，放于铅罐内保存，联系核医学科做妥善处理。

（四）微波消融术治疗骨肿瘤

1. 术前准备　术前仔细研究病人影像学资料，明确肿瘤位置、大小及数目，尤应注意肿瘤与周围重要血管、神经以及其他重要结构的关系。根据病灶大小和部位选择穿刺进针路线，设定消融参数等。

2. 手术配合　指导病人摆放合适体位，于术侧体表贴附定位标记后行 CT 扫描，在扫描后图像上拟订穿刺点及进针路线，根据模拟图及定位标记找出病人皮肤上的穿刺进针点。进针路线的设计既要满足消融要求，又要尽量避开临近的重要解剖结构。行局部浸润麻醉，做 3 mm 小切口。穿刺过程中宜先将消融天线尖端贴近肿瘤，经影像扫描确定进针方向基本符合模拟定位线路后，再将消融天线穿刺入肿瘤内部行消融治疗，以减少反复穿刺所引起的出血或针道转移等并发症。对于较大肿瘤，消融过程中宜由浅至深逐次消融。对于成骨性肿瘤，可先用骨穿刺针穿刺出针道，然后再置入微波天线进行消融。消融后即刻行 CT 平扫，以确定肿瘤是否已完全消融。

3. 病情观察与监测　术中严密观察病人生命体征，聆听病人主诉，一旦发现问题及时向医生报告并给予相应处理。

4. 术后护理

（1）病情观察与监测：给予病人心电监护，密切观察病人生命体征变化，一旦发生异常应及

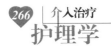

时报告医生并处理。术后发热多为非感染性发热，病人体温一般在 38.5 ℃以下，如病人体温在 38.5 ℃且持续不降，应遵医嘱用药和进行物理降温。

（2）穿刺点护理：术后病人应卧床休息，穿刺部位加压包扎，注意病人穿刺部位有无渗血及血肿，发现异常及时汇报医生并处理。

（3）疼痛护理：病人在消融后常伴轻度疼痛症状，于 2～7 d 后自行缓解。如疼痛为中、重度，必要时给予止疼药物。

（4）并发症预防与护理

① 出血：主要表现为穿刺局部出血、血肿，肋骨部位消融时可能出现血胸。术后应嘱病人卧床休息，避免剧烈活动，穿刺部位加压包扎。

② 皮肤烫伤：发生率较低，但依然要重视。微波消融时如出现皮肤烫伤，护理中应注意保持创面清洁干燥，无菌包扎或以烧伤膏外涂。一般 3～5 d 后水泡自行吸收。

③ 气胸：护理同放射性粒子植入术。

（五）出院指导

1. 活动与锻炼　指导病人适量运动，劳逸结合，合理进行功能锻炼。

2. 饮食指导　指导病人进食高能量、富含维生素、高蛋白质、营养丰富的食物。对于并发高血压、糖尿病等慢性病的病人，给予相应的专科特殊饮食指导。

3. 专科指导　出院后需要继续使用辅助用具来保持平衡和辅助活动，避免跌倒，防止外伤。指导长期卧床的病人注意预防皮肤压力性损伤、尿路感染、肺部感染、下肢深静脉血栓形成、肺栓塞、关节强直、骨质疏松、便秘等卧床并发症，遵医嘱继续进行抗肿瘤治疗。

4. 复诊指导　嘱病人定期至门诊复查，如有不适随时就诊。

（李卫峰）

第七章　综合介入治疗护理

第一节　气管狭窄

气管狭窄是各种原因引起的气道梗阻导致的气急和呼吸困难，进行体力活动和呼吸道内分泌物增多时加重，常有喘鸣。

根据恶性程度，气管狭窄可分为恶性狭窄和良性狭窄两类。恶性气管狭窄最常见的原因是邻近部位（如食管、纵隔、甲状腺等）原发或转移瘤侵及气管支气管，其次是支气管肺癌，可以引起气管、支气管腔外压迫或腔内阻塞。良性气管狭窄常见于插管后狭窄和支气管内膜结核，气管、支气管良性肿瘤（如气管息肉）较为少见。其他原因还包括吻合口狭窄（如肺移植术后）、肉芽肿性血管炎（韦氏肉芽肿病）、克罗恩病、纵隔良性肿块或纤维化牵拉压迫、先天性病变等。常见的发病原因如下：① 气道内病变，如气管支气管内良性或恶性肿瘤、炎性肉芽肿和气道内异物、支气管结核；② 气道外部压迫、气道周围占位性病变，如食管癌、甲状腺癌、脓肿、血肿或气体的压迫；③ 气道壁病变，如气管肿瘤、食管癌或其他胸部肿瘤放疗引起的气管壁损伤、气管软化以及复发性多软骨炎等；④ 气管切开后引起肉芽组织增生；⑤ 气道痉挛，如哮喘，则属于可逆性气道狭窄。

【临床表现】

气管狭窄常见症状是气道梗阻引致气急和呼吸困难，可见不同程度的呼吸困难，可呈吸气性或呼气性呼吸困难，也可两者兼有。常伴有气促、喘鸣、咳嗽、咳痰等，痰液多为白色黏痰，咳出费力，常伴有喘鸣，偶见咯血、阻塞性肺炎、肺不张等，严重气管狭窄可以引起窒息。

支气管狭窄者体征为患侧胸廓呼吸活动度、语颤可减弱或消失，叩之为浊音，听诊呼吸音低或消失，可伴有干、湿啰音。

【辅助检查】

1. 颈胸部 CT　可清晰显示气道病变腔内、管壁及周围受累情况（如图 7-1-1），测量狭窄段长度及宽度，以便选择相应治疗方法。

2. 气道碘油造影　对诊断器官内部狭窄及了解狭窄范围均有价值，但存在加重气管梗阻的危险而被淘汰。

3. 气管镜的检查　可以有效发现狭窄的气管和支气管病变（如图 7-1-2）。

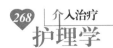

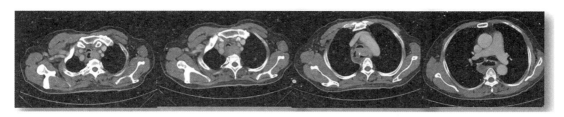

图 7-1-1　CT 示气管狭窄

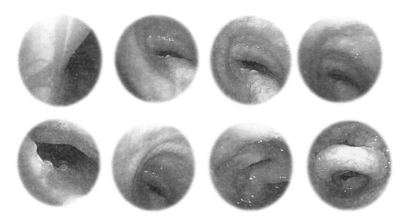

图 7-1-2　气管镜可见气管狭窄

【处理原则】

包括病因治疗、雾化吸入治疗及对症治疗等。

1. 病因治疗　给予氧气吸入，必要时行介入手术治疗，保持病人呼吸道通畅。

2. 雾化吸入治疗　指导病人戒烟，行超声雾化吸入治疗，可加入氨溴索、左沙丁胺醇、乙酰半胱氨酸、硫酸特布他林、布地奈德混悬液等药液。

3. 对症治疗　对于呼吸道感染者，给予抗感染药物，指导病人翻身、拍背、有效咳嗽，协助病人排痰，必要时使用机械排痰仪。

【护理措施】

（一）术前护理

1. 体位与活动　协助病人取半卧位休息。

2. 专科护理

（1）病情观察与监测：给予病人心电监护、吸氧，严密监测病人生命体征及血氧饱和度、神志、面色、甲床颜色等。

（2）呼吸道管理

① 床边备气管切开包、吸引器。保持病人呼吸道通畅，及时清理病人呼吸道分泌物，必要时协助医生进行气管插管或气管切开术。

② 遵医嘱予以病人雾化吸入 2 次 /d，予以呼吸道感染病人抗感染治疗；指导病人咳嗽时采

取坐位，深吸气后屏气，从胸部深处咳嗽，将痰液引至大气管后用力咳出。

③监测病人肝肾功能、电解质、血气变化。

3. 心理护理　告知病人手术目的和注意事项，协助医生做好病人及家属的思想工作，消除顾虑，向病人说明手术的必要性，讲解手术原理、术后配合的要领，介绍以往手术成功的病例，消除病人的紧张情绪，进行必要的相关知识宣教。有假牙者嘱其提前取出，指导病人正确咳嗽排痰的方法并进行呼吸训练，避免用力咳嗽，鼓励病人放松情绪、积极配合治疗。

4. 术前准备

（1）完善各项术前准备，如颈部正侧位片、CT、MRI、血常规等，明确狭窄及病变范围、程度以及基础病变的性质。

（2）指导病人翻身、拍背及进行呼吸功能训练，嘱病人勤漱口，3～4次/d。

（3）遵医嘱做好有关药物敏感试验。

（4）根据病人情况，协助医生选择不同类型的支架。

（二）术中护理

备吸氧、吸引设备和急救物品，检查病人是否签署治疗同意书。核对病人信息，利多卡因雾化，给予中流量吸氧，嘱病人放松呼吸，避免病人剧烈咳嗽。行心电监护，遵医嘱给予静脉输液。按操作要求进行相应物品准备：支架、导丝、液状石蜡、肾上腺素、利多卡因等。与麻醉师配合，精神紧张者需全麻。

配合医生行支架置入术，与医生共同确认选择的支架是否有误，检查支架性能及有效期。X线定位确定气管内狭窄位置。润滑导丝和支架，将导丝经气管镜送入气道内，一人用手在鼻孔出口处固定导丝，退出气管镜，另一人用外露的导丝插入支架推送器内并露头，连同导丝与支架推送器一起送入气道内。在导丝引导下，将支架送至气管或支气管狭窄处。定位准确后，释放支架。术中严密观察病人生命体征、血氧饱和度和出血情况，若有异常及时报告。支架置入后，观察病人反应15 min，如病人无不适主诉，可护送病人返回病房。

（三）术后护理

1. 体位与活动　体位护理是气管支架置入术后护理的重点。

（1）术后强制性让病人保持头低颈前屈约30°体位，告知病人于该体位视物、咳嗽及进食的正确方法。

（2）嘱病人休息时颈下垫高枕，以保持颈屈体位，不能突然改变体位，尤其应避免头部后仰动作，禁止做回头动作，需要回头时应采用转身的方法。

（3）常规于术后第2 d开始对病人颈后肌群进行局部按摩，3次/d，每次10 min，以缓解局部肌肉疲劳，提高病人对颈屈体位的耐受性。鼓励病人早期离床活动。

2. 专科护理

（1）病情观察与监测

① 密切观察病人意识及生命体征变化，使血氧饱和度保持在 90% 以上。

② 观察病人呼吸频率、节律和深度变化，口唇、甲床颜色，有无痰鸣音等。了解病人手术中的情况，如麻醉方式、手术方式、术中出血情况、用药情况等。

③ 置入支架后，气道扩张，病人呼吸困难迅速改善，但可因喉头水肿支架位置不当再次出现呼吸困难。若病人出现紧急情况，应及时告知医生，并做好相应的处理措施。

（2）呼吸道护理：麻醉药物残留、气管插管及手术刺激等导致分泌物增多，加之病人术后的水肿、充血及取颈前屈位的要求，导致多数病人存在排痰困难。避免痰液潴留是做好呼吸道护理的重中之重。

① 注意观察病人呼吸的频率、节律、深浅有无异常，有无呼吸困难、血氧饱和度下降甚至窒息等症状。

② 告知病人少说话，多饮温水，有效咳嗽，避免用力咳嗽、咳痰。若出现异常，则立即通知医生及时给予对症处理。

③ 遵医嘱予病人以雾化吸入以稀释痰液，促进痰液排出，减轻病人的组织水肿和充血症状。

④ 为气管切开者做好气道湿化及气管内滴药，有效吸痰，按需吸痰。气管切开者宜选用人工鼻对气道进行保护，并通过人工鼻进行气管湿化和吸氧等相关治疗和护理。

⑤ 给予病人抗生素及激素雾化吸入，抑制肉芽组织生长。

（四）出院指导

1. 休息与锻炼　指导病人保证充分睡眠，劳逸结合，逐渐增加活动量，同时注意掌握活动量。

2. 饮食指导　指导病人饮食少量多餐，细嚼慢咽，由稀到干，避免进食刺激性食物、碳酸饮料以及亚硝酸盐含量过高的食物，避免进食过快、过量、过烫、过冷及硬质食物。同时告诫病人戒烟、戒酒。

3. 专科指导

（1）嘱病人积极治疗原发病。

（2）预防术后并发症：向病人及其家属讲明手术虽能缓解气道狭窄引起的呼吸困难，但晚期易并发支架阻塞、狭窄及移位等情况。应于术后 1~3 个月定期复查胸片，了解支架有无移位，若发现肉芽组织生长及时处理，如出现呼吸困难、胸痛应及时就诊。

（3）心理指导：指导病人正确地面对现实，多将注意力转移，不要过分关注自己的身体症状，保持心情愉快。

4. 复诊指导　嘱病人根据医嘱进行复诊，如有不适及时就诊。

（李红杰）

第二节 食管狭窄

食管狭窄是指多种原因引起的食管管腔的狭窄，如食管自身结构异常、物理或化学损伤、食管邻近器官病变造成的压迫，以及手术后吻合口狭窄等。由于食管呈管状结构，在黏膜发生良、恶性病变或较大损伤时极易发生狭窄，食管狭窄的年发病率约为 1.1 / 10 万，且与年龄呈正相关。

根据食管狭窄的性质，可将其分为食管良性狭窄和食管恶性狭窄两类。食管良性狭窄常见于外科术后吻合口狭窄、食管外肿物或器官压迫、溃疡性病变、放射性损伤或贲门失弛缓症、化学试剂（强酸、强碱）腐蚀以及食管病变内镜黏膜下剥离术（endoscopic submucosal dissection，ESD）后。其中，大面积食管癌早期 ESD 术后食管狭窄的发生率为 56% ～ 76%；食管癌外科术后吻合口狭窄的发生率为 0.5% ～ 16%。

根据食管狭窄的程度，可将其分为单纯性食管狭窄和复杂性食管狭窄两类。单纯性食管狭窄是指狭窄部位占食管一小段，管腔无迂曲，并且常规内镜可通过大部分食管；复杂性食管狭窄是指食管狭窄段长度大于 2 cm，管腔扭曲、成角或管腔极度狭窄。

根据食管壁结构的改变，可将食管狭窄分为先天性食管狭窄和后天性食管狭窄两类。先天性食管狭窄（congenital esophageal stenosis，CES）是一种罕见的疾病，胎儿出生后已存在的由食管壁本身发育异常导致的食管狭窄；后天性食管狭窄根据病因可再分为食管癌性狭窄、食管吻合口狭窄、腐蚀性食管狭窄等类型。

【临床表现】

食管狭窄的主要表现为吞咽困难、吞咽疼痛、胸骨后不适、胃灼热等症状，部分病人体质消瘦。早期食管癌性狭窄病人可能出现局部病灶刺激引起的食管痉挛，每次痉挛持续时间短，反复出现，时轻时重，可持续 1 ～ 2 年时间，症状为胸骨后不适、烧灼感或疼痛，吞咽食物时在食管某一部位有停滞感或梗阻感；晚期食管狭窄病人出现进行性吞咽困难典型症状，开始时表现为间歇性，只是在进食固体食物时发生，之后进食半流质、流质食物甚至饮水也很困难。

【辅助检查】

1. CT　胸部 CT 检查可显示食管与邻近纵隔器官的关系，观察食管段狭窄是否有肿瘤发生、纵隔感染，初步判断食管狭窄的性质及严重程度（如图 7-2-1）。

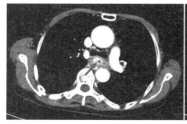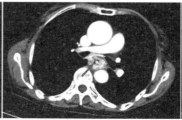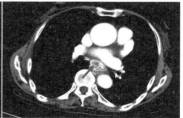

图 7-2-1　食管狭窄的 CT 影像图

2. 纤维胃镜检查　可以明确病变部位，狭窄程度，必要时可行镜下活检明确病变性质。

3. 食管造影　可以明确狭窄部位、程度和范围（如图7-2-2）。

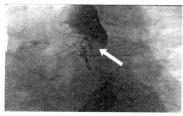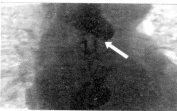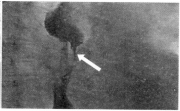

图7-2-2　食管狭窄的食管造影图

【处理原则】

1. 病因治疗　去除病因，积极治疗原发病。食管癌性狭窄的常见治疗方法有外科手术切除、化疗、放疗、动脉灌注化疗、食管放射性粒子支架置入、靶向治疗、免疫治疗和中药等。

2. 对症治疗　恢复病人食管管腔的通畅性，解除病人吞咽困难，使其恢复正常进食，提高病人生活质量。食管良性狭窄的介入治疗方法有球囊扩张成形术、食管内支架置入术。对于食管癌性狭窄可采用食管放射性粒子内支架治疗、肿瘤供养动脉局部灌注化疗。

【护理措施】

（一）术前护理

1. 体位与活动　病人取自由体位，视病情遵医嘱指导病人进行活动锻炼。如果病人病情允许，活动不受限制；对于体质虚弱、无法下床的病人，指导其卧床休息，协助病人在床上使用便器，鼓励和协助病人床上翻身，预防深静脉血栓形成及皮肤压力性损伤。鼓励病人主动咳嗽、深呼吸，预防坠积性肺炎。

2. 饮食护理　根据病人吞咽困难分级，遵医嘱指导病人进食流质或半流质饮食。对食管严重梗阻、进食困难者，禁食、禁水，防止误吸，遵医嘱静脉补充高营养，纠正脱水和电解质紊乱。术前禁食、禁水4 h，以防食管内支架置入过程中大量胃内容物反流、误吸入气管导致病人窒息。

3. 专科护理

（1）密切监测病人意识与生命体征，如为食管恶性肿瘤引起的食管狭窄，需监测是否存在肿瘤生长侵犯胸主动脉导致其破裂出血，以致病人发生失血性休克甚至死亡的情况，或肿瘤压迫气管导致病人发生呼吸困难的情况。

（2）完善相关检查，遵医嘱协助病人完善血、尿、粪常规，传染病四项，肝肾功能，血糖，电解质，凝血全套，心电图，胸部MSCT，内镜与病理活检等检查。

（3）向病人讲解手术过程，缓解病人的紧张、焦虑情绪，取得病人积极配合。

（二）术中护理

1. 手术配合　协助病人取平卧位，头后仰并偏向右侧。食管球囊扩张成形或支架置入操作在病人清醒、黏膜局部麻醉状态下进行，协助病人口服对比剂造影，明确食管狭窄的位置、程度及长度。手术医生置入开口器，导管、导丝配合经过口腔进入食管，越过食管狭窄段进入胃腔，交换加硬导丝，沿加硬导丝送入合适型号的球囊导管或内支架，复行造影了解食管扩张效果、支架位置、食管通畅情况。

2. 病情观察与监测　术中监测病人生命体征，严密观察病人意识状态、面色、表情，如有异常及时处理，避免严重并发症发生。

（三）术后护理

1. 体位与活动　病人术后取自由体位，严禁剧烈活动，避免过度牵拉身体及做弯腰等动作。

2. 饮食护理　食管内支架置入病人因长时间进食困难，胃肠道功能下降，应从流质饮食过渡到半流质饮食，再到普食。少量多餐逐步过渡到一日三餐。病人术后 2 h 即可进食温热流质食物如牛奶、豆浆等，2～3 d 后可进普食。进食时应细嚼慢咽，确保食物温度为 40～50 ℃，严禁进食过冷、过热、坚硬、富含纤维素及黏性强的食物，以免支架变形、收缩、移位及堵塞。进食前后饮适量温开水，以冲洗支架上的食物残渣。行食管球囊扩张者术后 4～6 h 禁食、禁水，对于饮水无呛咳、无胸骨后疼痛不适者，予流质饮食一天，指导病人大口进食、饮水，每次吞咽对狭窄段是一次生理性扩张，有助于预防再狭窄发生。出现明显胸骨后疼痛不适或者呛咳症状者禁食、禁水，告知主管医生处理。

3. 专科护理

（1）病情观察与监测：监测病人生命体征，保持其呼吸道通畅，必要时给予吸氧。观察病人有无恶心、呕吐等症状。

（2）用药护理

① 口服收敛液（地塞米松、庆大霉素、肾上腺素和利多卡因加入 0.9% 氯化钠注射液或 5% 葡萄糖注射液 250 ml）20 ml/h，减轻或消除支架置入后局部炎症、疼痛、出血和水肿。

② 根据药敏试验结果，遵医嘱全身或局部抗感染治疗。

③ 促进排痰，控制肺部炎症，必要时遵医嘱进行雾化吸入。

（3）并发症预防与护理

① 内支架置入术后

a. 疼痛：为支架置入食管内后逐渐膨胀，挤压狭窄部位食管，管道壁扩张挤压周围组织，或肿瘤压迫、推移周围组织所致。多有胸骨后不适或疼痛，持续 2～3 d 多自行缓解。护士应多与病人沟通，以减轻病人焦虑。评估病人疼痛程度，必要时遵医嘱给予口服收敛液或镇痛药物。

b. 呼吸困难：食管癌侵犯或者局部淋巴结肿大压迫气道，导致气道狭窄，加之食管内支架置入使毗邻的气管外压性狭窄，导致通气不畅，严重者可导致窒息。一旦食管内支架置入引起气道狭窄，病人出现呼吸困难，可以考虑取出食管内支架或者置入气道内支架，解除气道狭窄。

c. 支架移位或脱落：表现为饮水呛咳、有喉头异物感，或再次出现进食困难。选择的支架型

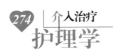

号不当，进食食物过冷、过热，食物剧烈蠕动，以及病人剧烈呕吐均可引起支架移位。发现支架移位应及时调整内支架位置或取出内支架重新置入。指导病人术后避免剧烈咳嗽，合理饮食，减少对支架的刺激，如出现严重呕吐应使用药物控制。

d. 食管再狭窄：支架置入短时间内出现再狭窄多为食物团堵塞所致，可做内镜检查并取出食物团。远期狭窄多为内支架置入后肉芽组织过度增生、纤维组织增生及肿瘤组织向内支架两端生长所致。如为良性增生，可内镜下消融治疗或者取出食管内支架；如为恶性增生，可控制肿瘤，或置入更长的内支架。

e. 局部黏膜撕裂出血：少量出血不需处理，多能自行停止；大出血时应用止血药物，密切观察病人血压变化及全身情况，并观察病人有无胸痛、发热、黑便、咳嗽等情况，必要时行选择性动脉栓塞术。

f. 反流：跨贲门食管支架置入后，贲门抗反流作用消失，尤其易发生食管反流。应指导病人减少弯腰动作，休息时取半卧位或床头抬高 30°，必要时遵医嘱给予抑酸、胃肠动力药物。

② 球囊扩张成形术后

a. 疼痛：球囊扩张时局部组织撕裂，病人常伴有胸骨后疼痛，疼痛程度一般在中度以下，可预防性给予口服收敛液（配制方法同前文"术后护理"部分的口服收敛液）。疼痛剧烈时，要及时复查食管造影，明确是否为食管扩张破裂所致，进行相应治疗。

b. 食管破裂穿孔：食管癌局部组织放射治疗后，局部组织脆性增加，球囊扩张时容易造成食管破裂；选取的球囊过大时亦会造成食管破裂穿孔。应及时造影了解食管破裂等级，给予对症处理。食管狭窄球囊扩张治疗时须综合评价病人情况，合理选择球囊直径。

c. 大出血：多发生在手术过程中，严重出血甚至会导致病人死亡，因病人进行放疗后存在胸主动脉与吻合口组织粘连引起。一经出现，积极对症抢救。

（四）出院指导

1. 活动与锻炼　指导病人餐后多活动，睡觉时保持头高足低体位，防止胃酸和食物反流。

2. 饮食指导　食管狭窄行球囊扩张成形术后，指导病人大口进食、饮水，每次吞咽对狭窄段食管是一次生理性扩张，有助于预防再狭窄发生。食管狭窄行食管支架置入的病人，饮食以稀、烂、碎的食物为主，避免进食粗纤维食物以及过冷、过热、黏稠食物或饮料，以防支架变形、移位，食物团块堵塞支架。进食宜少量多餐，进食后饮少量温水，减小食物滞留管腔的概率。

3. 专科指导　嘱病人生活要有规律，保持心情良好，注意劳逸结合，定期自我评价有无支架移位或阻塞表现，如出现饮水呛咳、进食困难、再梗阻或其他不适症状，应尽早到医院检查。

4. 复诊指导　食管良性狭窄内支架置入术后 1 个月复诊，术后 3 个月应取出内支架。支架取出后，病人应根据自身情况复查食管造影以了解食管通畅情况，如有发热、胸痛、吞咽困难等不适随时复诊。

（李春霞）

第三节　肝脓肿

肝脓肿是指细菌或其他病原体侵入肝脏实质或者胆管内引发局部炎症反应，进而导致肝脏内部形成脓肿的疾病。

根据发生的原因，肝脓肿可分为细菌性肝脓肿和阿米巴性肝脓肿两类。细菌性肝脓肿是指化脓性细菌引起的肝实质化脓性感染，常见于糖尿病、免疫力低下以及术后病人，如肝癌病人行肝动脉化疗栓塞术后、胆管狭窄术后、胆道结石术后等；该类肝脓肿在临床较为常见，约占所有肝脓肿病例的 80% 左右。阿米巴性肝脓肿是溶组织阿米巴原虫侵入肝脏所引起的疾病。肝脓肿大多数为单发，好发于肝右叶。

【临床表现】

1. 症状

（1）寒战、高热：是最常见的症状，在细菌性肝脓肿病例中最为显著。体温可高达 39～40 ℃，热型为弛张热，伴有大量出汗、脉率增快等感染中毒症状。

（2）肝区疼痛：一般程度较重，呈持续性钝痛或胀痛，系肝大、肝包膜急性膨胀和炎性渗出物的局部刺激所致，大多持续时间较长，不会自行缓解。若炎症刺激横膈或向胸部扩散，亦可出现右肩放射痛或胸痛等。

（3）消化道及全身症状：主要表现为恶心、呕吐、乏力、食欲减退等。因肝脓肿对机体的营养消耗大，病人可在短期内出现重病消耗面容；少数病人可有腹泻、腹胀、呃逆等症状；炎症累及胸部可致刺激性咳嗽或呼吸困难等。

2. 体征　以肝区压痛和肝大最为常见。右下胸部和肝区可有叩击痛。脓肿巨大时，右季肋部或上腹部饱满，局部皮肤可出现红肿、皮温升高，甚至可见局限性隆起。常能触及肿大的肝脏或肝内波动性肿块，并可出现腹肌紧张。

【辅助检查】

1. 实验室检查　细菌性肝脓肿病人白细胞计数和中性粒细胞比值明显升高，C 反应蛋白、降钙素原升高，有时伴有血清转氨酶、胆红素升高，血培养和抽吸脓液细菌培养可见具体的病原菌；阿米巴性肝脓肿病人血清阿米巴抗体检测阳性，粪便中可找到阿米巴滋养体。

2. 影像学检查

（1）X 线检查：有时可见肝阴影增大，右侧横膈抬高，可伴有反应性胸膜炎或胸腔积液。

（2）超声检查：可作为首选检查方法，脓肿未液化之前表现为低回声区域，液化后可呈无回声暗区，内可见分隔，脓肿壁厚呈强回声，内壁不光滑，病变后方回声增强；超声造影示病灶周边及分隔增强，表现为"黑洞征"。超声检查可明确脓肿部位、大小，诊断符合率＞96%。

（3）CT、MRI、放射性核素扫描：对肝脓肿的诊断（定位与定性）有很大价值。

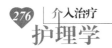

3. 诊断性肝穿刺　必要时可在肝区压痛最剧烈处或在超声探测引导下施行诊断性穿刺。

【处理原则】

1. 药物治疗　适用于急性期尚未局限的肝脓肿和多发性小脓肿。

（1）营养支持：纠正水、电解质、酸碱失调；补充维生素 B、维生素 C、维生素 K；必要时遵医嘱处理，纠正低蛋白血症；改善肝功能，增强机体抵抗力。

（2）抗生素治疗：根据抗菌谱选用有效抗生素进行全身应用。细菌性肝脓肿在未确定病原菌以前，可首选对大肠埃希菌、金黄色葡萄球菌、厌氧菌等有良好抗菌活性的抗生素，如青霉素或氨苄西林加氨基糖苷类抗生素，或头孢菌素类、甲硝唑等药物。然后根据脓液或血液细菌培养、药物敏感试验结果选用有效抗生素。对于重度感染者，应使用亚胺培南等新型强有力的广谱抗生素。多发性小脓肿经全身抗生素治疗无效者，可经肝动脉或门静脉置管应用抗生素。阿米巴性肝脓肿主要采用甲硝唑、氯喹、依米丁、环丙沙星等抗阿米巴药物治疗。

（3）中医药治疗：多与抗生素和手术治疗配合应用，以清热解毒为主，可根据病情选用柴胡解毒汤等方剂。

2. 介入治疗　经皮穿刺引流已经成为治疗肝脓肿的主要措施，该法创伤小、定位精准且恢复较快。经皮穿刺引流包括经皮穿刺抽脓和置管引流，常在超声/CT 引导下使用一次性穿刺针抽取脓液，再使用猪尾管置入脓腔内持续引流。一些直径小于 3 cm 的小脓肿无须也不适合穿刺引流，单纯应用抗生素治疗即可，效果差时再进行引流；直径大于 5 cm 的脓肿则建议抗生素治疗联合经皮穿刺抽脓或持续置管引流，必要时对脓腔进行抗生素冲洗。

【护理措施】

（一）术前护理

1. 体位与活动　指导病人卧床休息，以减少体力消耗和增加肝脏血流量，有利于肝细胞恢复。

2. 饮食护理　鼓励病人多食高蛋白、高能量、富含维生素和膳食纤维的食物；保证足够的液体摄入量；贫血、低蛋白血症者应输注血液制品；为进食较差、营养不良者提供肠内、肠外营养支持。除必须限制入水量者外，高热病人至少摄入液体 2 000 ml/d，以防高渗性缺水，口服补液不足者应静脉补液、补钠以纠正体液失衡。

3. 专科护理

（1）病情观察与监测：加强对病人生命体征、腹部及胸部症状与体征的观察，注意病人有无脓肿破溃引起的腹膜炎、膈下脓肿、胸腔内感染、心脏压塞等严重并发症。肝脓肿若继发脓毒血症、急性化脓性胆管炎、心脏压塞或中毒休克可危及生命，应立即抢救。

（2）呼吸道准备：指导病人在穿刺时屏气不动，避免剧烈咳嗽和深呼吸，以免导致穿刺失败或损伤肝脏。

（3）用药指导：遵医嘱尽早合理使用抗生素，严格掌握给药间隔时间与药物配伍禁忌，注意观察药物不良反应。长期应用抗生素者，应注意观察其口腔黏膜有无真菌感染，有无腹泻、腹胀等，警惕假膜性肠炎及继发双重感染，必要时做咽拭子、大小便等真菌培养。

（4）疼痛护理：指导病人使用松弛术、分散注意力等方法，如听音乐、相声等，以减轻其对疼痛的感受，减少止痛药物的用量。在疼痛加重前遵医嘱给予镇痛药，并观察、记录用药后的效果。

（5）其他：化脓急性期应先输注抗生素控制感染，待肝脓肿形成液化后再行穿刺引流。使用抗生素期间注意观察病人口腔黏膜有无真菌感染，加强病人口腔护理。发生真菌感染的病人给予口服伊曲康唑 1 次 /d，每次 200 mg；必要时加用激素治疗以减轻病人过强的中毒反应。激素静脉滴注速度不宜过快，并应注意激素可能引发的不良反应，包括可能加重感染，反复长期应用有可能诱发血糖、血压升高及骨质疏松等。

4. 心理护理 通过调整病人认知，让病人认识到此疾病是能够治疗的，以改善病人情绪和想法。嘱病人放松全身肌肉，如有条件可放轻柔优雅的音乐，改善病人紧张、焦虑、恐惧的心理状态，使病人身心放松，从而增强病人对恶心、呕吐的耐受力；热情、主动地关心、安慰病人，以精湛的技术、熟练的操作减轻病人的心理负担，缓解病人无助、紧张、恐惧的情绪。向病人解释手术方法、注意事项和术中可能出现的不适。必要时遵医嘱给予术前 30 min 肌内注射地西泮 10 mg。

（二）术中护理

1. 手术配合 超声或 CT 可明确脓肿部位，选定皮肤穿刺进针点。常规消毒、铺巾，局麻后使用穿刺针进行穿刺，针头进入脓肿时可有突破感，经超声或 CT 扫描确定针尖位于脓肿内后即可拔出针芯抽吸脓液，抽出脓性分泌物后，立即收集部分脓液做常规检查、细菌学检查、药敏试验等。如脓液黏稠而难以抽出，可改用较粗的穿刺针。必要时可采用甲硝唑、奥硝唑、庆大霉素进行冲洗，直至脓液清亮，穿刺结束后给予无菌敷料覆盖伤口。术中尽量将脓液抽取干净。对脓液较多者可进行置管引流。如脓液较黏稠，可用生理盐水（可含有效抗生素）冲洗，连接引流袋并妥善固定，保持引流通畅。

2. 病情观察与监测

（1）观察病人术中是否活动。用穿刺针分离脓腔内纤维间隔组织时嘱病人屏气不动，定位准确后再进针，避免误穿肝脏大血管导致内出血。

（2）观察术中影像，对于由胆道结石、狭窄等疾患引起的肝脓肿，在切开脓肿引流的同时还应探查胆总管，治疗胆道内的原发病，必要时进行胆道引流。

（3）观察病人生命体征及聆听病人主诉，避免术中发生肝脏大出血或胸腔穿破等并发症。

3. 并发症预防与护理

（1）观察病人的脉搏、呼吸、血压和腹部体征，一旦病人出现面色苍白、出冷汗、腹胀或引流管内见血性液体则很可能为出血征象，应立即进行抗炎止血治疗。

（2）观察病人是否出现呼吸困难、口唇发绀，一旦出现，病人可能存在穿刺不当造成的肺损伤，须给予紧急处理。

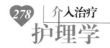

（三）术后护理

1. 体位与活动　病人卧床休息6 h，清醒且血压稳定者改为半卧位，指导病人有节律地深呼吸，达到放松和减轻疼痛的效果。

2. 饮食护理　肝脓肿病人长期发热，机体处于高代谢状态，因此应指导病人进食高能量、富含维生素、富含优质蛋白、低脂肪的食物。

3. 专科护理

（1）病情观察与监测：监测病人的血压、脉搏、体温、血常规；位置较高的肝脓肿穿刺后注意病人呼吸、胸痛和胸部体征，以防病人发生气胸、脓胸等并发症；观察病人腹部疼痛情况，根据病人病情每2～4 h记录1次，警惕内出血发生；复查超声，了解病人脓肿好转情况。

（2）导管护理

① 固定和保证通畅：严格执行无菌操作，妥善固定导管，保持导管通畅，定期更换导管；每日用生理盐水或含甲硝唑生理盐水多次或持续冲洗脓腔，注意出入量。冲洗前应先回抽再冲洗，以免脓液进入体腔。

② 观察和记录：观察脓腔引流液的颜色、性状和量；如引流通畅，24～48 h内病人体温可下降，数天内白细胞计数恢复正常，超声或CT检查可见脓腔缩小。

③ 拔管指征：复查病人血常规，白细胞计数及中性粒细胞计数正常；停用抗生素后病人体温连续3 d或以上正常；脓腔引流量＜5 ml/d；超声或者CT检查提示未见明显脓液。

（3）并发症预防与护理：注意观察病人术后有无腹腔创面出血、胆汁漏；右肝后叶、膈顶部脓肿引流时，观察是否损伤膈肌或误入胸腔；术后早期一般不冲洗，以免脓液流入腹腔，术后1周左右开始冲洗脓腔。

（四）出院指导

1. 活动与锻炼　伤口愈合良好，各项指标正常时，病人应逐步恢复运动，避免过度剧烈运动。

2. 饮食指导　嘱病人出院后多进食高热量、高蛋白、富含维生素和纤维素的食物，多饮水，以增强抵抗力。

3. 专科指导　向病人及其家属讲解本病的病因、常见临床表现等方面的知识，以提高其自我护理能力并消除其恐惧心理。

4. 复诊指导　嘱病人遵医嘱服药，不得擅自改剂量或停药；若出现发热、肝区疼痛等症状，及时就诊。

（邢孟艳）

第四节　肝、肾囊肿

肝、肾囊肿通常是一种良性病变，其发病率与年龄密切相关，患者中 40 岁以上者占比较高，并且男性的发病率高于女性，人群中肝、肾囊肿的检出率约为 4.02%。

肝囊肿是较常见的肝脏良性疾病，分为寄生虫性肝囊肿和非寄生虫性肝囊肿两类。后者又可分为四类：先天性、创伤性、炎症性和肿瘤性囊肿。临床上最多见的是先天性肝囊肿，它又可分为单发性和多发性两种。多数肝囊肿为单纯性，生长缓慢，多无临床症状，一般认为起源于肝内迷走胆管或为肝内胆管和淋巴管在胚胎时发育障碍所致。单纯性肝囊肿于 20 ～ 50 岁年龄组多见，男女发病率之比为 1:4。囊肿发生在肝右叶的居多。

肝、肾囊肿形态一般比较规则，呈圆形或椭圆形。单纯性肾囊肿一般为先天性的，单侧或双侧肾脏内有一个或多个囊腔，囊腔多呈圆形、大小不等且与外界不相通，单侧多于双侧，故又称单纯性肾囊肿。获得性肾囊肿一般于尿毒症或透析治疗后发生，与病人年龄无关，而与透析治疗的时间有关。

【临床表现】

1. 肝囊肿　肝囊肿大多无症状，囊肿较大时可有右上腹胀痛感。囊肿压迫胃肠道时病人可出现进食后不适、恶心呕吐等症状。囊肿压迫胆道时可引起梗阻性黄疸。囊肿合并出血或感染时病人会出现上腹部疼痛、畏寒发热、白细胞升高等症状，囊肿破裂可引起腹膜炎。

2. 肾囊肿　在无症状时不损害肾脏，因此无症状的病人即使肾囊肿较大也可暂不处理，定期复查肾脏 B 超即可；如肾囊肿引起病人腰部胀痛、血尿，且囊肿直径在 5 cm 以上，可采取介入治疗。

【辅助检查】

1. 一般临床检查　体检时偶有腹部包块，实验室检查多无异常发现，可以行 AFP 筛查。

2. 影像学检查　CT 扫描为诊断肝、肾囊肿常用的检查方法，绝大多数肝、肾囊肿经 CT 平扫即可做出定性诊断；MR 作为辅助诊断方法，在诊断极小囊肿、含高蛋白和合并出血的囊肿时优于 CT；超声可用于肝、肾囊肿的初诊和随访观察。

【处理原则】

既往对于肝囊肿常进行手术治疗，手术多采用"开窗术"或"去顶术"，即开腹或经腹腔镜切除部分囊壁，吸净囊液后使囊腔向腹腔开放。囊肿切除术则适用于肝边缘部位、带蒂突向腹腔的囊肿。对发生在肝左外叶的巨大肝囊肿可做肝叶或肝部分切除术。但是传统外科手术治疗肝囊肿术后恢复较慢。随着介入性超声技术的不断完善与发展，目前关于肝囊肿的介入治疗的疗效已为临床所肯定，具有创伤小、痛苦程度轻、费用低的优点，在一定范围内已经取代了手术切除。

介入治疗
护理学

99.7%无水乙醇是治疗肝囊肿的最常用药物，因其具有细胞毒作用，可改变囊壁细胞生物膜蛋白和脂质的比例，使其生物学活性消失，导致细胞死亡而失去分泌囊液的功能，以达到治疗的作用，并可使纤维组织增生，使囊壁粘连、囊腔封闭。

【护理措施】

（一）术前护理

1. 体位与活动　术前1d指导病人进行床上翻身，练习在床上使用便器。嘱病人术前排空膀胱。

2. 饮食护理　术前1d清淡饮食。

3. 专科护理

（1）病情观察与监测：术前应详细了解病人病史，准确测量病人的生命体征，并做好记录。询问病人有无过敏史，特别是乙醇过敏史并详细记录。

（2）术前检查：术前完善血常规、凝血功能、肝肾功能和心电图等常规检查。

（3）呼吸训练：术前1d指导病人进行呼吸训练，告知病人屏气是术中顺利进针的关键，嘱其术中以小幅度腹式呼吸为主，尽量减小膈肌运动的幅度，以提高穿刺的准确性。

（4）皮肤护理：根据手术穿刺位置，嘱病人术前1d用温水清洁腹部皮肤，给予体毛较重的病人术前备皮。

4. 心理护理　根据病人具体情况做心理评估，通过面对面交流，采用图表、健康教育宣传册、请患同种疾病的病人现身说法等形式，向病人宣传疾病相关知识，简要介绍穿刺过程及治疗效果。向病人及其家属耐心细致地做好解释工作，介绍术前准备内容、目的及必要性，术中注意事项，手术大概需要的时间，手术体位、部位，消除病人焦虑、紧张的情绪。

（二）术中护理

1. 手术配合　在超声或CT引导下可明确囊肿位置，根据穿刺部位，病人取平卧位或侧卧位，常规消毒、铺巾，表皮局部麻醉后选用合适型号的穿刺针进行穿刺，当针尖进入囊腔内时会有突破感，回抽可见囊液，最先抽出的20ml囊液做常规生化、细胞学和细菌学检查，将囊腔内的囊液抽尽后用止血钳夹紧皮管，注射硬化剂（如99.7%无水乙醇等）；使硬化剂在囊腔内留置5～10min后抽出，再反复注入生理盐水冲洗针道。根据囊液的颜色，必要时可先采用庆大霉素进行冲洗，直至液体清亮后再进行硬化。最后用无菌敷料或无菌纱布覆盖穿刺伤口。

2. 病情观察与监测　密切监测病人生命体征的变化，关注病人的神情及病情变化。

3. 心理护理　术中应及时评估病人的心理状态，给予病人适当的心理安慰，缓解病人的紧张情绪，确保手术顺利进行，必要时遵医嘱注射镇痛剂。

4. 导管护理　及时、准确记录囊液的颜色、性质及量，并留取标本送检。

5. 并发症预防与处理　术中应警惕病人出现酒精过敏或肺出血，密切观察病人有无面色苍白、潮红、发绀、心率加快、出汗较多等症状，一旦发现病人病情变化及时通知医生，适当减缓灌药速度或暂停灌药，防止药物进入肝内小静脉后迅速进入肺循环导致肺出血。

（三）术后护理

1. 体位与活动　病人可根据习惯变换体位，避免剧烈活动。

2. 饮食护理　病人术后 2 h 可进食清淡、易消化的流质饮食，鼓励病人多进食高蛋白、高热量、富含维生素、清淡、易消化的软食，多食水果及蔬菜，保证足够的能量摄入，同时忌食油腻、过冷、过硬及辛辣、刺激性食物。若病人进食困难，可遵医嘱给予静脉补充营养。

3. 专科护理

（1）病情观察与监测：密切观察病人生命体征变化，可根据病人病情给予低流量吸氧；观察穿刺点有无出血、血肿、渗液；若病人出现面色苍白、出冷汗、脉搏细弱、腹痛等症状，应立即测量病人血压，报告医生，及时处理。

（2）用药护理：术后遵医嘱给予抗生素、保肝、止吐等药物，并观察病人用药后反应；观察病人有无发热、腹部胀痛等。如病人出现上述症状，立即通知医生，给予对症处置。

（3）并发症预防与护理

① 出血：肝囊肿穿刺后肝脏出血是最危险的并发症，一般发生在术后 24 h 内，主要表现为穿刺口处有血液渗出。出血早期病人可出现口渴、出汗、心率过快等症状，实验室检查血红蛋白快速下降，甚至出现血压下降、面色苍白等症状。病人一旦出现此类症状应立即通知医生，进行止血、抗休克治疗。术后可以预防性使用止血药物，以预防术后出血。要密切观察肾囊肿病人皮下出血及尿液情况，如病人血尿持续加重应立即通知医生，警惕肾血管出血。

② 腹痛：术后及时、动态评估病人的疼痛情况，腹痛一般为酒精溢出刺激肝包膜所致，疼痛多持续 3～5 d，可自行缓解，给予病人心理疏导并解释腹痛原因，必要时遵医嘱注射止痛药物；如病人突发剧烈腹痛，应警惕腹腔内脏器损伤出血的可能，必要时行超声检查。

③ 发热：术后体温一般不超过 38 ℃，病人无特殊不适可不做特殊处理，也可适当给予物理降温；对于体温持续超过 38.5 ℃并发感染者，遵医嘱给予抗生素治疗。

④ 醉酒现象：与病人个体反应和酒精注射量有关，若病人出现轻微头晕、面红或全身皮肤潮红、恶心等症状，不需做特殊处理，指导病人多饮水，适当休息缓解醉酒症状。

（四）出院指导

1. 活动与锻炼　出院后嘱病人注意休息，1 个月内避免剧烈运动，适度进行体能锻炼。

2. 饮食指导　嘱病人多摄入营养丰富的食物，忌食辛辣、油腻、刺激性食品；肾囊肿病人注意适量饮水，少吃高蛋白食物，以免增加肾脏负担。

3. 复诊指导　指导病人术后 3 个月内复查腹部 B 超。嘱肾囊肿病人定期复查肾功能。病人如有剧烈腹痛或囊肿变大等不适，应及时就医复诊。

（庄欢）

第五节　梗阻性黄疸

梗阻性黄疸又称外科性黄疸，是外科临床较常见的一种病理状态。黄疸主要是由于肝外或肝内胆管部分或完全机械性梗阻，进而导致胆汁由胆管排入肠道的过程受阻，胆汁排出不畅，逆流入血窦、血周，使血液中胆红素浓度升高而引起。由肝外胆管或肝内胆管阻塞所致的黄疸，前者称为肝外阻塞性黄疸，后者称为肝内阻塞性黄疸。阻塞性黄疸以恶性肿瘤压迫胆管多见。恶性梗阻性黄疸是指恶性肿瘤导致肝内毛细胆管、小胆管、肝胆管、肝总管或胆总管机械性梗阻。晚期恶性阻塞性黄疸病人由于病变范围大、患病时间长、年龄大、体质差等，不能耐受手术或外科手术切除率低。

根据梗阻部位，胆管梗阻可分为肝内型梗阻和肝外型梗阻两类。根据梗阻程度，胆管梗阻可分为完全性梗阻、间歇性梗阻、慢性不完全梗阻、一侧肝管梗阻四类。肝内型梗阻多合并有肝内占位性病变，如胆管细胞癌、转移癌等，此外还有肝内硬化性胆管炎、肝内胆管脓肿等。肝外型梗阻多见于胆管梗阻，如胰头癌、肝外胆管肿瘤，此外良性胆管狭窄、胆管结石、肝外胆管闭锁或发育不良等也可引起肝外型梗阻。完全性梗阻常见于结石嵌顿、手术损伤，以及胰腺癌、壶腹周围癌和胆管癌。间歇性梗阻常见于结石及壶腹周围肿瘤，此外十二指肠憩室、胆道蛔虫、多囊肝等也可引起完全性梗阻。慢性不完全梗阻常见于胆肠吻合口狭窄或慢性胰腺炎。一侧肝管梗阻常见于损伤和胆结石。

【临床表现】

1. 黄疸　大多数病人因出现皮肤和巩膜黄染前来就诊，黄染程度不同，可进行性加重，也可时轻时重，但部分肝叶胆汁淤积可不表现出黄疸。

2. 皮肤瘙痒　常与黄疸同时出现，因胆红素癌性梗阻或慢性梗阻引起的瘙痒较严重。

3. 疼痛　表现为腹部隐痛、钝痛或绞痛，也有部分病人不出现疼痛。

4. 尿、粪改变　梗阻性黄疸病人尿液颜色变深，呈深黄色；粪色变浅，出现白陶土样便。

5. 发热　可因胆道梗阻，胆汁长期淤积导致感染所致，体温可高达 40 ℃以上。

6. 肝硬化和门静脉高压　长期胆汁淤积可造成肝细胞衰竭，最终引起门静脉高压。

【辅助检查】

1. 临床生化检查　主要表现为总胆红素和碱性磷酸酶水平升高，特别是直接胆红素升高。部分病人还可出现转氨酶升高、血红蛋白下降，合并感染者可出现白细胞升高。

2. 影像学检查

（1）超声：可探及肝内外胆管的扩张程度，肿块的部位、大小等（如图 7-5-1）。

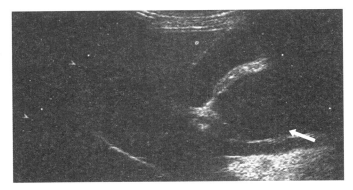

图 7-5-1　B 超下可见肿块位置、大小

（2）CT：增强 CT 可较好地显示肝脏的轮廓、形状，肝内外胆管的扩张情况及梗阻发生部位等（如图 7-5-2）。借助三维 CT 胆道重建技术可以较好地了解胆道的全貌。

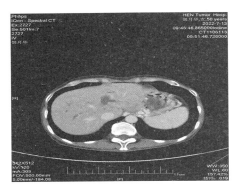
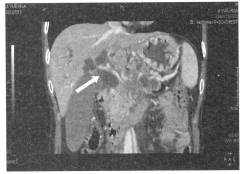

图 7-5-2　CT 下可见肝脏轮廓及胆管扩张段具体位置

（3）MR 检查：可较好地显示肝内外胆管三维解剖情况（如图 7-5-3）。借助 MR 可对肿瘤进行定性检查。

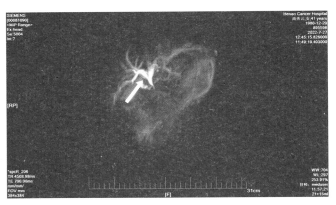

图 7-5-3　胆道三维解剖情况

（4）胆道造影：可显示胆管扩张情况（如图 7-5-4）。

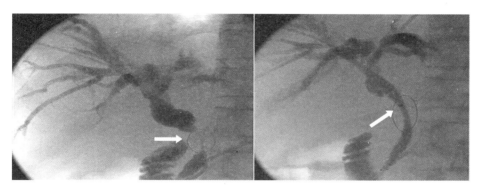

图 7-5-4　胆道造影显示胆总管远端完全梗阻，胆管近端及肝内胆管明显扩张

【处理原则】

经皮经肝穿刺胆道引流术（PTCD）和胆道内支架置入术是目前较常见的介入治疗方法。PTCD 即用套管穿刺针经皮经肝穿刺胆道并通过向体外引流胆汁的方式治疗梗阻性黄疸，为胆道良、恶性梗阻的姑息性治疗提供了可能。胆道内支架置入术即通过建立好的支架输送系统将合适的支架送入狭窄位置。支架置入术和 PTCD 相比较虽有一定优势，但容易发生闭塞、移位和感染。

【护理措施】

（一）术前护理

1. 体位与活动　术前教会病人屏气方法，使病人尽量避免术中深呼吸及咳嗽，以便配合医生进行穿刺。

2. 饮食护理　大多数梗阻性黄疸病人较消瘦，营养差。病人宜进食高蛋白、高维生素、低脂、无刺激性、易消化、清淡饮食，加强营养；应多饮水，多摄入米汤、豆浆等食物，以降低胆汁黏稠度，促进胆汁的分泌和排泄；禁烟酒；术前 4 h 进流质，少吃甜食，避免腹胀。

3. 专科护理

（1）病情观察与监测：除完成三大常规、肝肾功能、凝血功能、心电图、胸片等常规实验室检查外，还应进行腹部 B 超 /CT/MRI 检查及肿瘤标志物检查。根据具体情况，部分病人还需完成血气分析及肺功能等检查；术前半小时常规使用止血药物、镇静药物及阿托品等。

（2）皮肤护理：恶性梗阻性黄疸病人因胆汁淤积、胆盐沉积，常皮肤黄染伴瘙痒的症状，部分病人抓挠皮肤导致皮肤感染、破溃。应指导病人勿搔抓皮肤，用温水清洁皮肤后涂抹适量润肤露以缓解皮肤干燥、瘙痒；协助病人修剪指甲避免抓破皮肤；指导病人避免使用刺激性强的沐浴用品；若皮肤瘙痒明显，可用炉甘石洗剂擦拭止痒或口服抗过敏药物。告知病人及其家属恶性梗阻性黄疸病人存在凝血机制障碍，禁忌酒精擦浴，以免引起出血。

（3）发热处理：观察病人发热的程度、持续时间等，遵医嘱应用抗生素。

4. 心理护理　绝大多数病人的心理压力较大，出现消极、恐惧、忧虑的心理状态，而且对介入手术本身可能存在的潜在危险也充满了担心。此时护士应根据病人的心理状态进行有针对性的心理护理。以交谈的方式使病人了解手术的原理、操作过程、预后情况，消除病人紧张、恐惧心理。使病人在心理上获得安全感并树立治疗的信心，以更好地配合治疗。

（二）术中护理

1. **手术配合**　病人平卧于介入手术床上，使横膈位置恢复到一定高度。以右侧腋中线肋膈角下 1～2 肋间为穿刺点，通常在右腋中线 7～9 肋间隙。常规消毒铺巾，穿刺点用利多卡因局麻。病人平静呼吸状态下屏气，千叶针从肋骨上缘水平向胸 10～胸 11 椎体穿刺至椎旁 2 cm 左右。于病人平静呼吸状态下抽出针芯，接上注射器缓慢回拨千叶针，边退边抽。待有胆汁流出，即注入少量稀释的对比剂加以证实。证实穿中胆管后，注入适量对比剂以使胆道系统得以显示，了解整个胆道系统情况。如果进入的胆管合适，则经千叶针导入 0.018 英寸导丝深入胆管内，在穿刺点做一小切口，并更换穿刺套管系统，然后留外套管在胆管内。将 0.035 英寸导丝通过狭窄段送入十二指肠，并引入外套管。如外套管不够长，则更换导管，然后用硬导丝将引流管导入做引流。当病变处的胆管呈闭塞状，可更换导管鞘，送入导管，利用导管、导丝配合打通闭塞段。如多次努力仍无法通过闭塞段，则先做外引流，3～5 d 后可再尝试打通闭塞段。最后将引流管固定在皮肤上，外接引流袋结束手术（如图 7-5-5）。

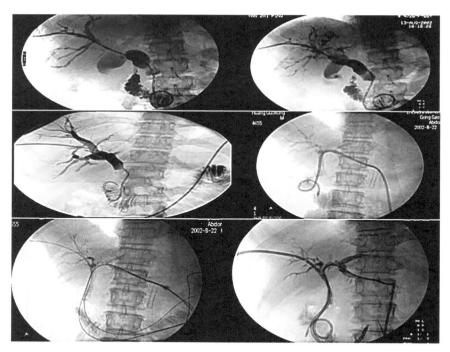

图 7-5-5　胆道穿刺引流术示意图

2. 安抚病人情绪，取得病人配合，使手术能顺利进行。

3. 穿刺时、引流管进入体内时及投放支架时嘱病人屏住呼吸或浅慢呼吸，以免穿刺移位。

4. 严密观察病人生命体征，如出现恶心呕吐、出冷汗、胸闷、气短、腹痛等症状，立即通知医生并配合医生积极处理。

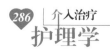

（三）术后护理

1. 体位与活动　病人生命体征平稳后可由平卧位改为半卧位，以利于胆汁引流。病人术后若穿刺点无出血、体力允许，即可离床活动。

2. 饮食指导　病人术后如无不适可进流食，逐步向软食过渡。外引流者由于将胆汁引出体外，应进食高蛋白、富含维生素、低脂肪、低胆固醇、易消化的食物，忌食肥肉、煎炸食物、浓茶、咖啡、辛辣刺激性食物。补充水分，促使对比剂排泄。由于大部分病人存在不同程度的肝功能损害和营养不良，鼓励病人少食多餐，为病人制订护肝、舒肝的饮食食谱。

3. 专科护理

（1）病情观察与监测：查看病人穿刺点有无出血、渗液，敷料是否清洁干燥及管道情况，病人皮肤有无破损。向手术室护士了解病人术中用药情况及出血情况。观察病人的血压、呼吸、心率，观察病人上腹部或肝区疼痛的程度。如病人面色苍白、脉搏细速、血压下降，则可能有腹腔内出血；如病人有寒战、高热、右上腹痛、反射性肌紧张等情况，提示有感染或胆汁渗漏入腹腔的可能，应及时报告医生以便处理。

（2）导管护理

① 妥善固定：PTCD外引流管用导管固定器固定于病人腹部皮肤，保持接头密闭，引流出口低于创口平面，引流袋距床沿40 cm，床上长度40～60 cm，以便病人比较灵活地翻身，防止引流液反流引起逆行感染；在穿刺过程中损伤血管或胆管是造成内出血或胆汁性腹膜炎的重要原因，因此导管的固定至关重要，应避免导管打折、扭曲或脱落。胆道内压力较高者，可遵医嘱将引流袋放置于病床上，妥善固定。

② 防止引流液逆流：要保持引流袋低于引流口30 cm以上，防止胆液倒流，切勿经常挤压引流管，以免引起胆液倒流。预防感染。

③ 观察引流液的颜色、性状及量，并做好记录。一般介入术后1～2 d内胆汁有少量血性引流液，主要是手术中黏膜创伤及术中残余血。术后2 h内引流液量达100 ml以上或术后2 d引流液仍为鲜红色，应考虑胆道出血，并立即报告医生，观察病人生命体征及引流液的色、质、量变化。

④ 观察及保护病人穿刺部位皮肤，如穿刺口周围皮肤有胆汁侵蚀或有渗出，应及时更换敷料，及时用碘伏消毒，局部亦可涂抗生素或氧化锌软膏保护，以防穿刺口周围皮肤发炎、红肿及肉芽组织过度增生。不能加压包扎或堵塞，以免造成胆汁流入腹腔引起胆汁性腹膜炎。

⑤ 拔管：病人术后10 d，黄疸指数较术前下降50%以上，胆道引流液为金黄色，量少于200 ml/d，可试行夹管；夹管2 d，病人无腹部胀痛、黄疸加重等情况，经引流管造影，支架引流通畅者按医嘱拔管。拔管时机还要考虑引流管窦道是否形成，如拔管太早，引流管周围组织还未形成坚固的窦道，拔管后容易发生胆汁漏。

（3）并发症预防与护理

① 疼痛：疼痛是PTCD术后常见的不适症状，常影响病人休息和睡眠。应评估病人疼痛的

部位、性质、程度以及对睡眠的影响等，制订个性化疼痛治疗方案。如为局限性疼痛，多为置管或肿瘤本身所致，予以止痛药物等对症处理；如为胆漏引起腹膜炎所致的腹痛，应立即通知医生处理。为病人创造安静、舒适、温馨的休养环境，保证病人得到良好休息。

②出血：严重的腹腔内或胆道出血主要与肝包膜、肋间动脉穿破或肝内血管损伤有关。应严密观察引流液的颜色、性质、流量等变化，少量出血多可自行停止；出血较多伴循环衰竭提示肝动脉损伤，应尽快行肝动脉造影栓塞治疗。

③引流管堵塞和脱位：引流物黏稠、引流管扭曲可造成引流管堵塞，而牵拉可造成引流管内部脱位，导致病人黄疸不退、引流不畅、腹痛伴体温升高。应妥善固定引流管，发生堵塞时用等渗盐水反复冲洗导管，冲洗时需先抽再注入，抽多少注入多少，以免在导管脱出时将液体注入胆管外。如未成功解除堵塞，则需在透视下处理，必要时更换引流管。指导病人及其家属进行引流管自护，避免引流管脱位。

④发热：支架置入后，较多脓性胆汁及组织碎片堵塞内支架，引发胆管炎，病人常发热，体温可达 40 ℃以上，甚至寒战。对于内外引流病人，开放外引流管实现胆汁快速、有效引流，或经引流管行胆道冲洗。同时做血检验及胆汁培养＋药敏试验。用等渗盐水 20 ml＋庆大霉素 8 万～16 万单位冲洗，3 次/d；或用甲硝唑或替硝唑 100 ml 冲洗，2 次/d。对于置入支架者，及时调整抗生素等级，在血培养＋药敏试验结果出来之前合理选择抗生素，在药敏试验结果明确之后及时调整为有针对性的抗生素。做好病人的高热护理，保持病人体液平衡，防止病人脱水，必要时遵医嘱予以药物降温。术后行引流管冲洗可防止该并发症发生。

⑤胆漏：胆汁漏入腹腔可引起胆汁性腹膜炎，属严重并发症。一旦出现腹膜炎征象，应立即告知医生处理。引流后期，若胆汁沿引流管漏出至腹部皮肤，应及时更换穿刺部位敷料，防止局部感染和刺激。

⑥胰腺炎：由于病人胆道压力过大等，胆汁反流入胰管引起胰腺炎，表现为术后 6～12 h 内出现急性持续性腹痛伴中度发热。应观察病人左上腹疼痛及血清淀粉酶、脂肪酶指标，确诊胰腺炎的病人立即禁食水、抗炎、补液，维持离子平衡及能量供给，抑制胰酶分泌，应用生长抑素、奥曲肽等药物减轻病人疼痛。

⑦水电解质紊乱：大量胆汁经 PTCD 引流管引流至体外，导致电解质大量丢失，尤其是钾离子、钠离子丢失较多，病人常表现出烦躁不安、恶心呕吐、食欲减退、疲乏无力、肌肉痉挛等症状，可通过检测电解质得以确诊。观察胆汁引流量，若引流量大于 1 500 ml/d，应通知医生复查电解质并调整补液。引流期间应鼓励病人进食高钾、高钠、富含维生素饮食，以防发生电解质紊乱。

⑧胆心反射：表现为病人术中心率突然减慢、血压突然下降，出现胸闷、胸痛等现象，伴或不伴有心电图异常。较少见。

⑨胸腔并发症：PTCD 穿刺可能误穿胸腔，引起气胸、胆汁胸、血胸等。观察、记录穿刺

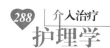

侧胸部体征，病人一旦出现呼吸困难、刺激性咳嗽、一侧呼吸音弱或肺下界抬高，应及时通知医生，妥善处理。

（四）出院指导

1. 活动与锻炼　嘱病人注意休息，保证睡眠充足。卧床时宜采取半卧位休息，以利于呼吸，使炎症局限，促进引流。合理活动，以减轻胃肠道胀气，增进食欲和促进胆汁的引流。避免碰撞腹部和剧烈运动，选择可耐受的活动如散步、打太极拳等。

2. 饮食指导　嘱病人进食高蛋白、高热量、低脂饮食，少食多餐；多吃蔬菜、水果，以清淡饮食为主，避免摄入油腻、刺激性食物。

3. 专科指导　带管出院病人，要教会病人及其家属如何护理导管，注意无菌操作方法，向病人及家属讲解此项治疗的重要作用及有关并发症，嘱病人妥善固定引流袋，引流袋位置不能高于肝脏水平，防止引流液倒流造成逆行感染。引流管应每 3 个月更换 1 次，以防止其老化或堵塞。保持引流管口敷料干燥清洁，保持伤口周围皮肤清洁干燥，以免感染。准确并定时记录胆汁的引流量，正常的引流量为 500～1 200 ml/d，如引流液突然锐减、剧增或无引流液，引流液出现红色或草绿色的胆汁合并高热、寒战等，要及时就医。

4. 复诊指导　嘱病人定期检查血生化，如出现腹痛、寒战、高热、黄疸等应及时就诊。

（陈珂）

第六节　脾功能亢进

脾脏是一种具有过滤血液、清除异物或病原体、产生抗体等功能的重要免疫器官。脾功能亢进症简称脾亢，是由脾脏功能过度增强导致的血细胞过度破坏，以脾脏肿大、一种或多种血细胞减少及增生性骨髓象为主要表现的临床综合征。

脾亢包括原发性脾亢和继发性脾亢。原发性脾亢病因不明，可能与原发性脾性全血细胞减少、非热带性特发性脾肿大、脾性贫血等有关。继发性脾亢的病因包括门静脉高压（如肝硬化、巴德 - 吉亚利综合征等）、感染（如病毒性肝炎、疟疾等）、炎症性肉芽肿（如费尔蒂综合征、类风湿性关节炎、系统性红斑狼疮及结节病等）、慢性溶血性疾病（如自身免疫性溶血性贫血、遗传性球形红细胞增多症等）、恶性肿瘤（如白血病、淋巴瘤及癌肿转移等）、骨髓增生症（如真性红细胞增多症及骨髓纤维化等）、类脂质沉积症（如戈谢病及尼曼 - 皮克病等），肝硬化导致的继发性脾亢较为常见。

【临床表现】

脾功能亢进症状轻重不一，病情较轻时可无症状。继发性脾亢多伴有原发病的症状，此外白细胞减少、血小板减少、增生性贫血的"三系下降"现象为脾亢的常见表现。病人可出现抵抗力下降、易感染、易发热、易出血、脸色苍白、头晕等症状或体征，查体脾脏可为轻度、中度或重度肿大。

【辅助检查】

1. 无创影像检查　如超声检查、CT 检查或 MRI 检查，可发现脾脏肿大。图 7-6-1、图 7-6-2、图 7-6-3 分别为 B 超、CT、MRI 显示的肿大的脾脏。

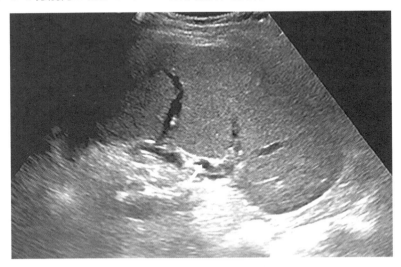

图 7-6-1　B 超可见肿大的脾脏

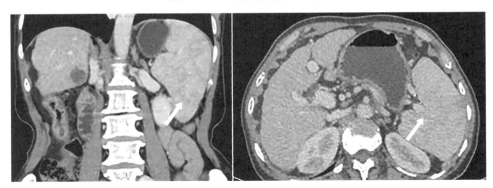

图 7-6-2　CT 可见肿大的脾脏

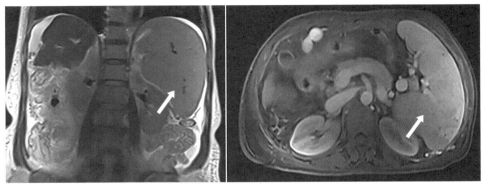

图 7-6-3　MRI 可见肿大的脾脏

2. **实验室检查** 外周血中白细胞、血小板、红细胞可单独或同时减少，早期病例一般表现为白细胞或血小板减少，晚期病例可表现为全血细胞减少。

3. **骨髓穿刺** 骨髓穿刺可发现骨髓造血细胞增生活跃，部分可伴有成熟障碍。

4. **放射性核素扫描** 放射性核素扫描可发现脾内血小板或红细胞破坏过多。

【处理原则】

治疗方法包括内科治疗、介入治疗、外科手术治疗、局部消融治疗等。

1. **内科治疗** 继发性脾亢病人需要积极治疗原发病，同时针对不同症状的对症治疗也可提高治疗效果，如针对严重感染的病人应给予有效但不影响造血功能的抗生素，针对出血的病人应给予止血药物等。

2. **介入治疗** 包括部分性脾栓塞术（partial splenic embolization，PSE），优点是既能控制脾亢，又能部分保留脾脏的功能，一般认为栓塞范围在 50%～70% 疗效较好。图 7-6-4 为部分性脾栓塞术前（A）、术后（B）造影图像对比。经皮穿刺注药部分性脾栓塞术通过将硬化剂经皮注入脾脏导致局灶性坏死，但穿刺术后存在脾内外出血的风险，临床应用受限。按照栓塞动脉水平不同可分为脾动脉主干栓塞术、脾动脉主干漂流法栓塞术、脾下极动脉栓塞术等类型。

（1）脾动脉主干栓塞术：在门静脉高压静脉曲张时可替代外科脾动脉结扎术。脾动脉主干栓塞后一般不会出现大面积脾梗死，发生并发症的概率也较小，但侧支循环建立后会造成脾功能亢进复发，因此除非存在脾破裂、脾动脉瘤等情况，或用于脾切除术前短期内改善血小板减少情况，目前很少应用该术式。操作时多使用带有纤毛的弹簧圈，其直径应略大于脾动脉直径。

（2）脾动脉主干漂流法栓塞术：是将导管头端置于脾动脉主干，释放的颗粒栓塞物随血流随机进入脾脏各个分支，可以在透视下观察血流速度变化或控制栓塞物数量以控制脾脏栓塞体积。其优点是操作简单方便，长期疗效好，又保留了一定脾脏功能。其缺点是脾脏上极膈面的梗死造成膈肌刺激，术后疼痛感较强，容易导致胸膜和肺的并发症。操作时应将导管头端尽量接近脾门，透视下注入与抗生素、对比剂混合的明胶海绵颗粒，可通过对比剂流速大致判断栓塞体积，流速明显变慢时栓塞体积可达 2/3 左右，栓塞体积不宜过大，否则易导致病人术后反应剧烈，出现并发症。巨脾可分次栓塞。

（3）脾下极动脉栓塞术：是将导管头端超选择性插入脾下极的动脉分支内，根据造影切实掌握欲栓塞的脾脏体积，并因减少脾脏上极膈面的梗死体积而减少了对膈肌的刺激，使严重疼痛及胸膜和肺的并发症发生概率明显降低。由于脾脏下极与大网膜解剖关系较密切，脾动脉栓塞后的刺激可能引起大网膜对梗死部位的包裹，限制炎性反应。超选择性插管至脾动脉分支后还避免了栓塞物进入胰腺、胃和网膜动脉。操作时运用导管、导丝交替前进的方法使导管头端到达脾脏下极分支内，造影可精确显示脾脏将要被栓塞的部分。可以用微球或液态硬化剂等长效栓塞物质，栓塞程度可达到靶血管中对比剂完全停滞的状态。

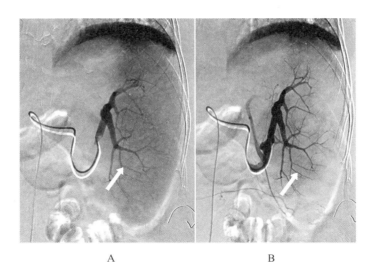

图 7-6-4 部分性脾栓塞术前（A）、术后（B）造影图像对比

3. 外科手术治疗 包括全脾切除术、脾大部切除术、腹腔镜脾动脉结扎术等。脾切除术常应用于肝硬化导致的脾亢，既可以去除肿大的脾脏，又可以离断胃脾区的门体侧支，预防食管胃底静脉曲张出血。但全脾切除术后可出现凶险性感染、肺动脉高压、门静脉或脾静脉血栓栓塞等严重并发症，因此脾部分切除术或保脾手术越来越多地应用于临床。

4. 局部消融治疗 包括射频消融术、微波消融术以及高强度聚焦超声治疗等。可以保留部分脾脏解剖结构以维持其一定的生理功能，获得与部分脾栓塞术类似的效果。

【护理措施】

（一）术前护理

1. 体位与活动 病人取自由体位，视病情遵医嘱指导病人进行活动锻炼。如果病人病情允许，活动不受限制；对于体质虚弱、无法下床的病人，指导其卧床休息，协助病人在床上使用便器，鼓励和协助病人床上翻身，预防深静脉血栓形成及皮肤压力性损伤。

2. 饮食护理 病人宜进食易消化少渣食物，少食生冷瓜果，加强营养，保持大便通畅。

3. 专科护理

（1）凝血功能障碍的护理：指导病人掌握避免跌伤、碰伤的方法，适当减少活动量，以防脾破裂引起大出血。鼻出血时用冷或冰毛巾敷于额部，必要时用止血纱布填塞后鼻腔。用软毛牙刷刷牙，牙龈出血时用冷开水漱口，保持口腔清洁。

（2）预防感染：保持病室温湿度适宜。严格遵循无菌操作原则，遵医嘱合理应用抗生素。注意病室保暖，预防病人上呼吸道感染。

（3）适应性训练：指导病人在床上使用便器，以便能够适应术后床上排尿、排便；指导病人轴线翻身，以便病人适应术后体位的变化；指导病人行腹式呼吸，以便减轻病人术后疼痛的程度。

4. 心理护理 鼓励病人表达感受，倾听病人诉说，帮助病人宣泄术前焦虑、恐惧的情绪；

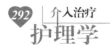

向病人解释手术的重要性、目的、方法和以往手术成功案例，增强病人的信心；帮助病人了解手术及术后康复的过程，使病人做好心理准备。

（二）术中护理

1. 手术配合　采用 Seldinger 技术行股动脉或桡动脉穿刺，将导管送至腹腔干动脉行腹腔干主动脉造影，明确脾脏大小和血管分布。然后将导管送至胰腺动脉发出部位以远的脾动脉血管，避免栓塞胰腺血管，再次造影明确导管头端位置，满意后注入栓塞剂。可采用主干栓塞、非选择性部分性脾栓塞、选择性部分性脾栓塞方法。

2. 病情观察与监测

（1）行心电监护，严密观察病人血压、心率、呼吸及血氧饱和度的变化，观察病人有无肢体抽搐、突发意识改变等，如有异常及时报告医生并妥善处理。

（2）定时观察病人下肢血液循环、穿刺侧肢体颜色、温度、感觉、运动等，触摸病人足背动脉搏动是否良好，及时发现并发症。询问病人是否有不适感，及时准确地做出判断，对症处理。

（3）观察病人有无疼痛和呕吐反应。若病人发生呕吐，应将其头偏向一侧，及时清理呕吐物，以防病人误吸发生窒息，必要时给予吸痰。对于不能耐受疼痛者，遵医嘱给予止痛药物。

（4）对于留置管道者，明确管道名称、留置时间，检查管道固定情况，确保各管道通畅。观察各管道接触皮肤情况，必要时给予局部保护，避免发生压力性损伤，注意观察引流液颜色和量。

3. 并发症预防与护理

（1）下肢血液循环障碍：由于反复动脉穿刺或插管时间过长，患有动脉硬化、糖尿病、循环障碍性疾病均可引起暂时性动脉痉挛。动脉痉挛可致血流减慢、血黏度增高、血栓形成，严重者可造成肢体坏死。术中护士应定时监测病人的足背动脉搏动是否良好，观察病人穿刺侧肢体的皮肤颜色、温度、感觉、运动等，发现异常及时报告医生进行处理。

（2）对比剂过敏反应：非离子型对比剂的应用较广泛，但在血管内介入治疗中，对比剂过敏仍是最常见的变态反应。发现病人面色潮红、恶心、呕吐、血压下降、呼吸困难、惊厥、休克和昏迷时，应考虑发生变态反应。

（3）疼痛：术中当栓塞剂到达靶血管时，刺激血管内膜，引起血管强烈收缩，随着靶血管逐渐被栓塞，引起血管供应区缺血，病人出现组织缺血性疼痛。应密切观察病人疼痛的性质。对于重度疼痛者，可在术前、术中遵医嘱使用止痛药物以减轻疼痛。

（4）误栓：术中如导管插入深度不够、选择性不强或注射压力过高引起栓塞剂反流，可使肝、胰及胃肠道脏器发生误栓，引起相应的并发症。

（三）术后护理

1. 体位与活动　病人取平卧位，穿刺部位加压包扎，术侧下肢制动 6～8 h。指导病人踝泵运动，协助病人按摩下肢腓肠肌和比目鱼肌，促进血液循环，防止下肢深静脉血栓形成。术后脾静脉的血流缓慢，血小板又明显增多，易形成门静脉血栓，行术后超声检查可发现，必要时遵医嘱应用抗凝药物。

2. 饮食护理　术后即可饮温开水，当日进食清淡易消化半流食，少食多餐，避免摄入牛奶等易胀气的食物；第 2 日开始视病人情况逐渐过渡到正常饮食。恶心、呕吐症状于术后 2～7 d 基本消失。

3. 专科护理

（1）病情观察与监测：监测病人生命体征，观察病人穿刺侧肢体末梢循环情况，如股动脉穿刺术后定期监测病人的足背动脉搏动情况和双下肢皮温。观察穿刺点敷料是否清洁、干燥，有无渗血、渗液，伤口包扎是否有效，发现病人穿刺点敷料被血液渗湿后，应及时为病人更换敷料并再次加压包扎，必要时遵医嘱应用止血药物。

（2）发热护理：发热多由栓塞部位脾组织坏死、吸收导致。应做好病人体温监测，予以物理降温，凝血功能严重障碍病人应避免用乙醇擦浴，以免引起皮下出血，必要时遵医嘱用药。

（3）疼痛护理：疼痛由栓塞部位脾组织缺血、变性、坏死等导致。应评估病人疼痛的部位、性质、时间，观察疼痛是否伴有腹膜刺激征、休克症状，以便及时发现脾破裂；训练病人进行深呼吸和腹式呼吸锻炼以减轻疼痛。一个循环"腹式呼吸操"为：平卧，右掌横向平放腹部（指尖向左），且中指第一指节放于肚脐正上方，手掌应避开脾区，按压力度为腹部下陷 3 cm，可根据病人的体质调整按压深度，嘱病人呼吸至腹平，并回示；术后即可开始"腹式呼吸操"，以每 2 h 进行一次为宜，每次 10 个循环。若疼痛仍不可耐受，遵医嘱给予病人止痛药物。

（4）预防感染：脾栓塞后脾组织缺血、坏死和液化，形成良好的细菌培养基，一旦脾栓塞过程中无菌操作不严格，导管、导丝、栓塞剂、对比剂或是生理盐水将细菌带入脾脏，极易发生严重感染。胃肠道与门静脉间存在一些潜在间隙，胃肠道内细菌可在特定条件下通过这些间隙进入门静脉内，脾栓塞术后脾静脉压力相对减低，细菌可逆流入脾脏导致严重感染。脾栓塞后 1 d、3 d、6 d 复查血常规，监测血小板、白细胞、红细胞的动态变化，白细胞减少者应遵医嘱给予升高白细胞药物，术前联合应用的预防性抗生素继续使用至术后 3～5 d。

（5）并发症预防与护理

① 栓塞后综合征：部分性脾栓塞术后病人会出现一过性发热、左上腹疼痛、食欲缺乏等症状。一般经过止痛、退热、补液等对症处理，症状会在 1 周左右消失。对于发热病人应做好体温监测，予以物理降温，必要时遵医嘱应用退热药物。对于疼痛病人应做好疼痛评估，指导病人通过腹式呼吸等方法减轻疼痛的程度，必要时遵医嘱应用止痛药；病人出现恶心、呕吐时，指导其头偏向一侧，及时清除病人呕吐物，必要时遵医嘱应用止吐、解痉等药物；针对出现腹胀或食欲缺乏的病人，病情允许的情况下鼓励病人尽早下床活动，必要时遵医嘱应用促进肠蠕动的药物或给予病人补充肠外营养。

② 脾脏脓肿：可由多种原因导致，如部分性脾栓塞术后脾静脉压力降低、脾脏缺血收缩导

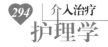

致脾静脉反向流动，肠道细菌污染脾脏。脾脏脓肿发生后，常需要医生行经皮穿刺引流脓液，应做好穿刺点和引流管的观察与护理。

③胸腔积液、支气管肺炎、肺不张：多为病人术后疼痛导致呼吸运动受到限制所致，常见于脾上极栓塞术后。应做好疼痛评估，加强病人呼吸道护理，指导病人有效咳嗽，双手按住季肋部或腹部两侧进行数次短暂的轻微咳嗽，然后再深吸气用力咳痰，间断深呼吸。必要时遵医嘱给予雾化吸入、抗生素类药物应用。

④异位栓塞：多由栓塞剂反流导致，术中应谨慎注射栓塞剂并控制栓塞范围。

⑤淤积性肠梗阻：与术后病人因畏惧栓塞处疼痛而减弱呼吸，导致肠道活动减少有关。应鼓励病人进行腹式呼吸，预防淤积性肠梗阻。

（四）出院指导

1. 活动与锻炼　嘱病人保证充足的睡眠，卧床时宜采取半卧位休息，以利于呼吸，使炎症局限。合理活动，以减轻胃肠道胀气。继续进行深呼吸和腹式呼吸锻炼。

2. 饮食指导　嘱病人加强营养，指导病人饮食应进食高蛋白、高热量、富含维生素，少食多餐；多吃蔬菜、水果，提高免疫力。肝功能异常导致血氨升高者禁食动物蛋白。

3. 专科指导　嘱病人保持个人卫生，注意保暖，尽量减少外出或前往人多的场所，预防感染；活动时避免磕碰；用软毛牙刷刷牙，保持口腔清洁；保持情绪稳定，避免情绪激动；根据血常规化验结果遵医嘱对症用药。

4. 复诊指导　嘱病人每间隔3～6个月复查血常规、肝功能、肝与脾彩超，若为肝炎病毒携带者，加做病毒复制率、AFP肿瘤标记物等检查；1个月后复查上腹部CT平扫，判断脾栓塞后缺血坏死和坏死吸收情况，决定是否加强护肝和支持治疗。如有不适及时随诊。

（徐苗）

第七节　肠梗阻

肠梗阻是指肠内容物不能正常运行，顺利通过肠道，引起肠管形态和功能上的改变，导致一系列全身性病理生理改变，严重时可危及生命，是临床常见的急腹症之一。

按疾病发生的根本原因可将肠梗阻分为机械性肠梗阻、动力性肠梗阻和血运性肠梗阻三类；按肠壁血运有无障碍，可将肠梗阻分为单纯性肠梗阻和绞窄性肠梗阻两类；按梗阻部位，可将肠梗阻分为高位（肠）梗阻、低位小肠（回肠）梗阻和结肠梗阻三类；按梗阻程度，可将肠梗阻分为完全性肠梗阻和不完全性肠梗阻两类；根据病程发展快慢，又可将肠梗阻分为急性肠梗阻和慢性肠梗阻两类。

机械性肠梗阻是临床上最为常见的肠梗阻类型，即各种原因引起肠腔狭小或不通，致使肠内容物不能通过。常见的原因包括粘连带压迫，疝嵌顿，肿瘤压迫，肠套叠，炎症性狭窄，肿瘤，先天性畸形，蛔虫梗阻，异物、粪块或胆石堵塞等。

【临床表现】

肠梗阻由肠内容物不能顺利通过肠腔导致，其共同的症状为腹痛、呕吐、腹胀及停止排气排便。机械性肠梗阻病人可见肠型和蠕动波，听诊有肠鸣音亢进、气过水音；绞窄性肠梗阻病人可有固定压痛和腹膜刺激征，移动性浊音可呈阳性；麻痹性肠梗阻病人肠鸣音减弱或消失；肠梗阻病人早期全身情况无明显变化，晚期因呕吐、脱水及电解质紊乱可出现唇干舌燥、眼窝内陷、皮肤弹性减退、脉搏细弱等全身中毒症状及休克征象。

【辅助检查】

1. 普通 X 线检查　通过腹部透视或摄腹部立、卧位平片了解病人肠道梗阻性质、梗阻程度和梗阻部位。一般梗阻 4～6 h 时，X 线检查即可显示出肠腔内气体，摄片可见气胀肠袢和液平面。肠梗阻的部位不同，X 线表现也各有特点，空肠黏膜的环状皱襞在肠腔充气时呈鱼骨刺状；回肠扩张的肠袢多，可见阶梯状的液平面；结肠胀气位于腹部周边，显示结肠袋形。

2. 灌肠造影检查　以小剂量稀钡行气钡双重对比造影观察梗阻部位、程度及有无结、直肠瘘等。也可用稀释水溶性含碘造影剂进行灌肠造影。

3. 其他影像学检查　通过 CT、超声等检查手段了解病变部位和周围的情况、有无腹水及腹水量等。

4. DSA　决定施行介入治疗时应用。

5. 实验室检查　单纯性肠梗阻早期变化不明显，随着病情进展，水分丢失和血液浓缩可导致白细胞计数、血红蛋白和血细胞比容增高，尿比重也增高。血气分析和血清电解质、尿素氮、肌酐的变化可反映酸碱失衡、电解质紊乱和肾功能的状况。呕吐物和粪便检查有大量红细胞或隐血实验阳性，应考虑肠管有血运障碍。

【处理原则】

肠梗阻的处理原则是纠正因肠梗阻所引起的全身生理紊乱和解除梗阻。具体治疗方法应根据肠梗阻的病因、性质、类型、部位、程度、有无并发症以及病人的全身情况确定。

1. 基础治疗　主要措施包括禁食、胃肠减压，纠正水、电解质及酸碱平衡失调，防治感染和中毒，给予生长抑素减少胃肠液的分泌以减轻胃肠道膨胀，酌情应用解痉剂、镇静剂等。

2. 解除梗阻

（1）非手术治疗：包括中医中药治疗、口服或胃肠道灌注植物油、针刺疗法等。适用于单纯粘连性肠梗阻、麻痹性或痉挛性肠梗阻等。

（2）外科手术治疗：包括粘连松解术、肠段切除术、肠短路吻合术、肠造口或肠外置术等。

（3）介入治疗：肠道支架置入术，即应用微创技术使狭窄阻塞的肠道再通，具有创伤小、见

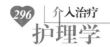

效快、临床效果好、可重复操作等优点。

【护理措施】

（一）术前护理

1. **体位与活动**　取低半卧位，减轻腹肌紧张，以利于病人呼吸。鼓励和协助病人床上翻身，预防压力性损伤、坠积性肺炎等并发症。指导病人床上踝泵运动等，预防深静脉血栓形成。

2. **饮食护理**　根据病人病情选择合适的营养补给途径。遵医嘱进行肠内营养或肠外营养，注意保持病人水电解质平衡，准确记录病人 24 h 液体出入量。

3. **专科护理**

（1）病情观察与监测：观察病人腹痛、腹胀、排气及排便情况。病人呕吐时协助其坐起，或取平卧位且头偏向一侧，预防病人吸入呕吐物引起吸入性肺炎或窒息；必要时给予吸痰，保持病人气道通畅。病人呕吐后给予温开水漱口，保持其口腔清洁。观察并记录病人呕吐物的颜色、性质、量和呕吐频次，若呕吐物为咖啡样液体，应立即通知医生及时处理。

（2）肠道准备：向病人及其家属讲解胃肠减压目的、重要性、必要性及注意事项，取得病人及其家属的理解及配合。护士置胃管时动作应轻柔，置管成功后妥善固定胃肠减压管，保持引流通畅；观察并记录引流液颜色、性质及量。

（3）疼痛护理：根据疼痛评分评估病人疼痛程度，遵医嘱给予对症处理。对于能耐受轻微疼痛者，指导其使用转移注意力、调节呼吸等简单的疼痛自我控制方法；当疼痛不能耐受时，遵医嘱及时给予镇痛药，密切观察病人用药后体征和症状改善情况，若有不良反应，及时向医生反馈。

（4）对症处理：遵医嘱予抗感染、纠正电解质及酸碱平衡紊乱、营养支持等。

4. **心理护理**　评估病人的心理情况、对疾病的认知程度，给予病人心理安抚以及疾病相关知识指导，缓解其焦虑情绪。

（二）术中护理

1. **手术配合**

（1）十二指肠支架置入术：协助患者取仰卧位，含服利多卡因胶浆，经 DSA 透视定位后，经口导管、导丝配合缓慢通过十二指肠狭窄部位，交换置入斑马导丝及造影导管，边退导管边造影，明确十二指肠狭窄部位及狭窄段长度，选取适当长度的支架，退出造影导管。沿导丝送入十二指肠支架，支架定位于十二指肠狭窄部位，释放支架，支架释放后退出支架输送器，送入造影导管复查造影，支架通畅，撤出导丝、导管。护士应根据手术进程及时传递对比剂、导丝、导管、支架等，观察患者病情变化，协助医生处理术中并发症，术后清点手术器材。

（2）结肠支架置入术：协助患者取仰卧位，经 DSA 透视定位后，经肛门送入导管、导丝，导丝、导管配合缓慢通过结肠狭窄段，置入交换导丝及造影导管，边退导管边造影，明确结肠狭窄部位及狭窄段长度，选取适当长度的支架，退出造影导管。沿导丝送入结肠支架，支架定位于结肠狭窄部位，释放支架，支架释放后退出支架输送器，送入造影导管复查造影，支架通畅，撤出导丝、导管。护士应根据手术进程及时传递对比剂、导丝、导管、支架等，观察患者病情变化，协助医生处理术中并发症，术后清点手术器材。

2. 病情观察与监测　严密观察病人生命体征、血氧饱和度、面色等变化，随时清除病人口、鼻腔分泌物，保持病人呼吸道通畅，密切观察病人腹部体征，倾听病人主诉，如有异常情况及时向医生汇报。

3. 并发症预防与护理

（1）疼痛：多由组织牵拉引起。对于轻度疼痛者，可协助其采取舒适的体位，转移其注意力；对于不能耐受疼痛者，遵医嘱给予镇痛药。如病人出现剧烈疼痛，要警惕穿孔发生，立即报告医生采取有效措施。

（2）迷走神经反射：支架置入过程中对消化道的刺激可引起迷走反射。手术过程中病人若出现出冷汗、恶心呕吐、视物模糊、血压下降、心率减慢甚至晕厥等迷走反射症状，应立即协助其取去枕平卧位，保持呼吸道通畅，必要时给予吸氧等，遵医嘱予阿托品静脉注射。

（3）窒息：病人口腔、食管、胃肠黏液大量流出，易引发窒息。配台护士应站在病人头部，手持吸引器随医生置管的进度，及时、反复地吸引，同时鼓励病人及时吐出口腔分泌物。

（4）穿孔、出血：支架置入过程中，导丝前端有可能造成十二指肠、结肠穿孔或损伤，以及出血、穿孔导致的腹腔内感染。术中应密切观察病人腹部体征，倾听病人主诉，如有异常情况及时向医生汇报。

（三）术后护理

1. 体位与活动　术后生命体征平稳、健康状况允许的病人可取半卧位，下床轻微活动，逐渐过渡到散步、打太极拳等有氧运动，强度以病人能耐受为宜，避免活动量过大。

2. 饮食护理　术后遵医嘱指导病人进食。肠道支架置入术后观察病人 1～2 h，明确梗阻解除且无出血等不适症状时，可予病人流质食物，逐渐过渡到半流质及软食，少量多餐，保持病人大便通畅，避免病人用力排便引起腹压增高，防止支架移位、脱落。

3. 专科护理

（1）病情观察与监测：监测病人生命体征和一般状况，密切观察病人神志、体温、心率、节律、呼吸、血氧饱和度、血压等。观察病人有无呕吐、呕血、便血等情况，腹痛性质、部位、持续时间，排气、排便、肠蠕动情况等。准确记录病人 24 h 液体出入量。

（2）并发症预防与护理

① 支架移位、脱落：是肠道支架置入术后较早出现的并发症。应指导病人避免屏气、用力等使腹压增高的动作，进食营养丰富、低纤维素、清淡饮食，保证规律排便，防止便秘。

② 腹痛：是金属支架置入术后较常见的并发症，多数为手术创伤和支架膨胀支撑、横向压迫所致。轻、中度的腹部不适或疼痛能逐渐自行缓解，对于支架置入当日有剧烈疼痛的病人需警

 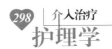

惕穿孔可能。护士应严密观察病人疼痛的性质、部位和持续时间，进行疼痛评估，遵医嘱及时准确地给予相应处置。

③ 出血：操作中机械摩擦、送入和撤出导丝及支架输送器会损伤黏膜，支架展开过程中也可导致局部组织损伤引起出血。少量出血无须特殊处理；若病人出现明显腹痛、腹胀，肛门指检有鲜红色血液，应立即通知医生，密切观察病人病情变化及监测病人生命体征，观察病人腹痛、腹胀的变化，遵医嘱及时对症处理。

④ 再梗阻：根据原发病变，再梗阻可分为良性再梗阻和恶性再梗阻两类。良性再梗阻是支架刺激组织过度增生所致；恶性再梗阻是肿瘤组织过度生长所致。表现为腹胀、肠鸣音减弱、停止排气和排便。应遵医嘱给予禁食、胃肠减压、静脉补充液体和营养，维持水、电解质、酸碱平衡和能量供给。

⑤ 穿孔：少见，操作不当或病变部位肠腔壁变薄可导致肠道穿孔。密切观察病人有无腹痛、腹胀症状，有无腹膜炎及腹水。若发生肠道穿孔，应立即通知医生，遵医嘱禁食禁水、补液和对症治疗。

⑥ 肛门刺激症状：若梗阻部位较低，肠黏膜对异物刺激敏感可引起肛门刺激症状，一般可自行缓解。应耐心向病人解释，消除其紧张情绪，进行放松指导。支架置入后病人若出现肛门刺激症状同时伴有不能耐受的腹痛，应及时通知医生进行处理，通常需要尽早取出支架。

（四）出院指导

1. 活动与锻炼　指导病人养成良好、规律的生活习惯；保持心情愉悦、睡眠充足；合理运动，选择幅度小、频率慢、能耐受的运动项目；避免重体力劳动，防止支架移位和脱落。

2. 饮食指导　指导病人进食高蛋白、富含维生素、易消化的低渣食物，禁食辛辣刺激性食物，避免暴饮暴食；注意饮食卫生，预防肠道感染；餐后多饮水，冲刷残留在支架上的食物残渣。

3. 专科指导　向病人及其家属介绍疾病相关知识，指导病人自我监测病情；注意有无腹痛、腹胀、呕吐、便秘症状。便秘者应注意适当调整饮食，必要时使用缓泻剂，避免用力排便。

4. 复诊指导　嘱病人术后定期随访，了解病人进食情况及注意事项的掌握情况；督促病人定期复查；病人若出现呕吐、腹胀、腹痛、停止排便、排气等不适，应及时到医院就诊。

（巩晓雪）

第八节　输卵管性不孕

输卵管性不孕（tubal factor infertility，TFI）主要是输卵管发生急性炎症、粘连、梗阻、积液等异常情况时，输卵管组织形态结构发生改变，从而影响输卵管伞端拾卵及运送受精卵进入宫腔着床的功能而导致的不孕。有研究发现，在我国，不孕原因中女性因素约占 43.2%，男性因素约占 26.4%，男女双方因素约占 24.5%，原因不明的约占 6.0%。输卵管性不孕占女性不孕原因的 25%～40%，是导致女性不孕的主要因素之一。

导致输卵管性不孕的主要原因有盆腔炎性疾病（pelvic inflammatory disease，PID）、腹盆腔结核、子宫内膜异位症、手术史（盆腹腔手术、绝育）、异位妊娠、先天性输卵管发育异常等。

【临床表现】

病人多缺乏明显和特异性临床表现，大多于不孕就诊时发现，如有导致输卵管阻塞的感染存在，可能会出现生殖道感染症状。急性输卵管炎可有发热、下腹痛、阴道分泌物增多；慢性输卵管炎可有下腹隐痛、腰骶部坠胀痛，月经期、性交后或劳累时加重，月经量增多、经期延长、痛经等，可有盆腔炎及宫颈炎等病史；输卵管结核病人可有低热、消瘦、慢性发热等结核症状。输卵管阻塞病人常由于存在输卵管炎，妇科检查时可在子宫一侧或两侧触到呈索条状增粗的输卵管，可伴有压痛。

【辅助检查】

1. 实验室检查　血液及阴道分泌物检查、白带涂片检查，必要时行病原体培养，包括支原体、衣原体、淋病奈瑟氏菌等。

2. 影像学检查　子宫输卵管造影（hysterosalpingography，HSG）是不孕症病人检查输卵管情况最常用及有效的初筛方法，具有无创、方便、操作简单、诊断准确性高等优势，能发现输卵管、宫腔、盆腔病变。超声检查包括普通超声和子宫输卵管超声造影。近期也有研究者探讨磁共振成像在输卵管造影中的应用。

3. 腔镜检查　腹腔镜联合宫腔镜输卵管通液术是检测输卵管形态、通畅度及盆腔粘连的金标准。腔镜检查有创、费用较高，且难以避免麻醉和手术风险，故不作为一线检查方法。输卵管镜检查是一种直接观察输卵管黏膜的内镜技术，因存在局限性，目前未广泛应用于临床。

【处理原则】

1. 西医治疗　选择性输卵管造影术（selective salpingography，SSG）及输卵管再通术（fallopian tube recanalization，FTR）是治疗输卵管近端阻塞的有效方法，可在 DSA、宫腔镜、宫腹腔镜联合或超声引导下进行。输卵管选择性通液治疗用于治疗输卵管轻度粘连，也可用于输卵管介入再通术后的巩固治疗。输卵管远端阻塞治疗可选择输卵管造口术、输卵管切除术、宫腔镜或 DSA 下输卵管栓塞术（fallopian tube embolization，FTE）、输卵管伞端成形术、输卵管近端结扎远端造口术、超声引导下输卵管积水抽吸硬化疗法等术式，各有其适应证。

2. 中医治疗　中医认为输卵管阻塞性不孕主要是由多种原因造成的气滞血瘀，壅阻经脉，导致输卵管发生充血、水肿、炎症浸润、积脓、积水及肉芽性增生等病理改变，应采用活血化瘀、散结通络等方法配合西医治疗，以达到疏通输卵管的作用。

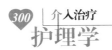

【护理措施】

包括选择性输卵管造影术（SSG）、输卵管再通术（FTR）及输卵管栓塞术（FTE）的护理。

（一）术前护理

1. 专科护理

（1）个人准备：拟行输卵管再通术或输卵管栓塞术的病人应于月经干净后第 3～7 d 且于排卵前进行手术，要求白带常规清洁度合格，妇科检查排除妇科炎症急性期。术前指导病人进行憋气呼气练习，深吸一口气然后屏住呼吸，同时心中默数 8～10 s 后再均匀呼气，以避免术中腹部活动导致拍片出现伪影。病人手术日着装宜整洁、舒适，术前不宜空腹，可进少量易消化食物，排空大小便，确保体温正常。

（2）用药指导：术前 30 min 遵医嘱肌内注射阿托品 0.5 mg 或给予病人口服阿托品片剂，以降低输卵管痉挛的发生率。

（3）手术安全核查：病人离开病区前及进入导管室后，护士应认真核对床号、姓名、性别、年龄及住院号等信息，PDA 扫描腕带确认病人身份，可指导病人深呼吸以缓解紧张情绪。

2. 心理护理　有些病人曾有子宫输卵管造影腹痛剧烈或不适的经历，对输卵管介入治疗缺乏了解，易产生惧怕心理或对手术效果持怀疑态度；由于对不孕症认知程度存在差异，病人易出现焦虑、紧张等情绪。护理人员应关注病人心理变化，有针对性地实施心理疏导，开办科普讲座，通过个性化指导、病友交流等形式缓解病人的不良情绪，增强其治疗疾病的信心。

（二）术中护理

1. 手术配合　病人平卧于手术床上，取截石位，臀部可垫高。常规会阴区及阴道碘伏消毒，铺无菌巾，使用窥阴器暴露宫颈并消毒。在 DSA 透视下以 0.035 英寸（0.89 mm）导丝引导将输卵管再通或将栓塞套件内的 6 F 导管插入子宫腔内，注入非离子对比剂行子宫输卵管造影，显示子宫位置、形态及双侧输卵管开口的位置，导丝引导下将 6 F 导管前端置于一侧子宫角，将其抵住输卵管开口，如为输卵管阻塞病人，利用对比剂开通阻塞输卵管（SSG）并使其显影，如不能开通则透视下送入 0.018 英寸（0.46 mm）微导丝开通输卵管（FTR），开通后再注入对比剂显示输卵管形态、走行及对比剂弥散情况，其后根据病人情况注入合适的治疗药物，如庆大霉素、糜蛋白酶、地塞米松、臭氧、罂粟乙碘油等。如为输卵管积水病人，可在微导丝引导下将 3 F 微导管通过 6 F 导管插至患侧输卵管峡部，再次造影确认后送入不同规格的铂金微弹簧圈进行栓塞（FTE），栓塞完毕退出微导管后经 6 F 导管再于子宫角处造影确认栓塞是否彻底及弹簧圈位置。

2. 病情观察与监测

（1）生命体征：给予病人心电、血压、血氧监护，密切观察病人生命体征变化，观察病人有无恶心呕吐、心慌气短、血压下降、面色苍白、出冷汗、头晕甚至晕厥等症状，及时对症处理。鼓励安慰病人，必要时可予其吸氧。

（2）术中疼痛管理：病人术中可出现不同程度的下腹部疼痛，疼痛不明显者多可自行缓解，疼痛剧烈者可给予止痛治疗。

3. 并发症预防与护理

（1）对比剂过敏：发生轻度过敏反应，病人可出现荨麻疹、胸闷、气短、恶心、头晕、面部潮红等症状。发生重度过敏反应，病人可出现大片皮疹、皮下或黏膜下水肿、喉头水肿、呼吸困难、过敏性休克等症状。检查前需详细询问病人有无食物或药物过敏史，造影过程中应重点关注有药物过敏史的病人是否发生不良反应，建议尽量使用水剂进行造影。如病人出现过敏反应，遵医嘱使用抗过敏药物，如盐酸异丙嗪、地塞米松等，必要时吸氧、气管插管，以维持病人呼吸、循环功能。

（2）人流综合征：多为介入手术过程中的各种刺激引起病人迷走神经反射所致，病人可出现恶心呕吐、头晕、大汗淋漓、血压下降及心律不齐等症状，严重者可发生休克。术前应遵医嘱给予病人镇静剂或肌内注射阿托品 0.5 mg，术者操作动作应轻柔，尽可能减轻对子宫颈口和子宫、输卵管的刺激强度。一旦发生人工流产综合征应积极对症治疗，如平卧、吸氧、肌内注射阿托品等，症状多可缓解。

（3）腹痛：主要原因为手术操作、对比剂灌注引起子宫及输卵管压力增高。腹痛也与子宫、输卵管黏膜损伤以及粘连的输卵管在造影剂膨胀作用下产生机械分离有关。此外，导丝、导管及微弹簧圈刺激子宫、输卵管也可引起疼痛。一般出现轻至中度腹部及盆腔疼痛。疼痛多可耐受，持续数小时后可消失。应用恒温箱储存对比剂等灌注药物可减轻刺激；通过术前肌内注射阿托品、术中陪伴安慰、使用止痛药等可不同程度地缓解疼痛；必要时可行宫颈局部麻醉，向宫腔内推注 1% 利多卡因 3～5 ml 后再行操作，尽量不使用宫颈钳及扩宫棒，利用导丝引导将导管送至子宫角，动作轻柔以减轻病人不适及疼痛。

（4）输卵管穿孔：输卵管介入术中输卵管穿孔的发生率为 3%～11%，主要与输卵管原有病变和手术伤害有关。多为输卵管浆膜下穿孔，造影表现为少量对比剂渗入浆膜下形成"假憩室"状，一般无严重并发症，一旦发现应停止操作，以免浆膜破裂。输卵管栓塞术中尽量使用 0.018 英寸"软导丝"引导微导管进入输卵管峡部以减小输卵管穿孔和输卵管黏膜层损伤的风险，使用 0.018 英寸"硬导丝"推送微弹簧圈。发生穿孔时建议在技术和经验允许的前提下完成栓塞，如微导丝始终不能进入远端真腔，可择期再栓塞或改为腹腔镜手术。

（5）导管、导丝及弹簧圈断裂：考虑与产品质量或暴力操作相关，切忌暴力操作，如发生导管或导丝走行与输卵管行程不一致，甚至出现断裂，必须及时中止操作，通过透视及造影了解输卵管情况及弹簧圈位置，必要时可借助宫腔镜将其取出。

（三）术后护理

1. 体位与活动　手术当日病人应卧床休息，减少活动，一周内避免剧烈运动。

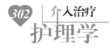

2. 饮食护理　病人术后 3 d 摄入清淡易消化饮食，避免摄入辛辣刺激性食物。

3. 专科护理

（1）病情观察与监测：手术当日返回病房的病人，给予心电血压血氧监护 2～4 h，监测病人生命体征变化，观察病人有无阴道流血及腹痛等症状。

（2）用药指导：病人术后常规使用 3～5 d 抗生素预防感染。

（3）并发症预防与护理

① 阴道流血：观察病人阴道流血的量、颜色及性状。术后阴道少量流血一般持续数小时或数天可自行消失，可不予特殊处理；少数病人出血量大，如同月经来潮，应遵医嘱使用止血药物，观察病人生命体征及药物疗效。

② 感染：术后有的病人可能会出现急性阴道炎、子宫内膜炎或盆腔炎症状，如白带异常、腰腹部持续性疼痛、发热等。应密切监测病人体温，遵医嘱使用抗生素，根据病人情况鼓励其多饮水，注意保暖，要求病人家属减少探视。

③ 腹痛：观察病人腹痛程度及性质，轻微腹痛多可自行缓解，指导病人可通过交谈、看书、听音乐等非药物疗法分散注意力，减轻疼痛；对于腹痛明显者应观察其腹部体征及生命体征，遵医嘱给予止痛治疗，肌内注射止痛药物并观察药效。栓塞后持续较长时间的腹痛可能与输卵管栓塞后积水量增加、张力增大相关，少数病人的腹痛也可能为输卵管积水感染所致，需要鉴别，首选抗炎、对症等保守治疗，严重影响病人生活质量且保守治疗效果不佳时，可能需要行输卵管穿刺抽吸固定术或妇科手术治疗。

（四）出院指导

1. 饮食与活动　指导病人合理膳食，适当运动，养成良好的作息习惯。

2. 专科指导　嘱病人术后禁止性生活及盆浴 2 周，避孕 1 个月。行输卵管再通术的病人术后 1 个月可试孕，建议配合中药及理疗。输卵管积水病人如栓塞术中微弹簧圈栓塞位置良好，微弹簧圈脱落至宫腔的概率极低，病人无须过度关注微弹簧圈是否脱落，避免情绪紧张。病区应制订专病随访计划，由专人负责随访；建立输卵管性不孕症病友微信群，为病人答疑解惑；利用抖音、公众号平台，以文章、动漫、视频等形式积极开展科普宣传。

3. 复诊指导　病人术后 1 周内出现下腹不适、少量阴道出血及褐色分泌物为术后常见现象，如有其他异常症状建议复诊；行输卵管再通术的病人若术后半年仍未怀孕建议复诊；行输卵管栓塞术的病人术后 1～3 个月经周期后需复查子宫输卵管造影（HSG）以明确输卵管栓塞效果，此期间仍需继续采取避孕措施。

（仪娜）

第九节　输尿管梗阻

输尿管是腹膜后的一个细长的空腔结构，走行迂曲，一旦发生病变易引起梗阻性积水，并伴有不同程度的肾损害。早发现、早诊断、早处理对输尿管梗阻的临床诊疗效果有很大的影响。临床上各类晚期肿瘤如消化道肿瘤、妇科肿瘤、前列腺癌、膀胱癌、腹膜后相关恶性肿瘤等侵犯或压迫输尿管时可引起上尿路梗阻，统称为恶性疾病相关性输尿管梗阻（malignant ureteral obstruction，MUO）。盆腔及腹膜后肿瘤侵犯或压迫输尿管，常引起输尿管梗阻，导致肾积水或肾功能不全，甚至肾衰竭，其临床表现与梗阻的程度、时间及原发肿瘤情况有关，最关键的治疗措施是尽早解除梗阻。临床上常用的方法有膀胱镜下逆行插管引流、经皮肾穿刺造瘘引流、输尿管镜下逆行置管引流及输尿管介入治疗（输尿管支架置入术）等。输尿管介入治疗由于具有创伤小、操作简便等优点，已成为治疗输尿管梗阻的有效方法。

常见病因如下：

1. 输尿管结石　是最常见的病因。结石造成输尿管阻塞，引起上段输尿管痉挛，输尿管出现扩张、积水，导致病人出现尿频、尿急症状。

2. 输尿管肿瘤　病人可出现输尿管扩张、积水，影像学上可见充盈缺损等肿瘤改变。

3. 腔静脉后输尿管　由于腔静脉压迫输尿管，输尿管出现狭窄，引起输尿管外压性梗阻症状。

4. 先天性输尿管狭窄　病人上段输尿管会出现扩张、积水，引起输尿管梗阻症状。

【临床表现】

1. 腰腹部疼痛　为输尿管梗阻的突出症状，表现为患侧疼痛，严重者呈肾绞痛，疼痛程度剧烈。病人排尿时出现腰部、腹部疼痛为膀胱 - 输尿管反流现象。

2. 尿量变化　双侧完全性梗阻可导致无尿；部分梗阻则可引起多尿；间歇性梗阻则可反复出现少尿或无尿后紧接着明显多尿的症状。

3. 肾衰竭　病人可出现乏力、食欲缺乏、恶心、呕吐、水肿、皮肤黏膜苍白等症状。若病情持续发展则会引发肾功能不全，严重威胁病人的生命安全。

【辅助检查】

1. B 超检查　可大致判断输尿管梗阻的原因及梗阻部位。

2. CT 尿路成像检查（CT urography，CTU）　CTU 可发现输尿管占位性病变、先天性输尿管狭窄、腔静脉后输尿管等病变，显示肾实质、肾集合系统、输尿管及膀胱，已成为泌尿系统疾病的主要影像检查方法。

【处理原则】

包括药物治疗、手术治疗（输尿管支架置入、经皮肾穿刺造瘘及双 J 管置入术、腔内输尿管切开术）等。

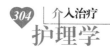

1. 药物治疗　输尿管梗阻病人本身主要依赖手术干预，但可在治疗期间针对其原发病服用一些药物，如炎症性病人可能需要一些抗生素，结石引起的疼痛则需要服用解痉镇痛类药物。输尿管镜治疗。输尿管镜钬激光碎石术治疗及肾盂引流术等。

2. 手术治疗　包括输尿管支架置入术、经皮肾穿刺造瘘及双 J 管置入术、腔内输尿管切开术，置入输尿管支架是为了支撑尿道，防止尿道狭窄，起到引流尿液的作用，缓解肾积水，解除梗阻，是用来治疗良性或者恶性的泌尿系统疾病中最常用的工具。

【护理措施】

一、手术治疗（输尿管支架置入术）的护理

（一）术前护理

1. 术前准备　术前指导或协助病人做手术配合和相关检查工作，行 B 超、心电图及 CTU 检查，监测病人肝肾功能、血液及凝血时间等，必要时遵医嘱局部备皮。

2. 心理护理　对病人进行心理状态评估，根据评估结果进行个体化心理疏导，给病人讲解疾病相关知识及术后注意事项，消除病人紧张情绪。

（二）术中护理

1. 手术配合　输尿管内放置支架可以在膀胱镜室或 DSA 下完成。局麻（男性病人可以进行局部黏膜表面麻醉，女性病人可以使用蘸上利多卡因的棉签在尿道进行局部黏膜麻醉），病人取截石位，医生进行膀胱镜检查，从尿道外口进入病人尿道、膀胱，找到双侧输尿管开口，然后置入导丝，导丝头端直接到达肾盂。然后在导丝引导下置入输尿管支架，输尿管支架从输尿管开口进入输尿管上段肾盂，用推管将输尿管支架一直推到肾盂，再抽出导丝，输尿管支架管置入完成（如图 7-9-1）。

2. 病情观察与监测　监测病人生命体征及主诉，关注病人排尿情况。

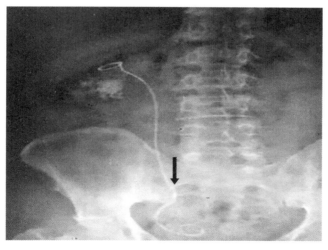

图 7-9-1　右侧输尿管内支架

（三）术后护理

1. 体位与活动　指导病人术后 12 h 取平卧位休息，适度活动。输尿管支架软而细，如果活动过量，会导致尿道黏膜损伤而引起明显的肉眼血尿，剧烈活动还可能导致支架移位，影响治疗效果。

2. 饮食护理　指导病人输尿管支架置入术后要多饮水，通过增加饮水量可以增加尿量，防止尿路感染发生；避免憋尿，憋尿可能会导致尿液从支架内反流入肾脏，引起腰部疼痛，也可能会导致肾脏感染；如果有明显的尿频、尿急、尿痛等症状，检查尿常规发现白细胞明显升高，可能存在尿路感染，需要口服抗生素来进行抗感染治疗。

3. 专科护理

（1）病情观察与监测：观察病人生命体征变化，重点关注病人的血压情况并密切记录，注意出血倾向并及时处理。随时观察病人体温情况，对于高热病人按医嘱使用抗生素等药物和物理降温。卧床休息期间指导并协助病人定时翻身。

（2）疼痛护理：观察并记录病人疼痛部位、性质及持续时间，正确执行医嘱，有效止痛。对于轻度疼痛病人，给予放松疗法或转移病人注意力缓解其疼痛。

（3）并发症预防与护理

① 出血：出血多发生在术后 1～2 d，引流时尿液呈红色或淡红色，其原因是术中置入支架刺激并损伤了尿道黏膜，若尿液为鲜红色，需报告医生，谨遵医嘱给予止血剂治疗。并告知病人绝对卧床休息，多喝水。

② 尿路感染：避免病人憋尿，憋尿可能会导致尿液从支架内反流入肾脏，引起腰部疼痛，也可能会导致肾脏感染；如果病人有明显的尿频、尿急、尿痛等症状，检查尿常规发现白细胞明显升高，可能存在尿路感染，需要口服抗生素来进行抗感染治疗。如病人术后留置导尿管，应保持引流管通畅，引流袋需妥善固定，尿袋应低于膀胱水平，以免尿液反流，同时防止尿管扭曲、挤压或滑落。保持病人会阴部和尿道口清洁，避免泌尿系统感染。

③ 高血钾的护理：对于肾功能不全的病人需严格控制钾摄入，警惕高血钾发生，密切监测病人电解质变化。监测病人生命体征及尿量变化，遵医嘱予利尿纠酸治疗，限制含钾高的食物。

（四）出院指导

1. 饮食护理　指导病人饮水 1 500 ml/d 以上，防止输尿管支架上附壁结石形成，造成拔管困难或者拔管时出血等。

2. 专科指导　指导病人有尿意时及时排尿，避免憋尿，防止尿液从输尿管支架反流至肾脏，引起腰痛或者肾盂肾炎。

3. 复诊指导　嘱病人遵医嘱定时复查。一般输尿管留置支架时间为 1～3 个月，部分病人可能延长至 6 个月左右。需要每隔 1～2 个月左右到医院进行输尿管支架的检查，了解输尿管支架是否有移位、脱出等现象，若有，需遵医嘱及时取出。

（陈秀梅）

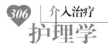

第十节　良性前列腺增生

良性前列腺增生（benign prostate hyperplasia，BPH）简称前列腺增生，以下尿路症状为主要临床表现，是引起中老年男性排尿障碍的最常见的一种良性疾病。随全球人口老龄化，BPH 发病率日渐增高。

前列腺增生的发病机制仍未完全明确，目前国内外学者关于前列腺增生发病机制的研究颇多，公认的有以下几个学说：

1. 男性激素及其受体作用　前列腺是性激素发挥生理反应的受体器官。性激素通过前列腺细胞雄/雌激素受体作用于前列腺细胞，影响其生长、增殖和凋亡。

2. 细胞增殖与凋亡学说　前列腺大小的恒定主要依赖于细胞增殖与凋亡的动态平衡。这种动态平衡是前列腺刺激生长因子和抑制生长因子相互作用保持平衡的结果。局部的生长因子或生长因子受体异常可导致细胞增殖与凋亡失衡，使前列腺大小异常。

3. 生长因子神经递质的作用　良性前列腺增生组织中有多种肽类生长因子，如碱性成纤维细胞生长因子、血管上皮生长因子、表皮生长因子、转化生长因子 -β 等。这些生长因子通过不同的途径促进或抑制前列腺细胞增殖。

4. 前列腺间质 - 上皮相互作用　前列腺间质与上皮细胞的相互作用主要通过生长因子、细胞外基质等实现。前列腺生长因子与细胞外基质等保持一定的动态平衡。如果失衡，间质与上皮细胞相互作用紊乱，可导致前列腺增生。

5. 炎症因素　前列腺组织中发生慢性炎症且炎症持续存在，激发前列腺间质和上皮的增生。

【临床表现】

前列腺增生多在 50 岁后出现症状。症状与前列腺体积不成比例，包括储尿期症状、排尿期症状及排尿后症状。病变一般进展较慢，症状时重时轻。

1. 储尿期症状　即膀胱刺激症状。尿频是前列腺增生最常见的早期症状，夜间更为明显。膀胱过度充盈时，膀胱内压力超过尿道压，尿液不自主从尿道口溢出，称为充盈性尿失禁。

2. 排尿期症状　即梗阻症状，以排尿困难为主。进行性排尿困难是良性前列腺增生最重要的症状，且发展缓慢。排尿困难程度取决于膀胱功能及膀胱出口梗阻程度。

3. 排尿后症状　包括排尿不尽、尿后滴沥等症状。

【辅助检查】

1. 直肠指检　是诊断 BPH 的重要检查之一。典型良性前列腺增生病人的前列腺腺体增大，表面光滑，边缘清楚，中央沟变浅或者消失，质地柔韧有弹性。

2. 实验室检查

（1）前列腺特异性抗原（prostate specific antigen，PSA）筛查：测定血清 PSA 有助于鉴别前列腺癌。PSA 正常值小于 4 μg/ml。

（2）尿常规：可用于判断出现下尿路症状者是否有血尿、蛋白尿、脓尿等。

3. 影像学检查

（1）前列腺超声检查：可以测定前列腺的大小、内部结构、突入膀胱的程度，通过经直肠超声检查可更为准确地分辨前列腺结构。

（2）上尿路超声检查：可以显示上尿路扩张积水等情况。伴有肾功能不全及大量膀胱残余尿的病人应该行此检查。

（3）拟行前列腺动脉栓塞术（prostatic artery embolization，PAE）的 BPH 病人，术前行腹部 CTA 检查能更好地显示前列腺供血动脉，以指导手术，缩短手术时间，降低术后并发症发生率。

4. 尿流率检查　排尿量为 150～200 ml 时进行此项检查，结果较为准确。最大尿流率<15 ml/s，说明排尿不畅；最大尿流率<10 ml/s 说明梗阻较为严重。

5. 尿动力学检查　适用于膀胱逼尿肌功能失常导致排尿困难的病人，可以明确病人有无下尿路梗阻及评估病人逼尿肌功能。

6. 尿道膀胱镜　用于疑有膀胱占位和尿道狭窄的病人。

【处理原则】

BPH 药物治疗的短期目标是缓解下尿路症状；长期目标是延缓疾病临床进展，预防并发症的发生；总体目标是提高病人的生活质量。

1. 保守治疗　一般认为，国际前列腺症状评分（IPSS）>7 分的前列腺增生病人或者 IPSS>7 分但生活质量未受到明显影响的前列腺增生病人可采用等待观察。IPSS 表见表 7-10-1。但要定期复查、随访，一般自观察开始第 6 个月第一次检测，以后每年一次。如果症状加重，需要采取其他方式治疗。

表 7-10-1　国际前列腺症状评分（IPSS）表和生活质量（QOL）评分表

在最近 1 个月内，您是否有以下症状？	无	在 5 次中					症状评分
		少于 1 次	少于半数	大约半数	多于半数	几乎每次	
1. 是否经常有尿不尽感？	0	1	2	3	4	5	
2. 两次排尿间隔是否经常小于 2 h？	0	1	2	3	4	5	
3. 是否曾经有间断性排尿	0	1	2	3	4	5	
4. 是否有排尿不能等待现象？	0	1	2	3	4	5	
5. 是否有尿线变细现象？	0	1	2	3	4	5	
6. 是否需要用力及使劲才能开始排尿？	0	1	2	3	4	5	
7. 从入睡到晨起一般需要起来排尿几次？	没有	1 次	2 次	3 次	4 次	5 次	

在最近 1 个月内，您是否有以下症状？	无	在 5 次中					症状评分
		少于 1 次	少于半数	大约半数	多于半数	几乎每次	
症状总评分 =	0	1	2	3	4	5	
如果在您今后的生活中始终伴有目前的症状，您认为如何？	高兴	满意	大致满意	还可以	不太满意	苦恼	很糟
	0	1	2	3	4	5	6

2. 药物治疗　治疗前列腺增生的药物有很多，常用的药物有 5α- 还原酶抑制剂、α 受体阻滞剂、植物制剂等药物。一般服用 5α- 还原酶抑制剂 3～6 个月后前列腺体积开始缩小，排尿功能得到改善。

3. 经尿道前列腺电切术（transurethral resection of the prostate，TURP）　前列腺增生可导致下尿路梗阻（lower urinary tract symptoms，LUTS）、尿潴留、血尿、肾积水等临床症状，严重者甚至会引起梗阻性肾衰竭。当药物治疗效果不佳或者出现尿潴留等严重症状时，经尿道前列腺电切术是目前最常用的外科治疗手段。

4. 介入治疗　临床上，中、重度 BPH 病人通常首选 TURP，但超过80 岁且前列腺体积（PV）≥80 cm³ 的病人多伴有较严重的基础疾病，手术风险高。相较传统的手术方式，PAE 是更安全、有效的治疗方法。PAE 作为一种新兴的微创技术已被用于治疗前列腺增生源性 LUTS、尿潴留及血尿，其安全性及短中期疗效也逐渐得到认可。

【护理措施】

（一）术前护理

1. 饮食护理　病人需戒烟戒酒，忌辛辣饮食，进食清淡、易消化饮食，白天宜多饮水，晚上需控制饮水，尽量做到睡前少饮。

2. 专科护理

（1）病情观察与监测：观察病人的排尿情况、有无下尿路症状的临床表现，观察病人尿液性质、颜色、量，做好护理记录。如有异常，及时汇报医生，采取相关措施。

（2）尿管护理：术前为排尿困难的病人留置导尿管，做导尿管护理，避免尿路感染。

（3）术前准备：嘱病人术前排尿、排便，遵医嘱术前用药，禁用阿托品，以免引起尿潴留。

3. 心理护理　根据病人文化程度、性格特点等情况，围绕病人及其家属的思想顾虑，讲解前列腺动脉栓塞的治疗过程与相关注意事项，让病人对治疗过程有充分的了解，减轻焦虑，以顺利配合手术，积极应对术后出现的情况。

（二）术中护理

1. 手术配合　协助病人取仰卧位，两肩放松，在病人左上肢置入留置针，建立静脉通道。在局麻下行股动脉穿刺，置入 5 F 导管鞘，插入导管，分别行双侧髂内动脉造影及前列腺动脉造影，使用微导管超选至前列腺动脉分支，注入栓塞剂，最后造影显示双侧前列腺动脉均闭塞，术毕拔出导鞘管，压迫股动脉止血，加压包扎。

2. **病情观察与监测** 术中予心电监护，密切观察病人生命体征变化；观察病人尿液的颜色、性状、量并在手术交接单上记录。注意倾听病人主诉，病人如有不适，及时对症处理。PAE术前、术后图片见图7-10-1和图7-10-2。

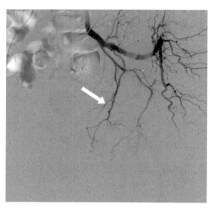 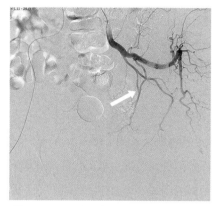

图7-10-1 前列腺动脉栓塞术前，左侧髂内动脉造影示左侧前列腺动脉（白箭头）起源于髂内动脉前干

图7-10-2 前列腺动脉栓塞术后，PAE术后左侧髂内动脉造影示左侧前列腺动脉远端闭塞（白箭头）

（三）术后护理

1. **活动与休息** 指导病人避免弯曲穿刺侧肢体6～8h，12h后鼓励病人离床活动。

2. **饮食护理** 嘱病人饮食忌辛辣食物、浓茶、咖啡，摄入清淡、易消化饮食，多饮水。

3. **专科护理**

（1）病情观察与监测：观察病人有无穿刺处渗血、渗液等症状，如有异常，及时汇报医生，予换药、加压包扎等处理。重视病人主诉。观察病人穿刺侧下肢足背动脉搏动情况、下肢颜色、皮温等。

（2）并发症预防与护理

① 疼痛：疼痛主要集中在会阴部，多为持续性胀痛，如疼痛评分＞3分，立即汇报医生，遵医嘱使用止痛药物，根据用药方法及时复评疼痛评分，做好护理记录。

② 发热：与前列腺栓塞后组织缺血坏死吸收有关。应按需测量体温，及时汇报，鉴别发热原因，遵医嘱用药。

③ 留置尿管护理：做好二次固定。为了预防尿道感染，一定要保持病人尿道口清洁，为病人做会阴护理2次/d。

④ DVT的预防：PAE病人多为老年病人，应使用Caprini评分表评估病人DVT风险，对中高风险病人应采取一般预防和物理预防相结合的护理措施，如进行踝泵运动，使用气压泵、弹力袜等，遵医嘱使用抗凝药物。

4. 心理护理　针对病人及其家属的理解能力和性格特点采用图片，面对面交流，缓解病人及其家属的焦虑情绪。

（四）出院指导

1. 休息与锻炼　指导病人保持情绪稳定、睡眠充足。适当活动，如太极拳、慢跑等。

2. 饮食指导　指导病人进食清淡、易消化饮食，避免摄入辛辣刺激性食物，多饮水。

3. 复诊指导　嘱病人遵医嘱按时复查，如有异常及时到医院处理。建立病人健康档案，根据病人病情及要求实施随访和延伸服务。术后 1 周、1 个月、半年、1 年定期随访。

（包建英）

第十一节　子宫肌瘤

子宫肌瘤主要是由子宫平滑肌细胞增生而形成的良性肿瘤，又称为纤维肌瘤、子宫纤维瘤。一般患病年龄为 30～50 岁，20 岁以下患者少见，育龄妇女发病率高达 20%～25%，约占女性良性肿瘤的 51.87%，是女性生殖系统最常见的良性肿瘤。

子宫肌瘤的病因尚不明确，其发生可能与正常肌层细胞突变、体内雌激素水平增高以及遗传因素有关。子宫肌瘤为实性球形包块，表面光滑，单个或多发，肌瘤外表被压缩的肌纤维束和结缔组织构成的假包膜覆盖。一般肌瘤呈白色，质硬。肌瘤的血运来自假包膜，肿瘤生长越快、越大，缺血越严重，可引起急性或慢性退行性变。子宫肌瘤的症状与肌瘤的大小、数量、部位、生长速度及肌瘤是否变性有关。多数病人没有症状，通过体检发现。少数病人出现月经量增多、经期延长、长期失血导致贫血、腰酸、下腹部包块及排尿困难、尿频、尿急、便秘等压迫症状。

子宫肌瘤的分型可采用国际妇产科联盟（FIGO）子宫肌瘤 9 型分类方法。0 型：有蒂黏膜下肌瘤。Ⅰ型：无蒂黏膜下肌瘤，向肌层扩展≤50%。Ⅱ型：无蒂黏膜下肌瘤，向肌层扩展>50%。Ⅲ型：肌壁间肌瘤，位置靠近宫腔，瘤体外缘距子宫浆膜层≥5 mm。Ⅳ型：肌壁间肌瘤，位置靠近子宫浆膜层，瘤体外缘距子宫浆膜层<5 mm。Ⅴ型：肌瘤贯穿全部子宫肌层。Ⅵ型：肌瘤突向浆膜。Ⅶ型：肌瘤完全位于浆膜下（有蒂）。Ⅷ型：其他特殊类型或部位的肌瘤（子宫颈、子宫角、阔韧带肌瘤）。子宫肌瘤也可根据生长部位分类：① 子宫体肌瘤；② 子宫颈肌瘤。根据子宫肌瘤发展过程中与子宫肌壁的关系可将其分为 3 类：① 肌壁间子宫肌瘤；② 浆膜下子宫肌瘤；③ 黏膜下子宫肌瘤。

子宫肌瘤传统的治疗方法包括全子宫切除术、肌瘤剔除术及激素治疗等。行全子宫切除术后有一定的并发症，而且大多数年轻病人难以接受；肌瘤剔除术后 20%～30% 的病人出现复发，需再次手术。激素治疗仅能短期控制子宫肌瘤且副作用多。现在常用的治疗子宫肌瘤的方法有子宫动脉栓塞术、聚焦超声刀治疗。

【临床症状】

1. 月经改变　子宫肌瘤最常见的症状，表现为月经量比以前增多、月经周期缩短或经期延长等，亦可有不规则出血。

2. 疼痛　子宫肌瘤一般无疼痛症状，少数病人可有下腹胀痛及下坠感。但当子宫肌瘤发生红色变性，或带蒂肌瘤发生扭转及黏膜下肌瘤刺激子宫发生痉挛性收缩时，可引起急性腹痛。

3. 压迫症状　肌瘤增大可压迫四周器官而引发各种症状，如：压迫膀胱时，病人发生尿频、排尿障碍、尿潴留等；压迫输尿管时可导致病人输尿管扩张，甚至发生肾盂积水，挤压直肠，可出现里急后重、大便困难。

4. 分泌物增多　常见于较大的肌壁间肌瘤，由于子宫腔增大，腺体分泌增加，导致白带增多；黏膜下肌瘤伴感染时白带量亦多，有时白带可呈血性。

5. 不孕或流产　25%～35%的子宫肌瘤病人肌瘤压迫输卵管使之扭曲，或肌瘤使宫腔变形、子宫内膜充血以致妨碍受精卵着床，或导致胚胎供血不足，造成不孕或流产。

6. 继发性贫血　子宫肌瘤引起长期月经量多，可导致继发性贫血，严重时则表现为全身乏力、脸色苍白、气短心慌等症状。

7. 其他　极少数子宫肌瘤病人发生红细胞增多症、低血糖，认为与肿瘤产生异位激素有关。

【辅助检查】

1. 超声检查　是目前最常用的辅助诊断子宫肌瘤的方法，它可显示子宫是否增大，形状是否规则，肌瘤数目、部位、大小及肌瘤内部是否均匀或液化、囊性变等。超声检查既有助于诊断子宫肌瘤，并为区别肌瘤是否有变性提供参考，又有助于将其与卵巢肿瘤或其他盆腔肿块鉴别。

2. MRI 或 CT　磁共振是增强延迟显像，有助于鉴别子宫肌瘤和子宫肉瘤。在行腹腔镜手术时，磁共振检查也有助于临床医生在术前和术中了解肌瘤的位置，减少残留。MRI 检查能发现直径 0.3 cm 以上的肌瘤，对于肌瘤的大小、数量及位置能准确辨别，是超声检查的重要补充手段；但费用高，而且如果有宫内节育器会影响其对黏膜下肌瘤的诊断。CT 对软组织的分辨能力相对较差，对肌瘤的大小、数目及部位特异性略差，一般不用于子宫肌瘤的常规检查，但能显示有无肿大的淋巴结及肿瘤转移等。

3. 宫腔镜　适用于 0 型黏膜下肌瘤以及Ⅰ、Ⅱ型黏膜下肌瘤。

4. 诊断性刮宫、穿刺活检（排除癌变）。

【处理原则】

1. 随诊观察　如病人无明显症状，且无恶变征象，可定期随诊观察。

2. 药物治疗

（1）促性腺激素释放激素激动剂（GnRH-a）：目前临床上常用的 GnRH-a 有亮丙瑞林、戈舍瑞林、曲普瑞林等，GnRH-a 不宜长期持续使用，仅用于手术前的预处理，一般使用 3～6 个月，

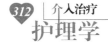

以免引起低雌激素引发的严重更年期症状，也可同时补充小剂量雌激素对抗这种副作用。

（2）米非司酮：是一种孕激素拮抗剂，近年来试用于临床以治疗子宫肌瘤，可使肌瘤体积缩小，但停药后肌瘤多再长大。

（3）达那唑：用于术前用药或治疗不宜手术的子宫肌瘤，停药后子宫肌瘤可长大。服用达那唑可造成肝功能损害，此外还可引起由雄激素引发的副作用（体重增加、痤疮、声音低钝等）。

（4）他莫昔芬（三苯氧胺）：可抑制肌瘤生长，但长时间应用，个别病人子宫肌瘤反增大，甚至诱发子宫内膜异位症和子宫内膜癌，应予以注意。

（5）雄激素类药物：常用药物有甲睾酮（甲基睾丸素）和丙酸睾酮（丙酸睾丸素），可抑制肌瘤生长，应注意使用剂量，以免引起男性化。

在子宫肌瘤病人出血期，若出血量多，还可应用子宫收缩剂（如缩宫素、麦角）及止血药物[如止血酸、氨甲苯酸（止血芳酸）、巴曲酶、三七片等]，可起到一定程度的辅助止血作用。

3. 手术治疗

（1）肌瘤切除术：将子宫肌瘤摘除而保留子宫的手术，主要用于40岁以下的年轻妇女、希望保留生育功能者，适用于肌瘤较大、月经过多、有压迫症状、因肌瘤而不孕者。

（2）子宫切除术：症状明显者、肌瘤有恶性变可能者、无生育要求者宜行子宫切除术。子宫切除术可选用全子宫切除术或次全子宫切除术，年龄较大者以行全子宫切除术为宜。术前须除外宫颈恶性疾病的可能性。

（3）子宫动脉栓塞术（uterine artery embolization，UAE）：是一种微创介入治疗技术，其原理是在局麻下行股动脉穿刺，将导管选择性插至子宫动脉注入药物，进行栓塞治疗。很多妇产科疾病均可以采用这种方式进行治疗，尤其是子宫肌瘤，该治疗方法损伤小，立竿见影，疗效确切，既避免了全麻下开腹手术的危险性，又能为病人保全子宫，保留生育能力，特别是对于还有生育需求的年轻女性病人，更是不二的选择。子宫动脉栓塞治疗相比传统的手术治疗子宫肌瘤具有疗效确切、创伤小、无切口、恢复快、复发率低、可保留子宫的优点。

【护理措施】

（一）术前护理

1. 术前备皮　术前1 d病人应沐浴、剪指甲、更衣，按手术部位做好术野皮肤准备工作。留置套管针且给予导尿，以因防止术中膀胱充盈而影响插管操作及图像质量。

2. 心理护理　关心、体贴病人，满足病人需求，向其讲解介入治疗相关知识，消除其紧张、恐惧心理，保证病人睡眠充足，使病人保持良好乐观的心理状态，积极配合治疗。

（二）术中护理

1. 手术过程　超选择性子宫动脉栓塞术：常规消毒，局麻，经皮经股动脉穿刺引入5 F血管鞘，经鞘管引入4 F或5 F眼镜蛇导管，超选择性双侧子宫动脉插管，完成造影确认病变位置和病变的血液供养特征，经导管注射栓塞剂栓塞肌瘤血管床，阻塞供养动脉。术毕，行血管造影，观察栓塞效果满意后拔管，局部压迫止血 15 min 后加压包扎，将病人送回病房观察。

2. 病情观察与监测　予病人以心电监护，观察病人有无对比剂过敏。如病人出现呕吐，应暂停使用造影剂，将病人的头偏向一侧，必要时使用吸引器将呕吐物吸出。

3. 并发症预防与护理　术中部分病人易出现子宫动脉痉挛，造成插管困难，可经导管给予罂粟碱 10～20 mg 推注，血管痉挛，多可缓解。术中部分病人一侧子宫动脉栓塞后小腹疼痛明显，可给予止痛药物。

4. 其他　连接心电监护及静脉通路，监测病人血压、心率、血氧饱和度，备好除颤仪，密切观察病人心律的变化，出现异常及时报告医生进行紧急处理。做好病人身份识别，做好术中用药的查对，做好各种导管及器材的清点。

（三）术后护理

1. 体位与活动　局部加压包扎 6 h，术侧下肢控制活动 4～6 h，防止出血或血肿形成。

2. 饮食护理　予病人高能量、高纤维素饮食，饮水 2 000 ml/d。避免病人饥饿或过饱，保证病人饮食结构合理。

3. 专科护理

（1）病情观察与监测：观察病人的生命体征，观察穿刺点有无出血、血肿。

（2）并发症预防与护理

① 发热：术后病人通常出现轻到中度发热，术后 1 d 开始，体温在 37～38.6 ℃范围内波动，持续 4 d 左右逐渐降至正常水平。发热为肌瘤发生坏死，组织吸收引起的体温升高，是栓塞后综合征的表现而非由感染引起。应测病人体温 3 次/d，与感染性发热相鉴别。

② 疼痛：术后 6～8 h 内出现下腹疼痛，程度与肌瘤大小有关，原因可能是子宫肌瘤坏死，并与栓塞后组织暂时性缺血或累及部分正常组织有关，一般 7～10 d 症状明显减轻，栓塞后综合征的症状完全消失平均需 13 d。

③ 阴道流血：病人术后 1 周内出现少量阴道流血，可予酚磺乙胺、催产素肌内注射。部分病人于栓塞术后 3 周开始出现阴道分泌物增加，多为血性或黄白色分泌物，这可能与栓塞后肌瘤变性坏死有关。需注意病人外阴清洁，预防感染。

④ 恶心、呕吐：术后病人出现恶心、呕吐，呕出物为胃内容物，予以对症处理。

⑤ 非靶器官误塞：是严重的并发症，应避免其发生。术后应严密观察病人病情变化，注意观察病人尿量及下肢运动、感觉。

（四）出院指导

1. 活动与锻炼　嘱病人劳逸结合，防止过度疲劳，月经期注意多休息。

2. 饮食指导　嘱病人多吃蔬菜、水果，少食辛辣食品。

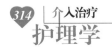

3. 专科指导 嘱病人注意个人卫生，保持外阴清洁、干燥，内裤宜宽大，术后 3 个月内禁止性生活，1 年内避孕。避免盆浴，以淋浴为宜。

4. 复诊指导 嘱病人于栓塞术后 3、6、12 个月复查 B 超，观察瘤体的大小及瘤体密度变化。出现不适症状及时就诊。

（王洋）

第十二节 盆腔淤血综合征

盆腔淤血综合征（pelvic congestion syndrome，PCS）又称卵巢静脉综合征，是以盆腔静脉功能不全、血液长期回流不畅、盆腔静脉进行性淤血和曲张为病理基础，以慢性盆腔疼痛（持续超过 6 个月）为主要症状的临床综合征。该疾病主要多发于生育年龄的多产女性，是女性慢性盆腔痛的主要原因之一，约占全部因素的 30%。

尽管病因尚不明确，但是目前认为其病理生理学发生机制可能与卵巢静脉及盆腔静脉功能不全、血流逆流有密切关系。发病原因包括：① 解剖学因素。女性盆腔静脉数量多、静脉壁薄、弹性差且易扩张；左侧卵巢静脉成直角汇入左肾静脉，而左肾静脉受到主动脉及肠系膜上动脉的压迫进而影响左侧卵巢静脉回流，因此左侧卵巢静脉比右侧更易淤血扩张。② 内外力因素。长期站立位或坐位工作的女性，盆腔压力增高导致盆腔淤血；长期便秘影响直肠静脉回流，进而引起子宫阴道静脉丛充血、妊娠期子宫增大，压迫周围静脉可引起周围静脉扩张；或子宫解剖位置异常，如子宫后倾压迫卵巢静脉引起其淤血。③ 体质和精神因素。部分病人本身血管壁组织就比较薄，弹性纤维较少，容易发生静脉血流淤积，造成静脉曲张；另外病人长期抑郁、失眠、存在基础疾病会导致其精神低落，也有可能诱发盆腔静脉淤血。④ 其他。盆腔瓣膜功能不全、多胎妊娠，以及高雌激素水平导致静脉壁改变，继而导致盆腔静脉收缩无力、血液淤滞和血液逆流。

【临床表现】

PCS 特征性的临床表现为"三痛、两多、一少"，即盆腔坠痛、低位腰痛、性交痛、月经和白带增多、妇科检查阳性体征。PCS 多发生于 20～45 岁育龄妇女，极少在绝经前期和绝经后发生，症状多于久站后、性交时、月经期等加重。同时具有范围广泛的慢性疼痛、极度的疲劳感和某些神经衰弱的症状。除此之外，病人还可有非特异性症状，比如恶心、抑郁、外阴肿胀、神经病变、直肠不适或频繁排尿等。因其症状涉及广泛，病人自觉症状与客观检查体征常常不相符合，因而常与慢性盆腔炎相混淆，临床容易被误诊、误治。因此对疑有 PCS 的病人进行诊断时要详细询问病史，重视症状与体征的差别，排除其他妇科疾病。

【辅助检查】

1. B 超 B 超检查经济、简便、无创，可作为 PCS 筛查的首选方法，能动态评估血流情况，并观察卵巢静脉中血流的反向流动。通常 B 超检查可发现在输卵管下方和（或）子宫体部两侧存在宽窄或长度不一的、走行方向各异的多条暗带或长椭圆形液性暗区，其间可见较细的细网格样或蚯蚓样低回声区。在 B 超诊断的基础上应用彩色多普勒技术可以发现前述输卵管下方和子宫两侧的暗区由红、蓝相间的血流信号组成，但色泽较暗。应用脉冲多普勒血流频谱检查，发现其为无波峰的低平的静脉血流信号。如图 7-12-1。

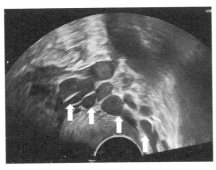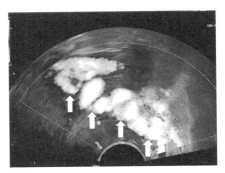

图 7-12-1　B 超可见子宫体部旁管道状、串珠状、麻花状低或无回声区，彩色多普勒可见增粗条状或斑片状红、蓝相间的血流信号，呈湖泊状（长尾箭头）

2. CT　螺旋 CT 是一种无创诊断 PCS 的有效方法。PCS 病人深吸气时，腹腔静脉压增高，导致肾静脉血逆行，充盈子宫和卵巢周围的曲张静脉。增强 CT 检查：静脉期显示子宫和卵巢周围存在扩张、迂曲的静脉团，曲张的静脉管腔直径增宽；重者呈瘤样曲张（如图 7-12-2）。

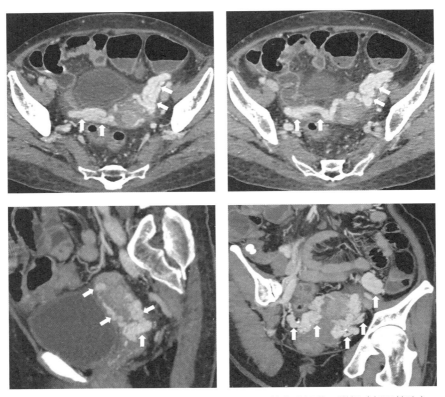

图 7-12-2　盆腔 CT 增强可见子宫和双侧卵巢周围的静脉迂曲、增粗（长尾箭头）

　介入治疗
护理学

3. MRI 用 MRI 诊断 PCS 具有良好的准确性。PCS 病人的 MRI 表现为子宫旁团状迁曲流空血管信号，盆腔周围脏器可见扩张的静脉丛，病人双侧卵巢静脉明显增粗或以发自左肾静脉的左侧卵巢静脉增粗为主，静脉回流速度明显减慢甚至反流（如图 7-12-3）。

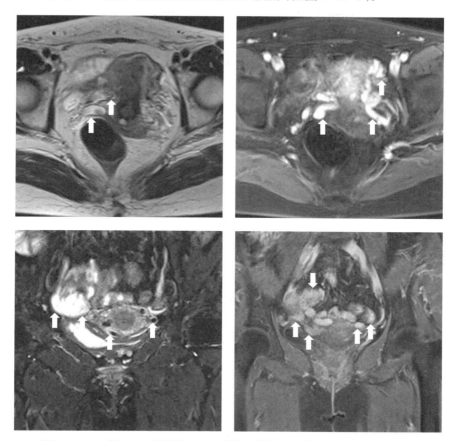

图 7-12-3　盆腔 MRI 可见子宫和卵巢周围的静脉迁曲、增粗（长尾箭头）

4. 经皮导管逆行卵巢静脉造影术　可显示迁曲扩张的卵巢静脉（直径＞6 mm）、静脉反流及卵巢静脉丛瘀血，对比剂在盆腔的廓清时间超过 20 s。目前认为逆行卵巢静脉造影术为诊断 PCS 的金标准。因此，即使多项检查均为阴性，只要临床表现支持，仍应当行造影检查以证实诊断。

5. 放射性核素断层扫描（emission computed tomography，ECT）　该技术是利用盆腔淤血时局部静脉曲张，血液淤积形成"血池"的原理获得放射性核素浓聚的扫描图像。PCS 病人盆腔内各段血管影边缘粗糙欠光滑，盆腔一侧或双侧可见局部异常放射性浓聚区。放射性浓聚区越大，淤血程度越重。本方法简单、无创，诊断符合率高达 98.6%。

【处理原则】

PCS 的治疗方法包括一般治疗、药物治疗、手术治疗以及介入治疗。

1. 一般治疗　包括少食刺激性食物，纠正便秘；注意休息时体位（膝胸卧位、侧俯卧位），节制性生活，避免久坐久站等；同时应注意劳逸结合及保持精神愉悦，适当进行体育锻炼（缩肛运动）能增进盆腔肌张力，改善盆腔血液循环。

2. 药物治疗　目前治疗 PCS 所使用的药物主要包括：① 激素类药物，如高效孕激素及促性腺激素释放激素激动剂等，能抑制卵巢功能，从而达到假闭经的效果，且能抑制雌、孕激素的释放，改善盆腔血管周围的微环境，降低雌激素对血管的扩张作用；激素类药物还可增加血管张力，起效快，治疗初期即可明显改善症状和减少淤血，但维持时间短，效果较差，疾病易复发。② 其他药物，如非甾体消炎药、止痛药等。③ 中成药可改善局部血液淤积情况，抑制炎症因子的释放，减轻疼痛。

3. 手术治疗　包括圆韧带缩短悬吊术、阔韧带筋膜横行修补术、全子宫及双侧附件切除术等。妇科手术通常创伤大、恢复慢且疗效有限。随着微创技术的开展，不推荐手术治疗为 PCS 一线治疗方案。

4. 介入治疗　介入治疗属于 PCS 的首选治疗方案，通过外周静脉入路，将导丝、导管插入盆腔静脉，使静脉扩张并进行药物栓塞（包括金属弹簧圈栓塞）。此类治疗可将有病变扩张的盆腔静脉封闭，减少或者缓解盆腔淤血，从而达到治疗的目的。目前多项研究证实其安全性高、创伤小、并发症少。

【护理措施】

（一）术前护理

1. 体位与活动　如病人能耐受，可指导其采取侧俯卧位，避免久坐、久站等。视病人病情遵医嘱指导病人进行适当的活动锻炼（如缩肛运动），以增进盆腔肌张力，改善盆腔血循环。对于体质虚弱而无法下床的病人，指导其卧床休息，鼓励和协助病人床上翻身，预防深静脉血栓形成及皮肤压力性损伤。

2. 饮食护理　PCS 是血管病变，应根据病人病情指导其科学合理饮食，提倡饮食平衡，控盐、油，戒烟、限酒，多食新鲜的蔬菜、水果和鱼类，补充足量的蛋白质和微量元素，保证每日大便通畅，术前一般不需禁食。

3. 专科护理

（1）病情观察与监测：严密监测病人神志、生命体征及肢体功能等变化。给予病情不稳定者心电监护、吸氧；同时关注病人有无频繁排尿的症状，必要时给予留置导尿。

（2）用药指导：① 在服用非甾体消炎药期间，为减少对病人消化道的损害，尽可能遵医嘱选用对消化道影响比较小的药物，或加用质子泵抑制剂或 H_2 受体抑制剂，以有效抑制胃酸分泌，保护胃黏膜；② 孕激素治疗期间关注病人有无不规则阴道流血，同时需监测病人肝、肾功能；③ 若长期使用促性腺激素释放激素激动剂，要关注病人有无骨质疏松症的表现。

（3）疼痛护理：密切观察病人疼痛程度和频率，并做好疼痛的动态评估。指导病人使用松弛术、分散注意力（如听音乐、相声等）等方法以减轻疼痛，减少止痛药物的用量。在疼痛加重前遵医嘱给予镇痛药，并观察、记录用药后的效果。当疼痛影响病人睡眠时，必要时给予镇静或止痛药，同时注意观察病人用药后有无后遗效应。

4. 术前检查　手术最佳时间为月经前 1～2 周。术前除完善影像学检查，肝、肾功能检查，出凝血时间检查及血常规检查以外，还应监测血 β-hCG，除外妊娠可能。月经第 3 d 测病人的卵泡刺激素（FSH）、黄体生成索（LH）、雌二醇（E_2）、孕激素（P）等，均处于正常水平方可手术。除此之外，妇科检查非常必要，可以了解病人子宫体大小、宫颈有无病变，合并月经量异常增多时，行子宫内膜活检是非常有必要的。

5. 术前准备　同第二章第一节"介入术前护理"的术前准备部分内容。

6. 心理护理　手术前应对病人及其家属进行术前访视，了解病人的基本情况，通过与病人及其家属耐心交谈，了解病人的个性特征以及情感生活问题。PCS 虽无严重后果，但各种症状常会给病人带来沉重的思想负担，直接影响病人生活质量；另外，由于 PCS 病程长、缠绵难愈，病人担心手术会影响性生活、夫妻关系及家庭的稳定等，而且女性病人胆怯心理较重，易受周围环境影响而致焦虑程度加重，访谈时护士应有针对性地做好相关疾病知识的宣教以及病人心理疏导，缓解病人紧张情绪，让病人树立战胜疾病的信心。

（二）术中护理

1. 手术配合

（1）物品准备：了解手术及手术步骤，备齐术中用物（血管鞘、导管、导丝、栓塞微粒、明胶海绵、聚乙烯醇或海藻酸钠、弹簧圈、泡沫硬化剂聚桂醇或无水乙醇等），配合医生严格执行无菌操作，防止并发感染。确保 DSA 机、心电监护仪、吸引器、除颤仪等抢救设施种类齐全，功能完好，位置摆放合理并处于备用状态，确保手术顺利进行。

（2）安全核查：病人到达介入手术室后，护理人员、手术医生、技师/麻醉师三方一道核对病人手术相关信息，包括病人的一般资料、手术名称、麻醉方式、术中用药、影像学资料等。

（3）术中配合指导：向病人简要介绍手术间的环境、仪器、手术的安全性，消除病人的孤独感和恐惧心理；说明术中配合注意事项，并指导病人进行憋气训练。

（4）手术配合：协助病人取仰卧位，通常选择右侧股静脉或右颈内静脉入路，局麻下通过 Seldinger 技术穿刺成功后置入 5 F 或 6 F 血管鞘，然后以 4 F 或 5 F Cobra 导管在超滑导丝的配合下沿股静脉—髂外静脉—髂总静脉—下腔静脉置入肾静脉，分别行双侧肾静脉及卵巢静脉超选择性插管，造影显示双侧卵巢静脉及盆腔静脉走行、管径及血流情况。若造影见卵巢静脉扩张、迂曲、增粗，血液倒流、滞留，盆腔静脉侧支循环丰富，静脉充血回流不畅、血流增多和对比剂排空延迟等即可明确 PCS。同时将造影导管或微导管插管至骨盆入口水平卵巢静脉的远端，经造影导管将聚桂醇泡沫硬化剂、无水乙醇、弹簧圈等栓塞材料由卵巢静脉远端到近端对迂曲卵巢静脉进行栓塞。栓塞完成后再次对卵巢静脉造影，观察卵巢静脉是否显影，如果不显影，则表示栓塞成功。手术结束后，拔出导管鞘管，手指持续压迫穿刺点 2～5 min，覆盖无菌敷料，绷带加压包扎（如图 7-12-4）。

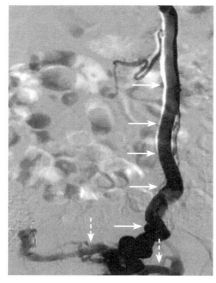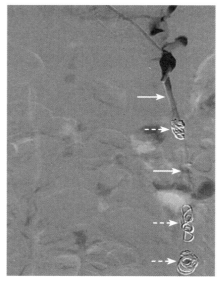

图 7-12-4 DSA 造影显示迂曲、增粗的左侧卵巢静脉（——➤），盆腔静脉侧支循环丰富（--➤）；栓塞术后 DSA 造影显示左侧卵巢静脉未显影（——➤），其走行区可见弹簧圈影（--➤）。

2. 病情观察与监测　术中应加强对病人生命体征的监测，密切观察病人的主诉、意识状态并做好记录，配合医生做好应急处理是手术顺利进行的重要保证。

（1）对比剂过敏：密切注意病人是否有皮肤瘙痒、全身或局部荨麻疹、胸闷憋喘、喉头水肿甚至休克等对比剂过敏现象。一旦病人出现上述症状，应立即停用对比剂，迅速做出判断，并配合医生进行抢救处理。

（2）迷走神经反射：密切注意病人有无恶心、呕吐、血压下降、心率减慢等迷走神经反射现象。一旦出现上述现象应立即遵医嘱给予对症处理，病人呕吐时将其头偏向一侧，避免误吸。

3. 并发症预防与护理

（1）静脉损伤或痉挛：静脉压力较低，无须特殊处理；少数病人可出现卵巢静脉穿孔或破裂，多发生于下腔静脉或肾静脉汇合处瓣膜完整的病人，多为自限性，无须特殊处理；如损伤较重，造成对比剂外溢，可栓塞损伤静脉。使用较为柔软的导管、超滑导丝以及术中操作轻柔均有助于防止此类并发症发生。

（2）肾静脉异位栓塞并血栓：卵巢静脉栓塞时，由于栓塞剂用量过大，可能反流至肾静脉，造成肾静脉异位栓塞并形成血栓，因此，栓塞血管时应尽量做到精确栓塞。

（3）肺动脉栓塞：如选择的栓塞弹簧圈直径较小，顺血流流至肺动脉，引起肺动脉栓塞，可使用导管圈套或异物取出装置取出移位的弹簧圈，对病人不会造成持久性的损伤。因此，在栓塞至卵巢静脉近端时，确保导管位置稳固非常重要。使用微导管、较为柔软的微弹簧或者可控弹簧圈以及确保弹簧圈直径较栓塞目标血管直径大 1～2 mm 有助于防止弹簧圈脱落造成误栓及异位栓塞。

（三）术后护理

1. 体位与活动　因穿刺点为静脉，压力较低，无须严格制动。止血成功后，术后当日即可

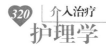

适当下床活动。

2. 饮食护理　根据医嘱给予高蛋白、高能量、富含维生素、易消化饮食。术后鼓励病人多饮水，以促进对比剂排出，一般术后前 3 h 饮水量为 500 ml/h，并密切观察病人尿量，确保尿量不少于 2 000 ml/d。嘱病人多食蔬菜、水果和粗纤维食物，保持大便通畅。

3. 专科护理

（1）病情观察与监测：① 严密监测病人生命体征，给予心电监护及吸氧；② 观察病人股静脉或颈静脉穿刺处有无出血、渗血及血肿发生；③ 评价病人栓塞前后盆腔疼痛的严重程度及缓解情况。

（2）并发症预防与护理：① 栓塞后综合征。表现为发热、疼痛、恶心、呕吐、乏力等。多数发生在术后 24 h 内，并在 7 d 内逐渐好转，是常见的术后并发症，通常不需要抗生素治疗，1 周内体温可降至正常。以疼痛为主的栓塞后综合征，症状多数不太严重，可嘱其多进行深呼吸和腹式呼吸运动，每 1～2 h 锻炼一个周期，每周期做 5～10 次深呼吸动作，可有效减轻栓塞后疼痛、防止盆腔粘连等并发症。② 感染。卵巢静脉栓塞术后 3 d 复查血常规，了解有无感染并发症，一般不需应用抗生素，如合并盆腔炎，可应用抗生素 3～7 d。③ 血栓形成。有 20% 的病人可能会发生不同部位的静脉血栓，因此围术期需常规使用低分子量肝素预防静脉血栓栓塞，并且建议病人术后使用弹力袜。

（四）出院指导

1. 活动与锻炼　病人盆腔静脉血管张力低，弹性差，需保证充足的睡眠和休息，避免重体力劳动。积极为病人调节体位，避免长期坐姿、站姿和睡眠习惯性仰卧位，督促病人适当锻炼，增强盆腔肌肉张力，从而改善盆腔血液循环。对于子宫后位病人，提倡屈腿侧俯卧位，或指导其练习膝胸卧位，每日 3 次，每次 10 min，以利于盆腔静脉回流。

2. 饮食指导　饮食搭配多样化，营养均衡丰富，多食蔬菜、水果等粗纤维食物，保持大便通畅。

3. 复诊指导　建议病人术后 1 个月复查彩超，观察子宫旁有无曲张信号，术后 3 个月复查 CT 或 MRI，观察卵巢静脉曲张的改善情况，完善女性激素测定。随访病人月经变化及疼痛症状是否缓解，如发现病人疼痛加重应提醒其及时来院复诊。

（王小琳）

第十三节　椎间盘突出症

椎间盘突出症是指椎间盘发生退行性变后纤维环断裂，连同髓核一并向外膨出，使椎间盘组织局限性移位而压迫邻近的韧带和神经根所表现出的一种综合征。椎间盘突出症是一种常见病和多发病，严重影响人们的日常工作和生活。椎间盘突出症可发生于脊柱的任何部位，其中以腰椎间盘突出最为多见（约占 90%），最好发部位是腰 4～腰 5 及腰 5～骶 1 椎间盘，其次为颈椎间盘。其病因与腰椎长期过度负荷、急性损伤、年龄、妊娠等密切相关。

按病理变化，椎间盘突出可分为以下类型：

1. 膨隆型　纤维环部分破裂，髓核因压力而向椎管局限性隆起，纤维环表层完整，表面光滑。

2. 突出型　纤维环完全破裂，髓核突向椎管，仅被后纵韧带或一层纤维膜覆盖，表面高低不平。

3. 脱垂游离型　破裂、突出的椎间盘组织或碎块脱入椎管内或完全游离。

4. 施莫尔（Schmorl）结节型　髓核经上、下软骨终板的发育性或后天性裂隙突入椎体松质骨内。

5. 经骨突出型　髓核沿椎体软骨终板和椎体之间的血管通道向前纵韧带方向突出，形成椎体前缘的游离骨块。

【临床表现】

1. 疼痛　常为最先出现的症状。由于纤维环外层及后纵韧带受到突出髓核刺激，经窦椎神经而产生的感应痛。

2. 神经根痛　典型的坐骨神经痛是从下腰部向臀部、大腿后方，小腿外侧直到足部的放射痛。约 60% 的病人在喷嚏或咳嗽时由于腹压增加而疼痛加剧。早期为痛觉过敏，病情较重者出现感觉减退或者麻木。少数病人可有双侧坐骨神经痛。

3. 神经受压　向正后方突出的髓核或者脱垂、游离椎间盘组织可压迫马尾神经，导致病人出现小便障碍、鞍区感觉异常。

4. 腰椎侧凸　跛行，腰部活动受限（以前屈受限为主）。病变椎间盘的患侧椎旁常有压痛，压迫时可诱发远端放射性不适。

5. 直腿抬高试验及加强试验　腰 4～腰 5 和腰 5～骶 1 椎间盘突出压迫坐骨神经，直腿抬高试验常阳性。如直腿抬高加强试验阳性通常可进一步排除椎管外病因。健侧直腿抬高试验阳性常为椎管内突出严重的表现。

6. 神经系统表现

（1）肌力减弱及肌萎缩：病人受损的神经根所支配的肌肉可出现肌力减弱及肌萎缩征。

（2）感觉障碍：病人出现受累脊神经支配区感觉异常。早期多表现为皮肤过敏，渐而出现麻木、刺痛及感觉减退。因受累神经根以单节单侧为多，故感觉障碍范围较小；如中央型及中央旁型马尾神经受累，则感觉障碍范围广泛。

（3）反射改变：亦为本病易发生的典型体征之一。L_4 脊神经受累时，病人可出现膝跳反射障碍，早期表现为活跃，之后迅速变为反射减退，临床上以后者多见。L_5 脊神经受损时反射多不受影响。S_1 脊神经受累时则出现跟腱反射障碍。反射改变对受累神经的定位有重要意义。

介入治疗
护理学

【辅助检查】

1. X 线　腰椎生理曲度发生变化，侧位片可见病变椎间隙变窄或前窄后宽，正位片可有侧弯表现，患侧椎间隙常较健侧窄。

2. CT、MRI　是目前确诊椎间盘突出症最常用的两种影像学检查，CT 通过使用骨和软组织成像定位和诊断各种类型椎间盘突出。MRI 显示软组织比 CT 更好，可显示椎间盘突出节段和退变程度（如图 7-13-1）。

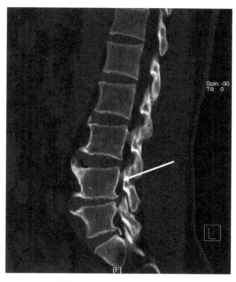

图 7-13-1　MRI 示腰 4～腰 5、腰 5～骶 1 椎间盘向后突出

【处理原则】

椎间盘突出症的治疗方法包括保守治疗和手术治疗。保守治疗包括卧床休息、牵引、理疗、封闭等。突出程度大、临床症状重、反复发作者需手术治疗，包括外科手术和介入治疗。常用的介入治疗方法主要包括经皮腰椎间盘摘除术（percutaneous lumbar discectomy，PLD）、经皮腰椎间盘化学溶解术（percutaneous lumbar chemonucleolysis，CN）、经皮腰椎间盘激光汽化术（percutaneous lumbar laser disk decompression，PLDD）及经皮腰椎间盘臭氧消融术。PLD 是间接机械减压，通过纤维环开窗和切割抽取髓核两个过程而实现；目前 CN 多采用盘外注射胶原酶，即细针穿刺到硬膜囊周围髓核突出物内注射胶原酶从而减轻神经根受压。PLDD 采用激光气化盘内髓核组织，达到椎间盘内减压；臭氧具有强氧化作用，破坏髓核内蛋白多糖和髓核细胞，使髓核变性、坏死、萎缩，从而缓解对神经根的压迫，还对髓核所引起的神经根的化学性炎症和疼痛具有消炎和止痛作用。其中以 PLD 应用最为广泛。

【护理措施】

（一）术前护理

1. 体位与活动　急性期嘱病人绝对卧硬板床休息，以减轻体重对椎间盘的压力。

2. 饮食护理　嘱病人进食易消化、清淡饮食，加强营养。忌烟酒。

3. 专科护理

（1）疼痛护理：病人有不同程度的疼痛，脊神经根受压严重者可能双下肢疼痛难忍伴麻木而不能行走，丧失自理能力。观察病人疼痛部位、性质及程度，遵医嘱使用止痛药物。可给予病人局部热敷、理疗等，还可指导病人通过听音乐等转移注意力，调节病人情绪，以减轻其疼痛。

（2）体位训练：手术时多取侧卧位，也有取俯卧位穿刺的。如采取俯卧位穿刺，术前需训练病人对俯卧位的耐受力。方法为病人取俯卧位，头偏向一侧，两臂上举，置于头部两侧，头下垫软枕，胸部及耻骨联合处垫海绵垫，调节呼吸尽量放松，保持该体位制动 20～30 min。

（3）积极治疗咳嗽和慢性便秘。

4. 术前准备　术晨测量病人体温、脉搏、呼吸、血压。嘱病人术前排空小便，取下义齿、项链、戒指及其他饰物并妥善保管。建立静脉通路，以备术中用药。行 CN 者遵医嘱于术前 1 h 静脉注射地塞米松 5 mg，以预防过敏。

（二）术中护理

1. 手术配合

（1）PLD：健侧卧位，穿刺点定位；消毒铺巾；用 2% 利多卡因局部麻醉；在穿刺点做个小切口，用带芯穿刺针从切口经侧后方肌群缓慢插入病变椎间隙中央，双向透视确认进针位置准确后退出针芯，沿穿刺针逐级交换入扩张管，置入直径 3.5～4.0 mm 套管至椎间盘中后 1/3 处；沿套管置入环锯至椎间盘中央，缓慢撤退套管至纤维环边缘，用力将套管抵紧纤维环，然后把环锯撤回至套管内，再将环锯向前送并缓慢捻转，锯通侧后方纤维环进入髓核腔；经套管插入切割器，连接吸引器和冲洗液，反复切割抽吸髓核组织，直至无髓核组织吸出为止，退出切割器和套管，穿刺局部覆盖无菌敷料。

（2）PLDD：术前 CT 测量定位、穿刺方法同 PLD。穿刺成功位置准确后，拔出针芯，插入 400 nm 光导纤维，并保持光导纤维超出穿刺针顶端 0.5～1.0 cm，用 Y 型阀将光导纤维固定在穿刺针上。光导纤维固定和定位满意后按 15 W、1.0 s 脉冲，间隔 2～10 s 进行激光消融，可看到轻微烟雾冒出针管并闻及焦味，总能量在 1 200～1 500 J。

（3）CN：采用 21G 穿刺针经侧后方入路或小关节内侧缘入路，针尖应位于硬膜外腔间隙。沿穿刺针注入空气 2～3 ml，如无阻力即为硬膜外腔。确认穿刺针位置准确无误后缓慢注射胶原酶溶液（生理盐水 3～5 ml+ 胶原酶 1 200 U）。突出物较大、1 次盘外注射未痊愈者，可酌情行第 2 次盘外注射。

（4）经皮腰椎间盘臭氧消融术手术：手术方式分为盘内注射和盘外注射两种。

① 盘内注射臭氧，穿刺方法同 PLD，采用 21G 穿刺针成功穿刺入腰椎间盘后，向盘内注入 10 ml 浓度为 30～40 μg/ml 的 O_3 气体，退针至椎间孔后缘，再注入 10～15 ml 浓度为 25 μg/ml 的 O_3 气体。

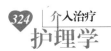

② 盘外注射臭氧，在 CT 引导下经关节突内侧入路使穿刺针头端进入突出物内，在排除穿刺针头进入硬膜囊后，向突出物内注入 10～20 ml 浓度为 30～40 μg/ml 的 O_3 气体，CT 复查显示臭氧在突出物内及椎管内弥散后即可拔针。

2. 病情观察与监测

（1）做好心理护理，予以安慰和鼓励，减轻病人对手术及疼痛的紧张、恐惧心理，更好地配合手术。

（2）向病人解释操作过程和配合要点，以取得病人合作。

（3）予病人以心电监护，密切观察病人生命体征。

（4）观察病人伤口有无渗血。一般无须处理，出血可自行停止，对伤口渗血明显者予以压迫止血。

3. 并发症预防与护理

（1）行 PLD 时，穿刺至椎间盘后外缘时询问病人有无臀部和下肢放射痛，观察病人有无神经损伤。

（2）行 CN 时观察病人有无皮疹、紫癜，有无血压下降、气管痉挛等过敏反应表现。一旦出现此类现象应立即汇报医生，遵医嘱静脉注射地塞米松，必要时予病人以气管切开等。

（3）行 PLDD 时观察病人有无激光对周围组织的热损伤，最为有效的预防方法是精确定位和透视下严密监视。

（4）神经损伤极少见。进针过程中观察病人有无触电样感觉。一旦出现，应改变进针角度以避开神经干。

（三）术后护理

1. 体位与活动

（1）PLD 术后嘱病人平卧 2 h，以压迫伤口达到止血的目的。指导病人床上翻身，防止压力性损伤。翻身时保持脊椎的正常生理弯曲度，勿扭曲；起床或睡下时用手撑扶并侧身进行。术后 4 h 在腰围保护下可离床如厕，但应注意动作幅度不宜过大、过快、过猛。术后 1 周内以卧床休息为主，减少腰部活动。

（2）CN 术后，嘱病人取盘外注射侧向下侧卧位 8～12 h，使胶原酶集中于突出物周围以提高疗效；卧床休息 5～10 d。

2. 饮食护理　鼓励病人进食易消化、高营养、富含维生素、高纤维素食物，保持大便通畅。

3. 专科护理

（1）病情观察与监测：观察病人生命体征变化及穿刺部位有无出血、血肿，观察病人双下肢感觉和运动有无异常。

（2）疼痛护理：观察病人疼痛的部位、性质，若病人疼痛部位和术前相同而程度较轻，多属于术后残留症状、术区水肿或注射臭氧后引起暂时疼痛，一般不需特殊处理可缓解。必要时遵医嘱使用镇痛药。

（3）并发症预防与护理

① 椎间盘感染：是 PLD 的严重并发症之一。主要表现为术后病人原有的疼痛症状明显减轻或消失，于 4～20 d 又出现不明原因的剧烈腰痛和坐骨神经痛，因腰痛难忍以致不能翻身及站立。腰背部肌肉痉挛，有明显的深压痛和叩击痛，穿刺点无红肿。少数病人畏寒、发热。发热者白细胞计数可升高，早期血沉明显加快，C 反应蛋白明显升高。椎间盘术后短期内出现严重的腰痛及坐骨神经痛，应考虑感染的可能，尽早明确诊断，以便及时控制感染。

护理措施：a. 嘱病人绝对卧床休息，遵医嘱应用大剂量广谱抗生素，疗程 6～8 周，一般行抗感染治疗后症状明显缓解，8～10 d 后血沉和 C 反应蛋白即明显下降。b. 病人体温升高时做好发热护理。c. 配合医生尽早行原部位再次 PLD 摘除炎性坏死组织，使得椎间盘减压，从而迅速减轻剧烈腰痛、减缓骨质破坏进展、缩短病程。d. 术中严格执行无菌操作，妥善选择穿刺点及穿刺途径可预防此并发症发生。

② 腰肌血肿：少见，常在术后 3 d 左右出现腰部或腹股沟疼痛。遵医嘱予以止血药，2～4 周一般可自行吸收。

③ 腹腔脏器损伤：后位结肠是最可能损伤的器官。术前应仔细阅读病人 CT 或 MR 片，确认穿刺通道的毗邻关系，术中严格定位，可避免穿刺针损伤腹腔脏器。

（四）出院指导

1. 活动与锻炼　嘱病人注意休息，保证睡眠充足。指导病人进行腰背肌功能锻炼，循序渐进，逐渐增加运动量，以无身体不适为度。一般每日不少于 30 min，可行"飞燕"动作锻炼、挺腹训练等。功能锻炼需持续 1 年。腰椎有破坏性改变、年老体弱及心肺功能障碍的病人不宜进行腰背肌锻炼。

2. 饮食指导　告知病人加强营养可缓解机体组织及器官退行性变。嘱病人多食新鲜蔬菜水果，防止便秘。

3. 专科指导

（1）正确姿势：佩戴腰围 4～6 周，最长不超过 4 个月。避免腰椎过度前屈、后伸、扭转、左右侧转。术后 7 d 逐渐恢复坐位工作，避免久坐。保持正确卧、坐、立、行姿势，避免长时间保持同一姿势，适当进行原地活动或腰背部活动，以缓解腰背肌疲劳。弯腰取物时宜采用屈髋、屈膝下蹲姿势。

（2）恢复期避免过度劳累：出院后继续卧床休息 2～4 周，减少腰部活动。术后 6 个月内避免从事重体力劳动。

（3）避免压力：避免咳嗽、打喷嚏，以防腹压增高造成腰椎间盘再次突出。

4. 复诊指导　术后 3～6 个月复查 CT、MRI。

（薛幼华）

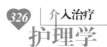

第十四节　椎体压缩性骨折

椎体压缩性骨折（vertebral compression fractures，VCF）是指椎体纵向高度被"压扁"的一种脊柱骨折，影像学呈楔形变。正常椎体有一定硬度，能够承受相当的压力，当椎体骨质疏松，或肿瘤转移到椎体后，椎体的骨密度（bone mineral density，BMD）和骨质量下降、骨强度减低，可在轻微外力甚至没有明显外力作用的情况下发生骨折。

【分类及发病原因】

椎体压缩性骨折　根据良恶性可分为良性椎体压缩性骨折、恶性椎体压缩性骨折两类。

1. 良性椎体压缩性骨折　即骨质疏松椎体压缩性骨折（osteoporotic vertebral compression fracture，OVCF）。多见于中老年人、长期使用类固醇的人群及脊柱的轻微创伤后并发症。

2. 恶性椎体压缩性骨折　指肿瘤病变所致的骨折。多由骨髓瘤、恶性血管瘤等脊柱原发恶性肿瘤或转移瘤致椎体骨质破坏引起。

【临床表现】

1. 疼痛　为本病主要临床表现。新鲜椎体压缩性骨折表现为剧痛，陈旧椎体压缩性骨折表现较轻，平卧时疼痛减轻。当脊柱承担负荷时出现疼痛加重的现象。

2. 局部肿块　脊柱肿瘤穿破到骨外，形成软组织肿块，表面光滑或凹凸不平。

3. 神经功能障碍　骨折严重可出现下肢感觉减退及反射改变等神经损害；肿瘤侵袭脊髓或肿瘤破坏骨性结构也可导致运动功能损害。

4. 压迫症状　脊椎肿瘤可压迫脊髓而导致病人瘫痪。

5. 脊柱后凸畸形　严重的椎体压缩性骨折可致脊柱后凸畸形，使病人出现驼背和身高变矮。部分病人因骨折后无明显疼痛而未就诊，常导致骨折椎体持续性压缩变扁。

6. 病理性骨折　肿瘤部位受轻微外力易发生骨折，骨折部位肿胀剧烈，脊椎病理性骨折常合并截瘫。

【辅助检查】

1. 临床生化检查　包括血、尿常规检查，肝、肾功能检查，相关肿瘤标志物检查及血钙、磷检查等。同时也可检查骨转换生化标志物，了解骨代谢情况。

2. 影像学检查

（1）X线：是诊断椎体压缩性骨折最基本检查方法之一。椎体发生压缩性骨折时有楔形改变，伴骨小梁稀疏。

（2）CT：明确椎体周壁是否完整，椎体后缘是否有骨块突入椎管，以及周围组织受累程度，同时能清晰地显示病变的细微结构，具有独特的诊断价值（如图7-14-1，图7-14-2）。

（3）MRI：显示细微的解剖结构及肿瘤与周围组织的关系。对于 X 线及 CT 都不能明确的髓内骨折，MRI 可依据髓内出血等的变化将其反映出来。也可鉴别骨质疏松性骨折与骨肿瘤等引起的病理性骨折（如图 7-14-3，图 7-14-4）。

（4）放射性核素：用于骨转移瘤的早期诊断，可显示肿瘤的位置及形态，还可提示骨折椎体放射性核素浓聚。

（5）PET-CT：PET 可提供详尽的功能与代谢等信息，CT 可提供病灶精准解剖定位，同时获得全身方位的断层图像，达到早期发现病灶和诊断疾病的目的。PET-CT 也可与 MRI 联合用于诊断良性病变。

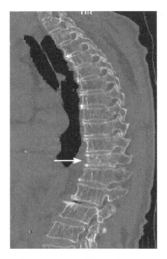 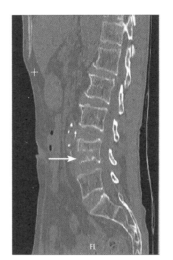

图 7-14-1　椎体压缩性骨折　　　　图 7-14-2　椎体占位性病变

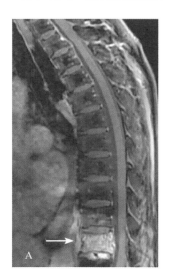 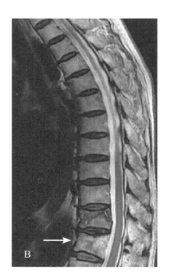

图 7-14-3　A、B 分别为矢状面 MRI T1W1 及 T2W1 成像，显示胸 11 椎体略变扁，
T1W1 信号低，T2W1 可见不规则条片状低信号影，增强胸 11 可见强化

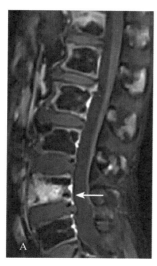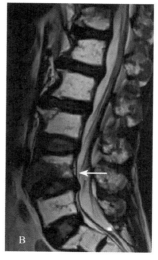

图 7-14-4 A、B 分别为矢状面 MRI 腰 4 椎体内见不规则双低信号影，局部骨质破坏，增强扫描明显强化，提示腰 4 椎体占位性病变

【处理原则】

1. 非手术治疗 适用于轻度椎体压缩性骨折，无稳定性受损或不能耐受手术的病人。急性期的综合管理包括卧床休息、药物镇痛、服用抗骨质疏松药等。在疼痛得到控制后，病人可在脊柱支具保护下适度的下床活动。若骨折愈合不良，则考虑手术治疗。

2. 手术治疗

（1）经皮椎体强化术（percutaneous vertebral augmentation，PVA）：最常用的微创手术，包括经皮椎体成形术（percutaneous vertebroplasty，PVP）和经皮后凸成形术（percutaneous kyphoplasty，PKP）。PVA 适用于椎体骨折不愈合或脊柱恶性肿瘤引起的椎体骨质破坏等。

（2）脊柱肿瘤行放射性粒子植入术：用于较孤立的转移性骨肿瘤；多发性骨转移瘤，局部症状较为明显者；外科术前缩小手术范围，提高肿瘤治愈率和降低复发率。

（3）开放手术：用于 VCF 严重的后凸畸形造成的神经损伤等。术前评估病人心肺功能及对手术的耐受力，术中采用在椎弓根螺钉周围注射骨水泥等方法增强稳定性。

【护理措施】

一、椎体压缩性骨折或骨肿瘤行经皮椎体强化术（PVA）的护理

（一）术前护理

1. 体位与活动 评估病人全身情况及耐受 PVA 的能力。术前 1～2 d 指导病人在床上行俯卧位、腰部过伸过拉练习，从 10 min 开始，循序渐进，逐步增加到 30 min 以上，每日练习 2～3 次。

2. 饮食护理 给予病人富含高蛋白及铁、钙等微量元素的食物，如瘦肉、牛奶等。骨质疏松病人适当服用钙剂、维生素 D 等药物。无胃肠道动力障碍病人术前 4 h 禁食固体食物，术前 2 h 禁食流质食物。

3. 专科护理

（1）呼吸道准备：劝导有吸烟史的病人戒烟，有肺部疾病的病人尽早治疗，指导病人锻炼深呼吸及有效咳嗽、咳痰的方法。

（2）皮肤护理：椎体压缩性骨折病人多有长期卧床史。应检查病人皮肤完整性、是否有压力性损伤，如有局部感染，应局部治疗并择期手术。

（3）用药指导：高血压及心脏病等病人需在医护人员的指导下服药。术前一晚保证病人睡眠充足，对于过度紧张的病人，术前晚间给予镇静剂、安眠药，使病人得到充分的休息。

（4）疼痛护理：对于疼痛剧烈、难以翻身的病人，术前给予镇痛药。同时，应鼓励病人正确表述疼痛，指导病人进行放松训练，提高其对疼痛的耐受性。

（二）术中护理

1. 手术配合　病人取俯卧位，胸部及髂部垫软枕。X 线透视定位，消毒，浸润麻醉。X 线透视下穿刺进入椎体，经通道置入球囊，逐步加压，复位满意后降低球囊气压，退出球囊。混合骨水泥，注入椎体中。观察骨水泥弥散，分布较好且无渗漏时退出推杆，无菌敷料包扎伤口（如图 7-14-5）。

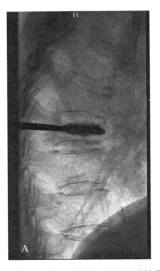
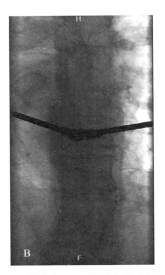

图 7-14-5　病人，女，78 岁，T7 压缩性骨折。A、B 示术中 DSA 下注入骨水泥，扩散良好

2. 病情观察与监测　观察病人的生命体征及面色，提前备好抢救药物；观察病人有无呕吐，避免误吸，若发现病人麻醉药物中毒或出现对骨水泥的不适反应，及时汇报医生并立即处理。

3. 并发症预防与护理

（1）骨水泥渗漏：是 PKP 最常见的并发症。常见渗漏部位为椎旁软组织、椎间盘等。椎间盘和椎旁静脉渗漏一般没有症状，硬膜外和椎间孔渗漏可引起脊髓受压和神经根损伤。术中应密切关注病人下肢活动能力和感觉有无异常，如病人下肢肌力下降、麻木等，需及时通知医生。

（2）骨水泥过敏：观察病人有无骨水泥过敏的症状，如恶心、呕吐、面部或喉部水肿等。一旦发现应立即停止手术。

（3）骨水泥对心血管系统的毒性作用：骨水泥会对人体产生毒性，抑制心肌收缩，导致心律失常。病人可出现面色苍白、血压下降等症状。注入骨水泥的过程中病人如出现心律失常，应立即给予利多卡因静脉注射；若病人出现血压下降、气促，立即停止手术。

（4）有症状的肺栓塞：是 PKP 最凶险的并发症。注入椎体的骨水泥较稀，骨水泥渗入椎体静脉丛；或注入压力大，骨水泥在压力的作用下进入血液循环使血栓形成。这两个因素共同作用可引起肺栓塞。

（5）出血：观察病人血压等生命体征，若病人血压下降且有明显腹痛，应考虑是否有腹膜后血肿形成，及时通知医生给予处理。

（三）术后护理

1. 体位与活动　病人取平卧位休息 2 h 后，若病情允许，可离床轻度活动。

2. 饮食护理　病人饮食宜清淡、易消化。予病人含优质蛋白、丰富钙质、纤维素和维生素的食物，多食蔬菜、水果，保持大便通畅。

3. 专科护理

（1）病情观察与监测：严密监测病人生命体征。若病人出现呼吸困难、胸闷气急，提示肺栓塞可能；若病人出现双下肢感觉、运动异常，提示有骨水泥渗漏的可能。及时报告医生给予处理。

（2）颈部入路的特殊护理：颈部入路是行颈椎椎体成形术的手术路径，嘱病人术后 24 h 内减少头部运动，观察病人有无颈髓压迫和膈神经损伤。同时观察病人有无呼吸困难且伴有颈部增粗（此为颈深部血肿压迫气管所致），若有应立即通知医生急救。

（3）疼痛护理：由于手术切口小，骨水泥具有稳定骨骼、减轻疼痛的作用，因此术后可停用镇痛药物，以利于评价手术的疗效。

（4）功能锻炼：术后 4 h 伤口疼痛缓解后，指导病人在床上行踝泵运动、直腿抬高等锻炼，预防深静脉血栓。术后 24 h 指导病人做直腿抬高和抗阻力伸膝，防止神经根粘连。若病人伤口疼痛明显可延缓锻炼时间；指导病人根据医嘱戴腰围离床活动，防止突然坐起。

（5）并发症预防与护理

① 疼痛：穿刺针逐层进入骨骼引发疼痛，观察病人疼痛的性质、程度、范围等，与穿刺引起神经损伤、椎弓根断裂等相鉴别，疼痛性质确定后，遵医嘱予病人以镇痛药。

② 出血：颈椎手术需避开颈部大血管，胸腰椎穿刺有可能损伤肋间动脉、腰动脉等。因此，腰椎术后应密切观察病人有无腹痛的症状，若检查发现血肿，及时通知医生。

③ 发热：是聚甲基丙烯酸树脂的聚合产物所引起的炎性反应。病人体温可在 2～3 d 后降至正常，一般予非甾体类解热镇痛药等对症治疗。

④ 骨水泥外漏：为常见并发症，会刺激或压迫脊髓神经根，使病人出现下肢运动感觉障碍。

术后 4 h，若病人出现下肢肌力下降、感觉消失等，应考虑骨水泥外漏。最严重的是渗漏至椎管引起脊髓压迫，此时需脱水，行激素治疗、营养神经治疗，必要时取出骨水泥。

⑤ 有症状肺栓塞：骨水泥深入椎管及椎旁静脉丛，回流至肺动脉，会引起肺栓塞。如病人突发呼吸急促、血氧饱和度下降等表现，需立即汇报医生，给予吸氧、抗凝等治疗，必要时行介入手术。

（四）出院指导

1. 活动与锻炼　指导病人出院后 3 个月避免脊柱负重、转体等动作，循序渐进，适当参加户外活动，多接受日光照射，促进维生素 D 的合成；告知病人及其家属功能锻炼的重要性，帮助病人制订锻炼计划。

2. 饮食指导　嘱病人出院后保持规律生活作息，注意休息，勿过度劳累，适当增加营养；以摄入富含膳食纤维、钙和磷的食物为主，如芹菜、豆制品、虾米及牛奶等。

3. 专科指导　嘱病人腰背部剧烈疼痛及肢体活动异常时立即就诊，确诊有无新发病变或新的压缩性骨折发生。

4. 复诊指导　嘱病人术后 1、3 个月来院复查，术后 6 个月和 1 年各随访一次。

二、骨转移瘤行 ^{125}I 粒子植入的护理

（一）术前护理

1. 同 PVA 术前护理。

2. 心理护理　肿瘤病人存在精神负担，常有恐惧、焦虑等心理表现，植入的 ^{125}I 粒子有放射性，病人易出现紧张、焦虑等情绪。护士应讲解 ^{125}I 粒子植入的过程，消除病人的不良心理，树立战胜疾病的信心。

3. 专科护理　胸部肿瘤病人需进行吸气 – 屏气动作的训练，防止手术进针时受到不必要的损伤。

（二）术中护理

1. 手术配合　病人取仰卧或俯卧位，C 型臂透视确定肿瘤位置，经皮穿刺，穿刺针抵至肿瘤处，抽出针芯，保留套筒，注入显影剂，将 ^{125}I 粒子经穿刺套筒植入目标区域，拔出穿刺针，用无菌敷料包扎（如图 7-14-6）。

2. 病情观察与监测　术中给予心电监测、吸氧，观察病人生命体征。一旦发现异常，立即汇报医生，备好抢救用物。监测 ^{125}I 粒子的数量，术毕手术材料及垃圾需用放射性检测仪检测有无 ^{125}I 粒子移散或丢失。

3. 并发症预防与护理　术中嘱病人平静呼吸，当病人不配合或出现疼痛不耐受时，请麻醉医生行全身麻醉；穿刺过程中观察病人面部表情及生命体征，了解病人术区和下肢感觉。

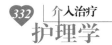

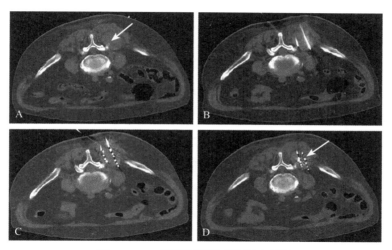

图 7-14-6　髂骨肿瘤 ^{125}I 粒子植入过程
A—髂骨肿瘤位置；B，C—^{125}I 粒子植入；D—^{125}I 粒子植入术后

（三）术后护理

1. 体位与活动　术后将病人安置在专用病房观察和治疗，以铅毯覆盖手术部位，根据手术部位指导病人采取不同体位静卧 6 h，24 h 后可下床活动。

2. 饮食护理　病人饮食宜清淡、易消化。予高蛋白、高维生素、低脂食物，进食差者给予静脉输注营养物质，促进病人术后康复。

3. 专科护理

（1）病情观察与监测：严密监测病人生命体征，必要时予以吸氧；观察病人穿刺部位皮肤有无红肿、瘀血，覆盖穿刺部位的敷料有无渗血、渗液，注意观察并记录伤口引流物的性质及量。

（2）并发症预防与护理

① 发热：^{125}I 粒子源照射肿瘤后引起组织坏死引起发热，属 ^{125}I 粒子植入的正常反应，应指导病人多饮水，若病人体温超过 38.0 ℃，给予物理降温措施或服用退热药。

② 疼痛：^{125}I 粒子植入的穿刺伤及肿瘤组织坏死可引起疼痛。评估病人疼痛的性质及程度，必要时给予止痛药。

（3）局部出血与感染：^{125}I 粒子植入术为侵入性操作，存在着潜在的感染风险。观察病人穿刺点有无渗血，保持敷料清洁，必要时给予抗感染止血药物。严格执行无菌操作，观察病人伤口有无红肿、渗液并关注病人体温的变化。

（4）气胸：肋骨转移瘤的 ^{125}I 粒子植入手术可能造成胸膜损伤，术后告知病人不要大声讲话，尽量避免剧烈咳嗽和深呼吸。

（四）出院指导

1. 活动与锻炼　指导病人出院后保持生活规律，注意休息，勿过度劳累；避免剧烈运动及进行重体力劳动。

2. 饮食指导　指导病人注意加强营养，进高蛋白、高热量、富含维生素、低脂、易消化饮食，不进刺激性食物。

3. 专科指导　^{125}I 粒子半衰期为 60 d 左右，60 d 后能量降到一半，6 个月后降到 10%，1 年后忽略不计。^{125}I 粒子植入术后 2 个月内应避免与儿童和孕妇接触，出院后仍要做好防护工作；家属及亲友与病人应至少保持 1 m 距离，不与病人同住一个房间。

4. 复诊指导　告知病人定期检查。术后 3 个月内每月复查血常规，做 CT、超声、X 线检查观察瘤体的大小及 ^{125}I 粒子的移位情况。以后每隔 3 个月复查一次。如出现高热、骨痛等不适症状，及时就诊。

（张娇）

第十五节　股骨头坏死

股骨头坏死是指股骨头血供受损或中断，导致骨髓成分及骨细胞死亡，随后发生修复，继而导致股骨头结构改变甚至塌陷的一系列病理改变与临床表现。本病病程长、致残率高，是目前骨科领域的世界性难题和挑战。引起股骨头坏死的病因很多，根据病因可简单将股骨头坏死划分为创伤性和非创伤性股骨头坏死。创伤性股骨头坏死病因以股骨颈骨折、髋关节脱位为主；非创伤性股骨头坏死病因以应用激素和酗酒为主，后者多累及双侧。研究显示，若未经任何治疗，85% 的Ⅰ、Ⅱ期坏死股骨头将在 2 年内发生塌陷；经过避免负重等非手术治疗，仅有约 22% 的患髋能获得较满意的疗效。

股骨头坏死一经诊断，则应分期。分期的目的是指导制订治疗方案，判断预后，评估疗效。国际上常用的有 Ficat 和 Alert 分期，Marcus、Enneking 和 Massam 等分期，Sugioka 分期，宾夕法尼亚大学分期，ARCO 分期，日本骨坏死研究会（JIC）分型等。各类分期都具有一定的应用价值，本文以目前应用较为广泛的 Ficat 和 Alert 分期为例进行介绍：

Ficat 和 Alert 在 1960 年创立了第一个骨坏死分期标准，最早分为三期，后在 1970 年改良为四期。这一分期目前应用仍较为广泛，分期中包含了症状和体征与对应的部分影像学变化，也包含了早期骨坏死功能学检查，如骨扫描，但没有使用 MRI 进行分期。目前仍使用的改良 Ficat 分期标准中包括了 MRI 的应用，而删除了骨扫描和活检等功能学检查方法。这一分期的缺点是没有对坏死体积和关节受累程度进行评估，因此不能用于判断坏死体积的大小及关节受损程度的进展情况。

具体分期如下：

0 期：临床前期及影像学前期。Ficat 认为，当一侧髋关节明确诊断为骨坏死时，另一侧髋关节则很有可能为骨坏死 0 期。Hungerford 将这一阶段称为"静息髋"。

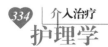

Ⅰ期：最早开始出现髋关节疼痛表现，而未发生 X 线改变。

Ⅱ期：股骨头出现 X 线改变，骨坏死周围出现硬化带或因脱钙致坏死区域形成小囊肿。

Ⅱ～Ⅲ期移行期：软骨下骨折，"新月征"形成，股骨头部分塌陷、变扁。

Ⅲ期：该期以 X 线片中出现特殊性死骨为特征。关节边缘下方骨板不断发生断裂，从而使得骨坏死区变得更加明显，随后股骨头骨坏死区塌陷，但关节间隙正常。

Ⅳ期：股骨头坏死终末期。该期以关节软骨渐进性丢失及髋臼骨赘形成为特征，其 X 线表现为髋关节骨关节炎及股骨头畸形。

股骨为多关节面的长骨与负重骨，股骨颈为其负重部位，髓腔内压力更大，在各种诱因下更易发生缺血，最终发展为股骨头缺血坏死。股骨头坏死病因有两种：一种是股骨颈骨折愈合不良，股骨头内的负重骨小梁转向，负重区承载应力减低，出现应力损伤，所以坏死总是发生在病人骨折愈合、负重行走之后。另一种是骨组织自身病变，如最常见的慢性酒精中毒或使用糖皮质激素引起的骨坏死，同时骨组织的再生修复能力发生障碍。此外，还包括儿童发育成长期股骨头生发中心股骨头骨骺坏死，又称儿童股骨头坏死、扁平髋。

【临床表现】

股骨头坏死的主要临床表现为局部疼痛、活动功能受限、骨骼畸形等。最常见的早期症状是髋关节或膝关节疼痛，疼痛可为持续或间歇性，休息时亦可疼痛，下床活动疼痛加重。疼痛可为髋部刺痛、钝痛或酸胀不适，可向腹股沟区、臀后侧或膝部放射，疼痛早期多不严重，呈逐渐加重趋势。关节活动可正常或轻微丧失，表现为某一方向活动障碍，尤其是内旋，此为重要体征。早期病人可出现跛行，为间歇性，休息后好转。晚期病人患肢活动功能受限，疼痛感会逐步扩散至周围区域，甚至会出现骨骼畸形、严重关节炎、股骨头塌陷等继发性症状。

【辅助检查】

1. X 线片　X 线片是诊断股骨头坏死最基本的检查方法，尽管它在诊断早期股骨头坏死方面敏感性不足，但依然有一定作用。如果 X 线片检查未见异常但仍怀疑为股骨头坏死，应进一步使用其他影像学手段（如 MRI）诊断。

2. CT　CT 在股骨头坏死诊断和指导治疗中的作用主要是尽可能发现早期病变，对骨性关节面是否塌陷做出评价，以及显示坏死区骨质结构（硬化、囊变等），为临床选择合理治疗方法以及判断预后提供依据。

3. MRI　目前，MRI 仍是公认诊断股骨头坏死的金标准。MRI 诊断早期股骨头坏死有很高的特异性（96%～99%）和敏感性（99%）。

4. ECT　ECT 在发现早期骨坏死方面敏感度较高，可用于诊断早期股骨头坏死；但 ECT 在明确骨坏死诊断时仍缺乏特异性，不如 MRI。

5. 骨组织活检　组织病理学检查为侵入性操作，建议行髓芯减压手术时取样。病理形态学上分为三期：血运变化早期（静脉淤滞期）、中期（动脉缺血期）及晚期（动脉闭塞期）。当 MRI 提示典型股骨头坏死表现时，可不进行活检。

【处理原则】

目前常用的治疗方法包括非手术治疗、外科手术治疗和介入治疗。

1. 非手术治疗　包括保护性负重、药物治疗、中西医治疗和高压氧、电磁场、体外震波等物理治疗。

2. 外科手术治疗　包括保留自身髋关节为主的修复重建术和人工髋关节置换术两大类。

3. 介入治疗　近年来随着介入技术的不断发展，经导管药物灌注治疗股骨头缺血性坏死的疗效较为满意，具有创伤小、疗效确切、并发症少、可重复的特点。其作用原理为通过股动脉穿刺，直接将溶栓药物以及扩血管药物注入股骨头供血动脉，溶解血管内形成的脂肪栓及小血栓，使骨内微小血管再通，扩张局部血管，改善微循环缺血状态，疏通髋关节周围微血管，增加侧支循环，改善股骨头营养，使坏死骨质被吸收，促使新骨形成，修复股骨头，最终达到改善股骨头微循环，缓解骨水肿及关节积液导致的疼痛，创造骨坏死修复条件的目的。

股骨头无菌坏死的介入治疗可以缓解大多数病人的疼痛症状，延缓病程进度，推迟人工关节置换年龄，可适用于激素、乙醇、外伤（非骨折性）及其他各种原因引起的股骨头缺血性坏死。介入治疗股骨头坏死疼痛缓解率达 78.9%，关节功能恢复到正常或一级者达 87.5%，也有疼痛缓解率达 93.68% 和关节功能恢复者达 75.56% 的报道，这给股骨头缺血坏死病人带来了希望。

【护理措施】

一、股骨头介入治疗的护理

（一）术前护理

1. 体位与活动　避免负重活动和意外伤害。

2. 饮食护理　术前戒烟、戒酒，全麻者术前 8 h 禁食、4 h 禁饮，防止术中、术后病人出现呕吐而导致误吸。

3. 专科护理

（1）术前评估：针对病人进行各项检查，包括心电图、血常规、尿常规、肝功能、血型、血凝时间、血小板计数等，了解病人药物过敏史，检查病人股动脉及足背动脉搏动情况，动态监测病人生命体征，根据检查结果评估机体能否适应介入治疗。

（2）病情观察与监测：密切监测病人体温、脉搏、呼吸、血压等，仔细观察病人患肢足背动脉搏动的强度，做好观察记录，便于术后对照。

（3）生活护理：指导病人做好在床上使用便器的训练，以免不习惯造成便秘。

（4）心理护理：多数病人病程较长，病因复杂，疾病痛苦，易产生焦虑、紧张情绪。应做好解释工作，详细介绍介入治疗方法、效果及注意事项，让病人对介入治疗有正确的认识，使其保

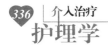

持情绪稳定，积极配合治疗。

（二）术中护理

1. 手术配合

（1）手术过程：病人取仰卧位，局麻或全麻，一般选择穿刺股动脉，不宜行股动脉穿刺或插管困难者可选穿刺脉或锁骨下动脉。采用 Seldinger 技术，穿刺成功后经导丝引入导管至患侧髂总动脉。插管成功后，常规股动脉造影、髂内动脉造影。认真分析血管造影表现，了解旋股内、旋股外动脉及闭孔动脉的起源及股骨头血供。根据造影结果，借助超滑导丝行旋股内侧动脉、旋股外侧动脉及闭孔动脉超选择性插管，重点注意旋股内动脉的超选，如造影发现旋股内侧动脉无明显分支供应股骨头，依次做旋股外侧动脉、髂内动脉、臀下动脉造影，寻找股骨头供养血管。根据股骨头造影所见的血供情况缓慢注入罂粟碱 30～60 mg，尿激酶 30 万～80 万 U，低分子右旋糖酐 60～100 ml。罂粟碱有解除平滑肌痉挛的作用；尿激酶是一种蛋白水解酶，直接刺激纤溶酶原转化为纤溶酶，从而促进纤维蛋白的溶解；右旋糖酐能提高血浆胶体渗透压，吸收血管外的水分，扩张血容量，使已聚集的红细胞和血小板解聚，降低血液的黏稠度，改善外周循环。有学者建议在旋股内、外侧动脉内注入药物前，在大腿根部用加压止血带捆绑并加压，使药物迅速、直接进入局部血液循环，到达骨组织内，使局部药物的浓度增高、停留时间延长，充分发挥药物作用，以达到扩张血管，溶解栓子，改善局部血液循环，促进死骨修复和新生骨再生的目的，收到良好效果。灌注结束后拔管，穿刺点压迫止血 10～15 min 后，局部加压包扎。病人术后平卧 24 h，穿刺侧肢体制动。1 个月后可行第 2 次介入治疗，第 2 次介入治疗最好与第 1 次介入治疗间隔 30 d 以上，其间由患肢静脉滴注尿激酶 10 万 U/d，共 5～10 d，半年后再行介入治疗一次。术后常规口服肠溶阿司匹林、鱼肝油及钙片 3 个月以上。

（2）手术护理配合要点：做好病人的安全核查，包括病人身份（姓名、性别、年龄、住院号等）、手术方式、知情同意情况、手术部位、麻醉方式、过敏史等信息。避免病人跌倒、坠床。对于行右侧股动脉穿刺者，手术过程中动态评估其右足背动脉搏动情况及术侧肢体皮肤颜色、温度等。术中密切观察病人介入手术进程，积极做好抢救物品和药品的准备。

2. 病情观察与监测　密切监测病人生命体征，观察有无过敏反应，主动询问病人感受。

3. 并发症预防与护理　术中要严密观察病人的意识、瞳孔、生命体征等变化，护士需要掌握相关并发症的鉴别，一旦发生异常情况应及时告知手术医生，遵医嘱给予妥善处理。针对疼痛严重者可遵医嘱予以止痛药，缓解其疼痛。

（三）术后护理

1. 体位与活动　穿刺部位加压包扎 6 h，术肢外展、外旋中立、制动、垫高 15°，以利静脉回流。病人绝对卧床休息 24 h。必要时可用约束带固定足踝于床尾，松紧以不影响肢体血运为原则，或用牵引带牵引患侧下肢，以利于骨质修复。尽量制动，能平卧者不站立，站立或行走时应拄拐，避免增加股骨头的压力，绝对禁止负重。上述注意事项术后前2周尤其重要。

2. 饮食护理　病人饮食宜清淡。予病人高蛋白、高热量、富含维生素、低脂肪、易消化的食物；指导病人加强补钙，如口服钙片、鱼肝油，多食鱼、蛋、奶、豆制品、水果等食物；避免摄入辛辣、刺激性的食物；忌烟酒。

3. 专科护理

（1）穿刺点及肢体血运观察：观察病人患肢足背动脉搏动情况，注意其有无减弱或消失，并与术前对比，同时注意观察病人患肢疼痛程度、末梢血液循环、皮肤颜色、温度、感觉、足趾活动等情况，如病人患肢出现感觉麻木、疼痛、肤色苍白、肢端发凉、足背动脉搏动减弱或消失等症状，及时告知医生，妥善处理，严格交接班。

（2）病情观察与监测：严密观察病人病情变化，术后24 h测量病人生命体征并记录，若发现异常情况立即报告医生并及时处理。

（3）功能锻炼指导：拔管24 h后指导病人在床上行不负重患肢功能锻炼，如足趾、踝关节背伸、跖屈活动，股四头肌收缩，膝髋关节伸屈运动，前屈、内收活动。每个动作以局部稍感疼痛、稍发紧为度，2～3次/d，10～15 min/次，循序渐进，以不疲劳为度。1周后下地扶拐行走，2～3次/d，15～20 min/次。2周后视恢复状况逐渐增加活动次数，适当延长活动时间但不可负重，以免引起股骨头塌陷，加重病损程度，持续用拐1年。1年后弃拐行走，逐渐负重。

（4）心理护理：不良的情绪易引起病人血压波动，要与病人及家属及时沟通，认真倾听病人的主诉和要求，解释保持良好情绪的重要性，取得病人配合。

（5）并发症观察与护理

① 穿刺部位血肿：由局部反复穿刺、压迫止血不当所致。应对穿刺部位有无血肿进行严密观察，监测病人的生命体征特别是血压变化。一旦发现穿刺点血肿，立刻重新压迫、止血，必要时外科行动脉缝合止血。

② 动脉损伤及栓塞：a. 动脉内膜损伤及剥离。可引起急性动脉血栓形成和栓塞。超选时操作应轻柔，不可反复在动脉内长时间操作。远端肢体动脉血栓形成时应争取血管造影，溶栓治疗。b. 动脉壁损伤。有时形成假性动脉瘤，需注意有无动脉壁穿破造成对比剂外溢，必要时以明胶海绵栓塞，并观察病人血压改变，重者需手术。c. 动脉粥样硬化明显者有时会发生附壁血栓脱落。

③ 继发感染：穿刺部位感染常由消毒不严引发，应注意严格执行无菌操作。注药结束后，使用生理盐水将导管内的药物冲洗干净后再拔管。术后如有感染征象，应用大剂量抗生素治疗。

④ 静脉血栓：术后密切关注局部血肿情况，并观察病人下肢皮肤颜色、温度等变化情况，监测病人足背动脉搏动及血运情况，防止血栓发生。

⑤ 穿刺点并发症：常见的有皮下淤血、血肿、假性动脉瘤、夹层动脉瘤等。术后应做好病人健康教育，提高病人术后体位摆放与活动的依从性。对于不能配合的病人，可给予适当的保护性约束或镇静。一旦发现异常，立即通知医生进行处理。

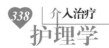

⑥疼痛：鼓励病人及时告诉护士自己的疼痛感觉，以免影响休息及康复。利用注意力转移法减轻病人疼痛。为病人播放优美轻音乐，一般每次控制在半小时左右，缓解病人情绪。遵照医嘱给予病人镇痛药物治疗，减轻病人疼痛，保证病人休息与睡眠良好。

（四）出院指导

1. 活动与锻炼　指导病人避免双腿负重，尤其术后 1 个月内为股骨头塌陷危险期，这与骨坏死吸收有关。指导病人进行床上功能锻炼，患肢伸、曲、内旋、外旋、内收、外展，每节动作重复 10～15 次，每日做 3～5 次，同时进行蹬空屈伸、抱膝、屈伸分合，以及患肢摆动法，充分活动髋关节。病人术后 2 个月内仍以卧床为主，不坐低凳子，屈髋不大于 90°。嘱病人术后避免外伤，相对减少行走，上下楼时更应注意，如必须行走可用双拐以减轻股骨头负重。

2. 饮食指导　指导病人少食辛辣高脂食物，多饮水，戒烟酒。

3. 专科指导　指导病人尽量不用激素类药，术后口服肠溶阿司匹林、鱼肝油及钙片 3 个月以上。

4. 复诊指导　定期电话或门诊随访，每 3 个月复查一次，首次复查最好行 MRI 检查，以便进一步了解病人股骨头恢复情况，一旦发现异常及时就诊。

（李伟）

第十六节　肌萎缩侧索硬化症

肌萎缩侧索硬化症（amyotrophic lateral sclerosis，ALS）俗称渐冻症，是运动神经元病一种。ALS 病变累及上运动神经元（大脑、脑干、脊髓），又影响到下运动神经元（颅神经核、脊髓前角神经）及其支配的躯干、四肢和头面部肌肉，是一种慢性进行性变性疾病。临床表现为进行性肌萎缩、无力，运动、吞咽、说话和呼吸能力逐渐丧失，上、下运动神经元合并受损的混合性瘫痪。全球 ALS 发病率为 1.9/10 万，平均发病年龄为 62 岁，病人生存期通常为 3～5 年。

ALS 有家族性和散发性两种类型。散发性以男性为主，男女发病率之比为 1.5∶1～2∶1。家族性 ALS 占 5%～10%，多为常染色体显性遗传，男女发病率相等，发病年龄平均为 49 岁。

肌萎缩侧索硬化症的病因与发病机制至今尚未完全明了，目前认为可能与遗传因素、毒性物质、自身免疫、病毒侵犯、神经营养有关。虽然确切致病机制迄今未明，但目前较为统一的认识是，在遗传背景基础上的氧化损害和兴奋性毒性作用共同损害了运动神经元，主要影响了线粒体和细胞骨架的结构和功能。

1. 遗传因素　90% 的 ALS 被列为散发，5%～10% 的 ALS 病人有家族史。ALS 遗传方式主要为常染色体显性遗传，最常见的致病基因是铜（锌）超氧化物歧化酶基因，约 20% 的家族性 ALS 和 2% 的散发性 ALS 与此基因突变有关。

2. 金属元素　有学者认为 ALS 发病与某些金属中毒或某些元素缺乏有关，这可能是某些地区 ALS 地理性高发病率的原因。比如铅（Pb）锰（Mn）等重金属中毒，过多的激活性氨基酸和自由基的刺激造成运动神经元死亡。

3. 感染和免疫　异常蛋白质的朊病毒样增殖和传播，激活人体的免疫反应。有学者提出 ALS 对运动神经元的伤害类似小儿麻痹病毒侵犯运动神经元。ALS 病人行免疫功能测定，脑脊液中免疫球蛋白升高，血中 T 细胞数目和功能异常，提示其发病可能与自身免疫有关。

4. 神经递质　近年来，研究认为谷氨酸介导的兴奋性毒性及神经元内物质运输障碍等多种机制参与了 ALS 的发生和发展。

【临床表现】

ALS 通常起病隐匿，逐渐进展，主要影响身体的随意运动肌肉，但不影响支配眼球运动的肌肉和具有括约肌功能的肌肉。常见起病部位为肢体（70%）和延髓（25%），5% 的病人以躯干肌或呼吸肌无力起病。

肢体起病者，其首发症状常不对称，表现为一侧或双侧手指活动迟钝、无力，随后出现手部小肌肉萎缩，部分病人可以表现出足部肌肉无力，如足下垂。随病情进展，最终会波及身体其他部位，累及面肌和咽喉肌，导致全身肌肉无力和萎缩。

延髓起病者，延髓麻痹一般发生在本病的晚期，在少数病例中可为首发症状。舌肌常先受累，表现为舌肌萎缩和伸舌无力，随后出现腭、咽、喉、咀嚼肌萎缩无力，以致病人构音不清、吞咽困难和咀嚼无力，面肌中口轮匝肌受累最明显。眼外肌一般不受影响。

此外，ALS 还有一些不典型的临床表现，如肌肉痉挛、体质量下降，无法解释的呼吸困难及额颞叶认知功能减退，主要表现为执行功能和轻度记忆力下降，合并有额颞叶痴呆。ALS 预后不良，病人多在 3～5 年内死于呼吸肌麻痹或肺部感染。

【辅助检查】

1. 电生理诊断　肌电图是发现临床及亚临床运动神经元损害的有效检查方法，它的应用提高了 ALS 的早期诊断率。主要表现为在静息状态下可见纤颤电位、正锐波，小力收缩时运动单位时限增宽、波幅增大、多相波增加；大力收缩时募集相减少，呈单纯相。

2. 神经影像学检查　头颅和脊髓磁共振是诊断 ALS 时不可或缺的检查，它们虽然不能为 ALS 的诊断提供确诊依据，但却为与 ALS 相似的疾病提供了重要的鉴别诊断依据。MRI 检查可以发现锥体束走行部位的异常信号。

3. 实验室检查　目前尚无有效的确诊 ALS 的生物学标志物，相关的实验室检查主要是用来排除与 ALS 相似的疾病。临床上疑似 ALS 的病人应该检查的项目包括血沉、肌酸激酶、血肌酐、尿酸、结缔组织、甲状腺功能、蛋白电泳、肿瘤标志物及脑脊液常规等。

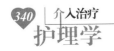

【处理原则】

由于 ALS 的发病机制尚未完全明确，ALS 缺乏特效治疗手段。早期药物治疗、无创呼吸机支持治疗、加强营养管理、及时对症治疗、加强病人及家属的精神心理状态调整是渐冻人症治疗的五大关键，可延长病人生存期，提高病人生活质量。

1. 药物治疗　抗兴奋性氨基酸毒性治疗利鲁唑（riluzole）是第一个获美国 FDA 和欧盟批准的用于治疗 ALS 的药物。它的主要作用机制是通过各种途径抑制谷氨酸对神经元的毒性损伤，但它仅仅可延缓 ALS 的病情进展。抗氧化及清除自由基氧化应激被认为在 ALS 发病机制有重要作用，依达拉奉是一种针对氧化应激的自由基清除剂，在一定条件下可以延缓疾病的进程。

2. 呼吸支持　在出现临床症状，或用力肺活量（FVC）<80%、嗅鼻吸气压力（SNIP）<40 cmH_2O、血气（早晨血气）分析 PCO_2>45 mmHg、最大吸气压力（MIP）等其中至少 1 项临床指标时，就应立即开始无创通气治疗。无创通气（non-invasive respiratory，NIV）指不使用气管内插管或气管造口等有创人工气道，通过上呼吸道给予呼吸支持。它是通过使用鼻部面罩或全脸面罩的呼吸装置来完成的。NIV 因其使用方便及无创性而被广大呼吸功能不全病人接受，但由于延髓发病病人流涎和呼吸道黏液会阻碍通气，因此 NIV 治疗不适合延髓发病病人。

3. 营养管理　营养状况是 ALS 病人预后和生存的独立因素。病人后期由于延髓肌萎缩，出现吞咽困难、营养不良、体质量减轻，加速疾病进展。病人应进食高能量、高脂肪或高碳水化合物的食物，以保证营养摄入。应定期监控病人营养状况和体质量情况，并根据具体情况进行肠内营养支持。胃造瘘进食是一种改善不能经口进食病人的营养状况的技术，最常见的方法是经皮内镜胃造瘘术（PEG）。但吞咽困难、最大肺活量低于预测值 50% 的 ALS 病人无法耐受全麻下胃镜操作，在这种条件下行 PEG 手术会大大增加病人窒息的风险，导致手术失败。介入技术影像学引导的经皮胃造瘘术（PRG）不需全麻和使用胃镜，可在病人携带无创呼吸机状况下，快速完成经皮胃造瘘术，避免了 ALS 病人 PEG 中出现窒息及呼吸衰竭的风险。

4. 对症治疗　对症治疗包括吞咽、构音、痉挛、疼痛、流涎等并发症和伴随症状的治疗。

5. 支持治疗　病人自身生活能力减退，失去交流的能力，在疾病进展过程中会有恐惧、抑郁等情绪，应成立多学科团队为病人提供个性化指导，为病人提供与患有相同疾病的病人及其护理人员交流的机会，为病人家庭照顾提供支持。

6. 经皮（影像学引导）胃造瘘（PRG）　即在影像设备引导下，在胃与腹壁之间放置造瘘管以提供肠内营养的微创技术。它既减少了病人患传统胃肠减压和鼻饲管带来的呼吸道感染和食物反流等并发症的风险，又避免了外科手术带来的创伤，从而改善经口摄食障碍、胃肠功能正常病人的营养状态，提供有效的肠内营养路径，维持病人的仪表和尊严，具有安全、简便、效果佳、微创、经济等优点。

【护理措施】

（一）术前护理

1. 饮食护理 手术前 6 h 禁食、2 h 禁饮，与病人做好沟通，缓解病人因为空腹产生的焦虑情绪。并予病人血糖监测，建立静脉通路，补充营养和调节水电解质平衡，预防低血糖发生。

2. 专科护理

（1）术前准备：术前应对病人进行出血风险的筛查，如有出血性疾病、使用抗凝血药物和抗血小板凝聚剂治疗，抗凝血药物至少停药一周；完善各项检查，如血常规、出凝血时间、肝肾功能、心电图等；预防性使用抗生素，预防术后瘘口感染。

（2）皮肤护理：清除病人口腔分泌物，做好病人口腔护理，予病人含有口服氯己定的溶液漱口以减少细菌感染风险。如果病人造瘘区域皮肤有毛发，因其会干扰手术，予以术前备皮，备皮时使用电动剃须刀。

（3）呼吸支持：保持病人呼吸道通畅，及时吸引病人口中分泌物；观察使用无创呼吸机的病人的呼吸情况，进行血氧饱和度和血气分析监测，床边备好抢救车、呼吸机、简易呼吸气囊、气管插管用物、吸引器等抢救用品。贴水胶体敷料保护病人鼻根部受压皮肤，预防压力性损伤。

3. 心理护理 积极与病人及其家属沟通，将心理评估作为护理常规，了解病人近期的行为、认知、精神状态和情绪；对于有语言沟通障碍或建立了人工气道的病人，告知病人用眼神、点头等肢体动作示意其心理感受和身体状况。

（二）术中护理

1. 手术过程

（1）病人术中取头高足低位，将病人头偏向一侧，清除其呼吸道分泌物，减少病人误吸和结肠穿孔的风险。

（2）用 Cobra 导管在 TERUMO 超滑导丝的引导下进入胃腔，向胃腔注入 800～1 500 ml 空气，使胃膨胀并紧贴前腹壁，其间嘱病人闭口呼吸。

（3）在透视下根据病人胃前壁解剖结构，选择胃大弯及胃小弯中点连线偏胃窦区（透视下胃泡颜色较浅区域）作为穿刺点，以 2% 利多卡因逐层麻醉至肌层，用胃壁固定器穿刺针在透视引导下穿刺进入胃腔，再引入缝合线，在腹壁扎紧，将腹壁与胃壁固定。用同样的方法在距该点右下 1 cm 处固定胃壁和腹壁。

（4）在透视引导下，在 2 个固定线之间将装配好的带 T 型导引鞘 PS 针头端垂直穿刺进胃腔，退出 PS 针，将 15 F 造瘘管经留下的 T 型可撕导引鞘插入胃腔，向气囊中注入 3 ml 无菌蒸馏水防止导管脱出胃腔，撕开并拔除 T 型导引鞘，将造瘘管固定在皮肤上，在皮肤与外固定器之间放置无菌纱布以防止渗液损伤皮肤，记录造瘘管体外刻度，外接引流袋。PRG 手术过程如图 7-16-1。

2. 病情观察与监测　密切观察病人生命体征；置管过程中台下护士站在病人头侧，评估病人呼吸频率、呼吸节律、胸腹活动度，监测病人血氧饱和度，调整无创呼吸机参数，根据病人的呼吸状态随时给予无创呼吸支持，维持病人呼吸平稳；预防病人呕吐，及时吸出病人口中的唾液和其他分泌物，保持病人气道通畅；回抽病人胃内容物，确保病人胃为排空状态。病人手术完成后，协助病人从手术台转移至平车，密切观察病人造瘘口敷料的渗血情况，记录导管置入长度。

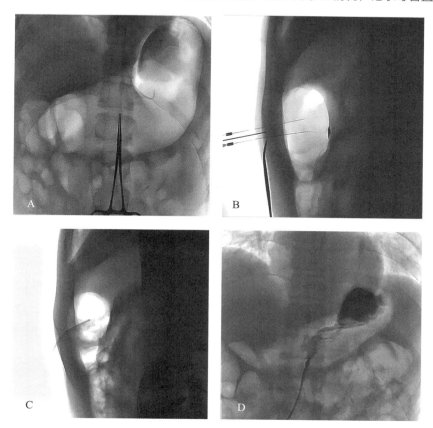

图 7-16-1　PRG 手术过程图示

A — DSA 图像显示 Cobra 导管在 TERUMO 超滑导丝的引导下进入胃腔，胃腔充气，体外定位；B — T 型导引鞘 PS 针头端垂直穿刺进胃腔；C— PS 针和 T 型导引鞘刺穿胃壁进入胃腔，并经引导鞘置入造瘘管；D — 从造瘘管注入适量对比剂，确保胃造瘘管在胃腔中

（三）术后护理

1. 饮食护理　病人造瘘术后 24 h 无出血或穿刺点渗漏，即可进行肠内营养。喂饲前，评估病人家属的操作能力，告知家属外露造瘘管的结构，指导其区别水囊和管饲口，采取以病人家属为主导的管饲操作，可以缓解病人家属出院后的焦虑。管饲前，先注入 50 ml 37～40 ℃的纯净水，在随后 1 h 内，评估病人是否出现以下症状：严重疼痛且常规镇痛药物无效，或冲封营养管时疼痛加剧；活动性出血（术后小出血属于正常现象，适当覆盖敷料即可）或置管处瘘口有胃液 / 营养液流出；生命体征或者临床表现发生突然变化；病人的意识水平及行为的突然改变等危

险指征。如出现病人以上症状，应停止肠内营养输注并报告医生。病人住院期间喂饲肠内营养液代替匀浆膳。在没有禁忌证的情况下，可抬高床头 30°～45°，以防止病人胃内容物反流或误吸，并嘱病人在肠内营养结束后至少保持该体位 1 h，建议不能耐受半卧位的病人采取头高足低位。

2. 专科护理

（1）病情观察与监测：监测病人生命体征，保持病人呼吸道通畅，及时清除病人口腔中分泌物；观察病人有无剧烈胸痛、腹痛、造瘘口疼痛，评估病人疼痛指数，遵医嘱使用镇痛剂。

（2）造瘘口护理：观察病人造瘘口有无出血、红肿、分泌物等，保持造瘘口局部干燥。观察置管深度，告知病人家属，以利于其识别导管易位；保持外接引流管通畅、避免其打折或脱落，如无出血或穿刺点渗漏，可在 24 h 后给予管饲前去除。为防止粘连，手术 24 h 后需旋转造瘘管 1 周，外固定装置应与病人皮肤保持 0.5 cm 间距或能放一个棉签的空隙，以便消毒和旋转胃造瘘营养管，减小压力性损伤发生的风险。

（3）并发症预防与护理

① 出血：PRG 术后出血为术后至出院前发生的腹壁、胃或腹腔等出血，按严重程度可分为两类：轻度造瘘口渗血，经加压包扎、制动或止血药物可控制；重度出血，需要血管造影行栓塞止血或输血治疗。手术后应监测病人生命体征，关注病人血压变化，定时观察病人造瘘口有无渗血，病人有无呕血、黑便现象，如造瘘管腔内出血多，应暂停肠内营养，给予静脉营养，以保证病人的能量供给。

② 疼痛：一般术后 4～6 h 疼痛最明显，为手术后伤口疼痛或感染引起的炎性疼痛。应经常更换敷料并保持病人皮肤清洁、干燥，使用皮肤抗生素治疗病人瘘口周围皮肤感染，并根据疼痛评分采取止痛措施。

（四）出院指导

经皮胃造瘘在医院内建立肠内营养通道并开始喂食，病人住院时间短，但其后的使用和维护需要在病人家中进行。护士需要更多地关注病人居家期间的造瘘护理质量，这对提高病人生活质量和延长病人生存期至关重要。

1. 饮食指导　营养师在病人住院期间对其进行随访监测并根据其病情调整营养方案，在出院前将病人的营养方案调整到最佳，指导病人出院后将已经完全耐受肠内营养的目标能量作为每日摄入量；营养食物应充分粉碎（以推注不费力为原则）；每次注食量不超过 400 ml，每两次注食间隔 2 h 以上或遵医嘱；营养饲入装置（注射器、营养袋等）应每 24 h 更换一次。行间断肠内营养的病人，应在每次给药前或给肠内营养前测量胃残余量和排空时间，若胃残余量＞500 ml，应暂停营养饲入，6～8 h 后再次测量。药物饲入时应与营养液隔开，给药前停止营养液输入，用 15 ml 温水冲洗导管，在给药结束时，用等量的水冲洗导管，并等待 30～60 min 后重新启动肠内营养，以避免两者相互作用导致管道阻塞，或改变药物的吸收速度和起效时间。喂饲或经口进食时严禁将鱼刺、骨渣等尖锐物带入，否则极易刺破球囊，导致重新换管。

2. 专科指导

（1）胃造瘘管护理：妥善固定造瘘管，严防造瘘管脱出；保持造瘘管喂饲口清洁；每天观察瘘口周围是否有炎性反应、感染、压力性损伤、瘀伤和肉芽组织增生的迹象；每周检查水囊中的水的容量及澄清度，用蒸馏水或纯净水更换水囊内液体。

（2）并发症预防与护理

① 瘘口渗漏：避免过度牵拉导管，定期调整内固定器，及时更换导管，预防便秘，治疗咳嗽，控制胃残余量。更换导管时勿使用更粗的导管，以免使窦道扩大，导致渗漏加剧。

② 瘘口周围皮肤损伤（炎性反应、感染和肉芽肿大）：经常更换敷料并保持皮肤清洁、干燥；为阻止瘘口周围肉芽组织增生，每天应至少清洗 1 次瘘口周围皮肤；及早发现感染的体征和症状，如皮肤完整性丧失、红斑、化脓性或恶臭渗出、发热、疼痛，可以使用皮肤抗生素治疗瘘口周围皮肤感染；外固定器与腹部皮肤保持 0.5 cm 距离，定期旋转胃造瘘营养管，以降低压疮发生的风险。

③ 导管堵塞：用 20～30 ml 温开水通过抽吸和脉冲式推注的方式冲洗喂养管。若无效，可使用 5% 碳酸氢钠溶液 20～30 ml 冲洗喂养管。以上操作均无效时，应告知医生。

3. 心理护理　重视焦虑、抑郁的病人，及早对其进行专业的心理评估和治疗，增加其家庭社会支持，缓解病人焦虑、抑郁情绪。建立 ALS 病人病友群，促进病人家属之间的沟通，鼓励病人间互相支持安慰，及时共享信息。

（沈燕）

参考文献 ♥ References

[1] Arbelo E, Dagres N. The 2020 ESC atrial fibrillation guidelines for atrial fibrillation catheter ablation, CABANA, and EAST [J]. EP Europace, 2022, 24（Suppl 2）: ii3−ii7.

[2] Amodio P, Bemeur C, Butterworth R, et al. The nutritional management of hepatic encephalopathy in patients with cirrhosis: International Society for Hepatic Encephalopathy and Nitrogen Metabolism Consensus [J]. Hepatology, 2013, 58（1）: 325−336.

[3] Bangalore S, Barsness G W, Dangas G D, et al. Evidence-based practices in the cardiac catheterization laboratory: A scientific statement from the American heart association [J]. Circulation, 2021, 144（5）: e107−e119.

[4] Bao Z Y, Sun X W, Chen W, et al. Two severe adverse events triggered by an anti-PD-1 immune checkpoint inhibitor in an advanced lung cancer patient: A case report and review of the literature [J]. Annals of Translational Medicine, 2021, 9（16）: 1358.

[5] Ben K W, Toumi N, Khanfir A. Causes of fracture of catheter of totally implantable venous access port: a systematic review [J]. Acta Med Iran, 2020, 57（12）: 686−689.

[6] Bui K T, Cooper W A, Kao S, et al. Targeted molecular treatments in non-small cell lung cancer: A clinical guide for oncologists [J]. Journal of Clinical Medicine, 2018, 7（8）: 192.

[7] European Association for the Study of the Liver. EASL clinical practice guidelines: Management of hepatocellular carcinoma [J]. Journal of Hepatology, 2018, 69（1）: 182−236.

[8] Escobar M F, Nassar A H, Theron G, et al. FIGO recommendations on the management of postpartum hemorrhage 2022 [J]. International Journal of Gynaecology and Obstetrics: the Official Organ of the International Federation of Gynaecology and Obstetrics, 2022, 157（Suppl 1）: 3−50.

[9] Fu Q, Xu L, Wang Y W, et al. Tumor-associated macrophage-derived interleukin-23 interlinks kidney cancer glutamine addiction with immune evasion [J]. European Urology, 2019, 75（5）: 752−763.

[10] Gorski L A, Hadaway L, Hagle M E, et al. Infusion therapy standards of practice, 8th edition [J]. Journal of Infusion Nursing: the Official Publication of the Infusion Nurses Society, 2021, 44（Suppl 1）: S1−S224.

[11] Hawthorn A, Bulmer A C, Mosawy S, et al. Implications for maintaining vascular access device patency and performance: Application of science to practice [J]. The Journal of Vascular Access, 2019, 20（5）: 461−470.

[12] Heidbuchel H, Verhamme P, Alings M, et al. Updated European Heart Rhythm Association Practical Guide on the use of non-vitamin K antagonist anticoagulants in patients with non-valvular atrial fibrillation [J]. EP Europace, 2015, 17（10）: 1467−1507.

[13] Konstantinides S V, Meyer G, Becattini C, et al. 2019 ESC Guidelines for the diagnosis and

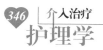

management of acute pulmonary embolism developed in collaboration with the European Respiratory Society (ERS) [J]. European Respiratory Journal, 2019, 54 (3): 1901647.

[14] Ben Kridis W, Toumi N, Khanfir A. Causes of fracture at catheter of totally implantable venous access port: A systematic review [J]. Acta Medica Iranica, 2020: 57 (12): 86.

[15] Li A, Jiao J, Zhang Y, et al. A randomized controlled study of bedside electrocardiograph-guided tip location technique & the traditional chest radiography tip location technique forperipherally inserted central venous catheter in cancer patients [J]. Indian J Med Res, 2018, 147 (5): 477−483.

[16] Li G H, Zhang Y, Ma H M, et al. Arm Port vs chest port: A systematic review and meta-analysis [J]. Cancer Management and Research, 2019, 11: 6099−6112.

[17] Nishida J, Miyazono K, Ehata S. Decreased TGFBR3 / betaglycan expression enhances the metastatic abilities of renal cell carcinoma cells through TGF-β-dependent and-independent mechanisms [J]. Oncogene, 2018, 37 (16): 2197−2212.

[18] Nishimura R A, Otto C M, Bonow R O, et al. 2014 AHA/ACC Guideline for the Management of Patients With Valvular Heart Disease: Executive summary: A report of the American College of Cardiology/ American Heart Association Task Force on Practice Guidelines [J]. Circulation, 2014, 129 (23): 2440− 2492.

[19] Powers W J, Rabinstein A A, Ackerson T, et al. Guidelines for the early management of patients with acute ischemic stroke: 2019 update to the 2018 guidelines for the early management of acute ischemic stroke: A guideline for healthcare professionals from the American heart association/american stroke association [J]. Stroke, 2019, 50 (12): e344−e418.

[20] Practice guidelines for central venous access 2020: An updated report by the American society of anesthesiologists task force on central venous access [J]. Anesthesiology, 2020, 132 (1): 8−43.

[21] Song E L, Song W T, Ren M H, et al. Identification of potential crucial genes associated with carcinogenesis of clear cell renal cell carcinoma [J]. Journal of Cellular Biochemistry, 2018, 119 (7): 5163−5174.

[22] Tippit D, Siegel E, Ochoa D, et al. Upper-extremity deep vein thrombosis in patients with breast cancer with chest versus arm central venous port catheters [J]. Breast Cancer: Basic and Clinical Research, 2018, 12: 117822341877190.

[23] Wu N, Wu F M, Yang G, et al. Surgical intervention for cardiac tamponade during atrial fibrillation ablation: Who and when? — a single−center experience [J]. Journal of Interventional Cardiac Electrophysiology, 2021, 62 (2): 373−380.

[24] Yin Y X, Gao W, Li X Y, et al. Insertion of peripherally inserted central catheters with intracavitary electrocardiogram guidance: A randomized multicenter study in China [J]. The Journal of Vascular Access, 2019, 20 (5): 524−529.

[25] 蔡虻，高凤莉. 导管相关感染防控最佳护理实践专家共识 [M]. 北京: 人民卫生出版社，2018.

[26] 曹佳伟，吴燕，赵文娟，等 . 经皮肺穿刺活检日间手术运行模式的建立与护理安全管理 [J]. 介入放射学杂志，2020，29（8）：838-841.

[27] 陈珑，程永德 . 再论复合手术 [J]. 介入放射学杂志，2019，28（2）：105-108.

[28] 陈敏山 . 对胆管癌的定义、分类和中文命名的思考和建议 [J]. 中华外科杂志，2022，60（4）：351-355.

[29] 陈孝平，汪建平，赵继宗 . 外科学 [M]. 9 版 . 北京：人民卫生出版社，2018.

[30] 程石，赵修浩 . 肝门部胆管癌术前减黄临床意义 [J]. 腹部外科，2019，32（5）：319-323.

[31] 董瑶，宋玲，刘均娥 . 心血管手术患者术中压力性损伤的研究进展 [J]. 护理学杂志，2019，34（24）：15-18.

[32] 许华，戴波 . 2020 版 EAU 前列腺癌指南更新解读之二：前列腺癌早期诊断方法新进展 [J]. 中华泌尿外科杂志，2020（5）：332-333.

[33] 傅国强 . 麻醉与快速康复外科 [J]. 上海医药，2017，38（12）：9-10.

[34] 高明，葛明华 . 甲状腺肿瘤学 [M]. 北京：人民卫生出版社，2018.

[35] 葛均波，徐永健，王辰 . 内科学 [M]. 9 版 . 北京：人民卫生出版社，2018.

[36] 耿建华，陈英茂，王晓涛，等 . 钇 [^{90}Y] 树脂微球介入治疗的放射防护评估 [J]. 中国辐射卫生，2021，30（6）：720-726.

[37] 冠心病分册，卫生部心血管疾病介入诊疗技术培训材料 [M]. 2 版 . 卫生部医政司，2013.

[38] 郭启勇 . 介入放射学 [M]. 4 版 . 北京：人民卫生出版社，2017.

[39] 郭威 . 骨转移性肿瘤外科 [M]. 北京：人民卫生出版社，2019.

[40] 国家卫生健康委员会国家结构性心脏病介入质量控制中心，国家心血管病中心结构性心脏病介入质量控制中心，中华医学会心血管病学分会先心病经皮介入治疗指南工作组，等 . 常见先天性心脏病经皮介入治疗指南（2021 版）[J]. 中华医学杂志，2021，101（38）：3054-3076.

[41] 韩斌如，李秋萍 . 老年患者手术风险评估工具的应用进展 [J]. 护理学报，2017，24（24）：31-34.

[42] 郝云霞，李庆印 . 急诊经皮冠状动脉介入治疗护理实践指南的构建 [J]. 中华护理杂志，2019，54（1）：36-41.

[43] 海峡两岸医药卫生交流协会护理分会心血管护技专业学组，刘焱，武杰，等 . 心血管介入碘对比剂使用管理护理专家共识 [J]. 中国循环杂志，2021，36（7）：625-633

[44] 何好好，贺彩芳，章若锦，等 . 肝癌介入术后基于微信平台的垂直护理模式的研究及效果评价 [J]. 介入放射学杂志，2018，27（10）：983-985.

[45] 侯桂华，霍勇 . 心血管介入治疗护理实用技术 [M]. 2 版 . 北京：北京大学医学出版社，2017.

[46] 侯桂华，肖娟，王英 . 介入诊疗器材应用与护理 [M]. 北京：北京大学医学出版社，2021.

[47] 肖书萍，肖芳，陈冬萍，等 . 肝细胞癌经动脉化疗栓塞治疗围术期护理策略专家共识 [J]. 临床放射学杂志，2022，41（2）：212-216.

[48] 纪萍，王姣姣，周文娟，等 . 肝脏和胸部肿瘤患者 ^{125}I 粒子植入术后辐射动态剂量监测及防护 [J]. 新疆医科大学学报，2021，44（2）：150-154.

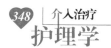

[49] 姜小清，李斌．胆道肿瘤临床诊疗聚焦 [M]．北京：人民卫生出版社，2021.

[50] 蒋政宇，薄禄龙，邓小明．规范术前评估提升患者围术期安全—2018 版欧洲《成人择期非心脏手术术前评估指南》解读 [J]．中华麻醉学杂志，2018，38（12）：1412-1416.

[51] 姜楠，邵海波，韩向军，等．钇 90 放射性微球治疗肝癌患者的护理 [J]．护理学报，2022，29（23）：62-64.

[52] 经食道超声心动图临床应用的中国专家共识专家组，王浩，吴伟春，等．卵圆孔未闭右心声学造影中国专家共识 [J]．中国循环杂志，2022，37（5）：449-458.

[53] 李国宏．介入护理实践指南：2019 版 [M]．南京：东南大学出版社，2019.

[54] 李海燕，胡敏，胡雁，等．血管腔内手术患者术前皮肤准备的循证实践 [J]．护理学杂志，2018，33（2）：56-58.

[55] 李海燕，李帼英．心血管介入标准化护理管理手册 [M]．北京：人民军医出版社，2015.

[56] 李乐之，路潜．外科护理学 [M]．6 版．北京：人民卫生出版社，2017.

[57] 李麟荪，徐阳，林汉英．介入护理学 [M]．北京：人民卫生出版社，2015.

[58] 李素婷，李红杰，王艳红，等．不同疼痛量表在肝癌患者动脉化疗栓塞术后疼痛评估中的应用比较 [J]．护士进修杂志，2021，36（15）：1345-1348.

[59] 李小寒，尚少梅．基础护理学 [M]．6 版．北京：人民卫生出版社，2017.

[60] 李燕，陈婷婷，尹媛媛，等．下肢深静脉血栓溶栓治疗中两种气囊压力带辅助应用的对照研究 [J]．介入放射学杂志，2017，26（11）：1042-1045.

[61] 李燕，陈宇辰，郑乃霞，等．下肢深静脉溶栓采用血压计止血带浅静脉血流阻断效果比较 [J]．护理学杂志，2017，32（12）：37-39.

[62] 李燕，万丽，葛静萍，等．妊娠晚期下肢深静脉血栓形成患者抗凝剂皮下注射部位的研究 [J]．护理学杂志，2019，34（5）：50-53.

[63] 李燕，许秀芳，吴小艳，等．低分子肝素两种皮下注射方法不良反应的对照研究 [J]．介入放射学杂志，2018，27（1）：83-86.

[64] 林平，郎玉玲．成人护理学（第三册）：循环系统疾病病人护理 [M]．北京：人民卫生出版社，2015.

[65] 林忠磊．介入放射治疗在临床医学中的应用 [J]．影像研究与医学应用，2020，4（15）：172-174.

[66] 刘海，江攀，付伟．CT 引导下一步法经皮肝穿刺胆管引流术治疗梗阻性黄疸患者疗效观察 [J]．实用肝脏病杂志，2022，25（1）：136-139.

[67] 刘英霞，贾立伟，刘永振．64 排螺旋 CT 诊断肝外胆管癌的临床效果分析 [J]．影像研究与医学应用，2022，6（4）：7-9.

[68] 刘永琛，宋牧野，吴泽宇．微创介入治疗在甲状腺疾病中的应用与争议 [J]．临床外科杂志，2020，28（3）：221-223.

[69] 马长生，赵学．心脏电生理及射频消融 [M]．2 版．沈阳：辽宁科学技术出版社，2013.

[70] 莫伟，向华，阳秀春，等．股动脉穿刺介入术后制动时间的循证证据研究 [J]．介入放射学杂志，2019，28（1）：85-88.

[71] 莫伟，徐源，阳秀春，等 . PTBD 患者院外带管生活体验的质性研究 [J]. 介入放射学杂志，2018，27（2）：178-180.

[72] 冉欣宜，韩江涛 . 微创介入治疗在甲状腺良恶性结节的应用进展 [J]. 医学影像学杂志，2022，32（1）：156-159.

[73] 万学红，卢雪峰 . 诊断学 [M]. 8 版 . 北京：人民卫生出版社，2013.

[74] 王宏博，杨业发，葛乃建 . 肝外胆管癌的介入治疗现状与展望 [J]. 中国癌症杂志，2022，32（2）：118-124.

[75] 王健，李硕玮，陈恕求 . 前列腺癌 ^{125}I 粒子介入治疗手术的护理配合 [J]. 介入放射学杂志，2016，25（8）：728-730.

[76] 王攀峰，雷媛，胡秀茹，等 . CT 引导下肺癌患者放射性 ^{125}I 粒子植入发生气胸的分析及护理对策 [J]. 中华现代护理杂志，2017（8）：1109-1112.

[77] 王攀峰，孙秋雨，刘加欧，等 . 行 ^{125}I 粒子植入术后出院肿瘤患者放射防护自我管理及其影响因素分析 [J]. 中华现代护理杂志，2019，25（32）：4152-4158.

[78] 王艳杰，龙冬珍，刘殿龙，等 . 碘对比剂过敏反应预防及护理的研究进展 [J]. 护士进修杂志，2021，36（10）：903-905.

[79] 翁敏，代正燕，甘志明，等 . 常见恶性肿瘤住院患者营养状况及影响因素分析 [J]. 肿瘤代谢与营养电子杂志，2022，9（2）：195-199.

[80] 乌兰，党永康，杨柳 . 下肢深静脉血栓抗凝药物研究进展 [J]. 血管与腔内血管外科杂志，2017，3（3）：795-799.

[81] 吴松波，雷媛，代安琪 . 3D 打印非共面模板技术辅助 ^{125}I 粒子植入术治疗锁骨上淋巴结复发转移癌患者的护理 [J]. 护理学杂志，2018，33（2）：40-42.

[82] 吴伟儿，陈海莲，朱蓓蓓，等 . 经导管行二尖瓣修复术患者的围手术期护理 [J]. 中华护理杂志，2020，55（2）：278-281.

[83] 肖书萍，陈冬萍，熊斌 . 介入治疗与护理 [M]. 3 版 . 北京：中国协和医科大学出版社，2016.

[84] 肖书萍，李玲，周国锋 . 介入治疗与护理 [M]. 北京：中国协和医科大学出版社，2010.

[85] 邢秀亚 . 肿瘤微创介入治疗护理学 [M]. 北京：人民卫生出版社，2017.

[86] 徐波，陆宇晗 . 肿瘤专科护理 [M]. 北京：人民卫生出版社，2018.

[87] 徐栋 . 甲状腺超声诊断与微创介入治疗的现状与展望 [J]. 中华医学超声杂志（电子版），2020，17（1）：1-5.

[88] 徐阳，岳同云 . 急诊介入护理案例解析 [M]. 北京：人民卫生出版社，2019.

[89] 许华，戴波 . 2020 版 EAU 前列腺癌指南更新解读之二：前列腺癌早期诊断方法新进展 [J]. 中华泌尿外科杂志，2020（5）：332-333.

[90] 薛丹丹，程云，张焱 . 老年择期手术患者术前护理评估内容的构建 [J]. 中华护理杂志，2019，54（2）：182-187.

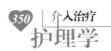

[91] 严媛，陈锦，林瑞祥，等.CT 引导下纵隔淋巴结转移瘤 ^{125}I 放射性粒子植入穿刺入路及技巧 [J]. 介入放射学杂志，2020，29（12）：1217-1221.

[92] 阳秀春，秦月兰，胡进晖，等.延续性护理模式在经皮肝穿刺胆道引流患者的应用 [J]. 介入放射学杂志，2017，26（2）：180-183.

[93] 叶欣，王忠敏.肺部肿瘤消融治疗 [M]. 北京：人民卫生出版社，2019.

[94] 尤黎明，吴瑛.内科护理学 [M]. 7 版.北京：人民卫生出版社，2022.

[95] 昃峰，李鼎，王龙，等.2020ESC 心律植入装置感染处理专家共识解读 [J].临床心电学杂志，2021，30（1）：1-7.

[96] 张峥，毛燕君.多学科团队护理模式在肺癌患者行 CT 引导下射频消融术围术期的应用效果 [J]. 解放军护理杂志，2022，39（2）：80-83.

[97] 周蓉芳，曾文平，王雁，等.2021 年欧洲预防心脏病学会和欧洲心律学会关于心脏电子设备植入患者综合心脏康复共识精要 [J]. 心脑血管病防治，2021，21（3）：209-212.

[98] 朱鲜阳.常见先天性心脏病介入治疗中国专家共识一、房间隔缺损介入治疗 [J]. 介入放射学杂志，2011，20（1）：3-9.

[99] 仇月旻.经皮肝穿刺胆道引流围手术期护理体会 [J]. 实用临床护理学电子杂志，2020，5（15）：135.

[100] 李燕，郑雯，葛静萍.下肢深静脉血栓形成介入治疗护理规范专家共识 [J]. 介入放射学杂志，2020，29（6）：531-540.

[101] 高明，葛明华，嵇庆海，等.甲状腺微小乳头状癌诊断与治疗中国专家共识（2016 版）[J]. 中国肿瘤临床，2016，43（10）：405-411.

[102] 中国抗癌协会肿瘤介入学专业委员会，国家卫生健康委能力建设和继续教育中心介入医学专家委员会，宋莉，等.钇 -90 微球管理专家共识 [J]. 中国介入影像与治疗学，2021，18（6）：321-325.

[103] 中国抗癌协会肿瘤微创治疗专业委员会护理分会，中国医师协会介入医师分会介入围手术专业委员会，中华医学会放射学分会第十五届放射护理工作组.经皮肝穿刺胆道引流术管路护理专家共识 [J]. 中华现代护理杂志，2020，26（36）：4997-5003.

[104] 中国老年医学学会急诊医学分会，中华医学会急诊医学分会卒中学组，中国卒中学会急救医学分会.急性缺血性脑卒中急诊急救中国专家共识 2018 [J]. 中国卒中杂志，2018，13（9）：956-967.

[105] 中国门静脉高压诊断与监测研究组（CHESS），中华医学会消化病学分会微创介入协作组，中国医师协会介入医师分会急诊介入专业委员会，等.中国肝静脉压力梯度临床应用专家共识（2018 版）[J]. 中华放射学杂志，2018，52（11）：811-822.

[106] 中国心血管病风险评估和管理指南编写联合委员会，顾东风.中国心血管病风险评估和管理指南 [J]. 中华预防医学杂志，2019，53（1）：13-35.

[107] 中国心血管病预防指南（2017）写作组，中华心血管病杂志编辑委员会.中国心血管病预防指南（2017）[J]. 中华心血管病杂志，2018，46（1）：10-25.

[108] 中国研究型医院学会出血专业委员会，中国出血中心联盟.致命性大出血急救护理专家共识（2019）[J]. 介入放射学杂，2020，29（3）：221-227.

[109] 中国医师协会甲状腺肿瘤消融治疗技术专家组，中国抗癌协会甲状腺癌专业委员会，中国医师协会介入医师分会超声介入专业委员会，等 . 甲状腺良性结节、微小癌及颈部转移性淋巴结热消融治疗专家共识（2018版）[J]. 中国肿瘤，2018，27（10）：768-773.

[110] 中国医师协会介入医师分会 . 植入式给药装置介入专家共识 [J]. 中华医学杂志，2019，99（7）：484-490. [万方]

[111] 中国医师协会介入医师分会介入围手术专委会，中国医师协会介入医师分会介入临床诊疗指南专委会 . 肝脏恶性肿瘤介入治疗围术期疼痛管理专家共识（2022）[J]. 介入放射学杂志，2022，31（10）：943-948.

[112] 中国医师协会介入医师分会介入围手术专委会，李国宏，王晓燕，等 . 门脉高压患者门体支架植入围术期营养管理专家共识（2020）[J]. 介入放射学杂志，2021，30（3）：217-224.

[113] 秦永文 . 常见先天性心脏病介入治疗中国专家共识二、室间隔缺损介入治疗 [J]. 介入放射学杂志，2011，20（2）：87-92.

[114] 中国医师协会心血管内科医师分会结构性心脏病学组，亚太结构性心脏病俱乐部，吴永健，等 . 中国经导管二尖瓣缘对缘修复术临床路径（2022版）精简版 [J]. 中国介入心脏病学杂志，2023，31（3）：161-173.

[115] 孙红，陈利芬，郭彩霞，等 . 临床静脉导管维护操作专家共识 [J]. 中华护理杂志，2019，54（9）：1334-1342.

[116] 中华人民共和国国家卫生健康委员会 . 原发性肝癌诊疗指南（2022年版）[J]. 肿瘤防治研究，2022，49（3）：251-276.

[117] 中华医学会神经病学分会，中华医学会神经病学分会脑血管病学组 . 中国急性缺血性脑卒中诊治指南2018[J]. 中华神经科杂志，2018，51（9）：666-682.

[118] 曹克将，陈柯萍，陈明龙，等 . 2020室性心律失常中国专家共识（2016共识升级版）[J]. 中国心脏起搏与心电生理杂志，2020，34（3）：189-253.

[119] 中国医师协会心律学专业委员会，中华医学会心电生理和起搏分会 . 经冷冻球囊导管消融心房颤动中国专家共识 [J]. 中国心脏起搏与心电生理杂志，2020，34（2）：95-108.

[120] 中华医学会放射学分会护理工作组 . 介入手术室医院感染控制和预防临床实践专家共识 [J]. 介入放射学杂志，2022，31（6）：531-537.

[121] 中华医学会心血管病学分会，中国康复医学会心脏预防与康复专业委员会，中国老年学和老年医学会心脏专业委员会，等 . 中国心血管病一级预防指南 [J]. 中华心血管病杂志，2020，48（12）：1000-1038.

[122] 中华医学会心血管病学分会，中国心肌炎心肌病协作组 . 中国扩张型心肌病诊断和治疗指南 [J]. 临床心血管病杂志，2018，34（5）：421-434.

[123] 中华医学会心血管病学分会，中华心血管病杂志编辑委员会 . 急性ST段抬高型心肌梗死诊断和治疗指南（2019）[J]. 中华心血管病杂志，2019，47（10）：766-783.

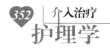

[124 中华医学会心血管病学分会.经导管二尖瓣缘对缘修复术的中国专家共识[J].中华心血管病杂志，2022，50（9）：853-863.

[125] 中华医学会心血管病学分会肺血管病学组.急性肺栓塞诊断与治疗中国专家共识（2015）[J].中华心血管病杂志，2016，44（3）：197-211.

[126] 中华医学会心血管病学分会结构性心脏病学组，中国医师协会心血管内科医师分会结构性心脏病专业委员会.中国动脉导管未闭介入治疗指南2017[J].中国介入心脏病学杂志，2017，25（5）：241-248.

[127] 中华医学会心血管病学分会心力衰竭学组.中国医师协会心力衰竭专业委员会，中华心血管病杂志编辑委员会.中国心力衰竭诊断和治疗指南2018[J].中华心血管病杂志，2018，46（10）：760-789.

[128] 张玉顺，朱鲜阳，孔祥清，等.卵圆孔未闭预防性封堵术中国专家共识[J].中国循环杂志，2017，32（3）：209-214.

[129] 中华医学会血液学分会血栓与止血学组.易栓症诊断中国专家共识（2012年版）[J].中华血液学杂志，2012，33（11）：982.